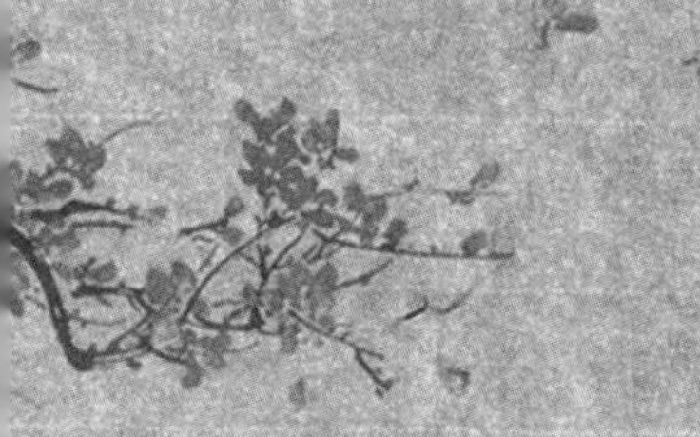

任应秋讲《黄帝内经》集要

王国柱　任廷革　整理

图书在版编目（CIP）数据

任应秋讲《黄帝内经》集要 / 王国柱，任廷革整理 . 北京：中国中医药出版社，2024.9

ISBN 978 – 7 – 5132 – 8909 – 2

Ⅰ . R221.09

中国国家版本馆 CIP 数据核字 202447HL48 号

中国中医药出版社出版

北京经济技术开发区科创十三街 31 号院二区 8 号楼

邮政编码　100176

传真　010-64405721

廊坊市佳艺印务有限公司印刷

各地新华书店经销

开本 710 × 1000　1/16　印张 26　字数 481 千字

2024 年 9 月第 1 版　2024 年 9 月第 1 次印刷

书号　ISBN 978 – 7 – 5132 – 8909 – 2

定价　89.00 元

网址　www.cptcm.com

服 务 热 线　010-64405510

购 书 热 线　010-89535836

维 权 打 假　010-64405753

微信服务号　zgzyycbs

微商城网址　https://kdt.im/LIdUGr

官 方 微 博　http://e.weibo.com/cptcm

天猫旗舰店网址　https://zgzyycbs.tmall.com

如有印装质量问题请与本社出版部联系（010-64405510）

编写说明

《任应秋讲〈黄帝内经〉》已出版多年，当时为方便大家阅读，将《素问》《灵枢》原文一并收录，造成部头过大。此次整理，将原文部分删除，另因我们收集掌握的任应秋讲《黄帝内经》（简称《内经》）的资料中，《灵枢》部分不够系统，故此次整理将《灵枢》部分亦删除，仅保留《素问》内容。

本书主要是根据 1978 年任应秋在中医首届研究生班上的讲课录音整理而成，我们收集到的任应秋讲《黄帝内经》的录音资料中有三种情况，即全文讲解、分段提要讲解和提问答疑。限于录音资料，本书收录了《素问》25 篇的全文讲解（在章名后标注 *）、大部分文献的提要讲解和提问答疑，对没有录音资料的部分，依据任应秋主编的《黄帝内经章句索引》进行整理。全书按照人民卫生出版社 1963 年出版的《黄帝内经素问》的篇章顺序进行合编，任应秋讲解引用的原文亦以此为准，整理中未对引用原文用字进行修改。具体到每篇，均设有【篇解】，即篇章结构解析，及根据录音资料设置【讲解】和【答疑】，有的篇章录音资料是部分提要式讲解，故与篇章结构解析不一致，望读者周知。书末还附对 6 个问题的学习答疑。阅读此书，希望读者能在全面了解《内经》知识结构和要点的同时，重温任应秋先生对《内经》的理解和认识。

任廷革

2024 年 3 月

目　录

上古天真论篇第一*

【篇解】上古，诸历史学家认为是上自“洪荒”下迄“三代”这个时期，依据现代史学的观点，是指人类原始社会这一漫长的阶段，即《易经·系辞》所说的“上古结绳而治”“上古穴居野处”的时代。天真，即指人体先天禀赋的真精。《黄庭经》说：“积精累气以为真。”《老子》说：“其中有精，其精亦真。”“上古”如何与“天真”发生联系呢？张志聪在《黄帝内经素问集注》中说：“上古，谓所生之来，天真，天乙始生之真元也。”据张志聪这一引申，“上古”“天真”谓生命之来源于真精也。从“上古天真论”中着重发挥肾气之功能来看，张志聪的这一诠释是有道理的。人的生命既然来源于真精，欲要延长寿命势必以保护肾中之真精最为切要。综合全篇的基本精神是：倡导养生之道，借以保全天真，人人均可享有健康、长寿。全篇可分作四节。

第一节从“昔在黄帝”至“故半百而衰也”。人类生命之修短取决于自身对养生的讲求程度，人不可能无条件地获得长寿。要点在“知其道者”一句，批驳了“昔在黄帝，生而神灵，弱而能言，幼而徇齐，长而敦敏，成而登天”的神话。

第二节从“夫上古圣人之教下也”至“以其德全不危也”。上古之人之所以“皆度百岁而动作不衰”是得益于讲究卫生。同时指出，卫生之道是可以通过教育使人人都能掌握的。首句“圣人之教下也”，末句“年皆度百岁而动作不衰者，以其德全不危也”，都在说明卫生教育对维护健康的重要意义。

第三节从“帝曰：人年老而无子者”至“身年虽寿，能生子也”。人体“天真”的盛衰一般是有常数的，肾气天真的盛衰规律，主要表现在男女从幼年到老年的规律性变化。纵然是有“天寿过度”的特殊禀赋，但极其个别，亦不可恃，最可恃的只有讲求卫生之道，以达到“却老而全形”的健康标准。此节两句“知道者”，与第一节“知其道者”相呼应，最是本节的着眼处。

第四节从“黄帝曰：余闻上古有真人者”至篇末“亦可使益寿而有极时”。分别列出真人、至人、圣人、贤人等，这四类人对卫生之道的把握有程度的不同，其旨在说明不论哪种人，要想健康长寿，都必须做到保真全神、讲求卫生之道。如“真人”之所以“寿敝天地”，仍是由于“道生”，即是因讲求卫生之道而获得长寿，并不是上天的恩赐；又如“贤人”，只要“合同与道”，仍能够“益寿而有极时”。

【讲解】从题目来看，首先要了解两个问题：一是“上古”，一是“天真”。怎样理解上古、天真呢？上古、天真联系起来是要说明什么呢？

旧的史学观认为，所谓“上古”，上至“洪荒”下至“三代”，都称为“上古”。现代史学中所谓的原始社会就是“洪荒”，“三代”是指夏、商、周时期。实际上，从远古人类到原始社会，都可称为“上古”，这是个漫长的历史发展阶段，基本上是原始人的生活水平。为什么这么讲？中国有部古典著作叫作《易经》，是《十三经》之一，《易经·系辞下》中描写了上古人的生活状况，文云“上古穴居而野处”，书中还指出，上古人与人之间是用“结绳而治”的方法来沟通的，结绳的方法不同，所表达的意思也不同。所传伏羲画的“八卦”，实际上就是由不同的结绳方法组成的。正因为有“上古”之说，旧历史学家就用上古、中古、近古来划分历史阶段，“上古”是人类史上最早的阶段。

什么叫“天真”呢？“真”是“精”之意，是指人体之真精。道家著作《黄庭经·仙人》中有句话：“积精累气以为真。”意思是说“精”与“气”合起来就是“真”，即指精气，故此可以理解为“真”比“精”还要高一级。中国具有代表性的哲学著作《老子·道德经》中也有两句话“窈兮冥兮，其中有精；其精甚真，其中有信”，是说在自然、宇宙之中，有种物质是“精”，大到宇宙，小到细微的生命，其中都有“精”的存在，“精”中之“甚”者就是“真”，所以说“真”比“精”的品质还要高级。所谓“天真”，是说“真”来自先天化生，或者说由先天禀赋而来，故称“天真”。“天真”用现在的概念来理解，是泛指一切生命之源。中医学有先天、后天的概念，对人体发育来说先天指肾，后天指脾胃，先天之肾藏有精，“精”是生命的唯一来源。《黄帝内经》（简称《内经》）中的这个学术思想反映得很充分，如《灵枢·决气》中说“常先身生，是谓精”，先于身体之前诞生的那个生命物质就是“精”。

“上古”与“天真”怎样联系到一起的呢？用张志聪的话来解释，他在《黄帝内经素问集注》中说“上古，谓所生之来”，这话引申得非常好，他把“上古”的概念引申为“所生之来”，即生命之源。“天真”呢？他说：“天真，天乙始生之真元也。”“天乙”是指天之阳气，来自《易经》的“天一”“地六”的概念。“一”代表阳，“天一”就是先天的阳气，阳气可以化生阴水，阴水就是指真精，也就是肾精，又叫“真元”。中医学中“元”的概念，是指阴、阳，有“元阴”“元阳”之说，“肾精”就是“元精”。为什么要用“元”这个概念呢？“元”是“原始”之意，元阴、元阳都是生命之源，肾精中存有元阴、元阳两种生命物质，所以说“天真”就是“天一”所生之“真元”。根据张志聪这个解释，“上古天真”的概念就是：生命来源于真精。简言之，“上古”是“来源”之意，不要理解为“上古社会”或“上古历史阶段”；“真精”是生命的原始物质；“上古天真”，是说人生命源于真精。在《上古天真论》这篇文献中，主要是阐述了“肾气”这个主题，因此张志聪对“上古天真”的解释是符合这个命题的，解释得很有见地。

“真精”既是生命之源，要想延长人的寿命就要保护真精，这是《素问·上古天真论》主要的精神。具体如何保护肾中的真精，是这篇文献的基本内容。讲究卫生，保持肾精的旺盛，是提高人类寿命的根本所在。所以自古以来，研究《内经》诸多医家都把“上古天真论”划分在摄生类文献中。隋唐以前，在全元起的著作中，《上古天真论》是在第九卷，即最后一卷，而王冰在注释《内经》时把它提前到第一篇。由此看出，王冰把保持健康放到非常重要的高度来认识，我看这很有道理，医学之目的就是要保持人体的健康和提高人类的寿命，古代医学也好，现代医学也好，这个目的始终没有改变。

第一节 人的寿命与讲求养生

人类生命之长短取决于对养生的讲求程度，人类不可能无条件地获得长寿。养生搞得好寿命可长，养生搞不好寿命就短。当然，这不是绝对的，但讲求养生与不讲养生是大不一样，因此在这一节中强调“知道”，“道”就是指养生之道。

原文“昔在黄帝，生而神灵，弱而能言，幼而徇齐，长而敦敏，成而登天”。过去批判《内经》，首先批判的就是这句话，说这是在宣传宿命论，这种批判是片面的。这句话是《内经》引用古代传说的内容，只是借此做个引子而已，在同时代的不少书籍中有同样的写法。如《大戴礼记》里面的“五帝德”篇就有这句话，一字不差；再如司马迁著《史记》的第一篇第一页第一行也是这句话，他说：“黄帝者……生而神灵，弱而能言，幼而徇齐，长而敦敏，成而聪明。”把“成而登天”，改作“成而聪明”而已。由此可知，这句话不是《内经》的原创，但《内经》之所以在这篇文章中引用这句话是有用意的，依我看是作者首先提出了一个“反论”，文章在其后对这几句话是否定的，否定人生来就若黄帝般神奇。这样的写作方法我看是可以的，文章这样处理这句话，比《大戴礼记》《史记》中引用这句话的意义要大得多、高得多、强得多。“徇齐”是说有很丰富的知识，“徇”是普遍、完全的意思，是说黄帝幼时知识就很渊博了。“长而敦敏，成而登天”，黄帝随年龄增长就越发聪明，成年后就当了天子。总之，这句话的意思是说黄帝是个天才。

《内经》这部书采用了“问答”的体裁，托言“黄帝”作为提问题者，所以每篇都有“黄帝问曰”，“岐伯”是回答问题者，问必有答是文章写作的手法。

原文“余闻上古之人，春秋皆度百岁，而动作不衰；今时之人，年半百而动作皆衰者，时世异耶？人将失之耶？”“春秋”是指年龄，是说这些人到了百岁行动还很灵活。当然，上古的人都长寿吗？肯定不是，现在也有不少越百岁的人，今年五届人大有个少数民族的妇女代表104岁了，还能出全勤劳动呢，尽管越百岁的人是少数，但还是有的。“将”在这里是副词“还是”的意思；“失之”是指人在起居、养生方面有所失。这句话是在提问题，意思是说远古时人类的寿命都很高，现在长寿的人少了，甚至才活到半百就衰老了，这是时世变化了呢？还是现在人不讲求养生的原因呢？

原文：“上古之人，其知道者，法于阴阳，和于术数，食饮有节，起居有常，不妄作劳，故能形与神俱，而尽终其天年，度百岁乃去。”“道”是指养生之道，养生之道都是什么内容呢？即“法于阴阳，和于术数，食饮有节，起居有常，不妄作劳”，这是长寿的条件。意思是要重视养生之道，上古之人不是个个长寿，只有“知道者”才会长寿，岐伯这里没有一概而论。

“法于阴阳”的“阴阳”是指自然界的变化，“法”是指法度、法则、规律，意思是说人的生活要符合大自然的规律。如一年有春夏秋冬四季，春夏为阳，秋冬为阴，春夏天气温暖炎热，秋冬天气凉燥寒冷，人的饮食、活动、起居要随之而调节，随自然界变化的规律而改变，这叫作“法于阴阳”。

“和于术数”的“和”是“调理”之意，“术数”是指具体的技术、方法、手段，如何法于阴阳？有许多具体的方法和手段。如冬天的饮食要吃热一点，或吃性温热的饮食；夏天的饮食可以吃凉一点，或吃利于清热消暑的饮食；冬天寒冷，衣服要穿多一些，要注意保暖；夏天天热，要穿凉爽点的衣服，要预防中暑，等等，这些都是“术数”的范畴，无论古代还是现代都有“术数”，“和于术数”是“法于阴阳”的具体方法。

法于阴阳、和于术数，相对而言还是比较笼统的，接下来谈得就更具体了。“食饮有节，起居有常，不妄作劳”，是说饮食要有节制，起居要有规律，不要过度劳累。如一年四季的饮食的量之多少、质之冷热、气之厚薄、味之甘淡，这饮食的学问可太多了，不能乱吃乱喝，不能饥一顿饱一顿；起居要有常度，生活要有规律；人总是要劳动、运动的，这是必需的，在《内经》中“动”的观念是很强调的，但是不可过度，所以这里用“妄”字，“妄”就是“乱”，就是不规律、不正常，而成了妄劳、妄动。这些都是“和于术数”的具体方法。

“故能形与神俱”，“形”指人的肉体，“神”指人的活力、能量，“形”是物质的，“神”是功能的，“俱”是一样、一致的意思。一个人看上去身体结结实实、活力四射、表里一致，这就是“形与神俱”，是健康的表现；有的人看上去身体还可以，但活动起来有气无力，“形”与“神”不一致，这就是不健康的状态。只有“形与神俱”的人才能“尽终其天年，度百岁乃去”。

“天年”是指人类应该有的寿命，在世界范围内，由于生活条件、生活水平不一样，各国、各地区人类的平均寿命是不一样的。如一般人应该有七八十岁的寿命，活到七八十死了这就叫“尽天年”，只要人活到应该活到的寿数，就叫作“尽天年”。据现代科学研究认为，人类至少可以活到140岁，有很多资料都这样讲，目前人类的寿命远远没有活到“天年”，因此很多国家都在为提高人的寿命而努力。《内经》这里的“天年”指的是100岁以上，认为每个人都有活过100岁的可能，度过百岁生命也就终结了。

不管是上古之人还是现代之人，要能“度百岁乃去”是要有条件的。“今时之人不然也，以酒为浆，以妄为常，醉以入房，以欲竭其精，以耗散其真，不知持满，不时御神，务快其心，逆于生乐，起居无节，故半百而衰也。”这就是现在的人活不到百岁的原因。“不然”意思是与“知道者”相反，“今时之人”不按照卫生法则办事，生活没有规律，饮食、起居、劳逸不健康。如“以酒为浆”，酒本来是可以喝的，适量喝酒对人体是有好处的，但把酒当作饮料来喝，当作水一样来喝，这时的酒对人体就有害了。“以妄为常”，是说经常是没有节制的、不正常的生活、劳动，甚至成了一种习惯。“醉以入房”，“醉以”两个字从前面两句的字序、语法看应该乙转，应该是“以醉入房”，意思是醉酒后入房，这是房事不节的行为。“以欲竭其精，以耗散其真”，“欲”是嗜好、嗜欲的意思，这里是指酒色嫖赌一类，嗜好到“竭其精”的程度，这里“精”与“真”是对待的写作手法，“精”即是“真”，“真”即是“精”，不检点的行为把真精（天真）耗散掉了。“不知持满”是什么意思？如你拿着的杯子装满了水，要想不让水溢出来，就需特别小心，要稳重，这就是“持满”的人；相反就是“不知持满”，古人有两句话，“谦受益，满遭损”，“满”与“损”是对待的，谦虚的人总能够受益，大家都喜欢接近你，而自满的人，处处表现出了不得的样子，就容易遭到别人的批评，所以谦虚的人就是懂得“持满”道理的人。“不时御神”，这里“时”作“善”讲，就是“不善御神”的意思，“御”是“运用”的意思，“不时御神”就是不善于运用精力、精神。前面说的“欲竭其精，以耗散其真”就属于不善用神者，还有工作、生活中也有不善用神者，如“务快其心，逆于生乐，起居无节”，不管应该不应该，不管合适不合适，只图一时的痛快，这是“务快其心”；与卫生法则背道而驰者为“逆”，嗜好有碍养生的生乐，就是“逆于生乐”，如“以酒为浆”就属于“逆于生乐”；生活完全没有规律，就是“起居无节”。“故半百而衰”，这种人往往在中年四五十岁时，甚至更年轻一点，生命就结束了。所以说能“度百岁乃去”是有条件的，不是上天决定的，很大程度在于我们自己。

这段话把前面说的“生而神灵”全盘否定了，没有什么“生而神灵”，没有生来就可以活百岁乃去。所以我说文章在开篇引用那段古文献是有意图的，是提出一个反论来，以引起读者的注意，然后再把自己的论点一一道出，“知道者”可以高寿，否则“半百而衰”，文章的意思我认为是很健康的。这就是《上古天真论》第一节的主要精神，阐明人的寿数长短不是无条件的，包括黄帝那样的圣人也不例外，寿命的长短取决于人类对养生的讲求程度和水平。

第二节　养生之道的普及教育

阐明上古之人之所以“皆度百岁而动作不衰”是得益于讲究养生。同时指出，养生之道是可以通过教育使人人都能掌握的，首句“圣人之教下也”，末句“年皆度百岁而动作不衰者，以其德全不危也”，都在说明养生教育对维护健康的重要意义。“养生之道”是可以通过教育普及的，普及养生之道的教育，提高大众对养生的认识，这是医务工作者的责任。

“圣人之教下也”，这里的“圣人”是指懂得养生之道的一些人，他们在向老百姓普及养生之道时都教些什么呢？从外环境来讲，对“虚邪贼风”要“避之有时”。人在大自然中生存，人和气候的关系极为密切，“虚邪贼风”是指不正常的气候，是致病的因素，对此要有所认识，这样才能“避之有时”，才能够预防而不受其侵袭。“有时”作“经常”讲，即经常要预防不正常气候对人体的伤害。从内环境来讲，人体内在的健康、强壮是主要的因素，是能起绝对作用的因素，为此就要做到“恬惔虚无”，才会“真气从之”。“恬惔虚无”与以酒为浆、以妄为常、以醉入房是反其道的，所谓“恬惔”就是节制欲望，不追逐名利，要懂得生活，要安于平淡，不要去妄想一些不现实的事情，不要有杂念。“真气从之”，人的精力、真气充沛、饱满，就能随心所欲地做好应该做的事情。于是“精神内守，病安从来”，“安”是“何”的意思，身体健康、精力充沛，虚邪贼风怎么能进入体内呢？保持清心寡欲，身体健康，即使有“虚邪贼风”来侵也能抵抗。

“是以志闲而少欲”，“恬惔”就是“志闲”，“虚无”就是“少欲”，这样则“心安而不惧”，心情舒畅、安定，就没有什么可怕的、可担忧的了。于是“形劳而不倦”，工作量再大也不感觉疲倦。这一点很多人都会有体会，只要安心工作，对自己所从事的工作有兴趣，工作量再大，即使身体疲倦了，精神上也不感觉疲倦，精神的作用非常重要，如果一个人的精神不支，稍微动一动就会感觉疲劳。这是因为“气从以顺”，精神状态好，全身之气就“从”、就“顺”。于是“各从其欲，皆得所愿”，要怎样就怎样，可以做到随心所欲或如愿以偿，你会很有满足感、成就感。我的体会凡是事业心、专业心强的人，很容易找到这种感觉，都会有这方面的体会，“各从其欲，皆得所愿”是一种境界，是安心于本职工作，在工作中培养出兴趣，以饱满的精神状态投入工作，充分享受工作带来的乐趣而如愿以偿。

要达到上述的这种境界，就要做到“任其服，乐其俗，高下不相慕”。“服”包括周围环境、饮食起居习惯等，“任其服”就是不管处在什么样的环境中都能适应，而不是挑挑拣拣；“俗”是“风俗”之意，在任何地方工作都能适应当地的环境，与当地的人友好相处，从中获得快乐，这就是“乐其俗”；无论是在哪个位置上，都能安于自己的本分，不去和其他的人攀比，这就是“高下不相慕”。这样的人，即“其民故曰朴”。这里的“曰”字，不少的校勘家认为是“日”字之讹，我同意作“日”字解。“日”是“日常”之意，“日朴”是说日常生活朴素、简单，作“日”字解，比作“曰”字解的意义更多些；“日”还有“日日”经常的意思，意思是说，要做到一阵子的“志闲少欲”容易，经常如此，一辈子如此，不管遇到什么样的诱惑都能如此，那就不容易了，所以我认为作“日”字解，更能充分表达作者的意图。

这样的人就可以“嗜欲不能劳其目”，再好的东西他可以不看；“淫邪不能惑其心”，任何诱惑不能让他心动；“愚智贤不肖不惧于物”，只要没有物欲就什么都不怕，无私无畏嘛，愚、智、贤、不肖是几种不同的人。不管是什么人，只要具备了这样的情操，就是领悟了卫生之道，身体会越来越强壮，心情也越来越好，工作效率也越来越高，“故合于道”。“所以能年皆度百岁而动作不衰者，以其德全不危也”，所以能够活到天年乃去，或活过百岁身体仍很健壮的人，一般来说是因为“德全不危也”。“德”者“善”也，“德全”是指能处处、事事合乎卫生之道，一点不打折扣地遵循卫生之道。“德全”就可以“不危”，那些危害生命的东西，那些致病因素，都不能危及到你，可以平平安安、快快乐乐地生活一辈子。总而言之，这段文献是说“养生之道”是可以通过教育而使愚、智、贤、不肖等各种人群掌握的。

第三节　肾气天真的盛衰规律

从“帝曰：人年老而无子者”至“身年虽寿，能生子也”。阐明“天真”的盛衰一般是有常数的，虽然有“天寿过度”的非常禀赋，但极其个别，亦不可恃，最可恃的只有讲求养生之道，以达到“却老而全形”的健康标准。肾气天真的盛衰规律，主要表现在从幼年到老年的规律性变化，这是一般的规律，纵然是有个别人有特殊的禀赋，也还是要善于调养，还是要讲究养生，养生之道是根本，所以“夫道者”是这段文献的关键词所在。

原文“人年老而无子者，材力尽邪？将天数然也？”有些人年老而无子，是“材力”尽了呢？还是天数使然呢？“材力”是指体力、精力、生命力，“尽”

是“衰退”之意，“天数”是指自然规律，这些都是生理范畴的概念。岐伯的回答着重从“肾气”来分析的，即着重从生理来解释，也就是围绕“材力”来回答。

“女子七岁，肾气盛，齿更发长”，女子到了7岁，少阳之气发生，少阳是升发之气，肾中的精气一天天充沛起来，于是“齿更、发长”，“齿”为“骨”之余，“发”为“血”之余，这反映出精血充沛的状况。女子到了“二七”14岁，少阳之气更盛而“天癸至”，“天”就是“天真”，是指先天之阳气，“癸”是指癸水（甲乙木，丙丁火，庚辛金，壬癸水，戊己土），这里是指肾水、精水，“天癸”是先天阳气化生的肾精，可以把“天癸”直接理解为“肾精”。女子14岁由于肾水、精水充沛，于是“任脉通，太冲脉盛”，任、冲都是血海，于是出现月经来潮，“月事以时下”，这个时候女子才能怀孕，“故有子”。这个过程说明女子月事之来，源于天癸，精水充沛了，经血才能有规律地来潮。“三七”，女子到了21岁，“肾气平均”，是指在越来越充盛的肾气影响下，女子的体型开始长得匀称、丰满了；“故真牙生而长极”，这里的“真”要读作“颠”，“真”与“颠”是通假字，“颠”有“最”“极”的意思，“真牙”就是最末的一颗牙，即所谓的“智齿”。“四七”，女子28岁，“筋骨坚，发长极，身体盛壮”，这是女子登峰造极的黄金时代了。“五七”，女子到了35岁，“阳明脉衰”，“阳明”是后天水谷之本，阳明是多气多血之经，阳明之气即脾胃水谷之气，阳明经脉开始逐渐老化，于是“面始焦，发始堕”，“焦”在这里可以读“憔”，憔悴之意，面部皱纹开始明显了（阳明之脉布于面），头发也开始有脱落的现象了。“六七”，女子42岁以后，“三阳脉衰于上”，即太阳、少阳、阳明等经脉功能衰退，于是面容不是“始焦”而是“皆焦”，面容越发憔悴；“发始白”，头发也开始要变白了。“七七”，女子49岁以后，“任脉虚，太冲脉衰少”，冲任功能衰退，精血虚少；于是“天癸竭，地道不通”，“地道”是指阴道，先天一阳之气衰竭了，月经停止，绝经期到了；于是“形坏而无子也”，“形坏”是指衰老的体型，也不可能生子了。

女子为什么要从“七”数，从少阳数开始呢？因为女子是阴血之体，阴血一定要得到阳气的温蕴。相反，男子是阳刚之身，需要得少阴之气才能调和，所以男子就从“八”数，从少阴数开始，这是和女子相对而言之故。

“丈夫八岁”，即男人到了8岁这个少阴之数，“肾气实，发长齿更”，身体发育健壮起来。“二八”，男子到了16岁，“肾气盛，天癸至”，与女子情况是一样的，肾中的精气一天天充沛起来；“精气溢泻”的“溢泻”是说精气多了、满了，“溢”是“满溢”的意思，在这个时候“阴阳和，故能有子”，男子此时就有了生育能力。“三八”，男子到24岁，“肾气平均，筋骨劲强，故真牙生而长极”，在越来越充盛的肾气影响下，骨骼发育起来了，智齿也长出来了。“四八”，男子到了32岁，“筋骨隆盛，肌肉满壮”，体魄强壮、肌肉发达，是男子最健壮的时期。“五八”，男子到了40岁以后，“肾气衰”，肾气开始逐渐衰落，会出现“发堕齿槁”的现象，“槁”是“枯”的意思，牙齿会渐渐松动了。“六八”，男子48岁以后，“阳气衰竭于上”，阳气衰弱首先表现为“面焦”，面容开始苍老，“发鬓颁白”，“颁白”是“半白”的意思，即“花白”之意。“七八”，男子到了56岁后，“肝气衰，筋不能动”，肝主筋，筋膜要靠肝气来养，肝气不足，筋骨自然就不那么强壮了，“天癸竭，精少，肾藏衰，形体皆极”，“极”也是衰弱的意思，肾精衰少，形体逐渐衰弱。“八八”，男子到了64岁以后，“齿发去”，牙齿和头发就要开始脱落了。

男女从发育、成长到衰老的基本规律如上所述，这是指一般的规律，也有特殊的情况存在，而且并不少见。如女子七七生子是有的，男子八八不衰的情况更多，一般情况如此，不要搞绝对了。

“肾者主水，受五藏六府之精而藏之。”《内经》认为人生命发育其根本在“肾精”，也就是“天真”，肾脏属水，是贮藏精水的器官，这个“水”就是“天癸”，肾脏是化生天癸、贮藏癸水、贮藏精水的器官；不仅先天之精藏于肾，后天五脏六腑之精气，也要不断地补充肾水。“故五藏盛，乃能泻”，这里的“泻”指肾排精的功能，肾虽藏精，但它不是孤立的，“先天”与“后天”是密切联系的，因此，肾与五脏也是分不开的，只有五脏的精气都盛了，肾水才能充沛，若是五脏的精气不盛，肾脏之精气也盛不起来。“五藏皆衰，筋骨解堕，天癸尽矣”，若五脏功能都衰弱了，肾脏功能也就跟着衰弱了；养筋养骨的津液少了，人老了筋骨懈堕，“解”是“懈”的通假字，活动受限，行动变得迟缓了，这就是“解堕”；“天癸尽矣”之“尽”应该理解成“少”意，癸水少了，于是“发鬓白，身体重”，“重”是身体变得沉重了；“行步不正”走起路来甚至要借助拐杖了；“而无子耳”，自然生育功能就随之消失了。

总之，在人生命的过程中，不论女子的“七”数，还是男子的“八”数，始终是以“肾气”的盛衰而决定的，是“天真”维系着人生命的整个过程。

原文“有其年已老而有子者何也？”黄帝又提出个问题：男子有70岁上得子的情况，女子也有50岁上生子的情况，这又是为什么？岐伯回答说：“此其天寿过度，气脉常通，而肾气有余也。”所谓“天寿”就是先天禀赋的生命力，上面谈的“七七”“八八”都是一般情况，“过度”是指特殊情况。这种特殊的、超一般人的情况，是因为“气脉常通”，“常通”作“畅通”解，肾气有余、天真充沛是这种特殊禀赋人“老而有子”的原因。但是一般说来，“男不过尽八八，女不过尽七七”，就会“天地之精气皆竭矣”，这个“天地”是指男女而言，不管是男还是女，到了这个年龄，精气总要衰退。

原文“夫道者年皆百数，能有子乎？”强调养生之道，懂得养生之道的人，是不是皆百数能有子呢？答曰：“夫道者能却老而全形，身年虽寿，能生子也。”“却”是“防止”之意，意思是养生之道掌握好了能减缓衰老的进程，能够预防过早衰老，尽管到了老年仍然可以保持形体的健壮和矫健，故“身年虽寿，能生子也”，但这不是普遍的规律，而是个别的现象。

总而言之，人的生长发育是有规律的，男人、女人都有一般意义上的规律，这是肯定的，但也有特殊的个别禀赋超强的现象，不管是普遍的还是个别的，都要有懂得卫生之道这个前提，要真正达到“却老而全形”这个健康的状态，还是要讲求卫生之道。

第四节　保健养生的不同层次

从“黄帝曰：余闻上古有真人者”至篇末“亦可使益寿而有极时”。分别列出对养生之道把握在不同程度的真人、至人、圣人、贤人等，其旨在说明不论哪种人，保真全神、讲求卫生对健康长寿都是最重要的。如“真人”之所以“寿敝天地”，仍是由于“道生”，即是因讲求养生之道而获得长寿，并不是上天的恩赐；又如“贤人”，只要“合同与道”，仍能够“益寿而有极时。”

“真人”“圣人”“至人”“贤人”的提法是没有什么意义的，把他们看成讲究养生之道的不同程度或不同层次的几种情况就可以了。王冰从道家的认识观出发，对这四种人一一做了解释，这些解释没有多大的现实意义，我们不用去计较。

首先谈到“真人”。所谓“真人”是掌握卫生之道最彻底的人，这种人能“提挈天地，把握阴阳”。“提挈”与“把握”是一个意思，宇宙虽然浩大无边，但是可以认识的，甚至是可以提挈、掌握的。在《内经》那个时代，我们的祖先已经有了这么高度的认识是很可贵的，换句话说，即天地变化之规律是可以被认识的。“阴阳”是所指世间的万事万物，如白昼为阳、夜晚为阴，春夏为阳、秋冬为阴，晴为阳、雨为阴，等等。阴阳学说是古人把握世间万事万物变化规律的一种认识方法，如中医的“五运六气学说”，就是古人为“把握阴阳”而创造的一种预测天气、物候的方法，尽管不能和现在的科学相提并论，但毕竟是古人高智慧的一种表现，这些方法直到现在也还不能完全否认其存在的价值。我国是个农业大国，我们的农业在世界上是很有名望的，农民为了能“把握阴阳”，总结出一年四季二十四个节气的规律，依靠着对这二十四节气的认识，把我国的农业发展得很好。《灵枢》中有一句话“人为天地之镇也”，一个“镇”字表达了人为天地主宰的概念，即人能提挈天地而把握阴阳，这样的宇宙观是积极的。

提挈天地、把握阴阳，这是对自然界而言的，对人体内部来说，是要能够“呼吸精气，独立守神”。“呼吸”是人体之气与天然之气交换的重要功能，呼吸可以维持人体正常的吐故纳新，使人独立于天地之间，不论地处寒带还是热带，不论环境恶劣与否，人类都能健康地生存，并保持旺盛的精力。这句话表达了人要能动地去适应自然，而不是让自然来适应人类，《内经》在七篇“大论”中表达出不少这样的宇宙观。《素问·五常政大论》中说“根于中者，命曰神机”，“中”就是指人体内在的世界，人体内在的因素是主要的，人的生命能不能够生存，取决于人体内部，这就叫“根于中”。《素问·五常政大论》中还说“根于外者，名曰气立”，“外”与“中”相对，是指外界环境，一些低级动物、植物的生命完全取决于自然界的变化，取决于外界环境，这叫作“根于外”，“根于外者”没有内在的神气，没有像人这样的生命力，只能“因气而立”，因外界生存的条件而存在。人之所以能“独立”于天地之间，是因为人有“神机”，“神机”是种高级的生理功能，认识了人类这种内在的神机功能，人类生命的潜能就会被发掘出来，可以应对一切。

这种人就可以做到“肌肉若一”，所谓“若一”就是如年轻人一般、如婴孩一般，皮肤润泽而富有弹性。“故能寿敝天地”，掌握了自然规律，懂得卫生之道，能够在自然界中独立生存，这种人的寿命就会“寿敝天地”。一些考据家认为这个“敝”字是“抵”字的错文，我同意这种看法。“敝”字怎么讲都不妥当，“抵”是“相当”的意思，“寿抵天地”比较符合文义，是说人的寿数可与天地为抵，就像天地一样地长久而“无有终时”，当然这是一种修辞写法而已，人的生命不可能“无有终时”。“真人”为什么会这么有智慧、有能力、长寿不衰？“此其道生”是关键，“真人”掌握了卫生之道，掌握了保养的方法，可见“真人”不是“天生”而是“道生”的，是经过修养得来的。

其次是谈“至人”。所谓“至人”稍次于“真人”，但也能够“淳德全道”，“德”“道”之说仍指卫生之道而言，“淳”，“厚”也，“全”，“多”也，“淳”讲的是深度，“全”讲的是广度，对卫生的理论、知识，掌握得深刻，知道得全面，所以“至人”虽然没有“提挈天地，把握阴阳”的本领，但也能够“和于阴阳，调于四时”。“阴阳”“四时”是大自然变化的现象和规律，“至人”根据四季阴阳的气候变化来调理自己的起居生活，以期很好地适应这些变化，这就是“合”，这就是“调”。人总是生活在社会之中，生活在世俗之间，没有哪个人可以逃避得掉，但至人却能做到“去世离俗，积精全神”，能够远离世俗间的龌龊和不卫生的行为，这与“出于污而不染”的意思相近，生存于世俗之中而不为世俗的贪欲所染，而“积精全神”，把天真之气聚起来，保全精神和精力充沛，于是可以达到“游行天地之间，视听八达之外”的境界。当然这也是一种赞美的修辞写法，意在说明一个人如果没有了杂念而专心于卫生之道，就会耳目聪明、头脑清楚、思维敏锐。所以至人也能够“益其寿命而强者也”，即长寿而且健康，“亦归于真人”，亦能够达到真人一样的境界。

再其次是谈“圣人”。所谓“处天地之和”意思是与自然界和谐相处；“八风”指东南西北和春夏秋冬的各种气候，“从八风之理”是说能够适应四方和四季的变化，“从”是“适应”之意；“嗜欲”指社会中存在的各种诱惑，如酒、色、财等，“适嗜欲”是能够出于污泥而不染的意思，尽管世俗间充满各种诱惑，都能做到不染指；“无恚嗔之心”，“恚”是“恨”，“嗔”是“怨”，无恚、无嗔就是无恨、无怨，以一种极其平和的心态对待周围的一切事物；“行不欲离于世”，一切行为不是消极应付而是积极工作；“被服章”这三个字，应该是衍文，尽管有很多注家做了一些解释，但都很牵强，这三个字在这里是多余的；“举不欲观于俗”，“举”是行动、行为，“观于俗”就是“同于俗”，意思是一举一动不去追逐和效仿世俗的行为；“外不劳形于事，内无思想之患”，关键是这个“无思想之患”，人就要保持这种心态，有的人往往由于“思想之患”太多而患得患失，所以不要患得患失；“以恬愉为务”，始终保持心境之安恬、平静、愉快；“以自得为功”，人要对得起自己的良知，要扪心自问，要自己对自己满意，这叫“以自得为功”；于是便可做到“形体不敝，精神不散，亦可以百数”，“敝”是“衰老”之意，因为没有杂念，一心在工作上、事业上，这种人也能保持形体的健壮，精神的愉悦，也可以活到百岁。

最后是谈“贤人”。所谓“法则天地”，是说要以天地为法则，这里是无私的意思，“天无私覆，地无私载”嘛，要以天地为法则，如天地之无私；“象似日月”，古人从自然界悟到，最光明磊落的就是日月，“日月无私照”嘛，人做事要像日月那样光明磊落。“辨列星辰”，“星辰”比喻“规律”“秩序”，“辰”是中国天文学的概念，泛指星球，天上星辰的方位是有规律的，有秩序的，所以这里用“星辰”来比喻人的行为要与星辰一样有规律、有秩序，如星辰之纪律。“逆从阴阳，分别四时”，世界上阴阳变化是复杂的，对那些反常者要“逆”，对那些正常者要“从”，这叫“逆从阴阳”；“四时”是春夏秋冬，要认识四季变化的规律，能够很好地适应它，如春生、夏长、秋收、冬藏等，《素问·四气调神大论》就是讲这个问题的，讲“逆从阴阳，分别四时”。人有了这种境界，也能够“将从上古”，也能够和上古时候的真人一样提挈天地，把握阴阳，“合同于道”，讲求的养生之道也可以达到真人的水平；因此这种人“亦可使益寿而有极时”，活到寿命的极限，活到应该活到的寿命。

以上这四种人，或曰四等人，不管是真人、至人、圣人还是贤人，长寿都不会是上天恩赐的，只能讲求养生之道，所以一直强调一个“道”字。

综上所述，《上古天真论》全篇的主要精神就是讲求养生之道，只有讲求养生之道才能够保全天真，才可以活得健康而高寿。王冰之所以把“上古天真论”放在第一篇，也就是强调讲求养生之道对人类是有重要意义的。

【答疑】王冰在注解“女子七岁，肾气盛，齿更发长”时说的“老阳之数极于九，少阳之数次于七”是什么意思?

王冰的这个解释是依据“相术学”来的。宋代的邵雍就专讲相术。“相”是指自然界中的种种物质，包括天体、生物、动物、植物等；换句话说，是指天上的日月星辰，地上的动物、植物、矿物，这些都是“相”的范畴，也包括人类本身。“术”是指认识这些事物的方法，这里是用数字来推算、演绎“相”的规律。在古代，这门学问就叫“相术学”。

大家都知道基本的数字只有10个，1、2、3、4，这四个数叫作“相位”，6、7、8、9，这四个数叫作“相数”，把相数用阴阳来分类，双数属“阴”，单数属“阳”，即“6”与“8”是阴数，“7”与“9”是阳数，再细分8是少阴数，6是老阴数，7是少阳数，9是老阳数，这就是说四个相数中有少阴、老阴、少阳、老阳。

“老”与“少”究竟如何定义的呢？为什么要把7作“少”，把9作“老”？在阴数中，把8作“少”，把6作“老”？从方位上讲，“阳”在上势必下降，7在上9在下，所以7就为少阳，9就为老阳，由少而老；“阴”在下势必上升，所以“8”在下是少阴，“6”在上是老阴。老、少表达的是阴阳、逆顺、上下的关系，我们不深入讲这方面的内容，讲下去就要涉及“河图”方位等问题了，知道“7”是阳数，而且是“少阳数”，“8”是阴数，而且是“少阴数”，来源于相术之学就行了。即女子7岁是个少阳数，少阳是个升数，由少而老嘛；男子8岁是个少阴数，少阴数也是个升数，由少阴而老阴嘛。

四气调神大论第二

【篇解】自然界的春、夏、秋、冬四时之气，各有生、长、收、藏等不同之用，人体能调理而顺应之，则五脏之神志得安，诸疾不作，故提出“四气调神”的论点。即春气养生，夏气养长，秋气养收，冬气养藏，此之谓“调”；春而奉长者少，夏而奉收者少，秋而奉藏者少，冬而奉生者少，此之谓“失调”。得调则神治，失调则病乱，得调为治未病，失调将致诸病，是此篇的中心议题所在，中医治未病、防病于未然的学术思想由此而来。全篇可分作三节。

第一节“春三月，此谓发陈”至“春为痿厥，奉生者少”。讲述调四时气之大法，并指出“调”与“不调”之利弊所在。

第二节“天气，清净光明者也”至“则伐其本，坏其真矣”。阐述人与四时的关系，从而提出调四气的必要性。

第三节“故阴阳四时者，万物之终始也”至篇末“斗而铸锥，不亦晚乎”。言四气调神即为“治未病”之法。

生气通天论篇第三 *

【篇解】生气，即指人体中所存在的阴阳二气，而天体中亦存在着阴阳二气，机体中阴阳二气与天体息息相通，借以维持生命与健康，是曰“生气通天”。人体和天体的阴阳二气究竟如何相通呢？《素问·六微旨大论》中说：“非出入，则无以生长壮老已；非升降，则无以生长化收藏。是以升降出入，无器不有，故器者生化之宇，器散则分之，生化息矣。”说明升、降、出、入是生气与天体相通的主要形式。阴阳二气无论在人体在天体均为“生气”，所以本篇提出“生之本，本于阴阳”，也是本篇主要讨论的内容。全篇可分作三章，章下又可分节。

第一章“黄帝曰：夫自古通天者”至“此谓自伤，气之削也”。

章意：概括地叙述生气与天气的关系，即是说人的“生气”是不能脱离天体的阴阳之气而生存的，天体的阴阳之气无处不有，因而人的生气与天气息息相通，此乃极自然之事。故人们便要“传精神，服天气”，即相通适应，而达到“通神明”的地步，以维护寿命之本。并提出“顺之”与“失之”两方面的结果，使人们知所取舍。

第二章“阳气者，若天与日”至“反此三时，形乃困薄”。

章意：生气中的阳气在人体的主要作用是“因而上，卫外者也”，如果阳气起不到因上卫外的作用，外感、内伤等疾病势必因之而发生。怎样保持阳气因上卫外的作用呢？这就要经常保持阳气的“清净”，所以论中一则云“清静则肉腠闭拒”，再则云“暮而收拒”，相反便“烦劳则张”，便“开阖不得，寒气从之”。本章又分四节。

第一节“阳气者，若天与日”至“四维相代，阳气乃竭”。人体的阳气有了弱点，外环境的致病因子，如风、寒、暑、湿、燥、火等邪气就要伤害机体，而且首先伤害的是人体的阳气，本节阐述外感邪气伤害阳气的病变。

第二节“阳气者，烦劳则张”至“寒薄为皶，郁乃痤”。叙述阳气受伤以后出现的内伤病变，如煎厥、薄厥、偏沮、痤疿、大丁、痤等。

第三节“阳气者，精则养神”至“不亟正治，粗乃败之”。阐发阳气受伤以后，邪气陷于经脉的病变，如大偻、瘘、惊骇、痈肿、风疟等。

第四节“故阳气者，一日而主外”至“反此三时，形乃困薄”。提出保护和调养阳气的方法。

第三章“岐伯曰：阴者，藏精而起亟也”至篇末“谨道如法，长有天命”。

章意：全面阐述阴气和阳气的关系，两者中重在阳气方面，认为阳病必然要伤及阴，人体要保阴，更要保阳。此章可分作四节。

第一节“岐伯曰：阴者，藏精而起亟也”至“耳目聪明，气立如故”。阴和阳不能有偏盛，一旦出现偏盛就要导致偏衰，这是一对矛盾，阴盛则阳衰，阳盛则阴衰。同时指出阴阳各自不同的特性，以及它们之间所存在的密切联系。

第二节“风客淫气，精乃亡”至“因于露风，乃生寒热”。提出了阳气不外固遭受客邪之后可能发生的一系列损伤阴精的病变，同时特别强调了密阳护阴的道理。

第三节“是以春伤于风，邪气留连”至“四时之气，更伤五藏”。若阳不外固，在一年四季中随时都要受到病邪的侵袭，甚至病邪留连于体内而损伤阴精，以致变端百出，发生种种疾病。

第四节“阴之所生，本在五味”至篇末“谨道如法，长有天命”。阴气内伤会影响五脏而发生种种病变，故提出保护阴气的方法。此节最后云“如是则骨气以精，谨道如法，长有天命”，总结出全篇讨论“生气通天”的目的所在。

【讲解】强调两点。第一点，《素问·生气通天论》反映出研究中医学的整体宇宙观。“生气通天”表达了中医学的整体观念，认为人体与自然界是密切相通的。人的气机与天地宇宙的气机是怎样相通的呢？相通的具体形式是什么呢？对这些问题，在《素问》的几篇“大论”中提出了升、降、出、入的概念，认为人体的气机就是通过升、降、出、入的方式与自然界的气机进行沟通的。《素问·六微旨大论》中说：“非出入，则无以生长壮老已；非升降，则无以生长化收藏。”若没有“出入”的气机运动，没有“出入”与自然界的交换功能，就没有“生长壮老已”的生命过程；若自然界没有气机升降的运动，就不会有“生长化收藏”之变化。《素问·六微旨大论》中的结论是：“是以升降出入，无器不有。”《内经》认为凡是物质存在，不管是高级的物质，还是低级的物质，不论是高级的生命，还是低级的生命，世间万物都存在着或出入，或升降的运动，这是人体气机与自然界气机交换的基本形式，是“通”的具体运动形式。在《素问·六微旨大论》中还说：“故器者生化之宇，器散则分之，生化息矣。”假使自然界没有升降出入的运动，自然界也就毁灭了，《内经》是在这样一个高度来认识世界的。

第二点，无论是人体的气机，还是自然界的气机，不外阴、阳两个方面。气机运动和变化是很复杂的，但可以从阴、阳两方面来认识，所以文章一开始就说："生之本，本于阴阳。"《内经》用阴阳概念，来理解和阐述"气机"问题。就阴阳理论而言，阴阳两个方面不是均等的，"阳"是主要方面，是主导是核心，所以在这篇文献中，对于"阳气"的阐述与发挥非常之突出，尤其是阳气在生理、病理方面的发挥。根据中医临床实践，面对疾病，不怕伤阴而怕亡阳，病不管到了哪种严重的阶段，伤精、伤阴不可怕，最可怕的是亡阳，因为"阳"是功能，人体没有功能，就意味着生命的结束。如果是伤了精、伤了阴，只要"阳"还在，就可以化生阴精，所以在临床上，不怕患者伤阴精而怕患者亡阳，就是这个道理，也是"生气通天论"特别强调"阳"的原因。

故学习《素问·生气通天论》这篇文献主要领会两点：人体气机与自然界的气机是息息相通的，是通过升、降、出、入的形式来联系的，人与自然成为不可分割的整体；人体内的气机和自然界的气机虽然关系复杂，但可以用阴阳认识论来分析研究，就阴阳两个方面而言，阳气是最主要、最根本的，这一阴阳认识观于临床有特别重要的意义。但《素问·生气通天论》这篇文献表达得比较差，层次不清晰。

第一章　生气与天气的关系

原文"生之本，本于阴阳"，天地间处处存在有阴阳二气，人体不可能离开阴阳二气而生存，所以人体气机最根本也是阴阳二气；因此人要"传精神"就要"服天气"，要适应阴阳二气的变化；不仅如此，还要达到"通神明"的境界，这样才能够维持寿命的根本。所以文中提出"顺之""失之"的取舍。"顺"即能够适应天气之阴阳，"失"即不能把握天地阴阳二气之规律，"失"不仅有"不能适应"的意思，甚至还是"相违背"的意思，若如此，人体气机就要受到影响和侵害。这节文献的精神就是要认识自然，掌握自然的规律，让人体内的气机能正常运转，以维系人体的健康。

"自古通天者，生之本，本于阴阳。"这里的"通"是"通晓"的意思，能通晓人与自然的关系，能认识自然、认识宇宙，具备这种知识和能力的人就是"通天者"。通天者认为"生之本，本于阴阳"，这是一个根本性的认识，即宇宙间之所以存在生机，是由于阴阳二气的运动，人体之所以存在生机，同样是由于阴阳二气的运动，这就是"本"，自然界有这个"本"，人体也有这个"本"。人体之阴阳与自然界之阴阳，都不是孤立的和不相关的，而是息息相通的。

"天地之间，六合之内，其气九州、九窍、五藏、十二节，皆通乎天气。"

天地之间，是上下关系，加上东南西北四方即为“六合”，因此“天地之间，六合之内”是泛指整个宇宙空间。在这个自然的空间里存在的阴阳二气，与人体的九窍、五脏、十二节都是密切相通的。“十二节”，指手足十二经，《灵枢》称“节”是“神气之所游行出入也”（《灵枢·九针十二原》）。经络学认为每经都有井、荥、输、经、合五种穴位，这些穴位是人体“十二节”接受天阳之气的主要经穴。

“其生五，其气三，数犯此者，则邪气伤人，此寿命之本也。”“其”是指阴阳二气，不管人体内的阴阳二气，还是自然界中的阴阳二气，其运动均遵循五行生制规律；五行各具阴阳，这叫“其生五”。人体内手足十二经分归为三阴、三阳，即太阳、少阳、阳明，太阴、少阴、厥阴，自然界也有三阴三阳，这叫“其气三”。若不能认识这些关乎阴阳的运动规律，一而再地违背这些规律（“数”是“反复”的意思），不顺应这些规律，就要受到邪气的侵害，人就会得病，就要动摇“寿命之本”。换句话说，人能不能维持寿命取决于对阴阳五行、三阴三阳运动规律的把握程度。

在阴阳两个方面中，“阳气”是最主要的方面。“苍天之气，清净则志意治”，“苍天”就是苍穹宇宙，“清净”是有规律、有秩序、安静稳定的意思；太空中的清气无时无刻不在有规律地运行，所以才有一年春、夏、秋、冬四季有秩序的变化。人体内的清气顺应自然界的清气也在有规律地运行，维持着人体功能的平衡和稳定，使人“志意”正常。“志意”包括人的精神、活动、功能等，“治”表示“正常”。“顺之则阳气固”，人能顺应自然的规律，特别是有意识地去适应自然的规律，则“阳气固”，人体内的阳气就充沛固密，阳者卫外而为固。于是“虽有贼邪，弗能害也”，纵然有贼风邪气，有各种致病因素存在，也不会对人体构成威胁；“贼邪”是指危害人体的致病因素。为什么呢？“此因时之序”，这句话诠释了前面“顺之”的具体内容，顺应春温、夏热、秋凉、冬寒的气候变化规律；“序”是“秩序”，秩序就是规律。

“故圣人传精神，服天气，而通神明。”“圣人”就是指前面的“通天者”，即认识了自然和人关系的人。这种人能够“传精神”，“传”是“专”的意思，“专”有“善于”之意，“传精神”就是善于调整机体的状态，使机体的功能很好地适应外界的变化。所谓“服天气”，“服”是“顺服”的意思，人要顺服天气，“服”还有“用”之意，有“驾驭”的意思，意思是要使天气不伤害人体，就要认识天气的规律，从而获得生存的能力和自由。“而通神明”这句话的宗旨是，不管自然界的天气怎样变化，都要能够适应，都要能够认识。“神明”是变化莫测、变化无穷的意思，这是《易经》对“神明”的解释，人的认识是有限的，而自然的变化是无穷尽的。“通神明”是一种境界，无论大自然是怎样的深不可测，人都要想办法去认识它，掌握其运动的规律。我认为“通神明”是人类认识自然的最高境界。

“失之则内闭九窍，外壅肌肉，卫气散解，此谓自伤，气之削也。”“失之”与“传精神，服天气，而通神明”相反，不能认识自然的规律，更没有能掌握自然的规律，于是就会发生一系列的病理变化。如“内闭九窍”，内在环境与外在环境失去了协调，影响了五脏的功能，与之相联系的“九窍”闭塞不通；邪气袭表而“外壅肌肉”；内在之阳气不固，“卫气散解”，“解”是“懈”之意，卫气不能固于表，很容易伤风、伤寒、伤热、伤暑。没能认识自然的规律，没能适应外环境的变化，于是就易受伤而得病，这些都是内在因素造成的，“此谓自伤”。表面上看是因外邪侵袭，实质是人体自身阳气出了问题，即“气之削也”。首先是人体自身有了弱点，加之外在致病因素的干扰——邪之所凑，其气必虚，这就是“自伤”的含义。

上述基本精神是：外界之气与人体之气的关系一定要相互协调；而在生气与天气的关系中，首先强调的是人体的阳气。这个精神是有临床意义的。为什么有的人容易生病，有的人不易生病？有的人病少，有的人病多呢？关键在于维护好生气与天气的协调关系。生气要适应天气的变化规律，这样身体才能健康，感受致病因子的机会就少。做到传精神、服天气，生命就会充满生机。因此是“顺之”还是“失之”这很关键，顺则阳气固，失则内闭九窍、外壅肌肉，而“顺之”“失之”都是生气的问题，不是天气的问题，人内在因素是主要的。

第二章　人体阳气的主要作用

生气中的阳气在人体的主要作用是“因而上，卫外者也”。如果阳气起不到因上卫外的作用，外感、内伤等疾病势必因之而发生。怎样保持阳气因上卫外的作用呢？要经常保持阳气的“清净”，所以论中一则云“气门乃闭”，再则云“暮而收拒”，相反便“烦劳则张”，便“开阖不得，寒气从之”。

第一节　阳气伤于外的病变

阳气的作用是什么？“阳气者，若天与日，失其所，则折寿而不彰，故天运当以日光明。是故阳因而上，卫外者也。”文献把阳气比喻作“天与日”。人类生存的环境为什么是温暖的？为什么是光明的？那是由于“日”的存在。“日”在宇宙中有规律地运转，不能“失其所”；“所”是指规律，如太阳早晨从东方升起，下午从西方落下，这就是“所”，就人体而言，白天阳气盛，晚上阳气衰，这就是“所”。“失其所”，是说人体的阳气不能像“天与日”那样有规律地运行了，就会“折寿而不彰”，人就不能健康地生存下去，就会“折寿”，生命得不到很好的维持。“不彰”就是生活质量下降，一天三病两痛。“故天运当以日光明”，自然界万物的存在是因为有“日”之阳气，人体阳气与日光具有同样的重要作用，“是故阳因而上，卫外者也”，人体之阳气总是向上、向外的，保卫着机体的正常运转，不受外界致病因素的侵袭，这就是人体阳气的作用。

若阳气“失其所”后，就会出现种种的病变表现。“因于寒”者是一种情况，若人体的阳气不能因而上、卫外，失去了阳气自身运动的规律，首先就容易受到寒邪的侵袭。受到寒邪侵袭以后，会有“欲如运枢，起居如惊”的表现，即人体受寒后，身体不舒服，“运枢”有“坐立不安”的意思。“起居如惊”就是起居不安，是对“欲如运枢”更具体的描述；“神气乃浮”，“神气”是指人体的阳气，阳气浮乱不能固于外，不能抵抗外来的寒邪，得病就在所难免。

“因于暑”者又是一种情况。这里的“汗”字有争议，有人认为“汗”字是衍文，有人认为“汗”字后面丢了“不出”二字，两种看法都有道理。由于人体阳气虚弱伤了暑，“汗”可能有两种情况，一是伤暑而不出汗，一是伤暑而自汗出，这两种情况在临床上都可见到。伤了暑，阳气更加虚弱，表现为或出汗，或不出汗；热邪内盛则烦躁、喘喝，“喝”是“气喘”的声音，是由于肺失清肃，热邪上逆，肺气不降则气逆而喘，这是热邪在气分的表现。若热邪不在气分，而是深入伤及脏气，就会出现“多言”的神志不清的表现，或自言自语，或语无伦次，这都是暑热伤脏的表现。暑热之邪或伤气分，邪热在肺，或伤脏气，邪热在心，都可能出现“体若燔炭，汗出而散”的表现。体温越来越高，肌肉像炭火一样热，这时候服用清暑解表的药，就会汗出而散，这是一种解释。也有种意见认为，“因于寒”应该放到“体若燔炭，汗出而散”之前；“寒”主收敛，被寒邪所伤总以“无汗”多见，表实为主，也会有“体若燔炭”的高热表现，用汗法治疗，如服用“麻黄汤”汗出而解，这也是一种解释。总之，古代的文献有很多错简，有争议这是难免的，只要能解释得通，不必细究。

第三种情况是“因于湿”者。湿邪侵害人体，临床典型的表现如“首如裹”，患者主诉头像缠绕了很多东西一样发沉、发闷，这是湿邪伤人的特点。若湿邪不能及时排除，久之就会化热，即“湿热不攘”，“不攘”是不能解除的意思。湿热久久不能解除，就要伤及津液，于是“大筋緛短，小筋弛长”，津液不能濡养筋膜，反映在大筋方面就可能变为“緛短”，反映在小筋方面，也可能变为“弛长”，緛短、弛长是随个体体质不同而出现的不同表现。“緛短”即拘挛，“弛长”即痿废，这要看病人的体质而定。

第四种情况是“因于气”者。不论是风寒暑湿燥火中的哪种邪气伤了人体，或者伤了卫，或者伤了营，或者伤了脏腑之气，都叫“因于气”。阳气弱了，外邪伤于气分，导致气不能运行，或卫气不能运行，或营气不能运行，只要不能运行，就要“为肿”。这是因为，气不行水则不行之故。在气分的肿，往往有“四维相代”的表现，“四维”是指四肢，所谓“相代”是说肿无定处，今天上肢肿，明天变成下肢肿，这就叫“相代”，这是气分肿的特点。肿者因“阳气乃竭”，是由于阳气受伤太深的表现，阳气受伤不能运化水湿的结果。

这一段主要是讲，由于阳气受伤而外感邪气。所列举寒、暑、湿都是举例而言，不能认为阳气伤了只能受到寒邪、暑邪、湿邪的侵害，不能这样理解。

第二节　阳气伤于内的病变

1. 煎厥：人体之阳气原本是主“动”的，但有以安稳为要的特点，这在前面已经提到了。“苍天之气，清净则志意治”，“清静”就是安静、平稳，以保持“因而上”“卫外”的有序运动。若不能遵循卫生之道，烦扰了阳气，劳损了阳气，于是“阳气者，烦劳则张”，“张”是“亢奋”之意，阳气越虚越亢。阳气亢盛就要伤及阴精，于是就会出现“精绝”的病变，也就是阴虚阳亢的病变。据此可以说，阳气安定则能化生阴精；一旦阳气受到“烦劳”的伤害，阳气亢奋起来就要消耗阴精。由此可见，阳气的生理功能和病理变化差异是很大的。“辟积于夏”，“辟积”这两个字在中医书上是很常见的，“辟”是深在、隐蔽之意，“积”是累积、长期存在之意，通俗一点讲就是“久而久之”的意思；阴虚阳亢这种病变，若长期得不到纠正，到了夏天，会“使人煎厥”。

“煎厥”的病机是什么？“煎”是对亢阳火热表现的一种描述，即像火煎一样；“厥”就是“逆”，是说虚阳亢逆。阳是要靠阴来涵养的，阴虚（精绝）不能养阳，则虚阳亢逆，出现了恶性循环的现象。“煎厥”是阴虚阳亢病变的表现，是阳气衰竭的结果。导致“煎厥”的病机是阳气受损，不能化生阴精，阴不养阳，虚阳亢盛，亢阳更伤阴精，直到不能维系亢阳，恶性循环的结果就是脱阳而演变成“煎厥”。

“煎厥”的临床表现是什么？“目盲不可以视”，眼睛不能看见东西了；“耳闭不可以听”，听觉也消失了；而且病情发展非常迅速，“溃溃乎若坏都”，“溃溃”是形容病情恶化很快，“若坏都”，“都”即是“堵”，一般指堤坝、堤坎，意思是说病情恶化就像水坝崩塌一样快速；“汩汩乎不可止”，“汩汩”是形容病势凶猛。从这些临床表现可以看出，“煎厥”是会致人于死的严重疾病。在中医看来，虚阳上逆，阳气外脱，是很险恶的病变。“煎厥”在现在临床上可见于心血管病、脑血管病的急性发作期。

2. 薄厥：若由于情志因素的影响，如“大怒”等，情志急剧变化而扰动了阳气，特别是肝阳，怒伤肝嘛，“则形气绝”。“形气”是指人的形体与气机，“形”为阴，“气”为阳，人体阴阳要始终保持平衡的状态，假使因大怒，“形”

（阴）与“气”（阳）就会发生“绝”的病变。这里“绝”是阻绝不通的意思。于是“血菀于上”，肝气逆而气血阻绝、经脉不通，血随肝气的冲逆而上冲；“菀”是“淤积”的意思，“上”指上焦、头部而言，这是说血液淤积于头部或上焦。怒属肝之志，肝气一旦妄动，首先表现出来的就是向上冲逆，故“使人薄厥”。“薄”这个字在《内经》中出现很多，与“迫”同义，“薄厥”就是“迫厥”，如突然仆倒而昏迷不醒等，就属于“薄厥”范畴，这种情况伤于肝者居多。

3. 偏沮：肝主筋，肝气受损，肝的津液不能濡养筋膜，于是“有伤于筋”。“纵其若不容”，“纵”指筋膜弛纵，正常情况下筋膜应该是伸缩自如的，能纵能收，筋膜因得不到肝气的营养则只纵不收，“不容”是指不能正常地运动，“容”与“用”同义，“不容”就是“不用”，不能正常活动，如痿证、瘫痪等，就属于这种情况。还会有“汗出偏沮”的现象，即半身有汗半身无汗，或是左半身有汗，或是右半身有汗，或是上半身有汗，或者是下半身有汗，临床上是可以见到这些表现的；“沮”是形容汗出的状态，经常出汗的那边总是润湿的，这叫“沮”，另一侧则是干的，这叫“偏沮”，这是伤了营气的一种表现。“使人偏枯”，“偏枯”就是偏瘫，半身正常，半身不正常，或者偏于上，或偏于下，或偏于左，或偏于右。

4. 痤疿：阳气受损而失去固涩的功能，则“汗出见湿”，即汗出不断，身上总是湿的，这就容易“生痤疿”。“痤疿”是一种皮肤症，“痤”是疮疖，一种小疖子，发无定处；“疿”相当于现在的“湿疹”，反复发作，比较顽固。

5. 大丁：若饮食不讲究卫生，就会发生“高粱之变”。“高粱”指肥甘厚味的饮食，偏食“高粱”之食物最容易生热而伤阳气，尤其是血受热、营分受热，于是“足生大丁”。“丁”通“疔”；“足”字同“是”意，有人说这个“足”是错字，因为“足”与“是”字形相近，其实不然，“足”字并无错，“足”与“是”同意，“足生大疔”即“是生大疔”，即“要生大疔”的意思。王冰注解把“足”解释为“脚”，这是讲不通的，“高粱之变”如何只发生在“足”？而不是在手、在脸？这里的“足”是个虚词，是“容易”之意。

肥甘厚味吃多了，容易引发营分邪热，热邪伤于营分就容易生为疮疖疔肿，而且这种疔疖严重时还会引起败血症一类的病变。“受如持虚”，营分热重而阳气受损，失去了对外邪的抵抗力，容易发生疔肿疮痈，这叫“受如持虚”。“虚”就是“空”，这个“虚”是指抵抗力虚，“持虚”是指抵抗力太薄弱了，动则就会感染，这就是“足生大丁”的意思。

6. 痤：“劳汗当风，寒薄为皶，郁乃痤。”“劳汗”也是阳气受损的一种表现，是说动则汗出。阳气伤了，卫不固于表，就容易受风，“当风”就是容易受风的意思，易出汗的人就最容易受风。

“寒薄为皶”，“皶”就是临床常见的“粉刺”。由于寒邪逼迫，影响了营卫在皮肤肌肉间的正常运行，就会长粉刺。若风寒邪气郁于营分或卫分，郁积不散，还要生痤疮，痤疮比粉刺病情要进一步。

以上是讲阳气受损后，不仅不能外固，反而还内扰，出现种种内伤的病变，或伤精，或伤肝，或不养筋膜，或营分热结，这些均属于阳气伤于内的病变。

第三节　阳伤邪陷经脉病变

原文“阳气者，精则养神，柔则养筋”，这是讲阳气的生理功能。阳气能够化生阴精，阴精则能够内养人之神志，五脏所主的神志均需阴精来濡养，这是“精则养神”的意思。阳气能够化生津液，津液能够外养人体肌肉中的筋膜，筋膜柔和四肢才能屈伸自如，这是“柔则养筋”的意思。据此，阳气的生理功能包括：化阴精以养人之神志，化津液以养肌肉之筋膜，内而养神，外而养筋。若阳气受损邪陷经脉会出现下述的病变。

1. 大偻：人体的阳气有令体表“开阖”的功能，“开”则能散热出汗，“阖”则能保持体温，这是阳气卫外功能的具体体现。若阳气受损，开阖不利，甚至“开阖不得”，便不能抵御风寒邪气，寒气从之而入，故曰“寒气从之”。“乃生大偻”，“偻”字还可读作“吕”音，是“拘挛”之意，如前面所云“大筋緛短，小筋弛长，緛短为拘，弛长为痿”，“緛短”即为拘挛同类。筋膜失去了阳气的温养而拘挛，腿弯不能伸，背驼不能直，不能伸张，这就是“偻”，是伤了阳气的缘故。在临床上，不用说重症的拘挛，就是“葛根汤证”都可以见到拘挛的表现。阳气不能输送津液，或邪气伤了津液，筋膜失去濡养，就会出现拘挛的表现，所以葛根汤的主要功效就是鼓动阳气输送津液，以缓解拘挛。

2. 瘘：寒邪陷于经脉之中，这叫“陷脉”。邪气陷入经脉之中就要变为“瘘”。“瘘”可以理解为一种慢性的溃疡症，如瘰疬、鼠瘘，包括淋巴结核这类病证，中医学统称作“瘘”。正因为呈慢性表现，所以云“留连肉腠”，即这种病不容易痊愈，病程较长。

3. 惊骇：“俞气化薄，传为善畏，及为惊骇。”“俞”就是经之俞，指人体经络上的腧穴；这里的“薄”与前面讲的“薄”意义不同，这个“薄”是“薄弱”的意思；“传”是“传变”。这句话的意思是，阳气受伤，风寒邪气从经俞而入，阳气的气化功能受到影响渐趋薄弱，邪气趁虚“传变”，通过经俞而入于内脏，伤人之神志，就出现了善畏、善惊、善恐等神志不安的表现。

4. 痈肿：若邪气进入营血，营气不正常运营，即所谓“营气不从”，“不从”是不正常之意。“逆于肉理”之“逆”指营气“逆”，即营气不通畅。“乃生痈肿”，于是就要发生痈肿的病变。这是言“痈肿”发生的病机。

5. 风疟：“魄汗”的“魄”也可读成“bó”，“魄汗”就是大汗，出汗很多。这是由于精神紧张而逼迫出来的汗，与气温的高低无关，这是“魄汗”的意思。“魄汗未尽”，是说大汗不断。于是“形弱而气烁”，汗多伤气而“形弱”；汗多伤精而阴虚燥热，“烁”是“热”之意，津液伤，阳气缺少阴精的濡养，就转变成内热；“穴俞以闭”，过汗会引起腧穴闭塞不通；热气郁于内，加之阳伤不能固外，易感外寒，形成寒热往来的拉锯局面，这就是“风疟”。中医学对疟疾的认识，总不外热在于内而寒在于外，临床表现为先寒而后热。

原文针对上述病症而就其病因、病机、预后进行总结性议论：“故风者，百病之始也，清静则肉腠闭拒，虽有大风苛毒，弗之能害，此因时之序也。故病久则传化，上下不并，良医弗为。故阳蓄积病死，而阳气当隔，隔者当泻，不亟正治，粗乃败之。”

就外感邪气而言，感受风邪的机会最多，因为寒、热、暑、湿等都要通过风邪的引领，所以称“风者，百病之始也”。这里又出现了“清静”一词。前面讲“苍天之气，清净则志意治”时说过“清净”是“安定”之意；这里的“清静”是同样的意思，只要人的阳气安静、平稳，卫外而为固，“则肉腠闭拒”，“闭拒”就是“关闭”“拒绝”的意思。尽管风邪很容易侵害人体，但只要人体的阳气清静、安定于肌腠之间，风邪就不能对人体构成威胁，哪怕是“大风苛毒”，“苛”是“细”之意，即巨大的风、细微的毒。为什么会这样呢？这是因为“因时之序也”，即因时养阳的结果。何谓因时养阳呢？春天阳气要少发散一点，夏天阳气要多发散一点，秋天阳气要收敛一点，冬天阳气要内藏一点，这就是“因时之序”以养阳，来保证阳气的“清静”状态。

如果病久不愈，阳气衰弱不复，病情就会恶化，会出现“上下不并”的严重情况，“上下不并”是指人体气机升降失常。正常情况下人体气机升降交替，如天气在上要下降于地，地气在下要上升于天，人体内的火为阳要下降，水为阴要上升；如果病久阳气伤到极限，上下就阻隔不通了，在上的不能降下来，在下的不能升上去。临床上“水火不济”的病机表现就属于这种情况，心火不能下交于肾，肾水不能上交于心，这也是“上下不并”，多见于虚证。若病到这种程度，再有本事的医生也无能为力，故曰“良医弗为”。

人体之阳气妄动而成邪热后，蓄积不散而太盛，就要给人的生命带来威胁，此即“故阳蓄积病死”，多见于实证，如高热伤津，五脏津伤，就要危害到人的生命。为什么“阳蓄积”会“病死”呢？这是由于“阳气当隔”，“隔”是阻隔不通的意思，是说阳气蓄积不通了。如何治疗呢？“隔者当泻”，要用泻法来达到通阳的目的。“不亟正治，粗乃败之”，实则泻之这是“正治”之法，如果粗枝大叶，没有认识到阳不仅有虚的时候也有盛的时候，阳盛属实证，是阳有余邪气盛实，不及时分辨出是阳虚还是阳实，是真阳还是假阳，就要出医疗事故，故曰“败之”。

第四节　保护阳气的意义和方法

前面已讲阳气之重要，许多病都是由于阳气受伤而导致的。如外感邪气是因有阳气受伤之内因，内伤病变是阳气受伤的后果，邪陷经脉也是因阳气受损，因此人要保护阳气，调养阳气。

阳气运行的规律是白天行于阳二十五度，晚上阳气入于阴也是行二十五度，五十度而周于身。所以阳气在白天行于三阳经，三阳经主外、主表，故曰“一日而主外”。

阳气行于三阳经分为几个阶段：“平旦”，即太阳从东方升起之时，“人气”是指人体的阳气，阳气从足太阳膀胱经的睛明穴（目内眦）开始运行，这就是“人气生”的含义；到日中的时刻，是阳气行于三阳最盛之时，即曰“日中而阳气隆”；太阳偏西了，也就是接近于二十五度的循行了，人体阳气的势头逐渐下降，故曰“日西而阳气已虚”，“虚”是“少”之意，“气门”是指人体体表的毛孔，即所谓“腠理”，阳气要入三阴经了，故曰“气门乃闭”，气门关阖以保养阳气。到了晚上，日落天黑，阳气内敛于三阴经，故曰“暮而收拒”，“收”是“收敛”，指毛孔收敛，“拒”是“不开”之意，避免外邪侵入。这是阳气一天的循行规律，就像一年四季的阳气循行一样，春天阳气升，夏天阳气隆，秋天阳气虚，冬天阳气内藏，一天之中阳气的循行有着类似的规律。为了适应这样一个规律，因此到了晚上，“无扰筋骨，无见雾露”而要休息。违背阳气循行的规律，就是“反此三时”，“三时”是指平旦、日中、日西三时，“形乃困薄”，人体就要一天天衰弱，“困”是“困倦”，“薄”是“薄弱”，指身体衰弱。这是在强调要劳逸结合，白天该运动就运动，晚上该休息就要休息，要按照阳气运行的规律来调养。

第三章　阳气和阴气的关系

第一节　阴阳不能有偏盛衰

“阴者，藏精而起亟也；阳者，卫外而为固也”，这是讲阴阳的特性。“阴者，藏精而起亟”是阴的特性，“阳者，卫外而为固”是阳的特性，这句话同时也阐明了阴阳之间的关系，这个关系表现为内与外。“阴者”主“藏精”，如五脏属阴主藏精，这里的“亟”字注家较多，我同意张介宾的意见，“亟”同“气”字，“起”是“生发”之意，说通俗些，“起亟”就是“起气”，意思是说，阴精是化生阳气的物质基础。“阳者”主“卫外”，是保护阴精的，固于人体之表，阳气不固于表，阴精就更会受伤。这就是阴与阳的关系：阴在内藏精而生发阳气，阳在外保护阴精。

由于阴和阳有着对立统一的关系，维系着人的正常生理，假使阴阳产生偏盛偏衰的现象，那就要发生病变。若“阴不胜其阳”而阳盛阴衰，轻则“脉流薄疾”，“薄”是“迫”意，阳气逼迫着营血快速流行，重则“并乃狂”，“并”是阳气更盛的意思，“狂”是神不内守出现的问题。反之，“阳不胜其阴”而阳衰阴盛，“则五藏气争”而不调，“气争”是指气机不调和，五脏之气失调就会引起“九窍不通”，因为“九窍”是五脏所主系的。总之，阴不胜其阳，轻者伤害经脉，重者伤害神志，阳不胜其阴，就使五脏不调而致九窍不通。

“是以圣人陈阴阳”，所以“圣人”（应理解为有深厚造诣的人）懂得阴阳相互关系的这个道理，“陈”是认识、掌握、阐述的意思，“陈阴阳”即指能认识阴阳的规律。如春天阳气升，夏天阳气盛，秋天阳气降，冬天阳气藏；又如平旦而阳气升，日中而阳气隆，日西而阳气虚，暮而收拒。这些都是阴阳之气的规律，如果把握了阴阳之气的规律，则“筋脉和同，骨髓坚固，气血皆从”，一切的生理功能将正常进行；“则内外调和”，内而五脏六腑，外而肌肉腠理，内外调和；于是“邪不能害”，风寒邪气都不能为害；“耳目聪明”，九窍通利；“气立如故”，营卫之气正常运行，白昼行于三阳，夜晚行于三阴，“立”是“健全”之意，“如故”即指正常。

第二节　阴阳之要阳密乃固

前面提到“风为百病之始”，六淫邪气中，“风邪”是最容易侵害人体的，所以这里主要讨论了受“风邪”后的几种情况，举例如下。

第一个例子，“风客淫气”加上“因而饱食”。若阳气不能外固，风淫邪气极易客入人体，“风”是阳邪，阳邪要伤害阴精，所以会“精乃亡”；风气通于肝，因为肝主少阳生发之气、主春升之气、主风木之气，所以风邪首先易“伤肝”；“因而饱食”，“因”在这里是代词，指“邪伤肝”这个前提，即邪伤肝之后又加“饱食”伤，就造成了“筋脉横解”，“筋脉”这里指肠胃的经脉，由于风木克制脾土而影响到肠胃，于是本来已经受到威胁的肠胃又因“饱食”而不堪重负，邪气充满于肠胃，积久生热即成“肠澼”。“澼”与“辟”同义，是深藏、深在的意思，“肠澼”是指“便血”；“肠澼”久了即“为痔”，出现痔疮之变；因此肠澼、痔疮，多由肠经风热所造成，风热盛，血妄动之故。

第二个例子，“风客淫气”加上“因而大饮”。风客淫气伤肝以后，又“因而大饮”，即醉酒或酗酒，风是阳邪，加上酒性之热，肝风邪气上逆，酒性辛热上走，肝气携酒热的邪气而上逆，影响了肺气的肃降，辛走肺嘛，于是肺失清肃之气，气逆而出现喘促、咳嗽等表现。这是风客淫气影响了肺功能的例子。

第三个例子，“风客淫气”加上“因而强力”。风客淫气伤肝以后，又“因而强力”，即房事过多，“肾气乃伤”，风热之阳邪损伤肾精，肾气因此而受伤；“高骨乃坏”的“高”与“膏”是通假字，这个“膏”是指阴精而言，如骨髓就是“膏”；风热阳邪极易伤害肾精、肾水，肾主骨，所以膏骨精气越来越亏。

以上列举的这几个例子都是在说，在阳气不固的情况下，容易遭受风邪，风邪首先侵犯肝脏，外邪与内邪合并为害，由肝可以影响到肠胃，可以影响到肺，可以影响到肾，这也是前面讲的疾病传化的一种方式。

“凡阴阳之要”，“阳”是主要方面，故曰“阳密乃固”，“密”是“坚”之意。风客淫气精乃亡，就是阳不固密造成的，所以就阴、阳而言，阳是主要方面，阳不强盛，表则不固，风寒暑湿燥火就要由表而入，演变的病变就多了。

阴阳“两者不和”是什么情况呢？前面讲的“阴者，藏精而起亟也；阳者，卫外而为固也”是对阴阳调和的描述，若阴不能藏精而起亟，阳不能卫外而为固，这就是阴阳不和。“两者不和，若春无秋”，春为阳，秋为阴；“若冬无夏”，冬为阴，夏为阳。如果一年四季，只有春没有秋，只有冬没有夏，人类是不能生存的。“因而和之”，这里“因”是审察、分析之意，看是阴偏盛，还是阳偏盛；是阴偏衰，还是阳偏衰；找出原因，从而调和之。若阳盛就要泻阳，若阴虚就要补阴，“是谓圣度”，“圣”是“善”之意，“圣度”就是“善度”，是指最好的方法。“因而和之”这是中医治疗的一个重要原则，查出病因，从而调理之，这是治疗最正确的方法，最好的方法。

“故阳强不能密，阴气乃绝”，前面已经有这个意思了。“阴平阳秘，精神乃治”，阴平，就是阴不盛不衰；阳密，就是阳能卫固于外。“精神乃治”，“精”从阴生，“神”从阳化，所以只有阴平阳秘，阴生阳化才正常，“治”是“正常”之意。相反，若“阴阳离决”，阳不能卫外而固，阴不能藏精起亟，阴阳失去了相互维系的关系，于是“精气乃绝”，“精”为阴，“气”为阳，阴阳离决，精气就要离绝。

有的注家把“因于露风，乃生寒热”放到“因而饱食，经脉横逆”的前面，认为这是讲病因，“因于露风”“因而饱食”“因而大饮”“因而强力”是同层次的。这里的“因”还是指“阳不固”而引起了“露风”的侵入，“乃生寒热”，“寒热”是外感病的特征。我认为这个意见是有道理的。

总之，此节主要讲，因阳不固遭受客邪之后会发生因而饱食、因而大饮、因而强力、因而露风等一系列的病变。除此之外，这段文献还特别强调：密阳可以护阴。阳密乃固，就阴阳而言，阳是主要的方面。

第三节　阳不外固累损阴精

“春伤于风，邪气留连，乃为洞泄”是病变之一。“风”为阳邪，风木邪气最易伤肝而累及脾胃，脾胃受伤就要发生“洞泄”。“洞泄”是种较为严重的腹泻表现，以致大肠都不能回缩了，这是“洞泄”的特点，“洞”是“深而无底”之意，这是胃肠之气大伤的一种表现。

“夏伤于暑，秋为痎疟”是病变之二。暑热邪气辟于体内，热邪总要向外散，然遇秋天内敛之时，于是发为疟疾，主要表现之一就是“寒热往来”。

“秋伤于湿，上逆而咳，发为痿厥”是病变之三。秋天为什么会伤于“湿”？因为秋天是在长夏之末，长夏主湿，所以秋天往往会先伤湿而后伤燥。七月是秋季，七月的天气还很潮湿，长夏之气未尽，所以秋初多湿证，直到九月燥证就多起来了。秋伤于湿，湿气太盛，肺气不清，上逆而咳；肺气不清，或伤了阳气，还会发为痿证或厥证；“痿”多见于燥热证，“厥”多见于阳虚证。

“冬伤于寒，春必温病”是病变之四。冬天阳气不固，伤于寒邪，到了春阳之气生发后，就成为温病。

“四时之气，更伤五藏”，是说若阳气不固，一年四季都可以受到疾病的威胁。“更”字读平声，是反复、更迭的意思，今天伤脾，明天伤肺，后天伤肾，这就是“更”之意，翻来覆去地伤害五脏。

第四节　谨调五味保护阴精

这篇文献主要内容是讨论阳气，文献在最后云：“谨和五味，骨正筋柔，气血以流，腠理以密，如是则骨气以精，谨道如法，长有天命。”这是《生气通天》全篇的宗旨所在。

“阴”是怎样产生的呢？《内经》认为是“阴之所生，本在五味”，“天食人以五气，地食人以五味”嘛。五谷之味是“阴气”的来源，酸、苦、甘、辛、咸五味滋养了人体的阴精。而“阴之五宫，伤在五味”，“五宫”是指阴气所居的“五脏”，即肝、心、脾、肺、肾，五脏藏精嘛，五味也有伤害五脏的一面，所以人食五味是要适度的，恰到好处的五味是阴精的来源，不适度就会损害阴精。

酸是木之味，但“过于酸，肝气以津，脾气乃绝”，“津”是“散溢”之意，就像一杯水过满后溢出就叫“津”。“酸”味本来是养肝的，酸味太过，使肝气太盛，而致肝气溢散，于是肝木太盛则克制脾土，故曰“脾气乃绝”。

“咸”味本来是养肾的，但“味过于咸，大骨气劳”，“劳”是劳伤、劳损之意，肾主骨嘛，“大骨气劳”者就是骨气受到劳损；骨气劳损以后，精血受伤，精血不能营养肌肉，故“短肌”，“短”者“少”也，精血少不能营养肌肉叫“短肌”；阴寒水湿多了，阴精则少，不仅不能养保反而抑制心的阳气，故曰“心气抑”，这是水克火的意思。

“甘”是土之味，“过于甘”就是土盛，土气太盛就会导致壅滞不通，甘味的特点之一就是易壅滞，壅滞不通则气上逆，于是出现“心气喘满，色黑”等“肾气不衡”的现象，这是土制水的表现，“衡”是“平”之意，肾的精气失去‘平均”，《素问·上古天真论》里讲“肾气平均”，“不衡”就是不平均，即肾气失去正常状态。

“苦”是火之味，“味过于苦”，会使心阳受伤（苦味可泻火），火不能生土，即心阳不能帮助脾阳，于是“脾气不濡”；脾气不能布津，失去濡养功能，于是“胃气乃厚”，这里的“厚”是“滞涩”之意，腑以通为用嘛，胃气不通，人体就要生病。

“辛”味主散，“味过于辛”则辛散太过，就要损伤阴精，不能营养经脉，故曰“筋脉沮弛”，“弛”是“弛废”的意思；精气一耗散，于是“精神乃央”，这里“央”同“殃”意；肝主筋，“辛”是肺金之味，这是金克木的意思。

总之，阴精源于五味，五味对阴精来说是绝不可缺少的物质，但又不能太过，太过就走到另一个极端而伤害阴精，及伤害藏阴精之五脏，又因五脏相互间的生克关系，于是就演变出种种的病变。

原文最后提出如何来保护阴精，尽其天命。强调要谨慎地调和五味，酸、苦、甘、辛、咸均不可偏，要掌握适当的量；“骨正”是指肾不受伤；“筋柔”是指肝不受损；“气血以流”是肺、心运转正常，气为肺主，血为心主嘛；“腠理以密”，“腠理”是肌肉，脾主肌肉，是指脾健运。肾、肝、肺、心、脾都能够维持正常功能，“如是，则骨气以精，谨道如法，长有天命。”“骨气”是指“阴阳”，骨为阴，气为阳；“精”表示正常、协调之意，“骨气以精”亦即“阴阳协调”之意。心为阳中之阳，肺为阳中之阴，肝为阴中之阳，肾为阴中之阴，脾为阴中之至阴，这些阴阳均协调，才得以保持人正常的生理活动，故曰“谨道如法，长有天命”。人能够认识阴阳的这些规律，懂得生气通天的道理，注意保护、调养，才能够尽其天命，即才能够保持大自然赋予人应有的寿命。

金匮真言论篇第四

【篇解】真言者，言论之至精者也，宜珍惜之以藏于金匮之中，是曰“金匮真言论”。全篇首言八风四时之病，多因于精气之不内藏以致之；次言天之阴阳四时，合于人体之阴阳脏腑，而人之五脏，亦合于天之五方、五色、五谷、五味、五星、五音、五臭、五畜，各有收受。其宗旨是在阐明人与自然的密切关系，天地万物是个相互联系的大系统。全篇可分作三节。

第一节“黄帝问曰：天有八风”至“此平人脉法也”。若精气先伤，八风四时之病皆可乘虚而作。

第二节“故曰：阴中有阴，阳中有阳”至“故以应天之阴阳也”。言天之阴阳四时，合于人之阴阳脏腑。

第三节“帝曰：五藏应四时”至篇末“非其人勿教，非其真勿授，是谓得道”。言人之五脏，合于天之五方、五色、五谷、五味、五星、五音、五畜、五臭，各有收受之理。

【答疑】

问：《素问·金匮真言论》里面谈到五脏的生数、成数是怎么来的？

水的生数是一，成数是六；火的生数是二，成数是七；木的生数是三，成数是八；金的生数是四，成数是六；土的生数是五，成数是十。这些认识是怎么来的呢？

这个问题比较复杂。生、成之数实际上就是阴阳数，最早是从《易经》中来的，《易经》上说：天一地二，天三地四，天五地六，天七地八，天九地十。这里以数之奇偶分天地实际上就是分阴阳，单数是阳数奇数，双数是阴数偶数，要先懂得这些数的阴阳关系，这是其一。其次要懂得五行的次序，五行的次序是从《尚书·洪范》中来的，文曰：“五行，一曰水，二曰火，三曰木，四曰金，五曰土。”

生数是怎样来的呢？“一”按《易经》上讲的是“天”数，按《尚书》上讲的是“水”，所谓的“天一生水”就是这么来的。据此，“二”是“火”，“火”是“地”数；“三”是“木”，“木”是“天”数；“四”是“金”，“金”是“地”数，“五”是“土”，“土”是“天”数。所以天一生水、地二生火、天三生木、地四生金、天五生土，就与《易经》上的顺序是一样的，是按照阴阳的顺序排列的，这都属“生数”。

把“一”到“十”分成两半，按照“生”在前“成”在后的顺序，那么一、二、三、四、五就是生数，六、七、八、九、十就是成数，有生才有成嘛。若把生数和成数搭配起来，“生”的“一”刚好和“成”的“六”相对，依次为“二”和“七”，“三”和“八”，“四”和“九”，“五”和“十”，五行的生成数就出来了。即天一生水、地六成之，天二生火、地七成之，天三生木、地八成之，天四生金、地九成之，天五生土、地十成之。这很简单，也很机械。

那么天生、地成这样的数字有没有意义呢？我认为这与自然之气运大有关系。五行的基本概念是有根据的，这一点大家都了解了。一年十二个月，怎样分阴阳呢？从夏至开始，夏至为一阴生，按照阴历计算夏至在五月中，所以五月即为一阴月，依次则六月是二阴，七月是三阴，八月是四阴，九月是五阴，十月是六阴。即十月阴盛极，十一月就到了冬至，阴尽阳生，所以十一月一阳生，依次则十二月为二阳，一月为三阳，二月为四阳，三月为五阳，四月为六阳，到了五月开始下一个循环。于是“夏至”和“冬至”就是阳尽阴生和阴尽阳生的节点，这样十二个月的阴阳属性就清楚了。

从十月的冬至起，南极的阳逐渐北移，北极的阴逐渐消退了，从表面上看，冬至到了天气更加寒冷了，但同时意味着阳气的发动，所以看事物不能只看到现象，还要认识其中的内涵。冬至属水，而又为一阳生，所以就有了把“一阳”数作为“水”的生数，于是就有了阴水是阳气化生的认识，这就是这些数字所反映出的气化理论的意义所在。同理，夏至时值阴尽阳退，在一年的节气中又属火，按理“火”为一阴生，那为什么说“二阴生火”（地二生火）呢？因为尽管是一阴生火，但是奇数不能代表阴的属性，而偶数为阴数，故曰“地二生火”，阳火是生于二阴六月，即为火的生数。天一生水、地二生火就是这样来的。

一年中，从冬至到夏至，阳气逐渐上升，从冬至开始算，一月属于三阳，所以有“三阳开泰”的说法，这里的“三阳”是指第三个阳气的节点，是阳气发展到中盛的阶段，所以就有“天三生木”说，天三的阳气生发即正月的春木之气，故一月属春木。从夏至到冬至，阴气逐渐上升，从夏至开始算，八月正当是四阴，八月属秋，属金，所以四阴为金的生数，即地四生金。一个季节中有三个月，分别称作孟、仲、季，如春三月中，一月是孟春，二月是仲春，三月是季春，所谓“土寄旺于四时”都是寄旺在季月上，尤其是季月的下半个月，是指三月的季春，六月的季夏，九月的季秋，十二月的季冬，都是“土”的寄旺月，而以季春为首，即三月是土寄旺的首月，三月在阳数里面是五阳，所以三月的五阳就是土的生数。“生数”就是这样来理解的，其依据的原理就是一年阴阳消长的规律。

成数又是怎样来的呢？成数主要决定于“土”的五个数，不管是木、火、金、水，都位于“土”，所以在五个生数中都加上“土”之数，就是各自的成数。如，天一生水，水数是“一”，加上土数之“五”就是“六”，“六”就是水的成数，即“地六成之”；地二生火，火数是“二”，加上土数之“五”就是“七”，“七”就是火的成数，即“天七成之”；天三生木，木数是“三”，加上土数之“五”就是“八”，“八”就是木的成数，即“地八成之”；地四生金，金数是“四”，加上土数之“五”就为“九”，“九”就是金的成数，即“天九成之”；天五生土，土数是“五”，加上土数之“五”就是“十”，“十”就是土的成数，即“地十成之”。

生成数的基本原理如上所述，属于中国相数学在中医学中的应用，意图在于通过数字来表达自然界变化的规律。

问：五脏对应五星，如肝对应岁星、心对应荧惑星，这些的依据是什么？

至于五脏、五星的对应问题，比较简单，岁星是指木星，荧惑星是指火星，镇星是指土星，太白星是指金星，辰星是指水星，也是按照五行理论来对应的，没有什么实质性的意义。

问：“故冬不按跻，春不鼽衄，春不病颈项，仲夏不病胸胁，长夏不病洞泄寒中，秋不病风疟，冬不病痹厥飧泄，而汗出也”的基本意思是什么？

“按跻”就是按摩、导引一类的治疗方法，包括现在的按摩推拿、气功、太极拳等。那么，冬天为什么不能做这些治疗呢？冬天主藏，人的元精保藏得越好，来年的身体状况就越好。有文曰“冬伤于寒，春必温病”，“冬伤于寒”即云冬天藏精不好。之所以说“冬不按跻”，是说冬天要避免耗散阳气，至于到底能不能按跻，那要根据具体情况而定，不能那么绝对，主要是要领会冬天要注意保护元阴、元阳的这个认识，如果冬天的一些按跻方法有助于收藏精气，那也没有什么不可以的。《素问·六节藏象论》中所谓“肾者，主蛰，封藏之本”，就是说冬天要使元阴、元阳蕴藏充沛。《素问·四气调神大论》中也讲冬要奉生，来年的生发之气好不好，要看冬天藏得好不好。所以冬天不消耗元阴、元阳，身体就会健康，来春既不会“鼽衄”，也不会“病颈项”。

阴精、元阳藏于冬季，可以供给来年春天的生发之气，同样春天奉长能供给夏季之用，仲夏、长夏、秋冬都不会出现相应的病痛，不会“病胸胁”，不会“病洞泄寒中”，不会“病风疟”，等等。由此看来，在一年四季的奉养中，“冬藏”是主要矛盾方面，潜藏阳气是关键所在、根本所在，冬为本，春、仲夏、长夏、秋等，都取决于冬天的藏精功能，冬藏状态好，四季就都会保持健康。有预见性，是医学的重要命题，特别是摄生学，从预防出发，从根本上解决问题。

这里所言之病，只是举例而言，临床上不一定就照此发病。总之，对这段文字主要是领会其精神，即“冬藏”的重要性和其意义。

阴阳应象大论篇第五 *

【篇解】宇宙间事物万象，不可胜数，唯阴阳可以概举之，故曰“阴阳应象”。自然界一切事物，无不具有阴阳两个对立面，故论中既言“阴阳者，天地之道也”，又云“阴阳也，万物之能始也”。人体亦为复杂系统，但亦可以用阴阳以识别其生理、病理的种种变化，故论中既云“阴阳者，血气之男女也”，又云“阴阳反作，病之逆从也”。通过认识自然界的阴阳万象，借以了解人体生理、病理种种变化的状态，最后达到“治病求本”的目的。所以张介宾在《类经》里解释说：“万事万变，既皆本于阴阳，而病机、药性、脉息、论治，则最切于此。故凡治病者在必求于本，或本于阴，或本于阳，求得其本，然后可以施治。”本篇可分作四章，章下分节。

第一章“黄帝曰：阴阳者，天地之道也”至“此阴阳反作，病之逆从也”。

章意：提出讨论阴阳的目的在于治病求本，这一思想也是全篇的主题。自“故积阳为天”至“阳杀阴藏”，叙无形之阴阳；“阳化气，阴成形”句，叙阴阳从无形转向有形；自“寒极生热”至“热气生清”，叙有形之阴阳；自“清气在下”至“则生䐜胀”，叙阴阳之变。最终归结到疾病上。

第二章“故清阳为天”至“冬生咳嗽”。

章意：叙述阴阳学说认识事物的方法，此章可分作六节。

第一节“故清阳为天，浊阴为地；地气上为云，天气下为雨；雨出地气，云出天气”，叙天地之阴阳，与首章“天地之道也”句相应。

第二节“故清阳出上窍，浊阴出下窍；清阳发腠理，浊阴走五藏；清阳实四肢，浊阴归六腑”。叙人体之阴阳。

第三节“水为阴，火为阳”至“酸苦涌泄为阴”。叙物性之阴阳，特别提出以气味为代表。本节与上二节，与首章“万物之纲纪”句相应，水火为阴阳之征兆，故特举之以赅万物名象。

第四节“阴胜则阳病，阳胜则阴病”至“寒胜则浮，湿胜则濡泻”。以阴阳关系来叙述病变。

第五节“天有四时五行，以生长收藏”至“故重阴必阳，重阳必阴”。用阴阳来概述人的七情。

第六节“故曰：冬伤于寒”至“秋伤于湿，冬生咳嗽”。用临床示例来诠释“重阴必阳，重阳必阴”的理论。

第三章“帝曰：余闻上古圣人”至“阳在外，阴之使也”。

章意：从自然界四时的阴阳变化谈到人体的阴阳变化，并讨论了外在、内在阴阳的相互关系，提炼出“四时阴阳，尽有经纪”的论点。本章可分为三节。

第一节“帝曰：余闻上古圣人”至“皆有表里，其信然乎”。表达了万物是可以认识的观点。

第二节“岐伯对曰：东方生风”至“咸伤血，甘胜咸”。以五行学说结合阴阳学说讨论人体的生理，共分五段，分别以东方、南方、中央、西方、北方为起始。

第三节“故曰：天地者，万物之上下也”至“阳在外，阴之使也”。宇宙虽然无穷，万物生存在宇宙之间，因此也可以用阴阳来概括之，如“天”为阳，“地”为阴，“天”在上，“地”在下，所以“上”为阳，“下”为阴，故曰“天地者，万物之上下也”。

第四章“帝曰：法阴阳奈何”至篇末“血实宜决之，气虚宜掣引之”。

章意：本章讨论了阴阳学说的医学内容，可以分成四节。

第一节“帝曰：法阴阳奈何”至“此阴阳更胜之变，病之形能也”。从临床角度来讨论阴阳关系，叙述人体阴阳发生病变之后不同的临床表现。

第二节“帝曰：调此二者奈何”至“此圣人之治身也”。此节讨论了养生的三个要点。第一，掌握了阴阳的特性，才能懂得如何调节阴阳；第二，要从阴阳关系的本质上去认识问题，即“察同”；第三，提出养生的要点在于“无为”，以保持阴阳的平和。

第三节“天不足西北，故西北方阴也”至“不用地之理，则灾害至矣”。叙阴阳有余、不足之部位，来分析人体不同部位阴阳之相应的表现。

第四节“故邪风之至，疾如风雨”至篇末“血实宜决之，气虚宜掣引之”。叙阴阳理论在治法中的应用，也就是对“治病必求于本”的发挥。

【讲解】《阴阳应象大论》在《素问》中应该说是杰出的一篇文献，其内容之广，几乎覆盖了中医理论体系的基本内容，中医学主要的学术思想都在这篇文献中反映出来。至于这篇文献的内容，从脏腑、经脉、气血、精神、病机、辨证、针法、治疗，甚至于对方药的气味、特性都讲到了，是很突出的一篇文献。特别是其中用朴素的辩证法思想、阴阳对立统一的概念，对各方面进行了分析。依我看，就其“阴阳”理论而言，这篇文献比现在的《中医基础理论》中关于“阴阳”理论的阐述要精彩得多，所以值得大家好好研究一下。

“阴阳应象大论”首先从宏观方面来分析认识问题，从宏观出发再论及微观。于宏观方面，认为宇宙间的事物是无穷尽的，无法用量数来计算，但可以用“阴阳”这个概念来概括。换言之，就每一事物而言，小到一个分子，大到整个宇宙，阴阳对立是普遍存在的。中国古代医学家、哲学家，对“大小”这个问题是如何认识的呢？现在的科学也还没有完全解决“大小”这个问题，恐怕在相当长的时间内也解决不了这个问题。中国古代哲学家认为，宇宙之大其大无外，事物之小其小无内，即大则无穷、无限，小则永远可分而没有尽头。古人的这一认识至今还有极强的现实意义，尽管万物大到“无外”，小到“无内”，但都可以用阴阳对立统一的模式来认识，从这个角度看，阴阳理论属于认识论范畴。

出于上述的思想，所以文章的第一句话就是“阴阳者天地之道也”。“天地”是指整个宇宙，包括地球在内的整个太空。“道”就是规律，意思是大小事物都不能脱离阴阳对立统一的规律，没有阴阳这两个方面，就不成其为事物。文中又提到“阴阳者万物之终始也”，用阴阳之道可以认识万物的“终”与“始”，事物总是有“始”有“终”的，始也始于阴阳，终也终于阴阳，终、始反映出大大小小无穷尽事物的运动规律。“阴阳者天地之道也”“阴阳者万物之终始”，具有高度的概括性，这是从宏观方面来认识的。

宇宙是复杂的，人这个生物体也是很复杂的，虽然人的体重不过一百多斤，但也是相当复杂的。现代科学对人体的认识仍然是有限的，认识到的是少数，没有被认识的是多数。虽然很多现象在人体还是未知数，但是仍然可以用阴阳认识论来分析人体生理、病理的种种变化，从这个角度讲，“阴阳”又属于方法论范畴。所以文章中说“阴阳者血气之男女”，人体脏腑、气血、经脉等各个方面总不外阴阳两个方面，“血气之男女”就是“血气之阴阳”，这是从生理方面讲。从病理方面讲呢，文章说“阴阳反作，病之逆从也”，疾病的发生就是阴阳对立统一关系受到破坏的缘故，正常的生理状态受到伤害，于是疾病就发生了，所以称其为“阴阳反作”。

《阴阳应象大论》的主要精神，就是想通过对自然界阴阳变化规律的发现，来认识人体阴阳变化的规律，达到一个什么目的呢？文章明确提出了“治病必求于本”这个目的。花这么大力气来观察、分析世界，最终目的是达到治疗的目的。“本”是什么？“本”就是“阴阳”，因此始终要掌握“阴阳”这一认识观和方法论。张介宾有个解释，他说“万事万变”，是说事物的变化都是不同的，社会也好，宇宙空间也好，人体也好，变化无穷。尽管如此，都还是可以认识的，可以用“阴阳”这个方法来认识事物的本质。他说的“本于阴阳”，即是说事物的任何变化均源于阴阳的运动，因此我们研究病机、研究药性、研究诊断、研究治疗等，都要在阴阳学说上下功夫。病机有阴阳，诊断有阴阳，八纲辨证首先要求辨阴阳，药性的四气、五味有阴阳，诊断的望闻问切需要分阴阳，治疗、治则也需要分阴阳。因此，张介宾认为阴阳学说这个理论，对于研究病机、研究药性、研究诊法、研究治则都是重要的思想和方法。

《阴阳应象大论》文章尽管内容庞大，主要的学术思想就是：通过认识自然界的阴阳变化，来认识人体的阴阳变化，最后达到治病求本的目的。所以这篇文献不管对中医的理论体系研究也好，对中医的学术思想研究也好，都是一篇最基本的文献。

第一章 阴阳学说的医学目的

讨论阴阳的目的在于治病求本，这一思想也是全篇的主题。

宇宙处在永恒的、无穷的变化之中，这是宇宙最基本的规律，所谓“阴阳者，天地之道也”，是说阴阳对立统一运动主宰着宇宙的变化。张介宾对此的解释是，阴阳是对事物一分为二的认识方法，“一分为二”这个思想，在医学家中是张介宾首先提出来的。“一”是太极，从“太极”化分出“阴阳”，就有了“天”与“地”，此即一分为二。古人认为宇宙是从“无”到“有”，即从“无极”而“太极”。“无极”无阴阳之分，是混沌的，“太极”就有了阴、阳，即所谓“一分而二”。

怎样区分阴、阳呢？张介宾在《类经》中说“动而生阳，静而生阴”，是以两种不同的运动形式来划分阴阳的，所以有“阳”主动“阴”主静的概念。这里需要明确一点，古人所谓的“静”是与“动”相对而言的，“静”不能理解为“不动”，“动”是一种运动形式，“静”也是一种运动形式。即使是宋代大批的唯心论者、理学家们，也都是这样解释“静”和“动”的。

阴阳不仅是“天地之道”，还是“万物之纲纪，变化之父母”。万物是纷杂无穷的，但可以找出个提纲性的、核心的东西来，这就是“纲纪”的意思。“阴阳”为万物之纲纪，是认识万物的总纲。文章中讨论了很多复杂事物的阴阳属性和变化，都是在发挥“万物之纲纪”这句话，大家把通篇学完就知道“万物之纲纪”的深刻含义了。“变化之父母”，是对“万物之纲纪”的进一步解释。所谓“变化”是说事物的发展、运动，《素问·天元纪大论》中对“变化”的解释是“物生为之化，物极为之变”，事物之生、事物之极的原动力就是阴阳的运动，即阴阳就像繁衍后代的父母一样，是万物生生化化的源泉。

“生杀之本始，神明之府也”，是对阴阳如何变化所做的进一步分析，天地万物不是静止的，而是变化的。“杀”字应该读作“衰”，也作“衰”字解，“生杀”即“盛衰”之意；“本始”还是指阴阳运动这个源头。阳来则生，阳去则死，这是古人的认识，生死也是事物运动的现象。如“冬至一阳生”，冬至节气以后阳气逐渐上升，逐步发展到春、夏；“夏至则阴生”，夏至节气以后阴气逐渐多阳气逐渐少，逐步发展到秋、冬，直到“冬至”再循环，这是从自然界可以观察到的“生杀”变化规律，人体也有“生杀”的变化。“神明之府也”，有些人引用文献时只引到“生杀之本始”，不敢引用“神明”二字，这很无知。什么是“神明”？《易经》讲“变化不测之为神明”，这是很科学的概念；自然界的动物、植物、矿物等万物“生杀”变化的现象就是“神明”的具体表现，不见其所养而物自长，不见其所害而物自藏，这是古人对“神明”的具体描述。“府”是指事物所在、变化所在、神明所在，在什么地方呢？在“阴阳”，即神明之府在“阴阳”。

原文从“天地之道”一直到“神明之府”是从大环境看阴阳变化，从宇宙、自然界切入研究阴阳，目的何在？目的在“治病必求于本”，治病要分析病之属阴、属阳，用药才能知道是要用阴性药还是要用阳性药，“本”是病的本质、病的根源。治病要辨阴阳：病有表证、里证，表证为阳，里证为阴；病有寒证、热证，热证为阳，寒证为阴；病有虚证、实证，实证为阳，虚证为阴；病有在腑、在脏，在腑为阳，在脏为阴；病有在气、在血，在气为阳，在血为阴。所以治病要把表里、寒热、虚实、气血、脏腑等的阴阳问题搞清楚。六淫邪气也要分阴阳：“热”是阳邪，“寒”是阴邪，“风”是阳邪，“燥”是阴邪，“暑”是阳邪，“湿”是阴邪。总之辨病因、病证、病机，都要用到阴阳这个概念。最近我看到一个材料，是美国研究针灸的一本杂志，专门讨论了中医学的阴阳问题，是从力学、分子学角度来谈的，这说明国外有人对中国的阴阳学说感兴趣。

“故积阳为天，积阴为地。阴静阳躁，阳生阴长，阳杀阴藏”，这主要是解释自然界无形之阴阳，静、躁、生、长、杀、藏等都是抽象的表述。如“阳生阴长，阳杀阴藏”，从自然四季来讲，也可说是“春生夏长，秋收冬藏”，“春生”即“阳生”大家容易理解，“阴长”即“夏长”，这如何理解呢？这就要从阴阳之中又分阴阳来理解。如上半年为阳，下半年为阴；在上半年中，春为阳，夏为阴；在下半年中，秋为阳，冬为阴。夏之阴，是以阳在外而阴在内为特点；秋之阳，是以阳气逐渐下降为特点。阴阳之中再分阴阳，这种可分性说明阴阳两个方面不是绝对的，阴阳也都是相对而言的。

“阳化气，阴成形”是从无形变为有形，这是事物发展运动的一种趋势。“阳化气”，不能直接观察到，“阴成形”，可以观察到。“阳”之所以化“气”，是因为“阳”主“动”，阳动而散，所以化气；“阴”之所以成“形”，是因为“阴”主“静”，阴静而凝，所以成形。如前面说的“积阳为天”就是阳化气的结果，“积阴为地”就是阴成形的结果。

“寒极生热，热极生寒；寒气生浊，热气生清”，这是说有形之阴阳的运动，寒热、清浊是可以观察到的，仍然属于阴阳的运动方式。“寒极生热，热极生寒”是在说事物是可以转化的。大家学过辩证法，事物的转化是有条件的，这个“极”就是条件，“寒”不到“极”不可能转化为“热”，“热”不到“极”不可能转化为“寒”，即物极必反。“寒气生浊，热气生清”，这里的“清”“浊”不能简单化理解，不能理解为“清”是清洁，“浊”是不清洁。前面提到了阴主静，寒属阴，阴静而凝，这一特性决定阴气重浊。《内经》中有很多“浊”都是“重浊”的意思，即重浊稠厚的意思，与“清”相对。具体到人体，“血”是稠厚的，“精液”是稠厚的，这都属于“浊”的范畴，所谓“寒气生浊”，因为寒属阴，阴静而凝，所化生的物质是稠厚而重浊的。所谓“热气生清”，是因为热气主动、主散，所以化生的物质是清轻上升的，这里的“清”有清静的意思。

前面讲的寒极生热、热极生寒、寒气生浊、热气生清、阳化气、阴成形、阳生阴长、阳杀阴藏、阴静阳躁等，这些都是阴阳运动的正常状态。而“清气在下，则生飧泄；浊气在上，则生䐜胀”，这是说阴阳运动受到破坏的情况，属“阴阳反作”，是阴阳非正常的运动。具体到人体，就会出现病变表现。“清气在下”为什么会“生飧泄”？清气属阳气，阳气理应上升、升散，阳不能升散而沉降于下，即阳气不能升举，阳气陷下，清浊不分，失去阳化气的功能，就出现临床清气下陷证，症见腹泻、肠鸣等表现，所以要用“补中益气汤”来升清，在用黄芪、党参的基础上，用升麻、柴胡来升清，这往往是阳气虚弱造成的。与此相反，重浊阴寒之气在上，就是阴盛，阴盛而阳不能抵，不能运化盛阴，于是产生䐜胀。这两种“阴阳反作”的现象，都属于阴盛阳衰的范畴，只是表现不同而已。文献在这里例举飧泄和䐜胀发生的原因，来说明阴阳如果失去相对的平衡，即“此阴阳反作，病之逆从也”。根据本节提出的“治病求本”的精神，这清气在下的飧泄和浊气在上的䐜胀，其本何求？这个本在于“阳衰”，即病在“阳虚”。

第二章　阴阳学说的认识方法

第一节　自然之阴阳

通过分析天地之阴阳、云雨之阴阳、清浊之阴阳的关系，来说明“阴阳者，天地之道也”。天为阳，阳在上；地为阴，阴在下。天地也是能相互转化的，云为阳，云在天，云是由地气上升形成的；雨属阴，雨是水，雨是从天上掉下来的。这是列举自然现象来说明“阴阳者，天地之道”。

第二节　人体之阴阳

“故清阳出上窍，浊阴出下窍；清阳发腠理，浊阴走五藏；清阳实四肢，浊阴归六腑。”叙人体之阴阳。从人体中清与浊的关系、上窍与下窍的关系、腠理与五脏的关系、四肢与六腑的关系等，来具体分析人体之阴阳。

第三节　物性之阴阳

叙物性之阴阳，特别提出以气味为代表。本节与上二节，与首章“万物之纲纪”句相应，水火为阴阳之征兆，故特举之以赅万物名象。

为什么说“水为阴，火为阳”？“水”从寒热关系来看，水性属寒；从运动的形式来看，水润下，水往低处走嘛，“下”属阴。“火”从寒热关系来看，火性属热；从运动的形式来看，火炎上，“上”属阳。所以本文献说：“水火者，阴阳之征兆也。”“阴阳”虽是抽象的概念，但是“水火”是具体的，可以说“水火”是看得见的“阴阳”，所以说是“阴阳之征兆”。“水火”之所以能表示阴阳，是从水火的性质和其运动形式来确定的。

为什么说“阳为气，阴为味”？“气”是无形而上升的东西，所以属阳；“味”是有质的东西，质重而下降，所以属阴。所谓“阳之动而为气，阴之变就为味”，从气、味的特性来讲阴阳关系，“气”无形而升，“味”有质而降，所以“气”属阳，“味”属阴。

为什么说“味归形，形归气”？“味”就指水谷饮食，即吃的五味，五味能够化生精血，而人体之形是精血的累积，没有精血就谈不到“形”，“味归形”也反映了阴阳的关系，“味”本属阴，但通过“归”化而变为精血而变为形体，而“形”为阳，即阴味变为阳形。“形归气”，是说人之形体虽是由精血构成的，但形体之所以能够有生命、有活力，依赖于“气”的存在，即精血如果没有“气”的支持，形体就不可能具有生命力，所以“形”之存亡，取决于“气”的聚散，正如《庄子》所说“气聚则成，气散则亡”。所以形体的存与不存，要归结于气之存与不存，这是“形归气”的意思。

为什么说“气归精，精归化”？“气归精”，人体的精血都是由“气”所化生的，意思即“阳气”化生“阴精”，这就是“气归精”的概念。进一步讲，精血之所以能充实形体，要靠阳气的化生，精血来自五味，五味化生成精血是依赖于阳气的化生功能，因此“阳气”化生“阴精”也是阴阳关系的一种表现。“精归化”，“精”指人体中的精血、精水，现代生物学研究讲生命起源于水中，对生命来说水有非常重要的意义。中医学也是这个观点，所谓“天一生水”，“水”为五行之一，一曰水，二曰火，“水”在五行中排在第一位，这是因为“水”具有天一之阳气，所以“水”是化生万物之源。《素问·生气通天论》讲“肾气”，人由少而长、而壮、而老、而亡，是先天肾气由生而盛、而衰的过程，因此肾气属“水”。所以“精归化”，精是“精水”，是生命之源；“化”是“化源”，生命化源于精水，这就是“精归化”的概念。

为什么说“精食气，形食味”？这里的“食”字要读作“饲”。“精”属阴，需要阳气不断地温养，要靠阳气供应能量，和“天一”能“生水”的原理是一样的，“水”没有“天一”之阳，不可能成为生化之源，“阴精”要靠“阳气”供给，这就是“精食气”的概念。“形食味”，“形”为阳，“味”为阴，阳形要靠阴味供给，这就是“形食味”的概念。阴精靠阳气供给，阳形靠阴味供给，这也是阴阳关系的一种形式。

为什么说“化生精，气生形”？“化生精”同于“精归化”的概念，是指万物化生之源是从“精”开始，从“精水”开始；“气生形”同于“形归气”的概念，“形”是“有”，“气”是“无”，换句话说，“形”是看得见的，“气”是看不见的，有形之体是靠无形之气来维持的，“形”是物质，“气”是功能，辨别生命之存在与否，要看“气”之存在与否。

上述的这些概念，都是从人体之阴精、阳气的化生关系来讲的，讨论的是生理方面的问题。下面两句“味伤形，气伤精”，讲的是病理关系。五味能够化生精血来养形体，反之五味也能够损伤形体，即五味太多或太少都不行。“形”是离不开“味”的，但是“味”处理不当也会对形体造成损伤，这就是“味伤形”的概念。“气伤精”，“精”离不开“气”的供给，反之阳气也能耗伤阴精，气有余便是火嘛，阳气太盛就要耗伤阴精，这就是“气伤精”的概念。

“精化为气，气伤于味”，阳气可以化生阴精，反之阴精又是化生阳气的物质基础，即人体的元阳是由阴精供给的，这就是“精化为气”的概念。“气伤于味”，《素问・生气通天论》中说“味过于酸，肝气以津，脾气乃绝；味过于咸……味过于甘……味过于苦……味过于辛……”，等等，五脏六腑之气都可以伤于味。如酸味本是可以养肝的，但过酸，则肝气以津，即肝气溢散，肝气散盛则“脾气乃绝”，就要损害脾气，其他几脏原理也是如此，这就是“气伤于味”的概念。

“阴味出下窍，阳气出上窍”，“味”为阴，阴味重浊，故曰“出下窍”；“气”为阳，阳气清升，故曰“出上窍”。

“味厚者为阴，薄为阴之阳；气厚者为阳，薄为阳之阴”，这话是阴阳之中再分阴阳的概念。味厚者为阴中之阴，味薄者为阴中之阳；气厚者为阳中之阳，气薄者为阳中之阴。从功能上来分析，“味”本性重浊，味厚者有泄下作用，味薄者则有通散作用；“气”本性清升，气薄者有发散作用，如发汗，气厚者则有散寒作用，如温中，故有“气薄则发泄，厚则发热”之说。

“壮火”是指人体中的“相火”，是最容易动的一种火。朱丹溪在《格致余论・相火论》里讲：“天主生物，故恒于动，人有此生，亦恒于动，其所以恒于动，皆相火之为也。”意思是说，人生命之所以能够运动，都是由于有相火的关系。自然界万物之生命的维持，缘于宇宙在不断地运动，如人的生命也在一天天地发展，也恒于动。为什么能不断地运动？都是“相火”促动的，所以“相火”一般又称作“动火”，“相火”是最容易动的火，与之相反的是“君火”，君火主静，是不随便动的。“壮火之气衰”应该如何理解呢？用现在的话说，就是“壮火”应该经常保持低调、平静，不使其亢奋，这就是“壮火之气衰”的意思。临床治疗中的“泄相火”，泄的是妄动的相火，相火妄动了才可以泄，相火没有妄动不能泄只能补。“少火”是不容易动的一种火，又称少火之气，这种气要经常保持其强壮，这是“少火之气壮”的意思。

为什么壮火要衰、少火要壮呢？因为“壮火食气，气食少火；壮火散气，少火生气”。“壮火”妄动就要食气，“食”是“消耗”之意，“壮火”会消耗阳气。“气食少火”的“食”要读成“饲”，意思是“少火”要靠阳气的供给，少火经常处在不足的状态，所以经常需要得到供养，阳气能供养少火。因此，“壮火”是“散气”的，即是消耗气的；“少火”是“生气”的，即是人体活力的体现。这几句话在临床上的现实意义很大，对待这两个“火”是不一样的。在临床上，只有泄相火的时候，没有泄元阳的时候，“元阳”即肾中的真阳，属“少火”之气，只能补不能泄；而“壮火”之气易动，经常都要泄而不能补。假使“壮火”不保持常衰，就要耗散阳气；假使气不食少火，少火就不能维持生机。

不同的“气味”有不同的作用，“辛”与“甘”相和，可以产生“发散”的作用，“发散”属阳性，故曰“辛甘发散为阳”。“酸”和“苦”都有“涌泄”的作用，“涌泄”属阴性，故曰“酸苦涌泄为阴”。这里插一句，中药学认为“酸”味药有两种性格，有的“酸”味主“收”，有的“酸”味主“泄”。如五味子就是酸收的，山楂就是酸泄的。心血管病，血循环不好，可大量用山楂活血，就是取其“泄”的作用。醋也是酸泄的，不是酸收的，如小儿红肿热痛，用醋擦上去会起到消肿退热的作用，就是取其“泄”的作用。

总之，这节文献是在讲物性的阴阳关系，并列举了很多事物的例子，如气、味、水、火、精、形、厚、薄、壮火、少火等，这些都是“物性”，对种种的物性都可以用阴阳学说的理论来认识，这就是物性之阴阳。

第四节　病变之阴阳

所谓“重寒则热，重热则寒”与“寒极生热，热极生寒”是一个道理，“重”是寒热转变的条件，没有“重”这个条件，寒不能变为热，热也不能变为寒。如“冬伤于寒春必温病”，就是“重寒则热”的例子，冬属寒，又伤于寒，“重寒”潜伏在人体，到了春季发为温热病。

“寒伤形，热伤气；气伤痛，形伤肿”，外感寒邪，先伤形体；外感热邪，主要伤气；气伤不利就会出现“痛”，形伤了就会出现“肿”。“故先痛而后肿者，气伤形也；先肿而后痛者，形伤气也”，可以根据“痛”“肿”先后出现的规律，来分析是“伤形”还是“伤气”。

“动”是风的特点，故曰“风胜则动”；“热胜则肿”，如痈肿大多是因热盛，热盛则营血不利而发痈肿；“燥”伤津液，自然会出现干燥的表现，故曰“燥胜则干”；“寒胜”总是因阳少，阳虚则寒胜，寒胜则气不行，就会出现虚浮，故曰“寒胜则浮”；“湿胜则濡泻”，湿胜则运化不行，故生濡泻。

第五节　情志之阴阳

“天有四时五行，以生长收藏，以生寒暑燥湿风；人有五藏，化五气，以生喜怒悲忧恐。故喜怒伤气，寒暑伤形；暴怒伤阴，暴喜伤阳；厥气上行，满脉去形；喜怒不节，寒暑过度，生乃不固。故重阴必阳，重阳必阴”，讲情志变化之阴阳。

“生长收藏”是指春生、夏长、长夏化、秋收、冬藏，“天有四时五行”而化生五季，与五季相应的是“寒暑燥湿风”，这是自然的状态。人与自然相应，故“人有五藏，化五气”，“五气”即指喜、怒、悲、忧、恐几种情志。脏有阴阳，如心为阳是阳中之阳，肺为阴是阳中之阴，肾为阴是阴中之阴，肝为阴是阴中之阳，脾为阴中之至阴，于是情志变化也有阴阳关系。这是言生理，以下是言病理。

“喜怒伤气”，喜、怒都是内伤，故言“伤气”；“寒暑伤形”，寒、暑是外感，故言“伤形”。具体的病机呢？“暴怒伤阴”，“暴怒”则肝气逆，肝气逆会导致血乱而肝阴伤；“暴喜伤阳”，“喜”为心之神志，心为阳中之阳脏，五脏虽均属阴，但心是五脏中的阳脏，而且是阳中之太阳，“暴喜”则耗散阳气，故曰“伤阳”，心以阳气为主，所以临床上心血管病中心阳衰竭证多见。

“厥”是因情志伤致气上逆而为，喜、怒、悲、忧、恐均可造成“厥气上行”；厥气上逆，邪气充满于经脉，正气就要离开形体，这就是“满脉去形”的意思，这是从邪、正关系来谈的，“满脉”是指邪盛，“去形”是指正衰。

总之，若内而“喜怒不节”，外而“寒暑过度”，则“生乃不固”，生命就难以维系正常状态而出现内外交困的局面。

“故重阴必阳，重阳必阴”，“重阴”“重阳”，与前面的“重寒”“重热”是一个意思，“重”也是阴阳相互转化的条件，意思是说情志阴阳的关系也会遵循阴阳转化的规律。

第六节　阴阳之转化

“冬伤于寒，春必温病”，这是个“重阴必阳”的例子；“春伤于风，夏生飧泄”，这是“重阳必阴”的例子；“夏伤于暑，秋必痎疟”，这是“重阳必阴”的例子；“秋伤于湿，冬生咳嗽”，这是“重阴必阳”的例子。这些在临床上是普遍可见的。

“冬伤于寒，春必温病”，“冬”伤“寒”是同类相求，“冬”属寒水，“寒”为阴邪，冬天阳藏于内，故寒邪容易侵入人体。“冬”是肾所主的季节，故冬天伤寒邪往往会侵入少阴肾。若“冬伤寒”即刻发病，那就是《伤寒论》说的“直中少阴”，《伤寒论·少阴篇》中的麻黄附子甘草汤、麻黄细辛附子汤，都是治疗寒邪直中证的。若“冬伤寒”没有马上发病，寒邪存于少阴肾经，到了来年的春夏之季阳气发越之时，潜伏在少阴经的寒邪会有两个发病趋向：一个寒久要生热，与湿邪久了要化生热是一个道理；二是少阴肾经藏有相火，寒邪与少阴阳热结合，潜伏在内，遇春夏季阳气发动之机，内在寒化之热与外在春温之热结合起来，发为温病。有的温病初期有表证，那是因为少阴肾经与太阳膀胱经有表里关系的缘故，所以可能出现表证表现。但这个表证非常短暂，恶寒之症不明显，或许不恶寒但恶热，因为寒已经化热了，所以恶寒轻微而发热明显。所以“温病”一开始就见有伤津液的症状，即所谓“重阴必阳”。

“春伤于风，夏生飧泄”，“春伤于风”这是“重阳”，春天是阳气发动的季节，又伤于风这一阳邪，即谓“重阳”。夏天是阳在外而阴在内的季节，夏天虽然气温很高，而内部已经孕育着阴寒之气了，夏至阴生嘛。正因为这个道理，所以夏天一般内脏的功能容易出现疲惫，甚至衰竭，如心、肠胃等容易发病。风阳之邪内应于肝胆，肝胆藏有相火，肝胆气旺就要克制脾土，夏天的肠胃本来就易发病，再加上重阳之邪气来损伤脾土，脾土的消化功能大大减退，于是就发生“飧泄”，吃什么拉什么，完谷不化，此即“重阳必阴”。

“夏伤于暑，秋必痎疟”，夏热为阳，暑属热邪，此即“重阳”。暑热五行属“火”，火邪气盛，火能克金，肺气就要受伤，“重阳”之邪首先损伤肺阴。肺阴受损，肺卫之气就不能正常运行，卫外功能受阻，皮毛不能正常开阖，易感秋凉之邪。于是形成了暑热邪气郁积于内，秋凉寒邪袭表，于是出现寒热往复发作的局面，即病“痎疟”。其“寒”是肺卫之气不固于表的表现，其“热”是暑热邪气郁之内发，此即“重阳必阴”。

“秋伤于湿，冬生咳嗽”，喻嘉言一再强调，这里的“湿”是“燥”的误笔，他一定要改成“秋伤于燥”，当然也有一定的道理，因为冬天伤寒属伤本气，夏天伤暑也属伤本气，春天伤风也属伤本气，为什么秋天就不伤于本气呢？但也不能说全有道理，因为秋天有个特点，是长夏的延续，春三月，夏三月，长夏是第六月，长夏主湿土之气，是湿气旺盛的时候，七月就是秋，可以说在秋初时节，长夏之气一般还在延续，湿气尚存，所以初秋外感湿邪也是常见的，故曰“秋伤于湿”。冬天是内藏的季节，湿在体内久而化热，伤太阴肺经，故“冬生咳嗽”，重阴损伤阳气，故气逆而为咳嗽，此即“重阴必阳”。《素问·生气通天论》也讲到“秋伤于湿，上逆而咳”，在《素问》里面有三处均提到“秋伤湿”的问题，如果像喻嘉言所言为“错”，一处错，两处错了，三处都错的可能性就不大了，所以看来古人不是出错了，而是讲究“土”与“金”的关系。

这就是《素问·阴阳应象大论》前半篇的内容，提出了讨论自然界大环境之阴阳和人体内小环境之阴阳的目的，主要是为了临床，为了治病求本这个目的；第二章，从天地之阴阳、人体之阴阳、物性之阴阳、情志之阴阳等诸多方面，阐述阴阳理论在病变方面的应用，为治病求本打下理论基础。

第三章　四时人体阴阳之经纪

“经纪”就是规律，正因为事物规律性的客观存在，所以人类才能够认识它。自然之阴阳变化与人体阴阳之变化是密切联系的，这就是中医学的整体观念，认为不仅人体自身是个整体，人与自然界也是个整体，这就是本章的主要精神所在。

第一节　万物可知论

首先是提出问题。“论理人形”是“人体研究”之意。“列别藏府”是说研究人体首先就要弄清楚什么是脏？什么是腑？“端络经脉”是说不仅要研究脏腑，还要研究经脉，这里的“端”是动词，是“理出头绪”之意。中医学已经把经脉理出头绪了，从“手太阴肺”始至“足厥阴肝”止，共十二经脉，内容包括各经络的分布、交接等。“会通六合”是说不仅要梳理经脉的具体内容，还要找出经络的表里关系，十二经脉的表里关系称作“六合”，“会通”是“搞清楚”之意。“各从其经，气穴所发”，是说每一经都有发端的“气穴”，例如手太阴肺经从中焦发端，所以说脾胃是肺经的气穴所在。“各有处名”，每一经脉各有腧穴分布其上。“溪谷属骨”，对腧穴而言，大者为“溪”，小者为“谷”，因都在关节附近，故曰“属骨”。“皆有所起”是说都有源头可寻。全身的经脉，或是从上而下，或是从下而上，有逆有从，分布、循行都是有秩序的，故曰“分部逆从，各有条理”。“四时阴阳，尽有经纪”，是说一年四时的气候变化都有规律的。“外内之应，皆有表里”，脏腑、经络在人体之内，与自然之风寒暑湿燥火及四季阴阳变化是相应的，外在的阴阳与内在的阴阳有密切的联系，此即“皆有表里”之意。“其信然乎？”这个认识可信吗？

第二节　藏象之阴阳

“东方生风，风生木，木生酸，酸生肝……”对这个“生”字，中医、西医（西学中的同学）老是打官司，西医认为这个“生”不可理解。“生”不是“产生”的意思，而是“生养”的意思，《内经》中很多的“生”都作“生养”讲。“东方生风”，是说东方的阳气生养风气，即认为“风”是阳气发动、空气震荡的缘故；而风气又生养木，所以春天阳气一动，树木发芽、长叶、开花，这就是“风生木”之意。

东方、南方、中央、西方、北方五段文献的主要议题，是把人体的七窍、皮毛、神志等，与脏腑之间的关系归纳成一个系统，探讨其中的规律。如东方生风这段，以“肝”为主题，讨论肝在神志、在七窍、在筋骨、在皮毛的联系，以及与风、暑（火）、湿、燥、寒的关系等，这些概念还是必定要掌握的，搞中医临床这些概念也是一定要具备的。

同时，每一段的内容不是割裂的，如“东方生风”这段讨论的是“肝”，而肝与其他脏是密切联系的，如肝与心的关系（木生火），肝与肺的关系（金克木），肝与肾的关系（水生木），肝与脾的关系（木克土）等，这就是“经纪”，就是规律，一定要认识和把握这些规律。

第三节　认识之阴阳

“阴阳者，血气之男女也”，这句话应该倒过来理解，即“血气者，阴阳之男女也”，这样句式才与下面的几句统一了。“男女”是表示阴阳的一种方法，或曰符号，“阳气”为男，“阴血”为女，即“血”为阴，“气”为阳，这是气血的阴阳属性。

“左右”也有阴阳属性，“左”为阳，“右”为阴，为什么呢？这是从自然界气候的变化来归属的，阳气总是从左而升，从右而降。“水火”，更是阴阳之征兆，“征兆”就是“象征”之意，水、火是阴阳最经典的象征。

“阴阳者，万物之能始也”，这是总结上面的论述，这个“能”字应该改为“终”字，在《素问·天元纪大论》也有这样一句话：“阴阳者，万物之终始也。”有的注家认为不用改，当然他们的意见也可以理解，我看还是改了的好。理由有两点：第一，《素问·天元纪大论》中有这句话，那里用的是“终”字；第二，“终始”比“能始”易于理解。“能始”的提法，在《易经》中有，如“乾知大始……坤以简能”，主张不改者是依据了《易经》的这种提法。“乾”为阳，一切生命是来源于阳气，故为“始”；“坤”为阴，“简能”是“成形”的意思，即坤成形。尽管古汉语里有“能始”这个词，我觉得还是应该改，“阴阳者，万物之终始”，同样的意思，这样表达更直接一些。意思是说，万物有始有终，事物的发展从始至终离不开阴阳这样的规律。“阴阳者，万物之能始也”，与此篇文献开头的“阴阳者，天地之道”相应。

“故曰：阴在内，阳之守也；阳在外，阴之使也”，“阴”主静在内，所以为“阳之守”；“阳”主动在外，所以为“阴之使”。“守”是守于内、守于中之意；“使”是运动、活动的意思，属于功能范畴，即阳气的卫外功能。《素问·生气通天论》里讲“阳者，卫外而为固，阴者，藏精而起亟”，与这句话的意义是一样的。阴在内为阳之守，阴要能涵阳，否则阳就成了浮阳，无根之阳，或者为妄动之阳；阳在外行使保护阴精的功能，所以阳为阴之使。阴阳的关系是守于中与卫于外的表里关系，所以中医临床上认为，阴与阳是不能分开的。这几句话总结前面那五个小段，所以不要把这些内容割裂开来理解。

第四章　阴阳学说的医学内容

第一节　病变之阴阳

“阳胜则身热”，“身热”就是发高烧。为什么会发烧？是因为“腠理闭”，即毛孔闭塞不通，阳蓄积在内的缘故；“腠里闭”阳无出路，就要从呼吸道走，于是就“喘粗”，气出不利，于是“为之俛仰”，即患者表现为俯也不是、仰也不是；“汗不出而热”，也是因“腠理闭”之缘故；高热伤津，于是“齿干”，牙齿上都没有津液了；患者感觉心里像郁积了一团火一样“烦冤”，即烦躁不安，“冤”是“瘀”之意；甚则“腹满死”，出现严重的腹满不通的表现；这种阳胜的患者“能冬不能夏”，在冬天这种高热还好过一点，若在夏天就熬不过去了。为什么会这样？因为阳盛阴衰，属阳热证，而冬天的气候是阴盛阳衰，从“病之逆从”讲，“能冬”就是“病从”，高热的表现与冬季的寒冷相合；“不能夏”就是“病逆”，高热与夏季的炎热相逆。当然“病之逆从”不单单是表现在这一方面，这只是个例子而已。

“阴胜则身寒，汗出，身常清”，阳衰而不能卫外为固，所以会“出汗”，越是汗出体温越是低落，症见身寒、身常清；甚至“数栗而寒”，一阵阵地战栗，发寒战；“寒则厥”，寒到了极点就要发厥逆，出现四肢冰凉的症状；“厥则腹满死”，此时也会出现腹满不通的表现；这种阴盛阳衰的患者，“能夏不能冬”，因为夏季的炎热与寒盛是“从”的关系，冬季的严寒与寒盛是“逆”的关系，所以“能夏不能冬”。

讲讲为什么阴盛、阳盛都会出现“腹满死”，在临床上怎样理解？这要从胃气的角度去理解。病不管阴阳，一旦发展到损伤胃气的程度，预后都不好。临床上望色、闻声、切脉，都要看病人胃气的情况，舌之气色有胃气，声调里有胃气，脉象里有胃气，都是可以看得出来的。“腹满”是胃气绝的表现，胃气不动了，脾胃之气伤了，不管阴盛、阳盛，病发展到胃气伤绝的阶段，总是凶多吉少，故曰“腹满死”。

“此阴阳更胜之变”，“更”要读平声，是“更换”之意，是说阴阳偏盛、偏衰的病变，总不外阴盛阳衰、阳盛阴衰两种“更胜”的情况。“病之形态也”，“形态”指身热、喘粗、烦冤、汗不出、齿干等阳盛的病态表现，以及身寒、数栗而寒、厥逆等阴盛的病态表现，即阴阳偏盛、偏衰后的临床表现。

第二节　养生之阴阳

“调此二者奈何？”“二者”是指前面的阳胜、阴胜表现，如何才不会造成阳盛阴衰、阴盛阳衰呢？如何使阴阳能够经常维持相对平衡的状况呢？下面是答复。

“能知七损八益，则二者可调，不知用此，则早衰之节也。”“可调”是说人即使到了相当高的年龄也不会出现阴阳偏盛、偏衰的情况。怎样调呢？“能知七损八益”便可调。

对于“七损八益”诸多注家的认识不太一致，日本丹波元坚认为，“七损八益”就是《素问·上古天真论》中所讲的“七损八益”，这种说法是根据王冰的注解来的。《素问·上古天真论》中云，女子“五七，阳明脉衰……六七，三阳脉衰于上……七七，任脉虚”；男子“五八，肾气衰……六八，阳气衰竭于上……七八，肝气衰……八八，则齿发去”，这就是“七损”。《素问·上古天真论》云，女子“七岁，肾气盛……二七而天癸至……三七，肾气平均……四七，筋骨坚”；男子“八岁，肾气实……二八，肾气盛……三八，肾气平均，筋骨劲强……四八，筋骨隆盛”，这就是“八益”。根据王冰的注释，“七损八益”是指男女阴阳盛衰。

我不完全同意这个意见，应该更深入地讨论这个问题。“七”为阳，“八”为阴，因此“七损八益”实质上是讨论阴阳虚实这个主题，七、八是代表阴阳，损、益代表虚实，不应局限于《素问·上古天真论》中的七七八八的说法。阴阳盛衰反映到个体上是有差异的，女子不是“五七”必损，男子也不是“五八”必损，不能这么机械，用于临床也不现实。“七损八益”实质就是讨论“阴阳虚实”，即讨论阴阳的消长规律，“损”是消，“益”是长，“七”是阳，“八”是阴。那么为什么不可以说“七益八损”呢？当然也可以，不过前面谈到过，对阴阳两个方面来说，“阳”是主要的，在《素问·生气通天论》中的这个思想是非常明显的。《内经》有个主要学术思想，即“阳道实”“阴道虚”“阳有余”“阴不足”。阳常有余，在临床上会出现一系列的表现，阳需要涵养，要提防其亢奋，所以说“七损”；阴常不足，阳气常亢，随时损害阴精，阴总是要益，所以说“八益”。医学史上，钱仲阳、薛立斋、朱丹溪等，都是这样认识阴阳的，即阳总不要使其亢，阴总不要让其虚，这样来维持阴阳的相对平衡。

因此，“能知七损八益，则二者可调”，意思是能够了解阴阳各自的特性，是阴阳可调的前提，就能够防止阳盛阴衰、阴盛阳衰的出现。“不知用此”，不懂这个道理，没有掌握阴阳的特性，不能适时调理阴阳的平衡，“则早衰之节也”。“早衰之节”不外乎两方面：一是年纪轻轻，阳气就不够了；一是阳气经常亢动，久亢则衰。以下“年四十，而阴气自半也，起居衰矣；年五十，体重，耳目不聪明矣；年六十，阴痿，气大衰，九窍不利，下虚上实，涕泣俱出矣”，也是“早衰之节”的种种表现。如年方“四十”，照理应该是精力充沛、年富力强的时候，但在这个时候精气消耗了大半，精气消耗主要有两种原因，一是因阳气虚不能化生阴精，一是阳气亢耗伤阴精，故“起居衰矣”，才四十几岁而起居行动与老者一样了。到了“五十”岁上，便“体重”，即身体肥胖、行动迟缓，体之所以发沉，是阳气不足；“耳目不聪明”即听力下降，耳之所以不聪明，是五脏精气不足不能达于五官七窍。至于“六十”岁，情况就更糟了，出现“阴痿”，即性功能减退，阳气大大地衰减；“九窍不利”，眼花、耳聋、鼻不知香臭、口中无味、大小便失常，等等；“上实”指的是“涕泣俱出”，如经常鼻涕不断、口水不收、泪水不止；“下虚”主要是阳虚，下元虚损，阳不能化精。

“故曰：知之则强，不知则老，故同出而名异耳”，如从正常生理的角度来看，阴、阳的特点表现为：阳者有虚、有实，阳不足是虚，阳亢盛是实；阴者基本只有虚的表现，中医没有“阴亢”的提法，临床上所谓“阴盛”是指邪气而言，如阴寒水湿等，绝对不是指阴精而言，没有阴精盛的概念，此即“七损八益”的理论依据。“知之则强”，是说掌握了阴阳的这些特性，才能够很好地调节人体之阴阳，否则“不知则老”。“同出而名异耳”，就人体阴阳规律而言，每个人均如此，只要生命存在，就存在阴阳的运动和联系，这是人的共性，故曰“同出”；“名异”，是说具体到个体，阴阳的表现和强弱又是不一样的，从体质而论，有阳虚体质、阴虚体质的不同，从病机言，有阳亢、阳衰之别，这叫“名异”。为什么会“同出而名异”？因为每个人所掌握的阴阳规律有程度的区别，调理阴阳的能力有强弱之分，每个人生活的环境也各异，因此中医一定要讲“辨证”，就是因为“同出而名异”的缘故。“同出而名异”这是普遍存在的现象。

“智者察同，愚者察异”，“同”是指阴阳的规律、特性、关系等本质问题，都是父母所生，有的人身体保持得很好，有的人身体搞得很糟，区别就在于对养生之道把握的程度。“异”，是指不善于抓住事物的根本、本质，只看到表现出的种种不同的表象。所以“智者”是在本质问题上下功夫，从调节阴阳关系入手；“愚者”只是从表面现象去看问题，头痛医头，脚痛医脚。就本、末而言，智者从“本”，愚者从“末”，两者认识问题的切入点是完全不一样的。“智者察同，愚者察异”，这是个观念问题，或曰思想方法问题，前者是正确的，后者是错误的，观念、方法不同，结果也就不同。结果会怎样呢？“愚者不足，智者有余”，不能从本质上认识问题，身体就越来越“不足”；而能够从根本上去认识和解决问题，虽然经年身体还是那样健壮。“有余”在中医文献中一般是指“邪气”而言，这里的“有余”不是这个概念，是指“健壮”，相对“不足”而言的。具体表现是怎样的呢？“耳目聪明，身体轻强，老者复壮，壮者益治”，这些大家都比较容易理解。

“是以圣人为无为之事，乐恬憺之能”，这是讲如何养生，如何调节阴阳，如何在“同”字上下功夫。懂得卫生之道的人，懂得阳气对人体的重要，懂得阳气的特点，即所谓“圣人”。“为无为之事”，前面一个“为”是指行为，如生活、起居、行动、工作等，后面的“为”读第四声，为名为利之“为”；“无为”是一种能够正确对待自己，不追逐名利和享乐的情操和境界，一旦“有为”，便自私自利、贪得无厌、杂念丛生，所以懂得养生之道的人则“为无为之事”。“乐恬憺之能”的“能”还是读“态”。是指能够安于现实生活，与《素问·上古天真论》所说的“恬惔”是一个意思；“恬”是“安于”之意，在任何环境都能够生存得很好，“惔”是“无为”之意，没有丝毫的杂念。朱丹溪在《格致余论·相火论》中，认为相火妄动多因欲念而起，所谓“欲念”包括内容很广泛，不该想的去想，不该做的去做，不该求的去求，都是“欲念”。所以养生之道，要有“无为”之识，要有“恬憺”之态，阳气不受欲望的干扰就不会妄动，于是阴阳平密精神乃治，可以达到“从欲快志于虚无之守”的境界。“从欲”是随心所欲，顺其自然，心想事成；“快志”，是心情愉快；“虚无”就是“无为”之意，没有欲念、杂念，清清静静；“守”是“恪守”之意；换句话说，即只要能恪守无为即可从欲快志。

做到了“为无为之事，乐恬憺之能”，就有可能“寿命无穷”，即有可能长寿，甚至能“与天地终”，当然这是夸张之言，意在励志。这就是“圣人之治身也”，即懂得阴阳之道，掌握养生之法，是保持身体健康而获得长寿的养生秘诀。

第三节　人体之阴阳

以往在讨论阴阳关系的时候，很多人是批判这些认识的，包括哲学界任继愈写的文章，也批判这段文字，我是不同意的。认为类似“天不足西北”的说法太不科学，就空间而言，为什么西北方的空间会不足呢？我看古人也不会这么蠢，会认为是西北方的空间不足。其实下边一句话就解释了这个问题，“西北方阴也”。很显然，这个“不足”是从阴阳角度来讲的。西北方的气候与东南方的气候是不一样的，“天不足”是指“阳不足”，“天”为阳，“地”为阴，西北方是阳气不足的地带。也就是说，西北方多阴寒气候，我认为这个认识没有什么不科学。当然这个说法还是有局限性的，如“而人右耳目不如左明也”，在一般情况下，有的人习惯用右耳目，有的人习惯用左耳目，左右耳目的功能是有差别的，这是有客观依据的，但是不能笼统地说“右耳目”不如“左耳目”，这样就有局限了。古人为什么会这样认识问题呢？因为中医学理论认为西北方阴气盛阳气衰，映射到人体，则右半身属阴，左半身属阳，属阴的右半身阳气就比较少。事实上，人体之左右不是绝对平均的，是存在着差异的，这种差异在有的人比较显著，有的人差异比较小，但差异是客观存在的。再如“地不满东南”，“地”是阴气，阴气不满于东南方，是说东南方气候相对较热，阳盛阴衰，西北方阴寒较盛，东南阳热较盛，这也是客观存在，大自然的这些区别是不难体会的。“而人左手足不如右强也”，这个提法与“人右耳目不如左明”依据是一样的，有它狭隘、不足的方面，一般的人都习惯用右手，所以右手就表现得很强，但是“左撇子”也是有的。总之“天不足西北”“地不满东南”之说，还是有一定道理的。

问曰：“何以然？”为什么呢？下面进一步分析。“东方”是指东南方，由东而南；“东方阳也”，为什么东南方为阳呢？因为太阳从东方升起，所以升发之气从东而起，阳气由东而南，如正午时分，“南”是阳气正盛的时候，因为我们处在北半球嘛，这个现象是普遍的。“阳者其精并于上”，这个“精”是指阳气之精，阳气之精从东而南逐渐上升，聚于上的阳气越来越多，则“上明而下虚”，上面的阳气多了，下面的阳气就少了，自然界也有这个现象，反映到人体则“耳目聪明而手足不便也”，“耳目”在头，头为诸阳之会嘛，手足三阳经的经脉都上于头，阳气通过经脉会于头部，所以头为清阳之府，眼耳口鼻等五官的功能要靠此清阳来温煦，所以“耳目聪明”，视觉、听觉、嗅觉都很敏锐，但这个时候“手足不便”，手足是在头之下，此时“下虚”，相对而言阳气比较弱。此段话的精神是可以理解的。

太阳东升而西降，故东方主升，西方主降，故曰“西方阴也”，从西而北，阳气就越来越少。“阴者其精并于下，并于下则下盛而上虚，故其耳目不聪明而手足便也”，这是相对上句而言的，是指阳气的升降规律而言。西方阳降，阳气就逐渐减少，阴气逐渐增多，一升一降，还是没有离开阴阳关系。至于说左右耳目、上下手足的问题，完全是从阴阳关系来推导的，客观性有，但不一定都是如此，理解其中的精神就行了。

“俱感于邪”是指人体上、下都感受了邪气，“上”有左右，“下”也有左右，所以称“俱”。“其在上则右甚，在下则左甚”，这是从阴阳升降的规律来体会。假使邪感于头部、上部，一般来说是右边较甚，因为“邪之所凑，其气必虚”，是因为右边阳少左边阳多的缘故，同理“在下则左甚”。“此天地阴阳所不能全也”，这是关键的一句话。在“上”是不是阳气都甚？这要看是在左、在右。在“下”是不是阴气都甚？还是要看在左、在右。所以“天地阴阳”都是相对而言的，不是绝对的。“上下”是相对的，“左右”也是相对的，相对来说，哪一方面有弱点，哪一方面有空隙，则“邪居之”，“邪”就从哪里而入。还是那句话“邪之所凑，其气必虚”，这也是在强调“阳”的重要性。

“故天有精，地有形，天有八纪，地有五里，故能为万物之父母。”“精”是指天体中大大小小、远远近近的星球，古人理解天上的星球是宇宙阳气之精的反映，如太阳系、银河系等，也是“阳者其精并于上”的结果。正因为有了天上的这些星体作参照物，就可以用度数来表达位置，于是经度、纬度、黄道、赤道的计算方法就诞生了，故将这些星球称作天之“精”。“形”是指大海、江河、溪流、高山、深谷等地形地貌，“地”是凹凸不平、高低不等的，所以也有阴阳的区分。“八纪”是指四立、二分、二至等内容，四立即立春、立夏、立秋、立冬，二至即冬至、夏至，二分即春分、秋分，因为有了这“八纪”的认识，一年四季变化的规律被分辨出来；尽管有些年份热些，有些年份冷些，但总离不开春温、夏热、秋凉、冬寒的区分。“五里”是指五方而言，即东、南、西、北、中，这五方也是有阴阳之分的。总之，天有精、地有形、天有八纪、地有五里，都表达出阴阳之中还有阴阳的概念，认为万物是永远可分的，“故能为万物之父母”。所有物质的、生命的都是宇宙的产物，都是在无穷的阴阳变化中产生出来，所以阴阳可谓万物之父母；每一事物、每一生命中都有阴阳，无穷的事物、生命都在阴阳变化中诞生，并遵循着阴阳运动的规律。

“清阳上天，浊阴归地，是故天地之动静，神明为之纲纪，故能以生、长、收、藏，终而复始。”这里的清、浊、动、静，都是阴阳对立统一的两个方面，其变化不测的运动称作“神明”，可以此作为认识万物无穷无尽变化的“纲纪”，这个“纲纪”就是阴阳学说。万物的变化都是以阴阳为纲纪的，于是万物都变得可以认识了，这就是“神明为之纲纪”的主旨。有了阴阳学说，就可以理解和诠释这个生、长、收、藏终而复始的世界，从而认识自然变化的规律。

阴阳学说可以应用在医学的各个方面，如“惟贤人上配天以养头，下象地以养足，中傍人事以养五藏”，这是在养生方面的应用。人之头为阳，好比“天”在上属阳一样，要养护好阳就要善于“养头”，这是“上配天以养头”的意思。人之足在下为阴，就像“地”在下为阴一样，要保护好阴就要善于“养足”，这是“下象地以养足”的意思。“中”是指天地之间，在人体是指头与足之间的五脏，天地之间有春生、夏长、秋收、冬藏的运动，遵循五行生克的规律，人体五脏也要适应阴阳的变化规律，适应生、长、化、收、藏这个规律，以保持五脏的正常功能，这就是“中傍人事以养五藏”的意思。这段话是在讲天、地、人之间的关系，在这些关系中，“人”是主要的，人可以用种种方法在天地阴阳之间求得平衡，争取好的生存环境。“人事以养五藏”的“事”，是指人的能动作用，人要认识阴阳，调节阴阳，以养五脏，保持身体健康。

接下来文章列举了一系列事例，具体阐述如何来调节阴阳，如何来养五脏，这就把自然界这个大环境与人体这个小环境结合起来了。

“天气通于肺”。人体的“肺”在五脏之上，有“肺为人体之华盖”之说，肺主呼吸，以使肺中之气能与天阳之气交换，故曰“天气通于肺”。这一认识是有临床意义的。肺主气，属阳，天之阳气在上主降，人体的肺气在上也主降，肺气没有主升的说法，一旦肺气升就是肺气逆的病变。

“地气通于嗌”。“嗌”是“食道”，为什么说“地气通于嗌”呢？地是阴气，“天食人以五气，地食人以五味”，“地”反映到人体就是“脾胃”，所以脾胃是属土的，“地气”又指“五味”，即“五谷”，如《素问·藏气法时论》中的五谷、五果、五畜、五菜都与“地气”同属，“地气”供养人以五味，是以“嗌”为通道的，即“地气”通过食道与人交通，所以说“地气通于嗌”。

“风气通于肝”。“风”是大自然阳气运动的一种形式，与人体的“肝”相应，故有“肝属风木之藏”之说，肝主升发，即肝正常的运动是疏泄和升发，肝一旦出现病变，就会出现“风动”的种种表现，如小孩的惊风、成人的中风等；风之气属阳，阳之动通于肝，故肝之阳主动，前面曾提到“相火”的概念，相火是主动的，肝脏藏有相火，所以肝主动，故曰“风气通于肝”。

“雷气通于心”。“雷”是火，与人体的“心”相应，因心属火为阳，就好比雷之为阳一样。

“谷气通于脾”。“谷”属土，与人体的“脾”相应，因脾属土，与谷气相通。

“雨气通于肾”。“雨”是水，与人体的“肾”相应，因肾属水，水湿之气通于肾。

以上列举的事例都用了个“通”字，有的注家讲“通”就是“相通”之意，这个讲法有一定的意义，即“相同”的意思。如自然界的风与肝风有相同之处，自然界的水与肾水有相同之处，自然界的火与心火有相同之处，自然界的土与脾土有相同之处，这是用自然界的规律、现象，来探讨、研究人体五脏功能的一种方法，即用已知探讨未知的一种方法。

“六经为川，肠胃为海，九窍为水注之气”，川、海是流动不息的，是要保持通畅的，所以人的六腑要以“通”为用，经脉也要以“通”为用，经脉是运送营卫气血的通道，所以人体的三阴三阳“六经”就好比自然界的川、河一样，越通畅越好。“胃”为水谷之海，“肠胃”是消化器官、消化道，人体几十年所需要的营养都需要肠胃这个水谷之海源源不断地提供。用“海”之无穷尽的容纳功能来表述肠胃的容纳功能，用“川”的通畅为用来表述经脉的通畅为用，这些概念看似朴素，但表达都非常到位。“九窍为水注之气”，上之五官与下之二阴共曰“九窍”；“水注之气”就是“水气之注”，“注”是“灌注”之意，这里所说的“水气”不像胃肠里的“水气”那么重浊，是很清、很精之水气，五官七窍要靠这种水气的灌注和营养，古人观察到“水”与“气”是不能分开的，水里面存有气，气里面包含水，“水”和“气”也是一阴一阳的关系，阳盛时水化为气，阳衰时水留于气中。这里说明大到五脏小到九窍，无不有阴阳。

“以天地为之阴阳，阳之汗，以天地之雨名之”，中医学认为“阳”加之于“阴”就是“汗”，即人体之汗是由于阳气加之于阴水蒸发而从皮肤渗出的，因此“汗”本为阴。何谓“阳之汗”呢？因为津液若没有阳气的蒸发是不会为“汗”的，这是“阳之汗”的意思。中医还认为“汗”为心之液，心为阳中之阳脏，通过阳气蒸发阴水变化而为“汗”，汗从腠理而出，这也是“阳之汗”的一层意思。“以天地之雨名之”，意思是说“出汗”这个生理现象就好像“天地之雨”一样，“雨”若没有太阳的蒸发，水是变不成雨从天而降的。

“阳之气，以天地之疾风名之”，上面“阳之汗”讲的是阳气与阴水的关系，这里“阳之气”，是讲重阳的现象。阳加之于阴为“汗”，若阳加之于“气”就成为“风”了，“气”本身就是阳，阳再加之于“气”就要亢动，就好比自然界的“疾风”一样。

“暴气象雷，逆气象阳”，“暴气”是指怒发之气，是阳气蓄积日久暴发而出的一种现象，就像自然界的“雷”一样；在《素问·生气通天论》中讲到的煎厥、薄厥，都是属于“暴气”的病变。“逆气象阳”这里的“阳”是亢逆之阳，阳在上本应是要下降的，如果阳气不降反逆，这就是“逆气”，是阳气亢盛于上的现象。

原文从“天气通于肺”到“逆气象阳”，都是从大自然的阴阳变化来阐明人体的阴阳变化，换句话说，即人体的阴阳变化与大自然的阴阳变化是相通的。“故治不法天之纪，不用地之理，则灾害至矣”，“天之纪”就是阳之纪，“地之理”就是阴之理，意思是说若不把阴阳的道理搞懂，不掌握阴阳的性质、阴阳的关系、阴阳的变化规律，就不懂得如何去调节阴阳，临床时把阳证当作阴证治，虚证当作实证治，于是“灾害至矣”，那就要出医疗事故了。中医讲治病求本，本在阴阳，因此要法天之纪，用地之理。

这段通过对大自然的认识，探讨了对人体的认识，阴阳在人体上的表现是非常具体的。

第四节　诊治之阴阳

开头句“故邪风之至”之“邪风”的“风”，有人提出应改为“气”，我同意这个意见，为什么？“邪气之至，疾如风雨”，这样文字通顺一些。“邪气”包括六淫邪气，这里的“邪”不仅限于“风”，寒、暑、火、湿、燥都包括在其中，六淫是外感邪气，外感是暴病，故云“疾如风雨”。

人体从表至里，分作皮毛、肌肤、筋脉、六腑、五脏等层次，人体受病也会按此顺序发展。病在“皮毛”是最轻浅的阶段，病在“五脏”是最严重的阶段，邪气致病的规律一般是由浅入深，开始在“皮毛”，渐入至“肌肤”，再深入到“筋脉”，再扩散到“六腑”，直至损伤“五脏”。所以治病要分清六淫邪气的阴阳性质，是伤风？伤寒？伤热？伤暑？同时还要看是在皮毛？在肌肤？在表？在里？在表为阳，在里为阴。凡病是越早治越好治，如外来的病，病在“肌肤”，即在阳分就及时的治好了，这种医生是最高明的；若延误治疗，病到五脏这个阶段，那就“半死半生”了，治疗的难度就大得多了。

“天之邪气”，即风、寒、暑、湿、燥、火六淫等无形之邪，虽然是外邪，若不及时治疗，可以直接侵犯到人的五脏。当然，临床上有不少“直中”脏腑的情况，《伤寒论》中有“直中”的记载，如风邪、寒邪直中少阴、直中太阴等。总之这里还是在强调，“天之邪气”虽是外感之邪，不是不能害人五脏的，所以说“感则害人五藏”。“水谷之寒热”是说饮食致病，或伤于饮食之寒，或伤于饮食之热，感受了饮食的邪气，首先伤及的是“六腑”，所以说“感则害于六府”。“地之湿气”最易损伤人的皮肉筋脉，故曰“感则害皮肉筋脉”。总之，天之邪气、水谷之寒热、地之湿气等，是从邪气的阴阳属性来分析的，邪有阴阳，病有阴阳，阴阳特性各不相同，五脏、六腑、皮肉筋骨也有阴阳所属，找出致病、发病的阴阳关系和规律，对于诊治至关重要。

“故善用针者，从阴引阳，从阳引阴，以右治左，以左治右，以我知彼，以表知里，以观过与不及之理，见微得过，用之不殆”，这是具体讲阴阳理论在治疗上的应用。意思是，善用针的人，不要见阳治阳、见阴治阴，若病在阳经可以从阴经入手治疗，此即“从阴引阳”，反之，病在阴经可以从阳经入手治疗，此即“从阳引阴”。总之，不要头痛医头、脚痛医脚，因为阴阳是有联系的，如表里的联系、左右的联系、上下的联系等，病在左治右，病在右治左，病在上可以治下，病在下可以治上，这些方法在临床上是常见的。依据阴阳理论，人体左右交通、上下升降、表里浮沉是不能割裂开的，所以可以“以我知彼，以表知里”，我、彼、表、里就是指阴、阳，病在阴者要知道其与阳的关系，病在阳者要知道其与阴的关系，不要有所局限，要了解联系着的对方。在座的同志可能有不少的临床经验，了解如何从阳引阴，如何以右治左、以左治右，如何在下的从上治、在上的从下治，这就是“以我知彼，以表知里”的意思，可以用《孙子兵法》中“知己知彼”的战术、战略思想来指导临床。“以观过与不及之理”，即分析阴阳双方的状况，观察其中是“太过”还是“不及”？从宏观上看，疾病无非就是“太过”“不及”两种情况，不是阳“太过”就是阴“太过”，不是阳“不及”就是阴“不及”。把握阴阳两方面的状况，还要做到“见微得过”，“微”是开始、萌芽之意，病邪还很弱小的时候，甚至还没有出现明显症状的时候，就要去发现病的关键所在，这是“见微得过”的意思。中医辨证论治就要达到“见微得过”的境界，防微杜渐嘛。只要及时地治疗，则会“用之不殆”，就会取得好的治疗效果，不会发生什么意外事故。

“善诊者，察色按脉，先别阴阳。审清浊，而知部分；视喘息，听音声，而知所苦；观权衡规矩，而知病所主；按尺寸，观浮沉滑涩，而知病所生；以治无过，以诊则不失矣”，这段文献讲的是“望闻问切”四诊的内容。所谓“权衡规矩”是指四诊原则一类的问题，如就“切脉”而言，春应中规，夏应中矩，秋应中衡，冬应中权，这是四季人体脉象的一般规律。又如“观浮沉滑涩”是讲表里虚实不同证候的脉象。总之，在望闻问切四诊中，每一诊法都讲究“阴阳”，掌握了这些理论知识，“以治”则“无过”，“以诊”则“不失”，这样诊断才能准确无误，治疗才能恰到好处。

诊断的权衡规矩有了，还要有治疗的方法，该补的补，该泻的泻，如果方法不合适，治疗效果还是不行。比如，“病之始起也，可刺而已”，在疾病的初期，可以用针刺的方法而获得治疗效果。但“其盛，可待衰而已”，若疾病发展到鼎盛期，就不要用针刺了，要待病势有所衰减再用刺法。如“疟疾”常有高热的表现，这时不是用针刺治疗的时机，等体温降下来了，再行刺法，往往会收到事半功倍的效果。

原文列举了一系列的治法。如“因其轻而扬之”是疾病在表的治法，“因其重而减之”是疾病在里的治法，“因其衰而彰之”是对虚证的治疗方法。下面是对各种治法的更具体的阐释。“形不足者，温之以气”，形为阳，形不足就是阳不足，阳之衰者要温补阳气；“精不足者，补之以味”，精为阴，精不足就是阴不足，五味是养阴的，用厚味滋腻的药来补阴；“其高者，因而越之”，如病在中焦以上，要用发越、发散的治法；“其下者，引而竭之”，病在下焦，要用引法；“中满者，泻之于内”，中焦胀满，要用泻法；“其有邪者，渍形以为汗”，邪在表，要用汗法，与“其在皮者，汗而发之”是一个意思；“其慓悍者，按而收之”，“慓悍”者病多在气分，如疼痛、奔豚、气上攻心等，这些要用收敛、平降的方法；“其实者，散而泻之”，病属阳实者要用散法，病属阴实者要用泻法，“阳实”病多趋向于表，“阴实”病多趋向于里。

总之，“审其阴阳，以别柔刚，阳病治阴，阴病治阳”，在区别“阴阳”之后，还要再分“柔刚”，即阳要分虚实，阴也要分虚实，这里的“柔刚”是指虚实而言。根据阴阳理论制定的一个治疗原则是“阳病治阴，阴病治阳”。如病属阴虚阳亢，就不是要泻阳而是要补阴，这就是“阳病治阴”；阴不足往往是阳气之虚，是阳不能化阴之故，仅一味地用滋阴药是不行的，还要扶阳气，这就是“阴病治阳”。

“定其血气，各守其乡”，是说诊断需要定位，要诊断出病在气分、在血分、在上、在下、在左、在右？这个“乡”是指病位，诊断需要确定病位。病位确定之后还要区分虚实，“血实宜决之，气虚宜掣引之”。“血实宜决之”是指用活血法治疗，这没有异议。“气虚宜掣引之”有两种解释：一种认为“气虚”是字误，应为“气实”，“掣引之”是指理气法；另一种认为，“气虚”不误，“掣引之”就是升举法。这两种解释关系都不大，主要的精神还是一个，即要辨阴阳虚实，只要这个精神不丢，哪种解释都可以接受。

本篇文献的最后一段，是对“治病求本”思想的具体解释。如何求“本”？从望闻问切的四诊到辨证、立法、治疗，都要从“本”去考虑，即要抓住疾病的本质。

《阴阳应象大论》这篇是《内经》中综合性最强的一篇文献，从脏腑、经脉、病机、病证、诊法、治则，中医学理论体系中的主要内容，这篇文献都涉及了，所以一般认为《阴阳应象大论》是《素问》中较为突出的一篇文献，特别是它以“阴阳”立论，从生理到病理、从诊断到治疗，强调要把握“阴阳”这个纲。大家要充分地讨论这篇文献中的一些学术观点，尽量发挥你们的聪明才智充分讨论。

阴阳离合论篇第六

【篇解】所谓“阴阳”者，本无一定，各以对待而指之，故曰可十、可百、可千、可万，以致“不可胜数”。唯人体三阴三阳经之名者，则取义于天地四方之部位，故以“南面而立”为之定位。所谓“离合”者，离之则为三阴三阳之六经，合之则一阴一阳之表里也。其论“根”“结”“开”“阖”“枢”等，可与

《灵枢·根结》篇互参。全篇可分作三节。

第一节“黄帝问曰：余闻天为阳，地为阴”至“其在人者，亦数之可数”。以人体合天地阴阳，是相对而言，并非绝对。

第二节“帝曰：愿闻三阴三阳之离合也”至“搏而勿浮，命曰一阳”。言足三阳经之离合。

第三节“帝曰：愿闻三阴”至篇末“气里形表而为相成也”。言足三阴经之离合。

阴阳别论篇第七

【篇解】本篇之前既有《阴阳应象大论》，又有《阴阳离合论》，兹所论者非同前两篇，而别具一义，是名《阴阳别论》，颇与《五藏别论》《经脉别论》之义同。全篇可分作三节。

第一节“黄帝问曰：人有四经十二从，何谓”至“脾至悬绝，四日死”。探脉象阴阳之原。

第二节“曰：二阳之病，发心脾”至“为偏枯、痿易、四肢不举”。叙十二经阴阳之病变。

第三节“鼓一阳曰钩，鼓一阴曰毛”至篇末“死不治，不过十日死”。叙阴阳诸脉之死生。

灵兰秘典论篇第八 *

【篇解】宋林亿等新校正云：“按全元起本，名‘十二藏相使’。”今名为王冰所改。据本篇内容，犹言十二脏各自的作用和相互之间的联系，故王冰更名殊泛泛无义。吴崑云：“灵台兰室，黄帝藏书之所，秘典，秘藏典籍也。”果尔，亦有题不对文之感。不难看出，全本是取文中句首为题，王本则取文之末句为题。前后所取不同，却有良莠之别。全本题名确切，而王本则失之空疏。这篇文献的主要议题，是讲“十二藏”各自的功能与特性以及相互之间的联系，人的五脏六腑各有不同的功能和特性，它们之间相互为用、协调统一、有主有次而成为一个生命系统，体现出中医学的整体观。全篇可分为三节。

第一节“黄帝问曰：愿闻十二藏之相使”至“气化则能出矣”。讲十二脏不同的功能和特性。

第二节“凡此十二官者，不得相失也”至“以为天下者，其宗大危，戒之戒之”。强调在十二脏中是以“心”为主来构成藏象系统的，所谓“凡此十二官者，不得相失也”即是。

第三节“至道在微，变化无穷”至篇末“而藏灵兰之室，以传保焉”。强调脏腑的生理功能至精至微，必须细致地探索，不能稍有忽视。

【讲解】

第一节　脏腑的功能和特性

“愿闻十二藏之相使，贵贱何如？”十二脏相互为用有贵有贱，何之为贵？何之为贱？所谓“贵贱”，是指“主次”而言。

“岐伯对曰：悉乎哉问也。”岐伯认为这个问题提得具体、全面，“悉”即“详尽”之意。为什么这么说呢？因为既问了十二脏各自不同的功能，又问了十二脏相使的关系，还要讨论其主次，故曰“悉乎哉问也”。

先从十二脏的个性来谈，从脏腑各自不同的功能来谈。“心者，君主之官也，神明出焉。”就“贵贱”而言，心为“贵”，因为心为“神明”所在，神明能洞察无穷的事物，即使是复杂的事物，心之神明都可以认识、可以理解，这是“神明出焉”的意思。对“心”的这种诠释不限于中医学，毛泽东在《改造我们的学习》一文中说“心主官则思”，中国传统文化把人思维的功能用“心”来表达。从阴阳理论来讲，“思维”这一功能属阳；“心”为阳中之阳脏，心藏神，神为阳，因此“神明”认识事物的这个功能也属阳；正因为心藏“神”，所以“明”，即心能够认识和理解事物。

“肺者，相傅之官，治节出焉。”心肺都在上焦，心为阳中之阳脏，肺为阳中之阴脏，心主血脉，肺主气，心与肺的关系是气与血的关系。“傅”是帮助、合作之意，所谓“相傅”，是指肺主气可以协助心主血，心肺“相傅”共同发挥作用。心主血脉，但没有肺之宗气的推动，心血不能运行；肺主气，肺气没有心血的营养，肺气就失去了物质基础。心为阳中之阳，主“宣散”，肺为阳中之阴，主“下降”，这是心肺“相傅”的又一表现形式。什么是“治节”呢？“节”是节奏、节律之意；肺主呼吸，一呼一吸是有节律的，肺气、心血的运动节律，通过呼吸表现出来。人体的营气、卫气都是通过宗气来带动的，而这个带动是有节奏的、有节律的，白天行于阳，晚上行于阴，各二十五度，五十周于身，这就是“治节”的意思。

“肝者，将军之官，谋虑出焉。”这里用“将军”一词来描述“肝”为阴中之阳脏的特性。若从“柔刚”来说，肝为刚脏，“将军”即有刚脏的含义，所以肝一旦得病，就极易出现肝阳亢盛的表现。肝虽为刚脏，但其生理作用则表现在“柔”的方面，如肝主疏泄、主升发，这些功能都具“柔”的性质，因此若肝脏调理得好，表现出来的不是“刚”而是“柔”，是疏泄、是升发，故曰“谋虑出焉”，这些从临床的角度很容易体会到。总之，“肝”尽管含有相火，相火属于壮火的范围，具有“将军”之象，但是它的生理作用却表现出柔和的特性。

“胆者，中正之官，决断出焉。”“中正”是指“少阳”而言，少阳具有冲和之气，故曰“中正之官”。中医学认为，每一脏都要得到少阳的升发之气、冲和之气才能有生气，所以就有了“十一脏都要取决于胆”的说法。“决断”是“取决”之意，各脏腑都要依赖于胆的升发、冲和之气，即取决于胆的少阳升发之气，用之来维护自己的生机。

“膻中者，臣使之官，喜乐出焉。”“膻中”是心的外围组织，即“心包”，与“心”同处一个部位。“心”是君主之官，阳中之阳脏，自然“臣”也随之，即“膻中”也属阳中之阳脏。从正副讲，心为正，膻中为副；从主从讲，心为主，膻中为从。心阳以静为用，假使心阳一动，极易发生心火上炎的表现，而从臣则跟着喜动，故曰“喜乐出焉”。“喜乐”是指膻中之阳气喜宣畅、宣发，所谓“心主于表”之说就是指膻中的这一功能而言的；临床上心血管病多表现为心阳不宣，即心阳衰弱，不能喜乐，不能宣散。

“脾胃者，仓廪之官，五味出焉。”这个好理解，脾胃为水谷之海，专司消化和传输由五谷转化来的五味。

“大肠者，传道之官，变化出焉。”“道”是“导”之意，“传道”就是“传导”的意思，大肠传导由脾胃传输来的物质。“变化”可以理解为“加工”之意，即大肠负责进一步的加工、分化。

“小肠者，受盛之官，化物出焉。”“受盛”是受盛水谷精微、分清辨浊的意思，这是小肠的功能。“化物”是指化清浊，“浊”不能理解为“污浊”，是“重浊”之意，即指具有厚重特性的物质。“清”是指“精微”，即经胃消磨后的水谷精微，小肠再加以分辨其清浊。“化物而出”，是指小肠将有用的物质再吸收并传输到其他脏腑去的功能。

“肾者，作强之官，伎巧出焉。”肾主骨，所谓“作强”，指人体骨骼的支撑功能，这是靠“肾主骨”的功能来实现，故曰“作强之官”。“伎巧”就指“肾精”充沛而言，肾之所以能主骨，要靠肾之精水的养育。

“三焦者，决渎之官，水道出焉。”“决渎”是通泄、排泄的意思，上焦如雾，中焦如沤，下焦如渎，最清的物质在上焦，次清的物质在中焦，最浊的物质在下焦。《难经》中说：“三焦者，元气之别使。”是说人体元阳之气的功能是通过“三焦”来实现的，元气化生阴水，三焦有行水的功能，三焦之所以能成为人体水液之通道，就是因为它是“元气之别使”。“别”是“分”之意，三焦分为上、中、下，“使”是“运用”之意，即人体的元气分布在上焦、中焦、下焦，水液通过元气的推动而流行。

“膀胱者，州都之官，津液藏焉，气化则能出矣。”“都”与“渚”是一个意思，“州”“都”均指贮水的地方。“膀胱”贮的什么水？一般认为膀胱贮的是尿液，但中医不这样看，中医学认为，只有排出体外的才称为“尿”，与“汗”一样，在没有排出毛孔之前，不能称为“汗”，没有排出体外之前均称作“津液”，故曰“津液藏焉”。人体的卫气与膀胱津液的化生作用有关，所以卫气首先从足太阳膀胱经开始运行，“津液”中有该排出体外的物质，更多的是化为卫气的物质，故曰“气化则能出矣”。“气化”有两种理解，一种认为“气化”是指膀胱的气化功能而言的，因为膀胱的水要靠阳气的蒸发才能化；另一种认为“气化”是总括所有脏腑的气化作用，如心的神明、肺的治节、肝的谋虑、胆的决断、膻中的喜乐、脾胃的五味、大肠的变化、小肠的受盛、肾的伎巧、三焦的决渎，等等，都是气化作用。我认为后者的解释也是有一定道理的。

总之这一节分别讲述了各脏腑不同的功能和特性，很具体，至于君主、将军等的说法，在理解的时候要务虚，要从特性、功能方面来把握。

第二节　以心为主的脏腑说

什么是“相失”？什么又是“不相失”呢？“十二官”的功能相互配合默契就是“不相失”；在十二官之间，某一脏或某一腑的功能出现问题，而使脏腑不能相互为用，这都是“相失”。因此“不得相失”是脏腑重要的生理要素。从阴阳来讲，脏腑之间有表里关系；从五行来看，五脏之间有承制、生制两方面的联系。总之，脏腑之间是个统一的整体系统，只有“十二官”关系协调，才能维持人体的健康状况。

十二官以谁为主呢？文献说“主明则下安”，这个“主”是指“心”而言，认为“心”是最主要的，心主神明，所谓“主明”，就是“心主神明”之意。只有在“心主神明”的前提下，其他脏腑才会正常运转，故曰“则下安”。这里表述了脏腑之间的主、次关系，即前面所言“贵贱”的关系。

“以此养生则寿”，脏腑之间能不能相互协调，保持一个整体，维系相互之间的主次关系、整体关系，是人体能否保持健康、延长寿命之关键所在。“殁世”就是一辈子、一生之意，终身不生病，健康地生活一辈子，这叫“殁世不殆”。“以为天下则大昌”，若整个社会讲统一、讲整体、讲和谐、讲主次，那么社会就会繁荣昌盛。意思是说治人体、治社会是一个道理。

相反呢？“主不明则十二官危”，君主不能维持其神明的作用，神明不能起到主导的作用，即“主不明”，那么“十二官危”，或多或少要发生病变，人体的健康就要受到危害，于是“使道闭塞而不通”。“使”与前面“十二藏相使”的“使”是一个意思，“使道”是指脏腑之间相互的联系，或曰十二脏相互间作用关系的通路。当然这个“道”，究竟是指什么？是肾精？是经络？是气化？是五行相生相制的“使道”，还是阴阳表里的“使道”，有待我们深入探讨。

不管是什么“使道”，只要相互之间的关系失去了协调，正常的生理活动受到了阻碍，则“形乃大伤”，“形”是形体之意，病变总是要通过形体表现出来。“以此养生则殃”，“殃”是“祸”之意，病痛多了，就无养生而言了。

从社会的角度来讲，“天下者，其宗大危”，“宗”是封建统治之根本，失去社会的和谐、统一，就会危及整个社会的稳定，就要乱。所以要“戒之戒之！”意思是要“谨慎，谨慎，再谨慎”，要谨慎对待五脏六腑的关系，要分清五脏六腑之主次。如心为阳中之阳，要保护好这个阳中之阳；肺为阳中之阴，要保护好这个阳中之阴；肝主少阳升发，就要经常保持其升发的功能和状态；肾藏精，就要保护好肾精；心和肾的关系是水与火的关系，要维护好这个关系；脾和肝的关系是木和土的关系，要维护好这个关系，等等，总之要维护好“使道”，这是要谨慎对待的。

第三节　认识论的医学意义

“至道”是指上面讲的有关“十二官”的医学理论，意思是说医学理论极其精准、精细，“十二官”虽有定数，但其变化却是无穷的，由于相互之间的联系会演绎出非常复杂的种种情况，故曰“至道在微，变化无穷”。“孰知其原”，怎么能不去探究其中的法理、根源呢！

“窘”是“难”之意，要探究并把握“至道”的法理、根源不是件容易的事，故曰“窘乎哉”。难在什么地方呢？“消者瞿瞿，孰知其要；闵闵之当，孰者为良”，这两句话讲的就是“不相使”的问题。“消”是消耗、削弱之意，“瞿瞿”是搞不清楚、糊糊涂涂的意思，“要”是“要害”之意。即人体种种的消耗，种种的病变，有很多时候是搞不清楚原因的，是很难知道关键所在的。“闵闵”是“深远”之意，是说医学的理论很精当、很深奥，又有多少人能彻底地掌握“十二官”相使的规律呢！“良”者善也、高也，又有多少人能成为医学研究的佼佼者呢！

“恍惚”，是指医学理论还不十分完善，人体这个复杂的系统还有许多未解之谜，尽管如此，“恍惚之数，生于毫厘”，医学的问题要搞得一清二楚心中有数，需要一点一点地去观察、去认识，这是一个逐步积累的过程。“度量”是“可认识”之意，只要从点点滴滴地去发现、去积累，就可以逐渐搞明白，故曰“毫厘之数，起于度量”。认识可从小到大，从不清楚到清楚，从少至多，逐步拓展，故曰“千之万之，可以益大”，终究可以做到“推之大之，其形乃制”。“形”指人体之“形”，泛指医学对人体的认识；“制”是可解释、可理解之意；即一点一点地，从不认识到“毫厘”，从“毫厘”到“度量”，从“度量”到“推之大之”，医学的理论搞清楚了，人这个复杂的生物系统之谜总有揭开的一天，即“其形乃制”。这一论点，是值得我们汲取的，对中医学理论要下功夫去钻研，不要一看到君主、将军一类的旧称，就从根本上否定它，这不是科学的态度，这几句话很有道理，很有深度。

【答疑】

问：《灵兰秘典论》为什么会以“心”为十二官之主？这于临床有何现实意义？

所谓十二官以“心”为主，是强调阳气的重要性。心为阳中之太阳，通于下气，心者生之本，阳气为人体之本，这是中医传统理论的认识。在临床上，对患者来说，往往是不怕其伤阴而怕其亡阳。如在《伤寒论》中，病发展到“三阴”阶段，其治疗的原则是首先要保护人体的阳气，患者只要有一分阳气在就有一分生机。如心血管病，从临床的治验来看，重视心气、心阳是主要的、基本的治疗原则，即使是用活血化瘀法，也还是要在扶持心气、心阳的基础上进行，气不行血才瘀，阳衰阴盛是血瘀的基本病机。所以“心”为十二官之“主”的认识，是在强调阳气的作用，这在临床上是有现实意义的。

问：为什么说十一脏要取决于“胆”？它的现实意义又是什么？

所谓十一脏取决于“胆”，这是在强调人体生发之气的作用。五脏、六腑，包括“心”，都需要接受天阳的生发之气。在李东垣的学术思想中非常重视这一点，李东垣的补中益气汤、清暑益气汤、升阳益胃汤，在使用人参、黄芪的同时，还要用有助长生发之气的辛散药，如防风、柴胡、羌活、秦艽等。其学术继承者罗天益、汪石山对这个学术思想大加发挥，认为凡用补药，稍用一点有升散性的药物，会增加补药的效果。什么道理？这就是“取决于胆”的意义所在，“胆”含有少阳生发之气，每一脏腑的功能要想维持正常，都要借重于其“生发之气”。

问：脏腑学说中究竟以何脏为主？

关于上述的所谓“强调”，不能绝对化。如《难经》提出“命门”的概念之后，后来者赵养葵、孙东宿等，便提出“命门”为一身之主，这也只是在强调肾中之元阳而已。赵养葵在《医贯》中讲，为十二官之主者不是“心”而是“肾”，是肾中之“命门”。又如李东垣强调后天之本，强调“脾胃”，等等，对这些强调，不应视作是矛盾的，只是对人体重要生命元素的一种强调方法而已，我们要掌握的是这种“强调”所表达的学术思想，结合到临床上，要依据临床的实际来运用这些理论知识，不能绝对化。《灵兰秘典论》说“心”为十二官之主，不管什么病都去扶“心阳”，《六节藏象论》说十一脏取决于“胆”，又不管什么病都去强调“升散”而排除其他，这都是绝对化。之所以如此，因为只有这样才不会困扰在“究竟以何脏为主”的问题上了。临床上遇到的情况都是具体的，表现不同，病位也就不同，脏腑间所形成的关联关系也会不一样，抓住主要矛盾，找出关键所在，总是辨证论治的要点所在。

问：文中的“治节”是指什么？

“治节”是指“肺主宗气”的功能，肺主之“宗气”可使全身的营卫之气有规律地运行，营气、卫气行于人体是定时、定量的，即昼夜五十周于一身。营气、卫气的运行是要靠“宗气”来推动的，所以“宗气”是人体的动气，如发声、运动、呼吸、循环等都离不开“宗气”的推动，这是肺主治节的意义所在。

所谓“治”是调理、控制的意思，“节”是节律，“治节”可以理解为“调节”。特别是肺的治节，在科学还没有出现的古代，唯有肺的治节是可以通过呼吸计算出来的。如心率可以通过呼吸来计数，而其他器官活动都不可计数，唯有肺的活动是可以通过呼吸来计数的，这是“治节”的另一种含义。

问：文中“肝主谋略”的临床意义是什么？

“谋略”与“将军”是相对待的两个词，“将军”代表刚强的一面，“谋略”代表柔和的一面。肝含相火，其性为阴中之阳，通过若干临床观察，肝脏过“刚”即会生病，需要有柔和之性来调节，所以提出用“谋略”来调节“将军”之刚勇，这样刚柔相济才能够充分地体现出肝的曲直之性。

在临床上，一般肝病不是“刚”过，就是“柔”过。就“刚”而言，肝阳最容易亢奋，肝火最容易上逆；就“柔”而言，肝气极易郁积不疏，曲而不直。“将军”一词是对“木”性之“直”的形象化表达，“谋略”一词是对“木”性之“曲”的形象化表达，深入地理解“将军”与“谋略”的对待关系，掌握肝脏刚柔相济的特性，这对临床是很有意义的。

六节藏象论篇第九 *

【篇解】这是由两篇不同内容合并起来的文章。前半篇讲运气，后半篇言藏象。前半篇首句有“天以六六之节”之语，后半篇有“藏象何如”之问，因此便以“六节藏象论”名之。《新校正》云：“详从前‘岐伯曰昭乎哉问也’至此（孰多孰少，可得关乎），全元起注本及《太素》并无，疑王氏所补也。”七篇大论言运气亦为王冰所补，此亦言运气，《新校正》的意见，不为无据。全篇可分作二章，章下分节。

第一章“黄帝问曰：余闻天以六六之节”至“当其时则甚也”。

章意：介绍“五运六气”的一般知识。所谓“运气学说”，就是用“五运六气”的方法来观察、认识自然界气候变化规律的学说。人生活在自然界中，人与自然界不仅不能脱离，而且是密切联系着的，从这个角度来认识，“运气学说”是有现实意义的。此章可分作三节。

第一节“黄帝问曰：余闻天以六六之节”至“所以纪化生之用也”。提出“天度”和“气数”的概念，讲天度和气数在运气中的意义。

第二节“天为阳，地为阴”至“推余于终，而天度毕矣”。解释有关“天度”。

第三节“帝曰：余已闻天度矣”至“当其时则甚也”。从“气数”由“天度”而来，气数与五运的联系，五运对人体的影响等方面来解释“气数”的意义。

第二章“帝曰：善。余闻气合而有形”至篇末“不能极于天地之精气，则死矣”。

章意：阐述藏象学说的基本概念。此章可分作三节。

第一节“帝曰：善。余闻气合而有形”至“津液相成，神乃自生”。讲天之气、地之味，即阳气、阴味与人体的关系，特别是与人体脏腑的关系，阳气、阴味直接影响人体脏腑的生理、病理。

第二节“帝曰：藏象何如”至“凡十一藏，取决于胆也”。讲人体脏腑功能与自然界阴阳变化有密切的联系。前面讲了天度、气数，在这里把前面的天度、气数的理论与藏象理论结合起来了，提示了这样一个概念：从认识自然界的变化规律入手，根据人和自然密不可分的关系来认识脏腑的生理功能。

第三节“故人迎一盛病在少阳”至篇末“不能极于天地之精气，则死矣”。从病变角度来讨论藏象，脏腑发生了病变，甚至发展到阴阳闭格的程度，这里记述了脏腑痞隔的脉证。

【讲解】我在介绍《素问》成书的时代时提到过这个问题，《素问》总体上有三大部分内容，“运气学”是其中之一，除了七篇大论之外（王冰所补），讨论“运气”的就只有这半篇文献。据此，在王冰之前的《素问》中，没有谁见到过这半篇文献，所以“新校正”的这个意见我是同意的。

王冰为什么要“补”呢？可能是受到当时“天人合一”思想的影响。文献开篇云："天以六六之节，以成一岁，人以九九制会，计人亦有三百六十五节，以为天地久矣。"从中可以看得出"天人合一"的学术思想。《素问》的七篇大论，主要是讨论"五运六气"的，其中也涉及了不少藏象、病机的内容，特别病机、诊断等内容，是从自然变化到人的生理、病理整合在一起讨论的，而这篇文献"运气"和"藏象"是截然分开的两个篇章。

第一章　运气学说的基本概念

第一节　天度气数与运气说

文献中"人以九九制会"的"人"字，我认为一定要改，应该是"地"字，后面有云："岐伯曰：天以六六为节，地以九九制会"，先谈"天""地"，再及"人"这样顺理成章。提出"天度"和"气数"的概念，特别是阐发了"气数"的问题，因此这节的主要议题就是讲天度和气数在运气中的意义。

什么叫"六六之节"？什么叫"九九制会"？人体的"三百六十五节"又是什么？黄帝提出的这些问题涉及古代象数之学，象数学又作"相术学"。宋代邵雍研究相术学，他认为自然界很多物质现象是可以用"数"来进行推算的，或曰用"数"来认识、来理解、来表达。相术之学从《河图洛书》起，就是理学学术思想中的主要内容，这里的"六六之节""九九制会"均是相术学中的概念。

要理解"六""九"，首先应该从"三"来谈起。中国人认为"三"是个基础数字。为什么呢？《素问·生气通天论》中有"生之本，本于阴阳"的理念，认为自然界的生命活动之本质就在于阴、阳的运动，无论是动物还是植物，每一个细小的生命运动都是遵从阴、阳运动的规律，而"三"正是来源于阴、阳。从"数"而言，"阳数"是奇数从"一"开始，"阴数"是偶数从"二"开始，奇偶相合即阴阳相配，这就是"三"。古文献中"三"即"叁"，多写作"参"，"参"即是"三"。两个"三"，就是"六"，三个"三"就是"九"。

所谓"六六"是"六乘以六"的意思，即三百六，就是一年的天数。"节"是"节制"之意，一种算法而已，"天以六六之节"的意思是六六为一年，这是天度的算法。"九九制会"如何理解呢？所谓"九九"是与天之"六六"相应的，一个"九"由三个"三"构成，两个"九"相合就是四个"九"，四九是三百六，也是天度之数，这就是说地数同样含有一岁之数，"会"是与天之"节"相合的意思。由此看来，地之"九九"是个虚数，只表示和"六"有倍数关系，即包含关系，以表达阴阳相合的一种理念而已。

这样，天数是三百六，地数也是三百六，人为自然之物，于是"计人亦有三百六十五节"。这个"节"，有人理解为"骨节"，这是错误的。《灵枢·九针十二原》上做了解释，文云“所言节者，神气之所游行出入也，非皮肉筋骨也”，明显这是指腧穴，腧穴所在称为“节”。人体十二经的腧穴基本上也是三百六这个数，关于这个数字，《灵枢》和《素问》是有些出入的。

这样天、地、人相合，即是“三”，三而成天，三而成地，三而成人，以构成一个自然生态之系统，故曰“以为天地久矣”，这里的“天地”指整个宇宙而言。岐伯解释说：“夫六六之节，九九制会者，所以正天之度、气之数也。”宇宙有无穷之大，怎样去认识呢？天体再大，总会有个“度”有个“数”，“度”就是“数”，可以用“数”来进行推算。古代天文学家计算出周天的大数是360度，太阳一天运行一度，365度为一个周天，即一年。“正”是“确定”之意，以太阳运动为准，一个周天是365度，所谓“六六之节”“九九制会”都是计算周天度数的一种方法。当然无论是“六六”还是“九九”，都不能正好与天度相合，所以在农历中，用“闰月”的方法来处理这误差问题，两年要一个小闰，五年要一个大闰，使误差局限在五年之内，以确保“正天之度、气之数”。“气之数”是指二十四节气而言，依据古代天文家的算法，一年从春分、清明、谷雨、立夏、小满、芒种、夏至，这是90度；夏至过了，有小暑、大暑、立秋、处暑、白露、秋分，这又是90度；又经寒露、霜降、立冬、小雪、大雪、冬至，这又是一个90度；冬至过后，有小寒、大寒、立春、雨水、惊蛰，这是最后的一个90度，四个90度即360度，此即所谓“气之数也”。

总之，“天度”是计算日月运行规律的，故曰“天度者，所以制日月之行也”。如太阳总是绕“黄道”（从地球上看太阳在天空中移动的轨迹）而行，太阳日行一度，月亮30天行一度。“气数”，即二十四节气，也应合360这个数，它具体地反映出春生、夏长、秋收、冬藏的气候规律。我国是个农业大国，尽管现在都使用公历了，这二十四节气仍在应用，尤其是在农业生产方面，时刻不能离开这个“气数”，故曰“气数者，所以纪化生之用也”。

第二节　天度的概念和内涵

天地、日月的运动是有规律的，所谓“分纪”，是古代天文学的概念，包括东西南北运行的方位和角度的多寡等内容。如太阳在春分后行于赤道的北边，秋分后行于赤道的南边。“周有道理”，“周”是“整个”之意，如周天度，就是指整个天体而言，指日月运行一周天的规律，“道”“理”还是指宇宙空间方位和度数而言。

“日行一度，月行十三度，而有奇焉，故大小月三百六十五日而成岁，积气余而盈闰矣。”这是在具体解释天度的计算方法，周天（一年）之数不是整好

360天或365天，都是有盈余的，积攒一年周天度数的盈余，用加“闰月”的方法来处理，就是“积气余而盈闰矣”的意思；两年一小调，五年一大调，使时间在两年、五年之后完全重合，再开始新一轮（同一方位和度数）的计算，以保持计时的准确无误。

古人认识“天度”有三个环节，即“始”“中”“终”。“立端于始”，是说天度这么大，按360度计算也好，365度计算也好，总要有个起始吧，这个起始之处叫“立端”，“北极”是天度之端。二十四个节气，反映了阴阳之气的升降变化，也有个“端”，这个端就是“冬至”，冬至一阳生，从“一阳之气”开始计算。一天十二个时辰，也有“端”，这个端就是“子时”，顺序是子、丑、寅、卯、辰、巳、午、未、申、酉、戌、亥，《金匮要略方论》中有“甲子夜半少阳起”之说。总之，周天（一年）从“北极”始算，阴极阳升；气候变化是以“冬至”为端、为始；一天的时间是以夜半“子时”为端、为始，这些均称作“立端于始”。

“表正于中”，这是针对太阳来讲的。没有钟表之前，古人看时辰早晚是通过观测太阳的角度来计时的。在古天文台上，有用铜制的表，八尺高八尺长，中间立时针，表周刻有子、丑、寅、卯、辰、巳、午、未、申、酉、戌、亥十二时辰，太阳照射下，表中时针的影子指向什么地方就是什么时辰。“表正于中”，“中”就是中午、中央之意，子时是阳之始，午时是阳之正，以这个时刻为正中，“立表于中”意思是在每天的“午”时核对时间。这个方法从汉代就开始了，那时定都在洛阳，就以洛阳为中心，在其东南西北各1000里处立一个表，以午时为准，核对各表的时间。

“推余于终”，不管计算一天的时辰，还是计算二十四个节气，还是计算一年，总是有“余”数，把所有的余数，用适当的方法来解决这个余数问题，最终使时间总能保持准确，这是“推余于终”的意思。以上这三个环节，也可以说是三种计时的方法，就是“天度”的基本概念，故曰“天度毕矣”。

第三节　气数的概念和内涵

第一段：天度与气数的联系。天度已如上述，那么“气数”又是怎么与天度相合的呢？前面讲过，天地均合于360这个数，那么“十日”是什么概念呢？古人认识到“十”是个极数，因为“十”过了又是“一”，如十一、二十一、三十一等。在相术中一般不谈“十”，只到“九”，认为“九”是最大的一个数，因为“九”是个生数，而“十”是个尽数。如《难经》名作《黄帝八十一难》，还是“九九”数之意；《素问》《灵枢》为什么安排八十一篇？也是这层意思。中国古代用“天干”来表示十位的每个数字，称作“十天干”，即甲、乙、丙、丁、戊、己、庚、辛、壬、癸。我国的甲子纪年法，在汉章帝以后才有，但是用甲子纪日却很早，可以推到夏商周时期，最迟不会晚于商代。中国在早期奴隶制时期，没有一、二、三、四等符号，计算天日就用甲、乙、丙、丁、戊、己、庚、辛、壬、癸。什么叫“天干”？“天”是“日”之意，“干”是“个”之意，天日用“十”来计算，后世称作“十天干”，故曰“天有十日”。

“日六竟而周甲”，“竟”是“进”之意，甲乙丙丁戊己庚辛壬癸，每循环一次，称作“一进”，经过一进、二进、三进、四进、五进、六进，把天干数排六次，这就是“日六竟而周甲”的意思。与“天干”之数相对的是“地支”之数，地支是十二个数，即子、丑、寅、卯、辰、巳、午、未、申、酉、戌、亥。把天干数与地支数相合来纪年，称作甲子纪年法，甲子纪年不容易记忆，但可以通过排列组合计算出来。把天干之数排在上面，共排列六次，下面配以“地支”之数，正好可以排五次，五六相合就是六十个组合，称为一“花甲”。“花”是阴数和阳数混合排列的意思，“周甲”就是一轮甲子之意。

“甲六复而终岁，三百六十日法也”，“甲”仍指“甲子”计算法，一个甲子数是六十，“六复”是反复六次之意，六个六十，共计“三百六十”，“而终岁”即“一年”之意。由此看来，这篇文献与《素问》其他篇比起来，较为晚出，因为这个纪年的方法在汉代以前是没有的。

“故其生五，其气三”，这是说“五”这个数是由“三”来的，“三”是阴阳的爻数，是阳一、阴二之合，是个奇偶数。阴阳变化而生五行，就有了“五”这个数，如十天干就是两个“五”。

“三而成天，三而成地，三而成人”，意思是天有阴阳，地有阴阳，人体也有阴阳，从这个角度来看“皆通乎天气”，即指天、地、人之共性。

“三而三之，合则为九，九分为九野，九野为九藏。”三个“三”就是“九”，所谓“九分”是泛指无穷之意，“九”是生数。因此“九野”既指整个太空，也指整个中国地域，天上有九野，地下有九州，在人体有九藏，前面还讲“其气九州九窍”，对这些议论不要机械地去理解，要从宏观的角度去体会，其要旨是指“阴阳”而言。

“故形藏四，神藏五，合为九藏以应之也。”王冰对这句话的解释是按照“三部九候论”来解释的，他认为，“形藏四”，一指头角，二指耳目，三指口齿，四指胸中，这是根据《素问·三部九候论》那篇文章来谈的，这个解释没有多大现实意义。张志聪在《黄帝内经素问集注》说的“形藏”是指膀胱、胃、大肠、小肠等四腑，因为六腑中的“胆”属奇恒之腑，为中正藏精质之腑，与其他藏形的四个腑不一样，古人又认为“三焦”是无形之气，除此而外剩下就是膀胱、胃、大肠、小肠，故曰“形藏四”。因此说，形藏有四，神藏有五，合为九藏，这是具体解释人体“九藏”的含义。

第二段：气数与五运的联系。所谓“积气盈闰”之“气”何谓？气度从“五”，是由“三”演变而来，“五日”为“一候”，即太阳行天之5度为之一候。为什么要以“五天”为一候呢？因为一天有十二个时辰，五天就是六十个时辰，“六十”是一甲子的周数，故曰“五日谓之候”。三候是十五天，即为一个节气，故曰“三候谓之气”。六个节气，即六个十五天就是一个时令即一个季节，故曰“六气谓之时”。四个时令，即四个九十天就是一年，也就是一年有二十四个节气，故曰“四时谓之岁”。当然这是个基本的算法，因为闰月的关系，有的时候会有些小的变化，但大致如此。

依照运气学家的概念，“气”要分成“节气”和“中气”两部分，在月初者为“节气”，月中者叫“中气”，合称作“节气”。比如正月有立春、雨水，“立春”一般都是在正月初，初二或初三，总之在月初，这叫“节气”；“雨水”一般在十五、十六，或者十四、十五前后，是在一月之中，这叫“中气”。以此类推，又二月有惊蛰、春分，“惊蛰”总是在二月初为节气，“春分”总是在二月中为中气；又“清明”总是在三月初为节气，“谷雨”总是在三月中为中气，等等，在二十四个节气中，有十二个节气、十二个中气。“六气谓之时”，这个“时”不是“时辰”的时，是指“四时”，即春夏秋冬四季。“各从其主治焉”，意思是就四时的气候而言，春、夏、秋、冬的节气各不相同，就形成了四季不同的气候特点。

“五运”是指运气学说，该学说是用五行理论来诠释的，故曰“五运”。“袭”是“承”之意，“承袭”，“承”是“克制”之意，即五运是遵循五行相克规律运动的。《素问·六微旨大论》云：“相火之下，水气承之；水位之下，土气承之；土位之下，风气承之；风位之下，金气承之；金位之下，火气承之；君火之下，阴精承之。”可说是对“五运相袭”的具体解释。而这种承袭关系，对维持阴阳的平衡是非常必要的。以“火”为例，“火”一定要有“水”来承袭，才能够维持火气温而不亢的正常状态。大家也许容易理解五行的相生关系，认为相克关系就是不好的、无益的，这个概念是错误的。五行相生是必要的，相克也同样是必要的，只有相生，没有相克就会出现阴阳偏胜的不正常状态，生态总要平衡才好，这就是“而皆治之”的意思，“皆”指五行的五个方面，“治”就是正常运动的状态。

“终期之日，周而复始”这是指自然的循环规律，如一年四季的顺序是春、夏、秋、冬，今年是这样，明年还是这样，这叫“终期之日，周而复始”。“时立气布，如环无端，候亦同法。”“时”泛指一天之时、一年之时，“时立”是秩序井然之意；“气布”指正常气候的分布，如春时即木之气布等。“如环”是往复运动之意，“无端”是无穷之意，这就是说，任何物质运动都是永恒的，不仅周岁如此，节气之候也遵循这个法则，故曰“候亦同法”。

“年之所加”是指天干的计数方法而言，因为十天干之数便于推算五运，如“甲己”化土，逢甲、逢己之年均为土运之年，如甲子、甲戌、甲申、甲午、甲寅、己巳、己卯、己丑、己亥、己酉、己未，不过“甲”是阳土运，“己”是阴土运。这样看来“五运”与“五行”是有区别的，在五行中“甲”属“木”，五运中“甲”为“土”。年之所加的“加”，是指年干的属性所加，例如今年是甲年，就是阳木所加，今年是乙年，就是阴木所加。意思就是看是什么年，属什么运，阳年就是阳运，阴年就是阴运，如果不懂得年干之“五行之气”加“五运之气”，就搞不清楚“气之盛衰”。如逢甲之年是阳土运，即为盛、为太过；如逢己之年是阴土运，即为衰、为不及。“气之盛衰”会导致虚、实的变化，阴年为“虚”，阳年为“实”，此即“虚实之所起”之意。搞不懂五运阴阳的盛衰虚实关系，就“不可以为工矣”，“工”是“专”之意，意思是不能很好地掌握天度气数的规律，就不能专于养生、保健、治疗等实践活动。

第三段：五运对人体的影响。“五运之始，如环无端，其太过不及何如？”“无端”是“无穷”之意，即“五运”的运行如环无穷，其中有太过、不及的情况，其规律是怎样的呢？答曰：“五气更立，各有所胜，盛虚之变，此其常也。”“更立”，指纪年更迭的规律，如遇甲年，这是土年，甲过了是乙，乙年是金年，按照五行推算，土年之后是金年，金年之后是水年，水年之后是木年等。“各有所胜”，即指每一年因主运不同各有主要的气候特点，如土年的胜气是土。“五运”是依据年天干之数来推算的，因此每一运中有两个天干数，如每逢甲年、己年同为土年，甲年为阳土之年，己年为阴土之年，阳土主“胜”，阴土主“虚”，故曰“盛虚之变，此其常也”，这是五运的基本规律。如何推算一年的运势？是阴运，还是阳运，是虚，还是实？以后有机会再讲。

原文：“平气何如？”什么叫“平气”呢？既然五运中有太过之运、有不及之运，也应该有既不太过又无不及之“平气”吧？前面“其生五，其气三”的“三”也包括了这个意思，每个“运”都有太过、不及、平运三气。答曰：平气即“无过者也”。“无过”就是又不太过又无不及之意。

太过、不及之运是怎样形成的呢？下面没有直接解释，只是说“在经有也”。“经”应该是指《素问》中几篇“大论”文献，如《天元纪大论》《六微旨大论》《至真要大论》《五运行大论》等，在这些文献中有具体的解释。实际上，关于太过、不及之运，我刚才已经讲了，即逢阳之天干就是太过之运年，逢阴之天干就是不及之运年。既然阳干属太过，阴干属不及，怎么又会出现平气呢？这需要具体地讲运气学才能回答这个问题。简单地说，比如今年是“甲”年，主运太过，但是今年的“司天”之气是不及，两者就抵消了，出现“平气”；今年是“甲”年，如果“在泉”之气是不及，这两者也能抵消而产生“平气”。由此看来，产生“平气”的条件很多，这里暂不讨论这些话题。

“何谓所胜？”“所胜”是指相互克制而言，即五运之相克说。答曰：以四时为例来说明这个问题。春属木，长夏属土，据五行木克土之说，故云“春胜长夏”；长夏属土，冬属水，据五行土克水之说，故曰“长夏胜冬”；冬属水，夏属火，据五行水克火之说，故曰“冬胜夏”；夏属火，秋属金，据五行火克金之说，故曰“夏胜秋”；秋属金，春属木，据五行金克木之说，故“秋胜春”。“所谓得五行时之胜，各以气命其藏。”“时”是指春、夏、秋、冬四时，每一时均有自己的属性，遵循的是五行生克的规律，可以用自然气运的规律来解释人体之藏象。如肝应春属木，心应夏属火，脾应长夏属土，肺应秋属金，肾应冬属水。至于为什么，这就是从大量实践总结、归纳出来的，经过临床观察是有道理的，这样就把气数与人体的五脏联系起来了。

“何以知其胜？”意思是这些规律是怎样推算的呢？下面是回答。“求其至也，皆归始春”，“其”是指五行之气，“皆归始春”，即把“春”作为计算的始端。在“运气学说”中要计算运气之五运相交，是从“大寒”开始计算的。“大寒”是一年中最后一个节气，大寒一过就是“立春”，在“大寒”节气之间就开始交接第二年的气运了，中国的历书、《资治通鉴》都是这么计算的，这就是“皆归始春”的意思，“大寒”为春之始。有了这个概念为前提，下面来分析太过、不及的问题。

“未至而至，此谓太过。”“未至”是指节气未至，“而至”是指五运之气而言，如“大寒”节气还没有到，而春木之气就已经来了，这是木气太盛。“太过”的气候会有什么样的变化呢？“则薄所不胜，而乘所胜也。”什么是“所不胜”“所胜”？在五行相克中，凡是所言“不胜”都是指“所不胜”，如木气“所不胜”的是“金”，是指“克我”之气而言；“所胜”是指“我克”之气，如木气的所胜是土，就土、木来说，木是“所胜”的一方。“薄所不胜”，“薄”是“迫”之意，《内经》中的“薄”字在五运六气中都是当“迫”字解，这句话的意思是，太过之木气要逼迫金气，即临床上所谓的“木火刑金”，就是因肝气太旺，而限制了肺金。“而乘所胜也”，“乘”是“加”之意，土是木的“所胜”，木气有余要加给土气，即临床所见肝木克制脾土就是这种现象。总之，这种因“太过”而引发的现象叫作“气淫”，“淫”就是“太过”之意，淫盛、淫掠。

“至而不至，此谓不及。”前一个“至”，是指节气而言，后一个“至”，是指五运之气。如大寒已过，而春木之气还没有迹象，这就是主运之“不及”。“不及”的气候会有什么样的变化呢？“则所胜妄行”，如肝木之气弱，则脾土之气妄行。“所生受病”，“所生”是指“生我者”，如生木者是水，木气太衰就要累及肾水，此即“所生受病”。总之，木气不及，不仅脾土妄行，还要影响“所生”之肾水。“所不胜薄之也”，如木气薄弱，金气就逼迫木气。这就是主运不及的规律，主要会影响到两个方面，第一是“所胜”者要妄行，第二是“所生”者要受病，这种因“不及”而引发的现象就叫作“气迫”。

“所谓求其至者，气至之时也。”“求其至者”是指运气，“气至之时”是指节气，意思就是要掌握节气和气运之间的关系，如“大寒”时节期间，春木之运是提前了？还是迟到了？提前了是木运太过，迟到了是木运不及。

“谨候其时，气可与期。”“时”是指天度、气数而言，“候”是观察之意，“期”是计算之意，意思是一定要仔细地观察，不断地积累观察到的现象，这样才可以摸到规律，并可将其计算出来，预测出来，或者分析出来。否则“失时反候，五治不分”，不掌握天度、气数的运动规律，就没有预见，不能预测太过或不及，假使遇到反常之时运、气候，因为不掌握气运的规律，不懂得天度、气数，也就不会有相应的措施。于是“邪僻内生”，“邪僻”是指病变，人就会生病。“工不能禁也”，“工”指医生、大夫，“禁”是禁止、控制之意，作为医者，若对自然界变化规律没有认识，就解决不好疾病的问题。这几句话的精神是说，一定要掌握自然界变化的规律，要认识天度、气数，不这样，在临床上就发挥不出做医生的智慧和能力，不能治病救人。

“有不袭乎？”“袭”是“承袭”之意，是制约的意思，五行之气是不是也有不承袭的呢？答曰：“苍天之气，不得无常也。气之不袭，是谓非常，非常则变矣。”这是个否定的回答。“苍天”是指宇宙、天体，可以理解为自然界，包括天度、气数，“常”是“规律”之意。这是说，自然之气数不能没有规律，万物的发展、变化都是有规律的，“相袭”（相互制约）是自然法则，若五运之气没有了相互承袭、相互制约的关系，“是谓非常”，“非常”就是不正常，“非常则变矣”，“变”是违背规律而发生紊乱的意思。这个概念是很科学的，对有些事物我们还没有掌握它的规律，没有掌握的不等于说就不存在。

“非常而变奈何？”假使“非常”而突然发生变化，将会是什么样的状况呢？将产生什么样的结果呢？答曰：“变至则病，所胜则微，所不胜则甚，因而重感于邪，则死矣。故非其时则微，当其时则甚也。”一旦出现了“非常而变”的情况，人体将受到危害，故曰“变至则病”；“所胜”者病，病变不会太严重，如逢木运之年，木克的是土，若变化是由土气引起，即病也微，故曰“所胜则微”。“所不胜”者病，病变就要严重很多了，如克木的是金，若变化是由金气引起，则情况就比较严重，往往会出现一些大病，故曰“所不胜则甚”。“因而重感于邪，则死矣”这是针对“所不胜”者致病而言的，若自身的基础调养就不好，再感受“克我”之邪气，两个不利因素共同致病，故曰“重感”，情况就更严峻了。

“故非其时则微，当其时则甚也。”举例来说，如春天到了，而不是风木之气至，或是寒水主气不退，或是湿土之气提前到来，这些都是“非其时”之气，这种情况影响不会太大；若春天来了，风木之气异常旺盛，到了亢盛的程度，此即“当其时”之气，往往影响就会比较大。

综上所述有两个要点：第一，要区分“所胜”（即我克），还是“所不胜”（即克我）；第二，还要区分是“非其时”，还是“当其时”。下面所讲太过、不及对人体的影响，就是遵从这样一个关系来分析的。

第二章　藏象学说的基本概念

第一节　阳气阴味与脏腑

天阳与地阴之气相合化生出种种的实体，如动物、植物、人类等，是阴阳两气相合而变生之“形”。由于各种物质的禀赋不同，运动方式不同，所以就有了数不清的物种，有的是动物，有的是植物，有的是矿物，最高级的是人类，故曰“因变以正名”。问题是，天地的运行，阴阳的变化，影响于万物，各种物质对于阴阳五行之气的禀赋有多有少，这就形成了物质的多样性和复杂性，对这个复杂的问题可不可以谈一谈——“可得闻乎？”正因为有“孰少孰多”的区别，所以宇宙间的物质是复杂多样的。例如中药的性味，有的药物阳气盛，有的药物阴气盛，由于禀赋五行之气、阴阳之气的多寡不同，所以药物的性味也各异。对整个宇宙来说，物质的复杂多样性是难以想象的。

“悉哉问也”，这个问题问得好！“天至广不可度，地至大不可量，大神灵问，请陈其方。”主要讲讲这个“方”字。科学发展到现在，我们人类对大自然的认识还是很有限的，因此人类要认识宇宙，重要的是要探索出有效的方法，方法对头了，即可以简驭繁。下面是用实例来进一步阐明这一认识。

比如说，自然界中有“五色”，即黑、青、黄、赤、白，这是五种基本色，这五种基本色可以演化出无穷的颜色，故曰“五色之变，不可胜视”。自然界中有“五味”，即酸、苦、甘、辛、咸，这是基本味，这五种味可以演化出许许多多的味道。比如说“甘”味，有的甘而辛，有的甘而苦，有的甘而淡，等等，故曰“五味之美，不可胜极”。从人体脏腑来讲，五脏的喜好是不一样的，即五脏对色、味的亲和力是不一样的，如心欲“软”，肝欲“收”，肾欲“坚”，脾欲“缓”等。又如，心为阳中之太阳，通于夏气；肝为阴中之少阳，通于春气；

肺为阳中之太阴，通于秋气。再如，脾恶燥、胃恶实、肺怕气逆等。这些都是描述脏腑的个性，故曰“嗜欲不同，各有所通”。

据此，自然之气、味与人体脏腑的关系是非常密切的，故曰“天食人以五气，地食人以五味。五气入鼻，藏于心肺，上使五色修明，音声能彰。五味入口，藏于肠胃，味有所藏，以养五气”，五气、五味进入人体，脏腑得到五气五味之生养，化生出丰富的津液，阴精足则脏腑的功能强健，故曰“气和而生，津液相成，神乃自生”。这段文献讲述了自然界之气味与人体脏腑生理功能的关系，这是人体藏象运动的前提。这一节是过渡段，相当于是藏象学说的前言。

第二节　四时与人体脏腑

需要搞清楚藏象的概念、含义等。“象”是“征象”，《灵枢》上讲“视其外应，以知其内藏”，这个“象”就是“外应”，就是人之体表各个部分的表象，通过表象可以认识体内脏腑的变化，这就是“藏象”的基本含意。换句话说，从体表的某些征象来观察脏腑的生理功能的正常与不正常，或者说观察脏腑的病理变化，这都是属于藏象的范围。

首先讲“心”。人这个有机体的生存，主要是靠心阳来维持的。前面讲《生气通天论》《阴阳应象大论》都讨论了“阳气”的问题，生命之源来自肾精，维持生命的活动要靠阳气，阳气是生命之本，尤其是心阳，故曰“心者，生之本”。心还主神明，这是心的高级功能活动，所谓“神之变”，是指心能够对外界的变化做出反应，知道哪种环境适合生存，哪些环境不适合生存，哪些对人体有害，哪些对人体有利，这些都是“神明”的功能，否则人将没法生存。这是从“藏”的角度讨论的心。那么心的“象”是怎样的呢？“其华在面，其充在血脉”，这就是心之象。心见于体表的征象是“面”，心主血脉，维持血液的循环，所以“其华在面”。心“为阳中之太阳”，心是阳脏之中阳气最多的，这是说心的性质。这个“太阳”与《伤寒论》六经的“太阳”是两回事，这里的“太阳”是“盛阳”之意。“通于夏气”，这是讲心与自然的关系，心聚集了极盛阳气的功能，有如自然界阳气最盛之夏季，故“夏气”有助心脏的功能。例如心血管病的患者，气候转暖了病情也要好些，许多症状都会减轻，当然这些不是绝对的。再如，凡是气虚的病人，随着春夏季节的到来，病情都会缓解，临床上有这种现象。为什么呢？中医学认为，外在的阳气能够补偿体内阳气之不足。“阳中之太阳”揭示了心的性质。

其次讲“肺”。“肺者，气之本”。人体的“气”主要有营气、卫气、宗气，营气出于中焦，卫气出于下焦，宗气则出于上焦。肺所主之气主要是指“宗气”，宗气源于自然界，人体每天进食的饮食水谷精微是宗气的物质基础，单是这种物质精微还不能产生宗气，需要通过肺的呼吸与自然界的天然之气相结合，才能成为“宗气”。也就是说，水谷精微之气通过肺的呼吸到了膻中，膻中是人体的上气海，在这个地方化生为宗气。宗气在人体的主要作用是“推动”，即提供能量，人体大大小小的各种活动，主要靠宗气提供能量，甚至于呼吸本身这个运动也要靠宗气推动。由此可知，人体营气、卫气的运行也还是来源于宗气的支持，靠宗气来带动。“宗”是源头之意，故曰“肺者，气之本”。肺的神志曰“魄”，是指一种活力而言。“其华在毛，其充在皮”，这是肺之象，肺的健康与否，都会从皮、毛上反映出来。“为阳中之太阴”，这是讲肺的性质，肺与心不一样，中医学里没有“肺阳”这个概念，古文献中没有“肺阳”的提法，有心阳、脾阳、肝阳、肾阳，而没有肺阳。为什么呢？古人认为肺这个器官既不能寒，又不能热，寒则伤肺，影响肺气的功能，热也影响肺气的功能。所以肺与心不一样，虽同居上焦，但有阴、阳的区别。心是阳中之太阳，主向上，主宣发；肺是阳中之太阴，主下降，主内敛。因此，肺气要内敛才好，下降才正常，所以有“肺主肃降”之说，“肃”是清静之意，一尘不染叫“肃”，清肃之意，这是肺气的特点。因此空气的污染对肺是十分不利的，痰、湿、饮、燥等种种病因都会影响肺的清肃功能，肺气不降而上逆，就会出现咳嗽、喘哮等病变。所以用“太阴”来表述肺气，是很有道理的，非常符合临床的情况。这个“太阴”也不是《伤寒论》六经的手太阴肺经，而是与心的“太阳”相对待提出的。“通于秋气”，这是说肺与自然界的关系，四时中最适合肺的就是秋季，从秋开始阳气逐渐下降，因此清肃的秋气对肺气是有帮助的。

其次讲“肾”。“肾者，主蛰，封藏之本”。“蛰”是冬眠之意，生命还存在但不活动了，这叫“蛰”。二十四节气里的“惊蛰”，就是说气候转暖了，阳气发动了，冬眠的生命开始活动了，或曰复苏了，故曰“惊蛰”。用“蛰”来表述“肾”是怎样的概念呢？肾中有元阳，肾阳与心阳又不一样，肾之元阳要潜藏于内，要潜藏于肾精之中，所以曰“蛰”，肾之元阳潜藏得越充足，越彻底，越有利于人的健康。《素问·刺禁论》中云：“心部于表，肾治于里。”这一“表”一“里”都是指阳气来讲的，心脏之阳要向外宣散，所以“部于表”，肾脏之阳要潜藏，所以“治于里”。所谓“封藏之本”，是补充、强调“蛰”的含意，“蛰”就是“封藏”。封藏什么？封藏元阳，封藏在什么地方？封藏在肾精之中。“精之处也”，是说肾藏有精水，储有大量的肾精，所以元阳才能封藏在里面。若肾精不贮于肾，元阳就不可能封藏，肾脏就不可能发挥“蛰”的作用。所以一般把“肾阳”称为水中之火，本来水是克火的，但肾精这个水不仅不克火，反而还养火、生火，这是肾阴、肾阳的关系，也是肾的特点所在。“为阴中之少阴”，这是讲肾的性质，肾在下焦为阴，主肾精属阴，这是前一个“阴”的意思；为什么称“少阴”，少阴又不完全是阴的意思，因为肾中还有元阳，所以这里的“少阴”不是《伤寒论》六经的概念，要注意区别开。“通于冬气”，这是讲肾与自然界的关系，肾的特殊功能与自然界的冬气相通，在古人的概念中，冬天虽然寒冷，即使是数九寒天，但是内含有“阳”，如冬天井里有蒸汽冒出。在夏天则相反，越是天气热井里面的水越凉，所以认为夏天是阳在外而阴在内，冬天是阴在外而阳在内，所以自然界的冬气对于肾阳封藏的功能是有帮助的。

再次讲“肝”。在这段文字中，“阳中之少阳”应该是“阴中之少阳”，这里有个错字，与肾为“阴中之少阴”是相对的。“肝者，罢极之本”，“罢”与“疲”是同一个字的两种写法，什么叫作“罢极之本”？肝主筋膜，人体全身的筋膜都要靠肝气的支持，要靠肝之津液来滋润、温养。筋膜联系全身的大小关节，四肢的运动强不强健，要看筋膜的状况，而筋膜的强弱来源于肝气的盛衰，因此“罢极”是指筋膜而言，意思是肝气不足，或者肝之精血不足，不能濡养筋膜，极易出现“罢极”的现象。如临床上的肝炎患者，有个很显著的症状就是浑身乏力，尽管中西医“肝”的概念完全不一样，但对肝炎病人，中医治疗也是从“肝”来考虑的，总之“罢极”之本在于肝。肝的神志曰“魂”，是指一种活力而言。“其华在爪，其充在筋”，这是肝之象，肝的健康与否，可以从爪甲、筋膜上反映出来。“以生血气”，这是言肝的功能，人体的气、血若没有肝的少阳春生之气，气血就不能得以维持正常的运营。“其味酸，其色苍”，一般认为这是多余的几个字，因为前面的“心”“肺”“肾”都没有谈这个问题，我同意这个看法。当然意思还是正确的，“酸”是肝之“味”，“苍”是肝之“色”，也可以理解为是肝与自然界的一种联系。“此为阴中之少阳”，这是讲肝的性质，肝属阴脏，肝肾在下焦。肝是不是个纯粹的阴脏呢？不是，“少阳”具有不寒不热的特性，好比春天的天气一样温和，只有少阳才能维持生发冲和之气，正因为是少阳之气，所以肝能够主输泄、主生发。如果肝是“太阳”，那就非亢不可，从病理讲，肝阴不足，肝血不足，肝阳就要上亢，所以阴虚阳亢是临床常见的肝脏病变。因为肝有相火，所以保持“阴中之少阳”的状态，才能维持“肝”的正常，维持肝脏柔和的气象。“通于春气”，是讲肝与自然界的关系，春温生发之气最适合于肝，最能补益肝中少阳之气，春季对肝脏大有好处。

其次讲脾胃。其中大肠、小肠、三焦、膀胱只是提及而已，但这些脏器还是有共性的。脾胃是“仓廪之本”，人吃进的食物先贮藏在胃里，通过胃消化成为水谷精微，再靠脾的功能运送到五脏六腑，故曰“仓廪之本”。脾胃还有“水谷之海”之称，这两者没有什么本质的区别，都是说脾胃为后天之源。“营之居也，名曰器”，这是说脾胃的功能。“营”指“营血”，“居”是“在”之意，营血之源就在脾胃；脾胃就好比是器皿一样，这与心、肺、肝、肾都不一样。为什么用“器”来名脾胃呢？后面就是解释。“能化糟粕，转味而入出者也”，所谓“转味”是转变、转化、变化之意，食物在脾胃被转变为各种营养物质，而且有入有出。“入出者”，对大肠、小肠、三焦、膀胱来说，比较好理解，其实脾胃也有“入出”的功能，所“出”者，也不都是“糟粕”，还包括“味”，“味”即“精液”，水谷之精华。“其华在唇四白，其充在肌”，这是言脾之象，“唇四白”是“唇四周”之意，脾的状况可以通过“唇四白”“肌”反映出来。“其味甘，其色黄”也是在描述脾胃与自然界的一种联系。“此至阴之类”，这里的“至阴”，不能理解成“极阴”，“至”是“往复”之意，脾胃在中焦，是上下之枢纽，因此脾胃有转运、入出的功能，“至”就是对脾胃往复传输这个功能的表述，这就是“至阴之类”的意思，是在说脾的性质；脾之所以有转输的功能，主要脾气、脾阳的作用，所以不能理解为“极阴”。“通于土气”，这是在表述脾胃的性质及与自然界的关系，“土”能生载万物，万物变化无穷都化生于土，所以自然界的“土气”与脾胃相通。

此节最后一句是“凡十一藏，取决于胆也”，中医学的藏象概念多是以“脏”为中心，为什么说“取决于胆也”呢？这是因为“胆”有少阳升发之气的缘故。李东垣在《脾胃论》中说：“胆者，少阳春生之气，春气升则万化安，故胆气春升，则余脏从之。”所谓“取决于胆”就是这个意思，即取决于胆的春生之气、少阳升发之气，五脏六腑的任何一个器官，假使没有这种升发之气，就不能维持自身的功能。“取决”可以理解为“借助”之意，五脏六腑借助于“胆”的升发之气，这也是对脏腑共性特征的一种表达，五脏六腑各有不同的功能这是谈个性，但都要“取决于胆”，这是它们的共性。这一学术思想也是整体观的一种体现，与《素问·灵兰秘典论》里所阐发的“十二官相使”有相同的指导思想。因此，关于“十一藏皆取决于胆”的理解，我同意李东垣的看法，不能从意识形态角度用胆主决断来解释，这样就没有什么实际意义了。

此节的主要精神，是讲脏腑生理功能与自然界的联系，特别是从四时、从气数等方面表述了各脏不同的功能特性。

第三节　藏象与脏腑病变

这里提出，通过“人迎”“寸口”这两个部位的脉搏可以体察出脏腑的病变。“人迎”脉在喉结旁，颈动脉搏动处，“寸口”在腕部，手动脉搏动处。从王叔和开始到李东垣等，都强调左手寸口的脉叫“人迎”，右手气口的脉叫“寸口”，左手人迎脉主“外感”，右手的寸口脉主“内伤”，这是后代医家的提法，但《内经》中没有这个说法。古人认为“人迎”处于足阳明胃经脉上，所以可以诊三阳经的情况；“寸口”处于手太阴肺经脉上，可以诊得三阴经的脉。人迎、寸口脉是古人临床经验的总结，一般说来，寸口脉的搏动与人迎脉的搏动大体上是一致的。在《灵枢·禁服》里面这样说：“寸口主中，人迎主外，两者相应，俱往俱来，若引绳大小齐等，春夏人迎微大，秋冬寸口微大，如是者名曰平人。”人迎与寸口“俱往俱来”，搏动的频率和节奏是一个步调；“若引绳”，就像由一根绳引动的一样；“大小齐等”，即云脉之振幅基本也一样。文献中所谓“盛”，是指脉振幅的大小，有一盛、二盛、三盛、四盛等四个不同的程度，四盛之间呈倍数递增，以什么作为参照呢？是以正常脉为标准的。

先讲人迎脉。“人迎一盛病在少阳”，意思是若人迎脉振幅比常脉大一倍，则病位在少阳，少阳是胆、三焦等部位；“二盛病在太阳”，若人迎脉比常脉大二倍，则病位在太阳，太阳是小肠、膀胱等部位；“三盛病在阳明”，若人迎脉比常脉大三倍，则病位在阳明，阳明是胃、大肠等部位。以上是从病位来讲，若从病因、病性来讲，是指邪气亢盛。如人迎“一盛”是少阳的邪热亢盛，“二盛”太阳的邪热亢盛，“三盛”是阳明的邪热亢盛，若人迎脉超过了常脉的三倍、四倍，这是阳脉盛极，就会出现“格阳”的病变。“格阳”既可理解为脉象，也可理解为病变，人迎脉大到常脉的四倍以上就叫“格阳脉”，格阳脉的出现是阴阳阻绝的缘故，“格”通“隔”，是“阻隔”之意，即阴阳平衡被破坏了，破坏到阳气盛极、阴气阻绝的程度，是阳热盛极的病变。关于“关格”古代注家有很多争论，有的说指病证，有的说指脉象；我的体会是，“格阳”既是脉象又是病证，因为一旦出现“格阳”脉象，是有内在病变作为基础的，那就是阳气亢盛、阴气阻绝。

再讲寸口脉。寸口脉较常脉大一倍病在“厥阴”，大二倍病在“少阴”，大三倍病在“太阴”，大四倍以上就会出现“关阴”，所谓“关阴”就是阴脉盛极而阳脉不通。“关”与“格”是有区别的，“格”是格阳于外，“关”是关阳于内。“关阴”是脉象，又是病变，从临床上看，“关阴”脉有点像热厥证的脉，属于郁证范畴，即火郁证，火气郁积于内之故，治疗时需要把郁于内的火热通散出来。

原文最后说：“人迎与寸口俱盛四倍以上为关格，关格之脉羸，不能极于天地之精气，则死矣”，是说人迎与寸口脉俱盛到四倍以上，这就是“关格”为病，是很严重的一种病变，因此“关格”既是脉象又是病证，脉叫“关格脉”，证叫“关格症”。“关格之脉羸”，“羸”是“败坏”之意，在临床上“关格之脉”是危险脉象的信号，说明病变败坏到阴阳离决的程度了。阴阳离决，精气乃绝，所以说“不能极于天地之精气”，“极”是“尽”之意，“不能极于”是“不能尽于”的意思，即不能享尽天年的意思，故曰“则死矣”。

从病变方面来分析，“关格”程度有不同，病位有不同。“格阳”是三阳证，“关阴”是三阴证，但同样都是热证，“格阳”是拒阳于外，“关阴”是热瘀于内，“关格”的病机是阴阳离决，是阳亢及阴而气绝，是从病变角度来说明脏腑阴阳的关系。

【答疑】

问 “心为阳中之太阳”“肺为阳中之太阴”的临床意义如何？

“心”位于上，又主“火”，以“阳”为用，所以称为“阳中之太阳”，“心”这个“太阳”是不能伤损的。但阳主动，人体在不断地运动中总会不断地消耗阳气，所以古人在养生理论中提出“七损八益”的认识。“七”是阳数，“八”为阴数，“七损八益”就是“阳损阴益”的意思。意思是说，阳易损，要格外地注意保护人体之阳；而由于阴与阳的关系，可以通过益阴来养阳。总之，“心”为阳中之太阳，其功能以阳为主，所以一定要保护好心之阳气，不能有所亏损。

“肺”也位于上，属阳位，又手太阴肺经与之相连，所以称为“阳中之太阴”。在上之气要肃降，以降为顺，因此“肃降”是肺的重要生理功能之一，若肺的清肃下行的功能异常，就会出现咳嗽、气喘、咳痰等病变表现。为什么在上之“阳”会下降呢？依据“阴阳”理论，那是因为“阳”中有“阴”，而“阴”要下行、下降；相对来说，“阴”中也有“阳”，所以“阴”会上升，是因为“阳”发动的缘故。因此说“阴升阳降”中含有辩证法的认识。

以上太阴、太阳的认识对临床的指导意义有很大的区别。对“肺”一般不称“阳”，只提“肺气”，如“补肺气”而不说“补肺阳”，以其以“降”为顺而有别于心阳；也没有补肺阳的药，因为肺脏恶“燥”。与之不同的是，“心”总与“阳”并称为“心阳”，在临床上这些概念是需要把捏分寸的。

问： 怎样理解“立端于始，表正于中，推余于终，而天度毕矣”？

这里涉及天度、气数的问题，首先要搞明白三个环节，即“端”“中”“终”，这几句话的确比较抽象。首先是“立端于始”，“端”是开头，“始”是开始推算，我国早期的天文学是以北极为端，以南极为终，之间是赤道、黄道，一岁之端是“冬至”，一日之端始于夜半子时，凡是要计算天的度数，首先要这样定位，这是第一个环节。第二个环节是“表正于中”，“表”是标识的意思，“表”是用来测日晷长度的，是认识时刻的标准。第三个环节是“推余于终”，即是指前面一句“故大小月三百六十五日而成岁，积气余而盈闰矣”，是讲闰月的问题，“终”是“齐整”之意；在历法学中，时间上的“差”需要通过一种方法将其消除，如建立闰年、闰月就是一种方法。

五藏生成篇第十 *

【篇解】《素问·五藏生成》的主要内容是讨论“诊断”问题，主要讨论了“望色”和“切脉”。从《内经》整体学术思想来看，中医四诊内容重点在“望色”和“切脉”这两个方面。题目为什么叫“五藏生成”呢？“脉”在寸口可以诊切到，“色”可以从面容来观察，无论是“色”还是“脉”都是表象，“色”和“脉”是内脏的反映，所以“五藏生成”于内，而色、脉呈显于外，因此切脉、望色可以观察出五脏的生理和病理的变化。换言之，色、脉的变化，都是由五脏生成的。五脏的功能如何能够反映到色、脉呢？在五脏和色、脉之间谁是媒介呢？是“气”和“血”。五脏都有气、血，五脏的生理和病理会通过气、血的生理和病理反映于色、脉。所以在这篇文献中，对气、血有不少的发挥。全篇可分作四章，章下分节。

第一章“心之合脉也，其荣色也”至“其荣发（髮）也，其主脾也”。

章意：系统地提出了脏与脏的承制关系以及脏与体表的生成关系。

第二章“是故多食咸，则脉凝泣而变色”至“黄当肉，黑当骨”。

章意：论五色在五脏生成中的生理及病变表现，五脏藏精，精藏则色滋荣，精亏则色枯槁。

第三章“诸脉者皆属于目”至“针石缘而去之”。

章意：气血在五脏系统中起到了沟通表里内外的作用。五脏在内，色、脉在外，色、脉之所以能观察出五脏的变化，是通过气血来实现的。

第四章“诊病之始，五决为纪”至篇末“面赤目青，皆死也”。

章意：讨论脏腑经络的病变。可分成三节。

第一节“诊病之始，五决为纪”至“过在手巨阳、少阴”。讲五脏十二经脉的病变。

第二节“夫脉之小大滑涩浮沉”至“得之沐浴清水而卧”。讲五脏生成色脉的临床意义。

第三节“凡相五色之奇脉”至篇末“面赤目青，皆死也”。叙五脏病色，提出有胃气则生、无胃气则死的重要论点。

【讲解】

第一章　五脏内外的联系

中医传统的诊断方法基本是用“直觉”的方法，什么仪器都不用，就靠人的直觉，用手和五官观察病人，用直觉来获得信息。为此，了解五脏和体表的关系就显得非常重要。中医学理论认为，人体的体表部位与内脏是有生成关系的，而且这种关系是密切的或直接的，所以观其“外”就可以知其“内”。

从这段文字可以看出其中含有“承之”关系，什么是“承之”关系？《素问·六微旨大论》中有这样一段话：“相火之下，水气承之；水位之下，土气承之；土位之下，风气承之；风位之下，金气承之；金位之下，火气承之；君火之下，阴精承之。”又说：“亢则害，承乃制，制则生化，外列盛衰，害则败乱，生化大病。”所谓“承之”，即相互之间依存并制约的关系，是以五行理论为依据的，五行相生是规律，五行相制同样是规律，只有“生”没有“制”，或只有“制”没有“生”，都不能维持万物正常的运动，这就是“承乃制”的意思。“不承”就“亢则害”，如“水”不能承“火”，火就要亢；“火”不能承“金”，金就要亢。

“心之合脉也”，为什么会“其主肾”？就是因为“心”与“肾”是相互承制的关系。心属火，肾属水，所谓的“水火既济”就是一种承制的关系。心之阳在上，心阳要下交于肾，温养肾水，不使水过寒而四溢；肾水在下，水要上蒸于心，滋养心之阳，不使心阳过胜而心火上炎。若“水火不济”，心火就要上炎，种种病变就要产生了，临床上常见有眩晕、失眠、口舌生疮种种表现，这就是肾不能为心之主。

“肺之合皮……其主心也”，“心”为“肺”之主，心与肺的关系在临床上具体表现为气和血的关系，心主血脉，肺主宗气、主治节。肺主一身之气，营气、卫气的运行都要靠肺的宗气的治节功能。血之所以流动，要靠气的推动，气行血行；气之功能要能正常发挥，也要靠血来滋养，血所以载气，气所以行血。所以说肺与心的关系，是气与血的关系，心肺功能正常则气血和谐。

“肝之合筋……其主肺也”，“肺”为“肝”之主，肝与肺的关系往往强调“刚”与“柔”。肺属金，金体为坚刚，肝属木，木体是柔和的，所以“肝”能输泄、能生发、能曲直。当然刚、柔是相对的，肺之坚刚，要靠肝血去调剂，肝之柔和，也要靠金之气去调节，才能具有生发的功能。

“脾之合肉……其主肝也”，“肝”为“脾”之主，肝与脾的关系比较强调“木畅土疏”的和谐。肝木是克脾土的，从临床角度很讲究肝木之气畅，这样脾土之气就疏，肝气生发得好，脾土就运转得畅。肝气亢了，过分克制脾土，就要发生种种病变。李东垣的“补中益气汤”是典型的追求木畅土疏的方子，既要用升麻、柴胡去畅木，又用白术、生姜去疏土；这也符合“十一藏取决于胆”的理论，即强调少阳生发之气，脾土也需要肝的生发之气来协助。

“肾之合骨……其主脾也”，“脾”为“肾”之主，这是先天与后天的关系。脾是后天之本，肾是先天之源。肾所主之精气，《上古天真论》已有发挥，认为人生几十年的生长发育决定于肾气的盛衰。但是先天毕竟是有限的，要能够维持人的生命几十年，是要靠后天脾土的不断补充和支持，靠脾土化生水谷的滋养，这先天、后天的关系是很重要的。

以上便是文献讨论的脏与脏之间的承制关系，与此同时还叙述了每一脏在体表方面的反映，如心合脉、色，肺合皮、毛，肝合筋、爪，脾合肉、唇，肾合骨、发。这一理论为中医诊断学奠定了基础。

第二章　五脏与五色五味

“五色”是五脏生成的，观察五色的正常与不正常，可以诊察五脏的状况，特别是反映出五脏藏精的情况。《内经》为什么把心、肝、脾、肺、肾叫“五藏”，就是因为这些脏藏精。五脏所藏的精气充沛，相应的五色就鲜明润泽，藏精亏损，相应的五色便失其光华。所以人的气色好不好，取决于五脏精气之虚实。这段文献的精神理解透了，临床上是十分有用的，多在临床上观察患者的气色，就可以基本上判断病之预后的情况。

此章开头句的“泣”先解释一下。《灵枢》《素问》中的“泣”字都是错的，应该是“沍”字，通通都应该改正。历来的注家，诠释“泣”是“涩”意，认为“泣”与“涩”是通假字，这个解释没有错，但在中国文献中我始终查不到依据，看来这只是我们医家特殊的理解和解释，因此我同意俞樾《读书余录》中的看法，认为这个“泣”是“沍”字之讹，“泣”与“沍”字形相近，“沍”是“回流”之意，引申为“阻塞”。1972 年我在马王堆出土的帛书竹简中发现有这个字，有的地方写成“泣”字，有的地方写作“沍”，所以把这个字改成“沍”是没有问题的，现简化为“沍”。

前面讲了五脏的承制关系，但承制的关系也不能太过，太过了也会发生病变。不仅承制不能太过，五脏相生也不能太过，相生太过也是要发生病变的。这段文献是从病理的角度来讨论五脏相承关系的。

“多食咸，则脉凝沍而变色”，“咸”是水之味，咸过则水气太盛，影响心阳的温煦功能，肾为心之主，所以脉就凝涩不通了，气色也不好看了。这句话揭示的病机是：水寒太盛，心阳不足，则脉凝沍而变色，属阳虚阴盛之证。

“多食苦，则皮槁而毛拔”，“苦”是火之味，苦味多了则火气盛，皮、毛是肺在体表的反映，火是承制金的，火气太过，伤损肺气，皮、毛就会失其润泽。这句话揭示的病机是：火过燥热，伤损肺之精气，精气不能荣于皮、毛。

“多食辛，则筋急而爪枯”，“辛”是金之味，金气太盛，特别是辛温之气味极易耗散肝之精气，精血不养筋、爪，所以要发生“筋急”“爪枯”的病变。这句话揭示的病机是：辛温太过，耗散肝精，精血不荣筋、爪。

“多食酸，则肉胝䐢而唇揭”，“酸”是木之味，肌肉、唇之四白是脾在体表的表现，酸气太盛即木气太盛，木克脾土，脾之精不能荣于肌肉，不能荣于唇。“胝䐢”就是“老茧”，意思是皮肉失去营养变厚而生茧，津液不营养唇，唇即开裂、干枯。这句话揭示的病机是：肝木之气太过而伤脾土，脾之精气损伤，肌肉及唇失养而不荣。

“多食甘，则骨痛而发（髮）落”，“甘”是土之味，骨、发是肾在体表的表现，土气太盛，特别是湿土之气太盛，克制肾水，肾之精气不能荣于发、荣于骨，特别是“发”还是精血之余，则骨痛、发落。这句话揭示的病机是：湿土之气过而伤肾水，肾伤精损，骨骼、头发失去肾精的营养而骨痛、发落。

以上“此五味之所伤也”均为五脏间承制太过造成的，这些认识是可以指导临床的，在临床中去发挥这些理论。对这段文字的理解不要过于拘泥，如对五味的理解，不要局限于咸、苦、辛、酸、甘，“五味”代表五行之气，五行之气太过，不能正常地承制就要发生病变。

“故心欲苦，肺欲辛，肝欲酸，脾欲甘，肾欲咸，此五味之所合也”，这是从前面的五脏病理又回到五脏生理的论述，这里的“五味”仍然是指五行的特性。“所合”是指味与脏合，如苦合心、辛合肺、酸合肝、甘合脾、咸合肾，这是正常的生理状态。

下面继续讨论五脏之气，“气”是指气色而言。原文是从三个角度来分析的：一是最坏的气色，二是正常的气色，三是如何观察气色。

先讨论“死”色。“色见青如草兹者死”，这是肝的死色，“兹”是言枯死的草，有生命的草应该是青绿润泽之色，草死了就变成青白而干枯，古人称蒲草席为“兹”，蒲席草与其他草不一样，其他的草死后都带黄色，惟有这种草死后是青白色，“白”是金之色，“青”是木之色，青中带白是金克木的气色。“黄如枳实者死”，这是脾的死色，“枳实”的颜色是黄中带黑，“黑”是水之色，“黄”是土之色，黄中带黑，是水侮土的气色。“黑如炲者死”，这是肾的死色，“炲”是指烟筒里的煤烟，黑得像煤烟一样，没有一点润泽气象。“赤如衃血者死”，这是心的死色，“衃血”是坏死了的血，红中带黑色，是水克火的气色。“白如枯骨者死”，这是肺的死色，白得像干枯的骨头。这是五色中之死色，是五脏所藏精气大伤的表现，草兹、枳实、炲、衃血、枯骨，都带有明显的枯象，完全没有精润的气象，若精伤到这个程度，无论何病其预后都不好。陈修园说："更于黯泽分新旧，隐隐微黄是愈期。"（《医学实在易》）在临床上，望病人的气色，须以暗、泽来分辨是新病、久病。"暗"是"晦暗"之意，就像很多天没洗脸一样，面色很脏，"泽"是润泽、明亮，如伤风感冒，一般不会出现暗色，慢性病的患者肯定呈现暗色。面色的新旧可以诊断病之急慢，如热性病"湿温"，其色与一般的感冒不一样，带有晦暗之色，因为湿温病是热邪郁积于内损伤津液而致，与外感风寒的气色大不一样。总之草兹、枳实、炲、衃血、枯骨，都是形容精气伤到了极点的气色，要体会其中的精神，虽说不一定都会死，但总是反映出病情的严重程度。

其次讨论"生"色。正常五脏反映出的气色叫作"生"色，即"青如翠羽""赤如鸡冠""黄如蟹腹""白如豕膏""黑如乌羽"等，"此五色之见生也"，这些是生色，其共同的特点是都带有滋润之象。在临床中主要是辨气色的槁、泽情况，不枯槁而带几分润泽，说明津液还在，即使病很重，但预后还比较好。生色与死色的病机区别要点，就看有没有伤到阴精。有人认为只是温热学家才注重"阴精"。那么伤寒学家就不注重阴精吗？治疗杂病就不需要注重阴精吗？不是这样的，一样的重视，都要善于观察"阴精"的状况。

察颜观色的要点是什么呢？原文说："生于心，如以缟裹朱；生于肺，如以缟裹红；生于肝，如以缟裹绀；生于脾，如以缟裹栝楼实；生于肾，如以缟裹紫。此五藏所生之外荣也。""缟裹"就是关键所在，"缟"是一种白色丝绸，非常精细、纯净、润泽，这里用"缟裹朱""缟裹红""缟裹绀""缟裹栝楼实""缟裹紫"来描述正常的气色。体会其中的精神，凡是气色者，完全裸露总是不好，可以说是气色之大忌，而以隐隐约约地呈现为好，这是阴精内藏之气色。比如红色，阴精充足的"红"是浅红色，隐约地出现在皮肤之间，俗话说"白里透红"，看那些醉酒人的红色就是充分暴露的。"此五藏所生之外荣也"，这种含蓄的、纯净的、润泽的气色是五藏气、精充沛的反映，"生"是"养"之意。

五色、五味在五脏各有所宜，这叫"色味当五藏"。白色、辛味，是肺所主之色味；赤色、苦味，是心所主之色味；青色、酸味，是肝所主之色味；黄色、甘味，是脾所主之色味；黑色、咸味，是肾所主之色味。这是基本的规律，通过分辨五色、五味来诊断五脏的状况。五脏色味见于外者，各有所主的不同组织和部位，如"白当皮，赤当脉，青当筋，黄当肉，黑当骨"，这样，色之青赤黄白黑、味之酸苦甘辛咸、部之皮脉筋肉骨，构成了五脏之外围系统。这些认识在临床上是大有指导意义的。

第三章　五脏与气血关系

先就此段文献的几个字做个说明。“此四肢八溪之朝夕也”，“朝夕”即“潮汐”，“朝”“潮”是一个字。“血行而不得反其空”的“空”，与“孔”是一个字。“凝于脉者为泣”的“泣”为“冱”字之误。“人有大谷十二分”的“分”，应该读成四声。

“诸脉者皆属于目”，这是讲“脉”与“目”的关系。为什么说“诸脉皆属于目”？《灵枢·大惑论》中说：“五脏六腑之精气，皆上注于目而为之精。”五脏六腑的精气之所以都能达“目”，是通过“脉”的输运。人体有宗筋、宗气、宗脉，“目”是宗脉所汇，“膻中”是宗气所汇，“前阴”是宗筋所汇，“宗”是“总汇”之意。“诸髓者皆属于脑”，“髓”属精血，髓合于脑。“诸筋者皆属于节”，“节”是骨节、关节，“筋”维系着大小的骨节。“诸血者皆属于心”，这很好理解，心主血脉嘛。“诸气者皆属于肺”，各脏都有气，为什么气皆属于肺？因为宗气在肺及膻中气海的缘故，营气、卫气都要靠宗气来推动。总之，目之于脉、脑之于髓、节之于筋、心之于血、肺之于气，都是气血大量汇聚的地方。

“此四肢八溪之朝夕也”，“八溪”指肘、腋、膝、髋等八个大关节，意思是说气血在这些地方好比大海之潮汐一样，海水涨潮曰“潮”，海水落潮曰“汐”，人体的气血如潮汐之起浮，如环无端周流全身。血是随着营卫之气运行，到晚上人睡觉的时候，血循环减弱，多余的血藏于肝，即有“肝藏血”之说。“目”是肝之窍于是“肝受血而能视”，“足受血而能步，掌受血而能握，指受血而能摄”，这些都是气血的作用。这其中有个动、静关系，“人卧血归于肝”是“静”，能视、能步、能握、能摄是“动”，之所以能动是靠静血的供应。

以上是讲气血的正常生理，那么出现病理现象又会怎样呢？“卧出而风吹之”是对感受风邪的一种描述，因为人卧时血归于肝，运行在三阳经表的气血比较少，人从醒后眼睛一睁开，卫气从足太阳睛明穴开始运行，此时三阳经的气血都处于不足的状态，特别是这时的卫气不能固于表，“卧出”就是刚起床就跑出去，人的生理状态还没有及时调整过来，极易感受风邪，首先就会影响人体的气血，特别是血。于是“血凝于肤者为痹”，“肤”就是表，体表经脉的血液凝聚，出现麻木、疼痛等“痹”病的表现；“凝于肤”者病尚轻浅，“凝于脉者”病情就深一步了，出现经脉不通的表现，如疼痛、肿胀等均是“为冱”的表现；“凝于足者为厥”，四肢是三阳经之本，风寒凝于“足”，即风寒邪气凝于足三阳经，形成阳衰阴盛的病机，阴寒之气重则“为厥”，出现种种不同的厥逆症。以上三种轻重不同的感受外邪的情况，一个比一个重，血“凝于肤”最轻，“凝于脉”较重，“凝于足”就严重了。这三种病变都是一个原因和病机，即“血行而不得反其空”，“空”即“孔”，“反其孔”是“返其脉”之意，即由于风寒邪气或者在络，或者在脉，或者在足经，堵塞了血脉的运行，血液循环障碍，造成为痹、为冱、为厥的发生。这段文献的主要精神在于，“脉”为心所主，“血”为肝所藏，其运行是贯通表里的，内行于脏，外护于表，所以表现于外的脉、色，反映的是气血的情况，这个精神大家一定要领会。

“人有大谷十二分”，“分”是指部位而言，即十二个部位。“大谷”就是大的关节，如上肢的肩关节、肘关节、腕关节，下肢的髋关节、膝关节、踝关节，共计十二个大关节。关节越大，需要的气血就越多，气血在这些大关节部位汇聚，以提供运动的需要。“小溪三百五十四名，少十二俞”，“小溪”是指人体体表的经穴而言，有三百五十四个经穴；“少十二俞”即“不包括十二俞”的意思，“十二俞”指背上的心俞、肝俞、脾俞、肺俞、肾俞、胆俞、胃俞、膀胱俞、大肠俞、小肠俞、厥阴俞、三焦俞等，这“十二俞”直接与五脏六腑相通，“小溪三百五十四名”不直接与五脏六腑相通，是一般气血所过的地方。这些不同部位的经穴，是卫气所要流通的部位，若卫气不能正常地留止于这些部位，邪气就要从这“大谷”“小溪”之处乘虚而入，所以这些部位既是卫气之所留止处，又是邪气易于侵犯的部位，故曰“此皆卫气之所留止，邪气之所客也”。一旦感受邪气，“针石缘而去之”，“针石”是治疗的手段，“缘”是“因”之意，看病是因于哪个经穴来的，是太阳经来的？或是阳明经来的？还是少阳经来的？随证治之。“针”“石”是指不同的治疗工具。

第四章　脏腑经络的病变

第一节　五脏十二经诸病

“诊病之始，五决为纪”，意思是说诊断疾病，以五脏色脉为观察之纲。临床诊病，通过望色和切脉的方法，抓住要点，找出根源所在，“始”即“根源”之意，这个“根源”可通过色、脉反映出来。寻找病根要以“五决为纪”，即要从五脏入手，要善于观察五脏的生理状态和病理变化，要判断出脉、色是“主生”还是“主死”，所谓“纪”就是“要领”，“决”是“决定”之意，就是分辨、判断。“欲知其始，先建其母”，这句话的意思是，要想抓住五脏生理、病理的这个“始”，要点是“先建其母”。“母”是指“胃气”，察色、切脉主要就是观察胃气的状况。“土”为万物之母，对人体而言，脾胃是后天之根本，是后天气血津液的唯一来源，故称其为“母”。“诊病之始，五决为纪，欲知其始，先建其母”，即是说：第一要以五脏为中心，第二要抓住胃气这个要点。评价五脏之盛衰，都取决于胃气的状况，前面讲的“缟裹”问题，实质就是“胃气”问题，只要胃气尚存，五脏的精气就有源头，对病来说预后就好。“所谓五决者五脉也”，“五决”即是指“五脏”之经脉。

先从“肾”谈起。“头痛巅疾”，“头”“巅”是同义，泛指头上的病，如眩晕、头痛，头重、头胀等。“下虚上实”，是言病机，“下”指肾、膀胱等下焦器官，即是说头上的病往往是邪气实于上正气虚于下造成的。“过在足少阴、巨阳”，“过”即“过失”之意，这里指病变，“足少阴”指肾经，“巨阳”即足太阳膀胱经，意思是说足太阳的经气虚于下，或者足少阴的经气虚于下，那么邪气就会实于上。如足太阳经气虚了，卫气不能实于表，风寒邪气就会随太阳经而入，出现“头痛巅疾”，这是从外感来讲；从内伤来看，如足太阳经或者足少阴经的阳气虚了，阴邪上逆，或者阴虚而阳火上逆，也会出现“头痛巅疾”。从病机来分析，“下虚”往往就会引发“上实”。病之初一般表现在经络受病，发展下去病会从经脉而入脏，故曰“甚则入肾”，肾就要出问题了，膀胱与肾有表里关系，膀胱是三阳主表，肾是三阴主里，是脏腑的最深层次。以下几段都是以这样的思路来叙述的。

如“徇蒙招尤，目冥耳聋，下实上虚，过在足少阳、厥阴，甚则入肝”，“徇”是指眼睛视物晃动，“徇”通“侚”，“侚”是疾、快之意；“蒙”是视物不清，“蒙”是“浑浊”之意；“尤”古与“摇”通用，“招尤”即“招摇”，是感觉晃动不定的意思。“徇蒙招尤”是对“眩晕”的一种描述。“冥”是“昏暗”之意，“目冥”即目昏。眩晕、目昏、耳聋，往往是由于“下实上虚”造成的。“过在足少阳、厥阴”，“少阳”是指胆经，“厥阴”是指肝经，肝胆都是藏相火的器官，“下实”即是说相火亢于下，“上虚”即是说阴精伤于上，下焦的相火亢了，上面的阴精就少了，失去了营养，头、眼、耳等就会出现上述这些病证，这是“阳亢伤阴证”，过在肝经、胆经。“甚则入肝”，是说病情进一步发展，就会伤及肝胆脏腑本身。

再如“腹满䐜胀，支膈胠胁，下厥上冒，过在足太阴、阳明”，“阳明”是指胃，“太阴”是指脾，即过在中焦。脾胃两经发生病变，要出现“腹满”“䐜胀”等症状，“䐜”是病人自己感觉皮肤像被什么撑着一样，胀于内而䐜于外。“支鬲胠胁”“支”是“支撑”之意，“鬲”是“阻塞”之意，“胠”，是指两腋下，“胠”下为“胁”，“胠胁”是肝胆经脉循行的部位，脾胃经的支脉也布于胁肋，“支鬲胠胁”的意思是说，腋下好像被什么支撑着，胁肋好像被什么堵塞了一样。这些症状是什么造成的呢？是因为“下厥上冒”。脾胃在中焦，为什么说“下厥”呢？这是指足经而言，足太阴（脾）、足阳明（胃）都是足经；“厥”是“厥逆”之意，足太阴经、足阳明经的经气逆而上冲，这个“上”是指

“腹”“胠”“胁”等部位；“冒”是“冲击”之意，气逆上冲，表现为腹满、胠支、胁鬲。后面三句没有谈“甚则”入哪里，照文章的体例来看应该是有的，这里应有“甚则入脾”，邪在太阴经、阳明经，严重了就要入脾脏。

再如“咳嗽上气，厥在胸中，过在手阳明、太阴”，“上气”即喘、气急之意；“厥”是“气逆”之意。咳嗽、气喘、气逆等临床表现，是由手阳明大肠经、手太阴肺经的病变引起的，大肠与肺有表里关系，甚则入肺，甚则入肠。

“心烦头痛，病在膈中，过在手巨阳、少阴”，“膈中”是指“胸膈”，属上焦；心烦、头痛，是病在胸膈、上焦，是由手巨阳小肠经，手少阴心经的病变引起的，甚则入心，即心、心包络，中医的“心”往往包括“心包”在内。

这一段文献主要精神，强调诊病要落实在“五决”，即“五脏”，而“五脏”与“六腑”又有表里关系，一般病在“六腑”者病轻，在“五脏”者病重，所以有“甚则”的说法，如“甚则入肝”“甚则入肾”等。前面还讲过“治五脏者，半死半生”，意思是说，病不及早治疗，发展到五脏，风险就会增加，一个好医生，病在皮毛阶段就把病治好了，其次是治经脉、治六腑，最后是治五脏，治五脏者则半死半生也。

此段文献把病在“经脉”和病在“脏腑”进行排列，所谓“决”，是诊断、判断的意思，也有“决病之轻重”的意思。病在经脉属表，病在脏腑属里，在表者病轻，在里者病重；病在脏腑也有轻重之分，病在腑者病轻，病在脏者病重。至于说足少阴、足太阳病是不是一定现头痛巅疾，足少阳、足厥阴病是不是一定出现徇蒙招尤、目冥耳聋？那倒不一定，这里都是举例而言，但所举之例多为常见者，这一叙述的方法是《内经》一书的常例。

第二节　五脏的病脉病色

中医学通过几千年的临床实践，总结出的脉象种类很多，常见的有27脉、28脉，《内经》中认为脉象远不止这个数，可达上百种。总之脉象是很复杂的，但可以用分类的方法来归纳这些脉象，总的说来脉象不外乎小、大、滑、涩、浮、沉六类。这六种脉类之所以可以作为诸多脉象的总纲，是因为这六类脉能够反映出气血阴阳的虚实。如“小”脉类，言脉之细小，一般来说，脉小反映的是阴阳两虚、气血两虚的病变。脉“大”，一般来说反映的是阳气亢盛的病变，或者是阳强而阴弱；脉大且浮，重取无力，如阳明病脉，《金匮要略》中所云“男子平人脉大为劳”，这是虚大之脉，轻取脉很大，重按则无力，是阳强阴弱的脉象，总之脉“大”要分虚实。脉“滑”，“滑”是指往来流利之象，属于气血两实，即气血中有实邪存在，比如“痰”证，可以出现滑脉。脉“涩”，反映的是气滞血少的病变，气的流动量不大，血尤其少。脉“浮”、脉

"沉"反映的是邪在表、在里的病变，邪在表可见脉浮，邪在里可见脉沉。总而言之，脉象虽然很复杂，但基本上不超出"小大滑涩浮沉"这六类，故曰"夫脉之小大滑涩浮沉，可以指别"，抓住脉象的特点和规律，临床上是不难辨别的。

所有脉象不外乎是阴阳气血虚实变化的表象，所以说"五藏之象，可以类推"，"象"是指"气"之象，意思是要把阴阳气血虚实变化和五脏的变化联系起来分析。如脉大，要辨别是心脉的脉大，还是肝脉的脉大；又如脉小，是心脉的脉小，还是肝脉的脉小。怎样"类推"？原则上还是从五行来类推。如"肝"，肝属木，肝脉大一般表现为"弦大"；"心"属火，心脉大一般表现为"洪大"。这就是"类推"，从五脏之性来比类，从五脏之性来推导，"类推"就是"分析"的意思。这句话揭示了中医认识和诊断疾病的方法，即从五脏之象入手，五脏之象即包括脉、色在内，如心主之脉、心主之色、心主之窍，脉、色、窍都是五脏之象，五脏六腑在体表都有相应的"象"可以观察到。

"五藏相音，可以意识"，"相"和"象"同义。五脏之象还有其他表现形式，如从性格来看，有阳性人，性格外向，容易阳亢；也有阴性人，性格内向，少言寡语，容易阴胜。总之，各种形态、表象之所以多样，与五脏生理上的功能和特性有关，这是五脏之"相"的意思。所谓五脏之"音"，是说由于"相"不同所发出的"音"也有区别。有的人声调高亢，有的人声调低沉，古人归纳成角、徵、宫、商、羽五音，现在没有区别这么细了，但声音的高、低、长、短、强、弱还是讲究的，如音"弱"者一般是气虚的表现。"可以意识"，意思是可以理解、可以认识、可以分辨。无论是"相"还是"音"，都能反映五脏的情况，由此来分析五脏的状况。

"五色微诊，可以目察"，"微"是说人的气色很微细，无论青、黄、赤、白、黑哪种颜色，都不会像舞台上化妆那样浓重和夸张，因此需要很细心地观察。总之五脏的状况可通过气、色表现出来，这个概念大家要掌握。

前面谈了"大小滑涩浮沉"的脉象，又讲了"五脏相音""五色微诊"，这些都是中医诊断学的重要内容，这些信息可以帮助我们认识疾病。其中有个原则，即"能合脉色"，单依据气色不行，单依据脉象也不行，要把色、脉结合起来观察，换句话说，要掌握脉、色的关系，才"可以万全"，才会有高水平的诊断，这是诊断的一个重要的原则。脉色如何结合？下面结合临床表现具体讨论。

"赤脉之至也，喘而坚，诊曰有积气在中，时害于食，名曰心痹，得之外疾，思虑而心虚，故邪从之"，这是讲"心"的色脉和病变。"赤"是心之色；"喘而坚"的"喘"，不是指呼吸异常之喘，这个"喘"是描述脉搏跳动的状态，这种脉来躁急不安，失去了正常人脉搏的平静；“坚”是说脉搏硬度大而有力；色赤，脉喘坚，“诊曰有积气在中”，“在中”是“在里”之意，这里指在心；“积气”是气不舒畅之意，下面的几个“积气”都是这个意思，“积气在中”是指心气不畅而阻塞；“时害于食”，“害”是阻碍、影响之意，“时”是“时常”之意，即有时还影响到饮食；“名曰心痹”，“痹”是“痹着不通”之意，“心痹”就是心气不畅而阻塞，即心气痹着。怎样得的病呢？“得之外疾，思虑而心虚，故邪从之”，这是讲病因、病机；虽“得之外疾”，是指外邪致病，但先有“思虑而心虚”的内因，由于“思虑”而使心气受损，即情志方面先有变化，而影响了心的功能，“心虚”是指心阳不足或者心气不宣；“故邪从之”是与“得之外疾”对应的，意思是说，这种病也可能由外疾而引起，但主要还是心脏内部先有了病变，故而邪从之。为什么说心阳、心气不宣会影响饮食呢？这要从“火”与“土”的关系来分析，心阳不宣通，心阳不能温暖脾胃，所以饮食出现问题，临床上因饮食不当导致心脏病发的情况是常见的。以上从心的色、脉谈到心的病变，其间的关键在“气”。

“白脉之至也，喘而浮，上虚下实，惊，有积气在胸中，喘而虚，名曰肺痹，寒热，得之醉而使内也”，这是讲“肺”的色、脉和病变。“白”是肺之色；“喘”是描述脉象的，“喘而浮”，是脉急躁的表现；“上虚下实”是指病变而言，“上虚”是指肺气不足于上，“下实”是指心有邪热于下（心在肺之下）；正因为心有火，所以会出现“惊”的症状，即火邪扰于心，心主神明，“惊”是神明不安的表现；“有积气在胸中”，是说心有热邪，火热上扰，肺气受伤，肺之宗气结而不行的病机；心火上炎，肺失去了清肃的功能，“积气在胸中”，于是就出现“喘而虚”，这个“喘”是指肺气逆，“虚”是指肺气伤；这种病变“名曰肺痹”，肺气痹着不能宣发也不能肃降，肺主皮毛，所以还会出现“寒热”的症状，出现时寒时热的现象，内有心火而阵阵发热，时而金气盛则恶寒。怎样得的呢？“得之醉而使内也”。

但从临床上看，这不是肺痹的唯一原因，“醉而使内”可以造成火热刑金而肺气受伤，但不能说凡火热刑金都是由于“醉而使内”造成的。那么强调“醉而使内”有什么意义呢？其意义有二：第一，“醉”即酗酒之人，“使内”是房事过度，酒醉生热，房事过度必相火亢盛，相火动极易引动心火，心火主静不易轻动，因相火妄动而引动心火，心火动必火气上炎，形成火热刑金；第二，房事过多的人，因相火妄动，易伤肾精、阴精，于是造成阴虚，阴精越虚相火越亢，相火越亢越是损伤阴精，构成恶性循环，这就是临床常说的“直盗母气”，肺为肾母，所以肾中相火妄动，肾精受伤了，就要盗母气，伤及肺阴。以上即“醉而使内”的病机，临床上这种病变还是很常见的，尤其是“虚劳症”，往往是肺肾阴虚同见而虚火亢盛，症见久咳不止、吐痰、潮热。这种病基本病机是阴虚火旺，病因还是复杂多样的，如肝阴不足，也可以造成肺阴虚火旺。总之阴精不足，五脏的阴精不足，都可以导致这种病变，不要把“醉而使内”作为火热刑金的唯一病源。

“青，脉之至也，长而左右弹，有积气在心下支胠，名曰肝痹，得之寒湿，与疝同法，腰痛足清头痛”，这是讲“肝”的色脉和病变。“青”为肝之色；脉“长而左右弹”，即脉弦，弦脉是长脉的一种，所谓“左右弹”是指脉搏动不稳，有左右摆动之意，就是脉弦极的一种表现，就像一根拉得很紧的绳索，越是绷得紧，越是左右摆动。这里描述得很形象，大家容易理解，这种脉象有力而动乱不安，很不平静，临床上如果是失血病人见这种脉象预后都不好，不管是吐血还是下血，即使是血止住了，只要见到这种脉象，不能保证不再出血，因为“左右弹”是肝经相火依然亢奋的表现；“有积气在心下支胠”，“胠”是肝脉的循行部位，由于肝气郁积于“心下”，所以就出现“支胠”的症状，即两胁下感觉好像有东西支撑着一样，很不舒服，此即肝气不舒而郁滞的现象；这种病“名曰肝痹”，是肝气不能疏泄痹着于经脉造成的，多由肝火内盛引起；这种病也有“得之寒湿”的；所谓“与疝同法”，是说因寒湿郁滞于肝经，而出现“肝痹”，与“寒疝”有相同的病机，治疗方法也就相同了，“疝气”十有八九都是寒湿问题，“热疝”是极少见的，所以有“寒疝”之称；肝痹症见“腰痛、足清、头痛”等表现。

有人说“肝”病无寒证，这是不对的，肝寒证还是常见的，特别是“疝”病。“疝”基本是肝的问题，当然一般是肝肾同病，但主要在肝。《素问·厥论》说：“前阴者，宗筋之所聚。”“宗筋”是肝所主，是精之大汇之地，“寒疝”的病机基本是宗筋的病变，是寒湿滞于宗筋，肝气不能升发，痹着郁滞以致引起外生殖器即前阴部的剧烈疼痛。由此可见，火热郁积能引起“痹”，寒湿郁积同样能引起“痹”，故曰“与疝同法”。同时还会伴有腰痛、足清、头痛的症状，“寒疝”也可能出现这些症状。“足清”见于寒湿肝痹者还可以理解，为什么会有腰痛、头痛呢？这与肝经的循行有关，一般来说阴经经脉是不上头的，唯有厥阴肝经有一支脉与督脉一起到巅顶，即肝厥阴经脉是通过督脉而会于巅顶的，寒湿之气随经脉而上于头，因此“头痛”一症，除了有三阳经的头痛之外，还有厥阴头痛，其特点就是“巅顶痛”，就是这个道理。“腰痛”也因肝与督脉的联系。

“黄脉之至也，大而虚，有积气在腹中，有厥气，名曰厥疝，女子同法，得之疾使四肢汗出当风”，这是讲“脾”色脉和病变。“黄”是脾之色；正常脾脉多见“缓”，现“大而虚”之脉是虚损无力之象，反映脾虚不运的病机；“有积气在腹中，有厥气”，“腹中”是脾的部位所在，这种病是因邪气积于腹中，加之下焦肝木的邪气上逆，肝木克制脾土，脾气虚损不能运化，气结于中焦；假使疼痛并“有厥气”者，“名曰厥疝”，“厥”是以“逆”为特征的，“厥气”就是“逆气”，气向上逆，这样的病变称作“厥疝”；所谓“女子同法”，即曰男、女之疝症都是一个病机，都是肝肾之气厥逆，都表现为小腹疼痛；“得之疾使四肢汗出当风”，这是在讲病因，当然，现实中这也不是唯一的原因，只是提出个病因之例。

为什么提出“四肢”？因为脾主四肢，这种病往往是由于脾气、脾阳先伤造成的。“疾使四肢”的“疾”，是“过分”之意，“使”，是“用”之意，即过分地使用四肢（过劳）就会伤及脾气，只能从这个角度来理解“疾使四肢”。怎样理解“汗出当风”？“汗出”本身会耗气，使卫气不固于表，风邪即从肌表而入，而“风”是肝主之气，寓意这个病的本质是肝木克制脾土。即“疾使四肢”先致虚，“汗出当风”是邪之所凑，邪之所凑其气必虚嘛，脾气先伤，肝经的厥逆之气才可能侵犯脾。如果认为“肝木克制脾土”都是由于“疾使四肢”造成的，这样理解就失去现实意义了。总之“肝木克制脾土”往往是由于脾脏先虚，肝木来乘之，这在临床上具有广泛的意义。因此“得之疾使四肢汗出当风”是指肝木克制脾土的发病病机，主要是脾气先虚，再而肝木之邪气加之。另外，凡是“疝”病，都有疼痛的表现，“疝”字本身就作“疼痛”解；若不疼痛，那就是“痹”一类，像上面的心痹、肺痹、肝痹等。

“黑脉之至也，上坚而大，有积气在小腹与阴，名曰肾痹，得之沐浴清水而卧”，这是讲“肾”色脉和病变。“黑”是肾之色；“上坚而大”的“上”是指尺部，《素问·脉要精微论》中说的“尺外以候肾”就是这个意思；脉“坚而大”是阴寒邪气太盛的现象，脉“大”是指邪盛，“坚”是“紧”之意，脉“坚”即沉实有力之脉，是指寒气；“有积气在小腹与阴”，这是寒湿之气积于小腹、阴部的缘故；小腹、阴部都属肾主的部位，故“名曰肾痹”。“肾痹”的病机是阴寒太盛，肾阳、肾气虚弱，不能化散阴寒，寒湿之气痹着于肾，就是阳虚阴盛证。这种病是怎样得的呢？“得之沐浴清水而卧”，这是讨论病因、发病。“清水”是“寒湿”的意思。是不是凡肾之寒湿都由于“沐浴清水而卧”？当然不是，意思是此病不是伤于在外之寒湿，就是生于体内之寒湿，是由于肾阳虚弱内生寒湿造成的。

从“赤脉之至”一直到“黑脉之至”，从“心”说到“肾”，从五脏的病机来看，都有虚、有实，每一种病都不那么单纯，这是疾病的共同特征；同时，五脏的病变集中体现出各个脏器的生理特点，表现出不同的病机，这是疾病的个性特征。这其中的精神我们要充分地理解，不然在临床上辨证就不会灵活。

读书不能理解文字背后的精神实质，只是一味地背记或对号入座是不够的。如关于“心”，心阳、心火为要点，然后是“心”与藏象系统的关系；再如关于“肺”，肺气为要点，因为肺是主气的器官，然后是肺与藏象系统的关系，等等。把这些要点掌握了，就不必要背记多少条文，这些理论知识在临床上才会应用自如。

第三节　望色生死的意义

“凡相五色”的“相”是观察的意思。若“面黄目青，面黄目赤，面黄目白，面黄目黑者”，这些都是正常的色象，“皆不死”之象；若“面青目赤，面赤目白，面青目黑，面黑目白，面赤目青”，这些都是有问题的色象，是“皆死”之象。其间的规律是，前五色者属于生色，后五色者属于死色。对这一论述，如何领悟其精神？有没有现实意义呢？我认为是有现实意义的，理由如下。

第一，首先文献以“面”和“目”作为观察对象，这抓住了望色的重点。望面色，是因为阳明之脉布于面，阳明是胃气所在，不管望闻问切哪种诊断方法，总要以把握胃气的状况为先。如病的表现并不很严重，但反映出的胃气问题很大，这个病的预后是不好的；若病的表现很严重，但反映出的胃气尚好，这个病还是有生机的。为什么观察“目”而不是耳、鼻、口呢？因为“诸脉皆属于目”，五脏六腑的经脉都聚于“目”，《灵枢·大惑论》中云：“五脏六腑之精气，皆上注于目而为之精。”在五官中，“目”的代表性最强，最能反映五脏之精气的强弱，这一点非常之重要。由此，仔细地观察面、目这两点，就把握住望色的要点了。

第二，为什么生色都见“面黄”？“黄”反映的是“胃气”，土之色。临床上凡是观察病人面色很滋润，隐隐约约的带点黄色，这就是正常面色。中国人是黄种人，面带点黄色，这代表胃气有生机。怎样理解目色的变化？这其中的意思是，只要胃气存在，不管五脏哪方面有病，关系都不大。如目现“青”的肝病，目现“黄”的脾病，目现“赤”的心病，目现“白”的肺病，目现“黑”的肾病，只要有“胃气”就有生机。

第三，死色是不吉的颜色，死色中不见黄色，如面青、面赤、面黑等都是病色，这说明胃气已伤，或胃气已绝，后天水谷之气被动摇了，后天生发之气不存在了，因此再加上目赤、目白、目黑、目青等五脏的病，这种情况预后多不良。

据此，此节内容是非常有现实意义的。只是不要把“黄”理解成黄疸之“黄”，那样临床上就毫无意义了。这里是强调“胃气”，五脏生成之脉色，关键就要看“胃气”存不存在，望色如此，把脉也是如此，只要脉有胃气，病都好治，脉无胃气，病再轻也都要谨慎处置。

五藏别论篇第十一*

【篇解】《素问·五藏别论》提出了五脏、六腑、奇恒之腑的概念，中医脏腑系统的内容基本都包括了。五脏、六腑、奇恒之腑在功能上是有区别的，所以篇名称“别论”，“别”是“区别”之意。为什么题目只言“五脏”未及“六腑”“奇恒之腑”呢？这是因为中医学的脏腑学说是以“五脏”为主体的缘故。前面《素问·六节藏象论》中讲“凡十一藏，取决于胆也”，所谓“十一藏”明显是包括“六腑”在内。因此在中医学传统的概念中，“藏”往往可以包括“腑”，而“腑”不能包括“藏”。这里“五藏”实际就包括了“六腑”和“奇恒之腑”。“五藏别论”可以理解为“脏腑别论”。五脏、六腑、奇恒之腑要区分掌握，它们功能不同、性质各别。即五脏满而不能实，六腑实而不能满，五脏藏而不泻，六腑泻而不藏，五脏之外又有脑、髓、脉、胆、女子胞六者，既有别与脏又有别于腑，故曰奇恒之腑。全篇可分作三节。

第一节“黄帝问曰：余闻方士”至“实而不满，满而不实也”。分别解释五脏、六腑、奇恒之腑的不同功用和特点。

第二节“帝曰：气口何以独为五藏主”至“心肺有病，而鼻为之不利也”。讲气口脉诊对五脏诊断的意义，亦是别有其意之一。

第三节“凡治病必察其下，适其脉”至篇末“病必不治，治之无功矣”。虽然五脏六腑的病变可以通过切脉来分析，但于诊治时不能单凭气口的脉象，还要结合其他诊断方法进行全面的分析，才能对病情有全面的了解。

【讲解】

第一节　五脏六腑的概念及特点

首先讨论“奇恒之腑”。脑、髓、骨、脉、胆、女子胞，这六个器官究竟是脏是腑，要从其特性和功能两个方面来具体分析。所谓“地气之所生”，就是阴气所生，“所生”是“所养”之意，此六者都藏有阴精，并全靠所藏之阴精供养。“藏于阴而象于地”，“地”在这里有两层意思：第一，天为阳地为阴，所谓“象于地”，就是象于地阴；第二，人在自然中生存，依存于地，土能生万物，意思是六者所藏的阴精的作用非凡，如“女子胞”，人类的繁衍全靠这个器官，如“脑”，能够感知外界事物，所以用“藏于阴而象于地”来表述此六者的功能和特性。脑藏阴精，髓藏阴精，骨藏阴精，脉藏阴精，胆、女子胞都藏有阴精，与脏的特性一样，也有“藏而不泻”的特性，故“名曰奇恒之府”。“恒”是正常、一般的意思；“奇”是不同、特殊的意思。脑、髓、骨、脉、胆、女子胞，从结构看又都有“囊”的形态，女子胞、胆、脉都成囊状，“骨”有腔，“脑”和“髓”被包裹在骨内，从形态结构来看，均与腑相似，但在功能上与腑完全不同，故曰“奇恒之府”。这是“五藏别论”的第一别，分别奇恒之腑。

需要说明的是，“胆”虽归六腑，但在六腑中也是有特性的，胆是“中精之腑”，所藏为精质，无糟粕，不直接排出体外，所以与其他几腑有别。古人意识到胆汁是“精质”，若直接排出体外就有问题了，因此“胆”很特殊，六腑中有它，奇恒之腑也有它。古人之所以把“胆”归为六腑，一个是从形态结构来考虑的，符合腑的囊状特征，二是胆也有输出功能。据此，我相信古人是有解剖实践的，不然怎么会有这样清晰的认识呢？

其次讨论“六腑”。这里谈及胃、大肠、小肠、三焦、膀胱，没有讨论“胆”，这是因为前面已经讲过了。此五者为“天气之所生”，“其气象天”，“天”为阳，所以腑属阳，天阳总是“泻而不藏”，天阳主外，不断地产生，不断地排泄，永恒地产生，永恒地排泄，无穷无尽，后人所谓“腑以通为用”的意思由此而来。为什么“泻而不藏”呢？“此受五藏之浊气”，“浊”是指稠厚的津液，包括水谷精微，这种津液到腑中后要“传化”，该吸收的吸收，该分泌的分泌，该排泄的排泄，这叫“传化”。因此这五者“名曰传化之腑”，即六腑的功能是消化、吸收、分泌、排泄，以通为用，故曰“此不能久留输泄者也”，即不能久留而要输泄。“不能”两字，只能限定“久留”，不能限定“输泄”，一旦“久留”，六腑就不通了，那就要出问题，这是六腑的特点。这里还提出了“魄门”，文曰“魄门亦为五藏使，水谷不得久藏”。“魄门”即肛门，肺藏之神是“魄”，大肠与肺是表里关系，所以称肛门称作“魄门”。一般来说，肺所主的都称为“魄”，如毛孔、汗腺由肺所主，也被称作“魄门”，有些古文献中有“开鬼门”的记载，“鬼”是“魄”的异体字，不能读成“鬼”，而要读作“魄”，如“麻黄汤”就有“开鬼门”的功效。“使”即“用”之意，是指肛门的关、启、固、矢等功能，意思是肛门也为五脏六腑服务，该排泄的要通过肛门排泄出去，即“水谷不得久藏”。这是“五藏别论”的第二别，分别六腑。

最后讨论“五藏”，采用了把五脏与六腑进行比较的方法。五脏藏有阴精不能外泄，故曰“五藏者藏精气而不泻也”；阴精越充足越好，故曰“满”，“满”是“充沛”之意；但“满而不能实”，“实”为指邪实，邪气盛则实，意思是说“满”与“实”是有本质区别的。“六腑”是传输化物的器官，有消化、吸收、排泄的功能，是营养就吸收并输送给其他器官，是糟粕就排出体外，故曰“实而不能满”；这里的“实”是“充实”之意，非作“邪实”讲，意思是“六腑”往往是充实的，人每天要进食是为满足生理的需要，水谷精微差一点都不行，即要“充实”，要有足够的营养，所以“六腑”要“实”；但六腑“不能满”，这个“满”是指排泄功能差的表现，与后面讲的“虚”相对；“水谷入口，则胃实而肠虚；食下，则肠实而胃虚”，这里的“虚”不要理解成“虚弱”，这个“虚”是“空”的意思，水谷刚入胃，胃中“实”而肠“虚”，若肠胃功能正常，几小时后，胃中“虚”而肠中“实”。总而言之，五脏的正常功能特点是“满而不实”，六腑功能的特点是“实而不满”；五脏“满”是阴精充沛，五脏“实”是邪实五脏；六腑“实”是化物充实，六腑“满”是其排泄不能之象。

不少文献对“满而不能实”的注解都讲得不够清楚，尤其不能理解为五脏的阴精多了便是邪实，阴精是人体正气之一，正气没有实证而言，临床上没有“正实”之说，只能是“邪实”。

第二节　气口独为五脏主的意义

中医在临床上切脉，强调左手主心、肝、肾，右手主肺、脾、命门，这是什么道理呢？气口独为五脏主的意义何在？

“胃者，水谷之海，六腑之大源也”，这是说“胃气”不仅是六腑之源，也是五脏之源，“胃气”是脏腑之“大源”，是人体后天之本，全身的脏器全靠“胃”来供给营养，故曰“五味入口，藏于胃，以养五藏气”。

脉诊之“气口”，从经脉之循行来看，是手太阴肺经经气所汇聚的地方，故曰“气口亦太阴也”，这个“亦”字说明此“太阴”是指“足太阴”而言的，意思是“气口”既可反映手太阴肺经，又可反映足太阴脾经，脾、肺两个“太阴”是互相联系的器官，之所以这样说，其含义是胃气是五脏六腑之大源的意思。

“是以五藏六腑之气味，皆出于胃，变见于气口”，所谓“气味”即水谷之精微，五脏六腑所需要的水谷之精微“皆出于胃”，通过胃的消化后传输给脾，脾气散精上归于肺，即由足太阴脾传输给手太阴肺，故曰“变见于气口”，因此“气口”实际反映的是脾胃之气的情况。如何“变见”的呢？《素问·厥论》中说“脾主为胃行其津液者也”，脾的作用是帮阳明胃运输津液；又《灵枢·营卫生会》中云“人受气于谷，谷入于胃，以传与肺，五藏六腑，皆以受气”，五脏六腑所受之气是从胃传于肺以后，再通过肺转输到其他脏腑；说得更清楚的是《素问·经脉别论》中云：“饮入于胃，游溢精气，上输于脾；脾气散精，上归于肺，通调水道，下输膀胱；水精四布，五经并行，合于四时五藏阴阳揆度，以为常也。”这些文献都可以看出脾、胃和“气口”的关系，这就是气口“独为五藏主”的理论依据。

“故五气入鼻，藏于心肺，心肺有病，而鼻为之不利也”，这又是从另外一个角度看出“气口”与五脏的关系，上面是从“味”的角度，这里是从“气”角度。《素问·六节藏象论》中说“天食人以五气”，这里“五气”泛指自然之气，“五气”不单与“肺”关系密切，还与“心”关系密切，因为肺主“卫”，心主“营”，营卫之气是周行于五脏六腑的。“五气入鼻，藏于心肺”，所以心肺有病，或五脏六腑有病，“而鼻为之不利”。这话的意思是“五气”通过心、肺周行于五脏六腑，因此五脏六腑的情况，同样可以在太阴肺之“气口”这个部位反映出来。“气口”之所以能够诊断五脏六腑的病变，是因为气、味都要通过肺再到五脏六腑。

第三节　中医学的四大诊病方法

“凡治病必察其下，适其脉，观其志意，与其病也”，这是对全面诊断提出的四方面的观察内容。

第一是“察其下”，这个“下”是指前后二阴。古人体会到，看头、面很容易，切脉也比较方便，查前后二阴就不方便了，但还是要了解这方面的情况，如问二便的情况，必要时还要直接观察。因为前阴为肾所主，属先天，可以反映肾气、肾精情况；后阴是胃之关，为五脏之使，可以反映五脏六腑的情况。因此对“下”的问题还是要重视的。

第二是“适其脉”，即观察脉象。体会脉是虚，是实？有胃气，无胃气？对五脏的脉主要是看有无胃气，不管浮、沉、迟、数、虚、实、大、缓哪种脉象，都有个看胃气的问题。如浮脉，浮中带有和缓气象者，是胃气；沉脉，沉中带有和缓的气象，是有胃气。所谓“适”，即脉与病证是否相适应之意，即脉证是否相符。如肝病者脉弦，这是病脉相适，但还要分辨是浮弦，还是沉弦？弦而有力，还是弦而无力？这些又与肝病的虚实相关。总之，看脉的变化与病证是否相合，相合会怎样？不相合会怎样？要进行分析，这叫“适其脉”。

第三是“观其志意”，即指望神。望神，包括神色、神志两方面，这很有临床意义，尤其是在判断病情的轻重方面。如病情很严重，但患者神志清楚，说明脏气还没有伤；若本来是个感冒，但患者出现高热、神志不清，说明邪已伤及脏气了。

第四是“与其病也”，是指观察分析临床表现。如外感病，其表现是有汗还是无汗？是恶风还是恶寒？是发热还是不发热？是属阳明经还是少阳经？是单纯外感还是夹杂有内伤的表现？这就是“与其病也”的意思。

总之，在临床上但凭脉象还不够，要察其下、适其脉、观其志意、与其病等四个方面综合起来分析，我觉得这些认识是很宝贵的，这是中医学对诊断的最基本的要求。

“拘于鬼神者，不可与言至德”，是说对迷信鬼神的人是不能与之讨论医学理论的，不论是患者还是医生，都“不可与言”，搞迷信邪说是解决不了什么问题的。“恶于针石者，不可与言至巧。”“恶”是“厌恶”之意，“针石”是泛指治疗，“恶于针石”就是拒绝治疗的意思。中医学在《内经》那个时代，用方药治疗还不是主要的方法，最早的药书《神农本草经》是汉代的东西，比《内经》要晚出，当时主要疗法是靠“针石”，“针石”泛指粗细不同的针。有病治病这是实事求是的态度，有病了拒绝治疗，就不用讨论具体的技术、经验了，这是“恶于针石者，不可以言至巧”的意思。“拘于鬼神”就是扁鹊所说的“信巫”者，“恶于针石”就是扁鹊说的“不信医”者，扁鹊认为凡是“信巫”或“不信医”者，这种人的病是治不好的。这说明患者对医生不信任，治疗就不会有好效果，因此文献最后说“病不许治者，病必不治，治之无功矣”。本来绝大部分的疾病是可以治愈的，但是由于“不许治”，不相信医药对病的作用，这个病肯定就治不了，勉强治之也是徒劳无功的。在临床上，我们都有体会，患者如果在思想上有了障碍，不跟医生合作，医生再有本事也难以收到理想的疗效。

此章文献提出的察其下、适其脉、观其志意、与其病的观点，是中医诊断学的重点所在。在临床上，有的大夫片面强调切脉的作用，宣扬三个指头一搭什么问题都看得出来，甚至转氨酶多少，血沉怎么样，都知道了。有的患者也是这样，你问，他不答，他认为高明的大夫，不用问就能知道病在哪里。只凭切脉就下结论往往是片面的，当然也不排除看病看多了，有了经验，也能遇到不问便知的情况，但是作为一个医生，出于对患者负责，应该做到全面观察后再下结论，这也是此篇文献的精神所在。

异法方宜论篇第十二

【篇解】异法，治病不同其法也；方宜，五方各有所宜也。全篇的主要精神是说，五方之民，因其所处的环境、地区的气候、本人体质、生活习惯等种种不同，其为病亦各有异，因而治病的方法亦各有宜。如东方多病痈疡，西方病多生于内，北方脏寒生满病，南方多病挛痹，中央多痿厥寒热，此五方病之不同也。故东方宜砭石，西方宜毒药，北方宜灸焫，南方宜微针，中央宜按跻，此五方治之不同也。注家有谓本篇言“同病异治”者，殊失经旨。全篇可分作七节。

第一节“黄帝问曰：医之治病也”至“地势使然也”。“地势使然”是全篇的关键所在，是“异法方宜”的根据。

第二节“故东方之域，天地之所始生也”至“故砭石者，亦从东方来”。言东方之病，东方之治。

第三节“西方者，金玉之域，沙石之处”至“故毒药者，亦从西方来”。言西方之病，西方之治。

第四节“北方者，天地所闭藏之域也”至“故灸焫者，亦从北方来”。言北方之病，北方之治。

第五节“南方者，天地所长养，阳之所盛处也”至“故九针者，亦从南方来”。言南方之病，南方之治。

第六节“中央者，其地平以湿”至“故导引按跻者，亦从中央出也”。言中央之病，中央之治。

第七节“故圣人杂合以治，各得其所宜，故治所以异而病皆愈者，得病之情，知治之大体也。”“得病之情，知治之大体”是中医辨证论治之精髓。

移精变气论篇第十三

【篇解】什么叫移精变气？我认为王冰的注解比后世各家的注解都要好。王冰说：“移谓移易，变谓变改，皆使邪不伤正，精神复强而内守也。”就是说要人体阴精、阳气的失常之态是可以纠正的，如气虚改变成气不虚，精少改变为精不少。因此临床治疗主要就是对人体的功能进行移易，不正常的改变为正常的，虚弱的要使其强壮起来，容易亢奋的使其不亢奋，所以“移精变气”是治疗的目的。但王冰还是不曾把本篇的主要精神表达出来。篇中认为，用祝由的方法来移精变气只能适用于简单的疾病，即所谓“贼风数至，虚邪朝夕，内至五藏骨髓，外伤空窍肌肤，所以小病必甚，大病必死，故祝由不能已也。”因而临床治疗疾病的有效方法，仍只有详察色脉，数问其情，求得病因，从因而治。故曰“治之要极，无失色脉”，又云“治之极于一……因得之”。这是“移精变气”全篇的主导思想。全篇可分作三节。

第一节“黄帝问曰：余闻古之治病”至“故祝由不能已也”。否定祝由有移精变气的作用。

第二节“帝曰：善。余欲临病人”至“故病未已，新病复起”。提出详察色脉以辨证，确守治则以为疗，这是治疗疾病的基本法则。

第三节“帝曰：愿闻要道”至篇末“得神者昌，失神者亡。帝曰：善”。强调求因而治，是临床的主导思想。

【讲解】本篇论述主要内容有三：第一，祝由之不能移精变气；第二，详察色脉以辨证论治是治疗的基本法则；第三，求因而治，是治疗的主导思想。

中医学不是依据病状来治疗，而是依据病因、病机来治疗。医生的精神要高度集中于患者身上，即“闭户塞牖，系之病者”。要反复地询问患者的病情，以求分析出疾病的本质，即“数问其情，以从其意”。要通过望舌、闻声、切脉、询问病情等来推断患者之“神”，“得神者昌，失神者亡”。总之只有“求因而治”才能做到“移精变气”。

汤液醪醴论篇第十四*

【篇解】汤液和醪醴，是古代用五谷制作的两种不同剂型的饮品，所以论中开头就说：“为五谷汤液和醪醴。”张介宾在《类经》一书中解释说：“汤液醪醴，皆酒之属。《韵义》云：‘醅酒浊酒曰醪。’《诗诂》云：‘酒之甘浊而不泲者曰醴。’然则汤液者，其即清酒之类欤。”总之，古代的“汤液”绝非今日之汤药。不仅本篇中的“五谷汤液”与“必齐毒药”是有区别的，在《素问·移精变气论》中，“汤液”与“草苏草荄”亦各自不同。至全篇的主要精神，着重在说明不同的病证，当用不同的治疗方法，疾病之内伤、外感的变化非常复杂，治疗的方法亦必须有较强的针对性才能获得较好的疗效。全篇可分作四节。

第一节“黄帝问曰：为五谷汤液及醪醴”至“镵石针艾治其外也”。远古时期疾病比较单纯，治疗的方法也比较简单，备汤液醪醴已足以应用。随着社会的发展、自然条件的变化，疾病也越来越复杂，便当用多种治疗方法才能适应。

第二节“帝曰：形弊血尽而功不立者何”至“故神去之而病不愈也”。讲病之预后好坏，关键在病人体内神气的存亡。

第三节“帝曰：夫病之始生也”至“邪气不服，此之谓也”。疾病发展到了严重的阶段，即使有良医也不能起死回生。

第四节“帝曰：其有不从毫毛而生”至篇末“骨肉相保，巨气乃平。帝曰：善”。随着医学的进步，医疗的方法、手段越多越好，疗效也就会越来越好，换句话说，治疗方法、手段的多样化，是疾病治愈的有利保证。

【讲解】“汤液”和“醪醴”都是用粮食酿制的，但这是两个东西，可以理解为现在的两种剂型。在远古时代，药物应用还比较少，主要靠针灸治疗，所谓药物还局限于“汤液”和“醪醴”。什么是汤液？什么是醪醴？总的来说这两者都属于酒类。用米酿的陈年甜酒，比较黏稠，像酱油样的黏稠度，这是“醪”或者称“醴”，气浓、味甜、质稠是其特点。“汤液”，也是一种酒，但比较清淡，不那么稠厚，气淡、味薄、质稀是其特点。“醪醴”可以放置相当长的时间，“汤液”放置的时间比较短。

“汤液”不要与今天的“汤药”混淆。“汤药”是指现在的煎剂，是用水煎煮中药。古人把药物称作“毒药”，“毒”是指药的性质，如气热、气寒，味辛、味苦，都是“毒”性，与我们现在毒性概念不一样。称方药汤剂为“汤液”者，大概始于《甲乙经》，皇甫士安说“伊尹以亚圣之才，撰用《神农本草》以为汤液”，《甲乙经》中的这句话也不大可靠，相传伊尹是商代的大臣，官位相当于国相，他懂得医药，“亚圣之才”即有本事、有才智之意，商代还没有《神农本草》，因此说伊尹选用《神农本草》的说法不可靠。认为方药汤剂即是“汤液”，虽然这个概念是来源于《甲乙经》，但与这里的“汤液”是两回事。

这篇文献的主要议题，是在说明不同的病证必要用不同的治疗方法，要分别对待，针对性要强。疾病有内伤、外感之分，往往非常复杂，因此治疗的方法也是多种多样的，这样才能获得好的疗效。汤液、醪醴比较简单，不是什么病都可以用的，疾病也在不断地演变，一个时期比一时期复杂已成为一种趋势。《内经》成书是2000多年以前的事，现在的疾病比那个时代复杂多了，但其中的治疗原则、精神还是有现实意义的。

第一节　治疗方法的起源和趋向

怎样用“五谷”来制成“汤液”“醪醴”？酿制“汤液”“醪醴”一定要用“稻米”，依现在的经验来看一定是用“江米”，而且要用稻草、稻秸作为燃料来烧煮，并且要求稻米要成熟的、饱满的，稻秸要结实的、强壮的。问曰：为什么呢？因为稻米经过冬藏、春种、夏耕、秋收，“完”得一年四时之气，故曰“得天地之和”；稻米生长在黄河流域一带，即山西、陕西、河南、河北等平原上，这里的地势既不太高也不太低，太高了寒，太低了热，属于中原温暖地带，故稻米之性不热不寒，故曰“高下之宜”；“故能至完”，所以米粒成熟、饱满；只要“伐取得时”，这个“时”是指秋时，秋金为“坚”，稻薪“故能至坚”。意思是说酿制汤液、醪醴要用上佳的材料。

“上古圣人作汤液醪醴，为而不用，何也？”汤液、醪醴一类的酒制品，在奴隶社会早期的夏、商、周时期就出现了，而且还有不少人酗酒，从“禹恶滋酒”的记载可得知。夏王“禹”建都在山西的晋南一带，禹不提倡喝酒，“滋酒”是指美酒、好酒，越是好酒他越反对，因为酒越好，人越喜欢喝，酗酒误事。这个记载说明夏代就已经有了“酒”。这里是问，酿制了酒，又不用，这是为什么呢？答曰：“自古圣人之作汤液醪醴者，以为备耳。”“备”是“储备”之意，圣人酿酒是以备不时之需的，所以酿制的酒一般不用，待有疾病流行了再用。看来远古人类的疾病还比较少，虽然有了汤液、醪醴的技术，使用酒的机会很少。随着文明的发展，交通的进步，让人们的交往也频繁了，于是疾病暴发、流行的机会就多了，所以“邪气时至”与“道德稍衰”虽没有绝对的关系，但还是有一定的联系，使用汤液、醪醴的机会就比较多了，而且还有一定的效果，故曰“服之万全”。由此看来，在古代“酒”与“医”是有密切联系的，所以“医”字从“酉”部，是有道理的。从医药的起源来看，除了针灸之外，“酒”是用得较早的治疗方法。

“今之世不必已，何也？”现在用汤液、醪醴，好像没有什么效果了，为什么呢？“已”是取得疗效之意，“不必已”就是不一定有效果。“当今之世，必齐毒药攻其中，镵石针艾治其外也。”“齐”应读作“剂”，是“调剂”之意，调剂温、热、凉、寒、升、降诸药性，把药调剂成方，即用三味、五味药调剂成为一个方剂，这是“齐毒药”的意思。疾病变复杂了，单靠汤液、醪醴不行了，故“必齐毒药攻其中”，“攻”是“治疗”之意，“中”是“内”之意，即用方药治其内。“镵石针艾治其外”，“镵石”是比较尖锐的石针，即砭石，古人大多用砭石来做放血治疗，不用放血者就用“针”，对寒性的病痛就用“艾”，这些都属于外治法。内外相互配合治疗，才能祛邪治病取得疗效。

第二节　神气存亡对预后的影响

病人体内神气尚存，病就有治愈的希望，体内神气不存，身体的恢复就比较困难。因此高明的医生，要重视病体神气的恢复。这个“神气”是什么呢？我理解还是指人体的生命力、免疫力，古人将其高度概括为“神”，变化无穷之为神，人体能够应对各种变化，都是神气的功能。

“形弊血尽而功不立者何？”“形弊”是“形体弊坏”之意，在疾病后期，病人极度衰弱、消瘦，这是“形弊”；面无血色，此为“血尽”；形为阳，血为阴，阴阳败坏到这个程度，医者也无能为力，故曰“功不立”。有的病能治好，有的病就是治不好，关键在什么地方呢？答曰：“神不使也。”关键是患者机体神机失去作用了，“使”是“用”之意，即言“作用”，如免疫作用等。

“神不使”会是怎样的情况呢？“针石，道也，精神不进，志意不治，故病不可愈。”“针石”在这里是泛指治疗手段；“道也”是指医学、医道；医学是有局限性的，尤其面对病至极限者，无论怎样治疗也无济于事。“志意”与“精神”都是指神气而言，无论怎样调理，终不能恢复神气的正常，“故病不可愈”。由此可见，古人认识到，医药能否发挥作用，关键还要看人体自身的状态。不管是什么药，进入到人体，都要通过人体自身的功能才能起作用，这是“病不可愈”的关键所在。

“今精坏神去，营卫不可复收。何者？”“精”泛指人体的津液、精气等物质，为五脏所藏；“精”是“神”的物质基础，五脏精气败坏，神的功能就没有了，所以“营卫不可复收”。到了“精坏神去”的程度，营气、卫气的运行也就没有规律了，正常情况下卫气白天行于阳夜晚行于阴，这个规律是受“神”控制的。“何者？”为什么疾病会演变到这样坏的程度呢？“嗜欲无穷，而忧患不止”，嗜欲、忧患等行为，必然要消耗神气，能消耗人的体力、活力、免疫力的原因还很多，不管什么原因，若神气消耗到一定程度，恢复起来是很困难的，于是“精气弛坏，营泣卫除”。“弛坏”是“败坏”之意，“泣”是“阻塞”之意，五脏的精气耗尽了，会导致营气不通、卫气耗散，故曰“神去之而病不愈也”。这段话说明，对病之预后来说，内在的因素是主要方面。文献所讨论的主题是发人深省的。汤液、醪醴、针石作为医疗的手段、方法，需要研究、发扬，但是医学永远不是万能的，要解决健康问题，还是要注重自身的调节和保养，这是根本的。

关于“岐伯曰：针石，道也，精神不进，志意不治，故病不可愈”这段文字，在《甲乙经》中没有这三个“不”字，即“针石，道也。精神进，志意治，故病可愈”。这里出现了两个完全不同的意思，值得我们思考。按《甲乙经》所述，意思是说，有医学手段的帮助，精神因之得进，意志因之得治，疾病因之而得愈，这是从正面论述；然后又说“精坏神去，营卫不可复收”，表达了医学的局限性。和王冰的这个本子比较来看，还是《甲乙经》的表达要好一些，从正反两面论述，这样比较全面，如果医学对人体毫无作用，那就不要研究医学了。

第三节　及早治疗是疗效的保证

此节文献重在“亦何暇不早乎”一句，无论古今，都提倡早诊断、早治疗、早预防，一个“早”字，就是这一节的主旨所在。“暇”是怠慢、漫不经心的意思。

一般来说，疾病的发展总有个过程，如从轻到重、从小到大等。疾病在“始生”阶段“极微极精”，如外感六淫邪气，“必先入结于皮肤”，病灶浅表。有见识的大夫、专家都认为，待疾病发展到严重阶段，登峰造极了，“名曰逆”，“则针石不能治，良药不能及也”，再好的医疗手段、再好的药物，都无济于事！这话很有启发性。包括现代医学，都是在疾病的后面跑，少有跑到疾病前面去拦截的。而预防和及时治疗是《内经》一贯的学术思想，《素问·阴阳应象大论》云“治五藏者，半死半生”，待病入五脏，即使是高明的医生，能有一半的效果就很不错了。“得其法，守其数”，是指无论在理论上还是在技术上都很有造诣的医生。身边的亲戚、朋友经常见面，相互之间非常熟悉、了解，有了病色、病状极易被发现，尤其是总不见好转的病状，为什么不去看医生，尤其是那些有建树的医生，尽早得到他们的治疗呢？

答曰：“病为本，工为标，标本不得，邪气不服，此之谓也。”患者和医生的关系，有如病之“标”“本”。患者是“本”，是矛盾的主要方面，医生是“标”，是矛盾的次要方面，一定要认识到这个医患关系，首先是患者自己对疾病要高度的重视和警惕，在这点上医生是不能代替的。一有小病就很重视，这是重“本”；其次是要了解医生的情况，这个病应该去看哪方面的医生，不能有病乱投医，尤其不能相信骗子的话，这是重“标”。这样做了就叫“标本相得”，否则就是“标本不得”，会招致“邪气不服”。病邪不能顺服，失去对病势的控制，“此之谓也”，往往就是这个原因造成的。这段关于医患关系的论述，其思想是非常前卫的，至今都具有很重要的现实意义。

第四节　综合治疗是临床的趋势

从现代医学的发展趋势来看，病理学研究是走在前面的，治疗的方法大大落在其后，很多疾病能明确诊断，但没有什么有效的方法治疗。就治疗而言，我们要提倡百花齐放，有现代医学的方法、手段，有中医学的方法、手段，有民族医学的方法、手段，甚至包括民间的验方，走多方法联合的综合治疗之路，这对提高临床的疗效是非常有利的，也是医学发展的必然趋势。

有的病“不从毫毛而生”，即病不从外感而得，而是因“五藏阳以竭”，即五脏或者某一脏的阳气衰竭而呈现内伤之变；由于阳气衰竭不化阴水，于是“津液充郭”，即指胸腔、腹腔被阴水充斥；“其魄独居”，“魄”泛指五脏中之精气，如肺藏魄，胸腔积水，肺独居其中而被孤立起来，此即阳气先竭，阴魄独居，阴阳隔绝；“魄”可指肺而言，也可以理解为某一脏，因为心、脾、肝、肾都有这个问题；于是“精孤于内，气耗于外”，“精孤于内”是对“魄独居”进一步阐发，五脏之精气失去阳气的温养，形成有阴无阳之势；这时候，“形不可与衣相保”，患者的形体出现异常改变，衣服也不适体了，如腹水，腹围增加，过去能穿的衣服现在穿不上了，四肢也出现水肿，以前的鞋袜也都不能穿了；甚则引发抽搐，这个“水邪”是由内脏病变引起的，故曰“四极急而动中”；其病机“是气拒于内，而形施于外”，即阴气拒之于内而形变现于外。出现这种病变应该怎样治疗呢？这里列举的是临床所见的“阴水证”，下面是谈治疗方法。

“平治于权衡”，这是指医者辨证论治的功夫。“平治”要从“治平”来理解，“治”是“治疗”之意，“平”是指治愈。古人把正常人称为“平人”，出现病变就是“不平”；阴阳失调就是“不平”，上述列举的“阴水证”，阳衰阴盛就是“不平”；通过治疗使患者平复，恢复到正常状态，这就是“治平”。如何才能够有效地治疗，使患者康复呢？关键在于医生的“权衡”之术。所谓“权衡”，就是通过望、闻、问、切等诊断手段来进行“辨证”，“权”是“审视”之意，“衡”是“衡量”之意，“权衡”即观察、分析的意思。分析是阳虚，还是阴盛？阴盛是主要方面，还是阳虚是主要方面？对这些都要进行“权衡”，要找到主要矛盾所在。如上述之“水肿”一病，这个“水”是在上焦，是在中焦，还是在下焦？要权衡！是属于“阴水”，还是属于“阳水”？关键就在于医生“权衡”的能力，也就是医生诊断的能力，诊断要确切。如上面所举之例诊断为“阴水证”，依据是什么呢？依据是阳气衰竭不化阴水的病机。若肿在下腹，责于肾阳虚；若肿在中腹，责于脾阳虚；若水在胸廓，责于心肺之阳气不足。如上述“四肢急而动中”，即先有腹肿继而四肢肿，这很可能是脾阳不足，脾主四肢嘛。总之，这些分析都在医生的“权衡”之中，若分析不到位，诊断也就不确切，治法、方药就跟不上，所以说“平治”在于“权衡”，论治的前提是辨证。那么是不是凡水肿都属阴水呢？那不一定，还有不少属阳水呢，比如出现大热的实证表现。虚、实都可以造成水肿，只有根据病之虚实才能提出治疗方案。

水肿病是相当复杂的，这种病往往不是暴病，是由慢性病逐渐发展出来的，病灶很深，病性复杂，病程较长，比较顽固，这里提出治疗水肿要“去菀陈莝”，这里要读作“去菀莝陈”，去、莝是动词，《说文解字》讲“斩草”叫“莝”，所以从“艹”头，是“祛除”之意；“陈”“菀”是名词，“菀”是“瘀积”之意，“陈”是指陈旧的病灶。去其瘀、莝其陈，还是个治疗原则。如何去其瘀，如何莝其陈，具体的方法是什么呢？要“微动四极”。意思是这个病要用行气法，让人体的营卫之气都流动起来，气行水行嘛。《素问·灵兰秘典论》云“膀胱者，州都之官，津液藏焉，气化则能出矣”，“气化”是排除水邪的关键之一，所以要“微动四极”来导气、行气，推动气血的运行。但阴水证之水肿，阳气已衰，因此用行气法时，只能采用“微动”之法，如木香、香附、三棱、莪术之类都不能用，只能微微引动一下气血，使气能够行于四肢则已，避免重伤阳气。然后是要“温衣”，尽量给患者保暖，因为阳气弱了体表不固，容易受外邪侵袭，保暖以增加人的体温，有助于水的运行。“缪刺其处”，什么是“缪刺”？上病治下、下病治上、左病治右、右病治左的针刺方法叫“缪刺”。病在左半身，刺右侧的经穴；病在右半身，刺左侧的经穴；病在头上，刺脚下的经穴；病在下身，刺头上的经穴。“其处”是“哪一处”的意思，刺左、刺右、刺上、刺下？这要依据诊断来决定。病是在手经、在足经、在三阴经、在三阳经？要根据具体问题而定。这样才能“以复其形”，就是通过微动、温衣、缪刺等治疗，祛除水邪恢复形体。但这样治疗还不够，还要“开鬼门，洁净府”，这是具体的祛除阴水的两种治法。“鬼”为“魄”的异体字，即“开魄门”，是让水邪从皮肤汗腺而出的方法。如越婢汤、越婢加术汤等，增强卫气的运行，肺气通于表而主治节；还可用麻黄细辛附子汤、小青龙汤等来发汗、温经、行阳、驱水，从皮肤毛孔排泄一部分在表之水液。至于内脏的水，还要考虑用“洁净府”的治法，使水从大肠、小肠排出，“洁净府”的方法就很多了，这里不细谈。

总之，微动四极、温衣、缪刺、开魄门、洁净府，都是治水肿的方法，通过多种途径的综合治疗，才能够收到“精以时服，五阳已布，疎涤五藏”的疗效。“精”是指精气，“时”是“一天天”的意思，“服”是平服、恢复之意，意思是说人体之精气才能逐渐地恢复。“五阳”是指五脏的阳气，五脏之阳气能够宣布，这是治水肿的关键之处，五脏之阳气从哪里来？主要来自中焦，来自脾胃之阳气，尤其是胃阳、胃气。能够受到胃气的补养，五脏之阳才可布于周身。“疎涤”是通畅无阻之意，即阴精、阳气能够通达于脏腑之间，实现人体正常生理的机转。其结果是“精自生，形自盛，骨肉相保，巨气乃平”，意思是人的精气逐渐生发起来，形体逐渐恢复而健壮起来，人体器官组织相互协调起来，人体重要的一些生命指征就能够恢复正常。

这篇文献的内容虽然不多，但对患者、医生都有所启发，非常有现实意义。对病人而言，要赋予他们对自身健康的更多的责任；对医生而言，治病救人是医者神圣的职责，尽管任何疗法都不是绝对的有效，但要不断地拓展思路，办法越多越好，以保证取得最理想的疗效。

玉版论要篇第十五

【篇解】《贾谊新书》云：“书之玉版，藏之金柜，置之宗庙，以为后世戒。”《司马迁传》有云：“金柜玉版，图籍散乱。”如淳注云：“玉版，刻玉版，书为文字也。”此题目中之“玉版”，是说把某些重要的文献刻在玉石上，这样能保持很长的时间，甚至上千年，以广于流传。篇末有“论要毕矣”句，故合之而为“玉版论要”。全篇主要内容是讨论色气、脉气的病机变化，总体来说属于中医诊断学的范畴。如“容色见上下左右，各在其要”“上为逆，下为从；女子右为逆，左为从；男子左为逆，右为从”，此言色气之病机；“脉孤为消气，虚泄为夺血，孤为逆，虚为从”，此言脉气之病机。可惜词意多不续，不少地方都有脱简之嫌。全篇可分作三节。

第一节“黄帝问曰：余闻《揆度》《奇恒》”至“著之玉版，命曰合玉机”。疾病之浅深，色脉之变化，皆有机理存乎其中，“神转不回，回则不转，乃失其机”，提出神机的基本概念。

第二节“容色见上下左右，各在其要”至“易重阳死，重阴死”。讨论色气的病机。

第三节“阴阳反他，治在权衡相夺”至篇末“不复可数，论要毕矣”。讨论脉气的病机。

【讲解】“神转不回，回则不转，乃失其机”揭示出全篇的主旨。这里的“神”与前面讲的“神”没有什么区别，是对人体生理功能的高度概括，包括现在所说的免疫力、抵抗力、应激能力等，都可以认为是中医学“神”的范畴。“神转”是神机运转的意思，“转”是“健运”之意，一个神机旺盛的人，会充满活力、朝气蓬勃、豁达乐观、积极进取，这种人可以应对邪气、抵抗邪气，这就是“神转”的意思。“不回”之“回”是“逆”之意，不管什么病邪来袭，都能抵御之。如人的卫气白天行于阳二十五周，晚上行于阴二十五周，这就是“神转”，营气卫气能够正常的运行，那么风寒暑湿燥火的六淫邪气就不能伤害到人体。“回则不转”，人体因某种原因神机不畅，甚则逆转，这会怎样呢？首先就会表现为易感，稍微开了下窗就感冒了，稍微饮食不当肠胃就不适了，动辄受病也是“回”的表现。为什么会这样？“乃失其机”，“机”就是指“神机”，神机失去了正常运转的功能。这里还提出了一个要点，即外在致病因素是次要的，内在的神机状况才是发病的主要依据，而“神机”是人类所独有的。

诊要经终论篇第十六

【篇解】“诊要”者，诊察经脉之气的纲要也。人体经脉之气随四季阴阳之气而盛衰，即全篇的论点所在，如经脉之气既病之后，各自终竭，各有不同的病症出现，是为诊察病气的依据。全篇先讨论诊经脉正气之要，后谈诊经脉气终之要，故名“诊要经终”。篇后不仅言诊法之要，且论及刺法之要，所言四时五脏之刺尤不可忽。全篇可分作五节。

第一节“黄帝问曰：诊要何如”至“地气合，人气在肾”。言经脉之气随四季的阴阳消长而变化的规律。

第二节“故春刺散俞，及与分理”至“各有所刺，法其所在”。讨论四时的不同刺法。

第三节“春刺夏分，脉乱气微”至“冬刺秋分，病不已，令人善渴”。讨论四时刺逆的病变表现。

第四节“凡刺胸腹者，必避五藏”至“经刺勿摇，此刺之道也”。讨论五脏刺逆的预后。

第五节“帝曰：愿闻十二经脉之终”至篇末“此十二经之所败也”。言十二经气终竭各有见症。

【讲解】

第一节　经气之阴阳消长

此节主要内容，是讲经脉之气随一年四时之阴阳消长而变化，这是经脉之气的正常生理。这里特别提出了“冰复”的概念，什么叫作“冰复”？许多注家都没有明确的解释，单从字面上来讲是很难解释的。这里的“复”通“腹”，古人认为背薄如饼腹深如井，也就是说，背部的肌肉很薄，针刺背俞穴时一定要注意安全，不要伤及脏器；腹部的肌肉较厚，稍微扎深一点问题不大，因此这个“冰腹”就是“深在”之意。每年的11月、12月是阴寒之气最盛的时候，冰冻也越来越厚，这里用“冰”来比喻腹部可深取之意，只有这样理解才能和12月的盛阴相符，不要把“复”理解为“恢复”之意。

第二节　刺法与四时盛衰

由于四时阴阳盛衰不同，所以就要用不同的刺法。其中，王冰注解的“间者环也”的“环”字，曰“环，谓循环也”，这个解释不好理解。“环”和“旋”是一个字，所谓“旋”是“旋即”之意，意思是说很快就好了。

另外，这节所云“冬刺俞窍，于分理”比较费解。《甲乙经》中云“冬刺俞窍，及于分理”，这样就和上面的“春刺散俞，及与分理”相对应了，也就比较好理解了。

第三节　四时逆刺之病变

此节主要是讨论四时逆刺的病变表现。其中“夏刺秋分，病不愈，令人心中欲无言”的“欲无言”，《甲乙经》作“闷无言”，我认为还是《甲乙经》的说法比较合理，即令人心烦闷无言的意思。

第四节 五脏逆刺之预后

此节主要是讨论五脏逆刺的问题。其中“中心者环死”的“环”，也作“旋”解，是顷刻间的意思。另外关于“刺胸腹者，必以布憿著之”一句，什么叫作“布憿著之”，这个“憿”可以读作“小”音，也可以读作“缴”音，实际上这个“憿”是“窍”的假借字，这句话的意思是，针刺胸腹时要取卧位，然后用一块布盖在胸腹上，即所要刺的窍穴上，与现在的隔衣刺同义。

脉要精微论篇第十七 *

【篇解】全篇叙脉之纲要有六：如诊脉的时间、部位、五脏脉、四时脉、脉色互参、脉症互参等。其理极其精细而微妙，非穷研深究不能得其旨趣，故名“脉要精微论”。但篇中并不止单独言脉，而于察色、观形、望神诸说，亦至精至微。特别是“精明五色”“五藏中守”诸论，很有临床意义。全篇可分作八节。

第一节“黄帝问曰：诊法何如”至“以此参伍，决死生之分”。总叙中医诊法内容，包括切脉、观神、察色等内容，还特别提出四诊要在恰当的时间进行。

第二节“夫脉者，血之府也”至“以白为黑，如是则精衰矣”。从望气色、切脉两个方面来讨论诊断这个主题，其中“生死”意指吉凶、轻重、顺逆等病势。

第三节“五藏者，中之守也”至“得强则生，失强则死”。进一步阐述第一节中提出的“观五藏有余不足，六腑强弱，形之盛衰”的精义。

第四节“岐伯曰：反四时者”至“此六者，持脉之大法”。讲脉象会随着春夏秋冬的变化而变化，四季变化既影响人正常的脉象，也影响人体病变的脉象。

第五节“心脉搏坚而长，当病舌卷不能言”至“胃脉实则胀，虚则泄”发挥五脏脉象的搏、坚、耎、散等病证表现，认为病脉主要是五脏虚实的脉象，即五脏有余、不足的病脉表现。

第六节“帝曰：病成而变何谓”至“已见血，湿若中水也”。叙述各种杂病之在色、脉方面的表现。

第七节“尺内两旁，则季胁也”至“少腹腰股膝胫足中事也”。讨论尺肤诊对应脏腑的部位分布。

第八节“粗大者，阴不足阳有余”至篇末“腰脊痛而身有痹也”。提出了几种相类似的脉象，如“来疾去徐”与“来徐去疾”相类似，“脉俱沉细数”与“沉细数散”相类似，“浮不躁”与“其有躁”相类似等。这些比较类似的脉象与“证”的关系要结合临床表现来进行分析。

【讲解】

第一节　诊法的主要内容

问曰："诊法何如？"答曰："诊法常以平旦，阴气未动，阳气未散，饮食未进，经脉未盛，络脉调匀，气血未乱，故乃可诊有过之脉。"四诊最好是在"平旦"进行，即早晨病人刚起床的时候。当然，这个要求是不现实的，但要理解其中的精神，因为"平旦"之时，是阴阳交集的时候，人体阴气未动，阳气刚开始运行，人体处在阴阳之气都很安静平稳的状态；加上还没有进食，脏腑功能尚未活跃；人经过一夜的休息，经脉还没有盛大起来，甚至在皮表的细小络脉也很条畅。总之是强调要在人体"气血未乱"的状态下进行四诊，因此是不是"平旦"并不重要，关键是要有一个能使患者平静下来的环境。"故乃可诊有过之脉"，只有在气血平静的时候，才容易体察出来病脉。

"切脉动静，而视精明，察五色，观五藏有余不足，六腑强弱，形之盛衰，以此参伍，决死生之分。"患者在平静的状态下，不单可以切脉，还可以"视精明"，"精明"指眼睛，此即望神内容；"察五色"是望色内容；观"形之盛衰"是望形体内容。"以此参伍"，"参伍"是"配合"之意，即把望神、察色、观形体等方法，与脉之"动静"综合起来分析。脉之"动静"，"动"为阳，"静"为阴，这包括了诸多的脉象，如浮沉、迟数、大小、长短等。综合诊断才能"决死生之分"，才能够做出确切的诊断。"决"是"诊断"之意，"生死"是指对疾病状况的判断。

第二节　色脉的临床意义

鉴别色、脉的吉凶生死，很有临床意义。

首先讨论的是脉诊。中医认为"脉者，血之府也"，从这句话来看，中医所谓的经脉功能，与现在的血管没有分别，但具体的内涵就不同了。如脉有长、短之分，长脉表示正气强盛，短脉表示正气衰弱，故曰"长则气治，短则气病"，"气治"即正常之意，"气病"即异常之意。

脉有数、大之别。"数"脉为火热盛之脉，临床可见"烦心"等表现；"大"脉是指脉体较宽的脉象，大脉为气盛之脉，邪气盛预示病情将发展，故曰"数则烦心，大则病进"，如高热病人常见大脉；《金匮要略》云"脉大为劳"，这种大脉是虚劳的脉象，虚劳患者见大脉，预示疾病在发展，原本虚劳患者体虚理应出现脉虚、脉细、脉微，这预示病情平稳，若出现虚弱而大的脉象，预示邪气尚盛；又如吐血、出血的患者出现脉大，预示出血还将继续。

脉象要区别上、下，在《内经》文献中，凡讨论脉象，只分寸、尺，没有

“关”的概念，“关脉”是在《难经》中才提出来的。“上盛则气高”，寸口脉大而有力即“上盛”，“气高”是指病在上焦，属心肺之病；这种患者常有心跳、气喘、气粗、咳嗽等表现。“下盛则气胀”，尺脉大而有力即“下盛”，“气胀”是指病在中下焦，主要表现为腹部胀满，因气阻、气滞，气盛于下而不能宣通之故。

“代则气衰”，依现在中医诊断学的理解，脉数间有停息的脉象称作“代”脉，《内经》中的代脉不完全是这个意思，是指脉忽大忽小，时多时少，阵浮阵沉，“代”是“更代”之意。代脉一般属于脾胃问题，故曰“气衰”，是指脾胃之气虚衰，是脾胃水谷之气不稳定的表现，多属于中焦之气不足。总之，“代”是从脉搏动的形式来讲的，而“动而中止不能自还”这种间歇的代脉，是王叔和以后才提出来的。

脉分细、涩。“细”是从脉体来讲的，与“大”脉是相对的，摸上去脉体极细，主气不足、气虚。“涩”是血液流动不畅，主气滞、血亏，临床常见的表现是“心痛”。气滞导致血流不畅可见疼痛，血少了不能营养经脉也可见疼痛，所以有人认为“痛”就是“不通”，这个认识是片面的。“不通”固可以导致疼痛，但不能认为凡是疼痛都是“不通”，中医的理论不是这样解释疼痛的。如慢性消化道的疼痛，用“黄芩建中汤”可以治疗这种因消化不良引起的疼痛，黄芩建中汤主治的气虚证；还有“芍药甘草汤”治疗的疼痛，属于营血虚的疼痛。因此“不通”一词不能作为“疼痛”的代名词，不能涵盖疼痛的所有病机。

“浑浑革至如涌泉，病进而色弊”，“浑浑”指脉象混乱，“革至”是说脉搏动僵硬，“如涌泉”是说脉象如泉水往上涌，这些脉象都主“病进而色弊”，临床可见面容憔悴，并预示病势将继续发展。

“绵绵其去如弦绝，死”，“绵绵”也是形容脉乱而不畅，有“绵绵如泻漆”的说法，有一种漆很稠，漆工把漆烧化后用布包裹着挤压，从布中滤出来的漆叫“泻漆”，这种漆的流动肯定是不畅的，脉搏的流动非常之不通畅，就像泻漆一般黏稠，这叫“绵绵”，感觉上脉动似有似无，似流似止，时而“如弦绝”，就像琴弦突然断了似的；这种脉象是真阳衰竭的现象，预示病情严重，是死脉。

下面讲“望色”。

“夫精明五色者，气之华也”，这里“精明”指人的眼神，“色”指人的气色，意思是说观察患者的眼神，目的在诊察神气的情况，患者的眼睛有神采，说明病还没有到十分危险的阶段。精明、五色都是五脏真气在外的表现，故曰“气之华也”，“华”是“标志”之意。眼睛有神无神？气色是否温润？都反映了脏腑之气的情况。

五色包括赤、白、青、黄、黑。先言赤色，“赤欲如白裹朱”，《素问·五藏生成》中讲“以缟裹朱”，“缟”与“白”是一个意思，都是指纯洁、润泽的丝绸。正常的赤色，应该是白里透红，就好像用白丝巾包裹在红色外面一样，这种色是隐约而不直露的，明洁而细润，这反映人的阴精阳气尚存。“不欲如赭”，“赭”是红中带黄之色，如赭石色，这种红色不明透，也不细润，枯燥而无光泽，这反映人的阴精阳气已衰竭。下面对其他几种色的叙述，方式是一样的。白如“鹅羽”是表示明润，白“如盐”是表示不明润；青如“苍璧”表示明润，青“如蓝”表示不明润；黄如“罗裹雄黄”表示明润，黄如“土”表示不明润；黑如“重漆色”表示明润，黑如“地苍”是表示不明润，所谓“重漆”就是反复刷漆之意，漆厚则色亮润，所谓“地仓”是指尘土。总之色要分“欲”与“不欲”两个方面，关键就看其是否明润，明润预示五脏真精尚存，干枯预示五脏阴精已衰。

望色还要注意一点，即“五色精微象见矣，其寿不久也”。“见”是暴露之意，如虚劳患者，或者冠心病患者，若见两颧鲜红，像是着了胭脂一样，就是“精微象见”之象，预后多不良。因此正常的面色都是隐现的，不能直露，这对临床很有意义。

“夫精明者，所以视万物，别白黑，审短长”，这是在阐述“精明”的功能，人的眼睛有神即为“精明者”，就能视物、别白黑、审短长。若出现“以长为短，以白为黑”，是说眼睛没有视觉了，或出现以长为短、以白为黑的错觉，“如是则精衰矣”，说明五脏精衰了，“诸脉者皆属于目”。

第三节　观形态判断凶吉

“五藏者，中之守也”，五脏位守于形体之内，意思是体表的一切表现都来源于五脏的变化。“中盛藏满，气胜伤恐者，声如从室中言，是中气之湿也”，“中盛藏满”指脏腑邪实而出现胀满，或胸闷，或腹胀；“气胜伤恐”是指气喘、气急，或无端惊恐等表现；“如从室中言”是指患者的声音像是在空房子中说话有回声一样重浊不清。这些都可能“是中气之湿也”，是脏腑内水湿邪气太重的缘故。

“言而微，终日乃复言者，此夺气也”，“言而微”指说话有气无力或断断续续；“终日乃复言”是指一天之中还说不上两句话，即说话费力；“此夺气也”，是肺肾之气大伤的表现；“衣被不敛，言语善恶，不避亲踈者，此神明之乱也”，这就是神志昏愦的一些表现。

“仓廪不藏者，是门户不要也”，“仓廪不藏”是指严重的腹泻，也称作

“洞泻”，即使肠道里没有东西了但还有要大便的感觉，什么原因呢？“门户不要也”，即脾肾阳虚不能固敛之故。什么是“门户”？“关”即门户，肾为胃之关，脾胃虽属中焦，但关锁脾胃的功能与肾气密切相关，肾的阳气弱了而不能收蓄。“不要”是失去管束的意思，先后天的阳气都衰竭了，这种腹泻是很严重的，也很难控制，“补中益气汤”是起不了什么作用的，所以薛立斋就用补中益气汤加附子来治“飧泄”，用川附片来温补肾阳，把肾阳补起来，有这个物质基础了，然后才能升举，才能够解决“门户不要”的问题。

“水泉不止者，是膀胱不藏也”，这是膀胱不能守于中的情况。“水泉不止”包括现在的尿崩症，肾病、糖尿病都可见到“水泉不止”的表现。“水泉”为什么会“不止”？这涉及阴水与阳气的关系，膀胱与肾是相表里关系，下焦肾、膀胱之气虚而不能固涩，即“膀胱不藏”而“水泉不止”。

总之“得守者生，失守者死”，这里呼应了前面“五藏者，中之守也”的观点，一切病症只要脏腑之气能守于中，能够维持其正常的功能，即“得守者”，这种情况即使有病也有生机。反之，“失守者”，五脏之气失守，不能维系其正常的功能，则“死”，这里用“死”字是预示问题严重。这段文献也反映出中医脏腑学说以“五脏”为中心的学术观点。

“夫五藏者，身之强也”，意思是身体的强与不强决定于五脏的状况，身形之所以强于外，要靠五脏强于内。“头者，精明之府”，前面讲了，“精明”指“神”，眼的视觉、耳的听觉、鼻的嗅觉都是“精明”的表现，都集中在头部，所以说头是“精明之府”。若出现“头倾视深”的姿态，即头直不起、眼睛看不清东西，这预示着“精神将夺矣”，反映人体已经衰弱到极点，预示将阴阳两绝。“背者，胸中之府”，是因为心肺之俞穴在肩背部，若“背曲肩随”，即背驼了，肩也抬不起来了，这预示着“府将坏矣”，即脏腑之气将衰败了。“腰者，肾之府，转摇不能，肾将惫矣”，假使腰不能转摇了，预示肾气将败。“膝者，筋之府，屈伸不能，行则偻附，筋将惫矣”，“膝”是人体最大的关节，“宗筋之会”的地方，对人的直立行走起着重要的支撑作用，若两膝屈伸不能，走起路来就会出现“偻附”之态，这预示“筋将惫矣”，即肝之精气将衰，筋膜之气失养。“骨者，髓之府，不能久立，行则振掉，骨将惫矣”，走路摇摇晃晃，“不能久立”，是肾“将惫”。

总之，“得强则生，失强则死”，“强”是指前面“身之强”，若五脏之气衰惫于内，身体又怎样能够强得起来呢？所以观察人的形体、姿态，要联想到五脏六腑的盛衰，某脏病变，会出现某些形体、姿态的改变，以判断病之吉凶、人之生死。展开“观五藏有余不足，六腑强弱，形之盛衰”的认识。

第四节　四时阴阳与脉象

什么是“反四时”之脉呢?《灵枢·禁服》是这样记载的:“春夏人迎微大，秋冬寸口微大，如是者名曰平人。”春夏两季，“人迎”脉会微浮而大，因为春天阳气生，夏天阳气盛，“人迎”可诊三阳经，故脉“微大”；到了秋冬两季，自然之阳气渐退阴气渐盛，则“寸口”脉会“微大”，因为寸口可诊三阴经，故曰“微大”。也就是说，春夏人迎脉微大，秋冬寸口脉微大，这是正常的脉象，是“平人”应该有的脉象变化。这里的“反四时者”就是针对《灵枢·禁服》的记载而言的。“反”即“相反”之意，如果春夏季人迎脉不大，或者说寸口脉反大，秋冬季寸口脉不大，或者人迎脉反大，都是“反四时”之脉象。总之，阳气盛时脉随之而外，阳气衰时脉随之而衰，要先把这个基本精神理解了，才能够很好地理解“反四时”所指。脉象与四时是相应的，如果不这样，阳气生发时脉气不升，阳气下降时脉气不降，与自然阴阳之气相反，与四时升降不相迎合，这都叫“反四时”之脉象。

怎样识别“反四时”之脉呢? “有余为精，不足为消”这是分辨反四时脉象的一个原则。“有余”指阳气强盛，“不足”指阳气衰降，“精”是“强盛”之意，“消”是“衰减”之意。因此脉象“有余”总属邪气盛，称“精”，脉象“不足”总属正气衰，称“消”。这两句话与《素问·通评虚实论》中的“邪气盛则实，精气夺则衰”是一个意思，“有余”同“邪气盛”属“实”属“精”，“不足”同“精气夺”属“衰”属“消”。对“反四时”的脉象，主要看是反在“有余”方面还是“不足”方面，要具体分析。即使是顺应四时的脉象，也要从“有余”和“不足”两个方面来分析，主要在辨别是邪气盛还是正气衰。

“应太过，不足为精；应不足，有余为消。”“应”是“理应”之意，如春夏阳气盛时，脉象理应“太过”，而脉象反而出现了“不足”，则“为精”，这个“精”可理解为“严重”之意，与“有余为精”的“精”是同义，即主要矛盾在正气不足方面。“应太过，不足为精”可以这样理解：春天阳气生，夏天阳气盛，脉象应该有力一些，若反而出现虚弱的脉象，如脉象沉细，这种“不足”预示正气不足的情况是很严重的，病变的主要矛盾不在“有余”，而在“不足”方面。那么“应不足，有余为消”就好理解了，意思是说如秋冬季节阳气下降，脉象应该现沉、细等“不足”之象，反而出现“有余”之脉象，矛盾的主要方面在邪气方面，猖獗的邪气会削弱人体的正气。历代注家对这句话的诠释多不令人满意。

“阴阳不相应，病名曰关格”，人体的内环境与自然界的变化不相适应，这叫“阴阳不相应”，上面讲的“反四时”脉象也是“阴阳不相应”的一种情况。如果此种情况发展到极致，出现阴阳阻格的病变，“名曰关格”，即或“关阴”或“格阳”。从正面来理解，这里在强调脉象变化要与自然阴阳的变化相适应，即人体的内环境要与自然之阴阳变化相适应，否则会引发“关格”一类的病变。

问曰：“脉其四时动奈何？知病之所在奈何？知病之所变奈何？知病乍在内奈何？知病乍在外奈何？”此五问：一问，脉象怎样随着四时而略有变动？二问，怎样根据脉象的变化诊断病之所在？三问，病变的转归怎样从脉象来判断？四问，内伤病的脉象有什么特征？五问，外感病的脉象有什么特征？“请言其与天运转大也”，“天”是自然界，“运”即自然界万物的运动，“转”是周而复始之意。这句话的意思是，人体虽小，但其阴阳的变化与大自然的阴阳运转是一样的。“万物之外，六合之内”，是指整个宇宙空间，所谓“六合”是东、南、西、北，加上、下，宇宙不管怎样无穷大，也不外是这“六合”；六合在万物之外，万物在六合之内。宇宙间万物的变化总不外天地、阴阳之变化，任何事物都可容纳在“天地之变，阴阳之应”中。自然界无穷之大，事物无穷之多，都用“阴阳”概念来解释。阴阳变化是有秩序，是有规律的，宇宙之运行看起来是不可认识的，可以通过掌握人类身边阴阳变化的规律来认识宇宙，这是中医学的宇宙观。

先看四季变化的规律。“彼春之暖，为夏之暑”，“暖”及“暑”是阳气从春到夏的变化规律；“暖”为阳气之生，“暑”为阳气之盛，这是个发展的过程。“彼秋之忿，为冬之怒”，忿、怒是描述人的一种精神表现，“忿”是内在的、没有暴发出来的，“怒”是外在的、暴发出来的；这是喻指秋天阳气逐渐下降，到了冬天温度急剧下降，秋凉好比人之“忿”，冬寒好比人之“怒”。由“忿”及“怒”是个过程，先“忿”而后“怒”，先有秋凉才有冬寒。这是一年四季变化的规律，由春而夏而秋而冬，这里是有秩序的，也许每年春夏秋冬有早有迟有长有短，但基本的规律是不会变的。四时阴阳的变化，遵循了春夏阳气上升、秋冬阳气下降的规律，而脉象与之相适应的，故曰“四变之动，脉与之上下”。如何上下才是正常的呢？“春应中规”，“规”有“圆”意，春天阳气升发，自然界呈现出欣欣向荣的一派生机，人体的脉气也随之而升发，所以尽管春脉带弦意，但是很圆润的，脉象力道柔和，有种无棱无角的感觉，这是春天正常的弦脉。“夏应中矩”，“矩”有“方”意，夏天阳气盛，人体的阳气随之兴盛起来，与春脉相比要强盛有力得多，相对有种有棱角的感觉。“秋应中衡”，“衡”是平衡之意，秤之杆称作“衡”，秋天阳气趋于平和，阳气缓慢下降，有秋脉如毛之说，“毛”表示轻、浮，好比“衡”一样，脉气平和，不像夏脉那么盛强了。“冬应中权”，“权”是指秤砣，“权”是坠重而下沉的，从秋到冬，阳气内藏，于是冬脉多现沉。总之，“规”“矩”表示阳气逐渐上升之脉，“衡”“权”表示阳气逐渐下降之脉，这就是“脉与之上下”的意思。

再谈自然界阴阳之气上下的规律。“冬至”后的“四十五日”，包括小寒、大寒、立春三个节气；“阳气微上”，从冬至这天起，白昼（阳）一天比一天长，阳气逐渐上升；“阴气微下”，黑夜（阴）一天比一天短，阴气逐渐下降。“夏至”后“四十五日”，包括小暑、大暑、立秋三个节气；“阴气微上”，从“夏至”这天起，黑夜（阴）一天比一天长，阴气逐渐上升；“阳气微下”，白昼（阳）一天比一天短，阳气逐渐下降。时令的寒热，昼夜的长短，呈现出阴阳上下变化的规律，故曰“阴阳有时”。“与脉为期”，“期”在这里是“一致”的意思，人体脉象阴阳上下变化与自然界阴阳上下的变化一致，前面讲的“彼春之暖，为夏之暑，彼秋之忿，为冬之怒”，则脉象“春应中规，夏应中矩，秋应中衡，冬应中权”，都是“阴阳有时，与脉为期”。如果脉与时的一致性被破坏了，这意味着“期而相失”，那就要“知脉所分”，“分”是区分、辨别之意，分辨四季的脉象哪些与季节不合。“分之有期，故知死时”，这里的“期”是时间概念，或春、或夏、或秋、或冬；“死时”泛指生死，不单指“死”，可以理解为顺逆、轻重，通过脉的变化来分析病变的顺逆、轻重，当然也包括对某些慢性病后期通过脉象来判断生死预后。

脉法的规律是非常精细的，故曰“微妙在脉”，将来能不能通过仪器把脉象记录和表达出来，这还是个悬而未解的科学问题。脉之理虽很微妙，但“不可不察”，正因为其“微妙”，所以才要很认真地去认识和掌握它。如何认识和掌握脉法呢？“察之有纪，从阴阳始”，古人没有科学仪器，要摸到脉象的规律，从方法上讲，就是通过观察四季阴阳的变化，来体察人体脉象相应变化，找出脉象与自然环境变化的联系。怎样做呢？“从阴阳始”，从自然界的阴阳变化，体察人体的阴阳变化，以此为切入点。“始之有经，从五行生”，“经”有“理论”“规律”的意思；一年四季春夏秋冬的有规律的变化，是因为遵循了五行相生的秩序，即木生火，火生土，土生金，金生水，水生木。“生之有度，四时为宜”，五行相生是“有度”的，是有规律的，如“冬至”后四十五日阳气微上，“夏至”后四十五日阴气微上，这就是“度”，一年二十四个节气，一年五个季节等，这些都是“度”。“四时为宜”是“生之有度”的具体反映，“五行相生”理论上是抽象的，但春夏秋冬的变化是具体的，是能被人感受和理解的，这就是“四时为宜”的含义。

有纪、有经、有度，都是在讲规律，阴阳有规律，五行也有规律，但是这些规律是不是永恒的或者是一成不变的呢？不是的，规律是言一般，而事物往往都具有特殊性，所以经常会发生有余、不足的问题。如今年夏季特别热，去年夏季没有今年热，那么今年的夏季是阳热太过，去年的夏季是阳热不足。人与应之，那么有余就要“泻”，不足就要“补”，故曰“补泻勿失”；补、泻都是为了纠正阴阳之不足、有余，“勿失”是强调要有针对性，要正确掌握补泻的用法，该补则补，该泻则泻。这样便“与天地如一”了，“一”是一致之意，让人体阴阳与天地阴阳协调起来，使人体的变化能适应自然界的变化。完全依靠人体自我调节来达到与天地的统一有时是不可能的，所以经常要人为地去调整它，这是病人和医生共同的职责。“得一之情，以知死生”，“得”是“把握”之意，“一”指一致、统一，“情”是指道理、认识，即有了人与自然要协调一致的认识，便有办法来判断病的顺逆、轻重与转归，这是“以知死生”的意思。

“是故声合五音，色合五行，脉合阴阳”，这是具体论述与天地阴阳如一的具体方法。人之声有五音，即角、徵、宫、商、羽，“角”音属木应肝，“徵”音属火应心，“宫”音属土应脾，“商”音属金应肺，“羽”音属水应肾，这是“声合五音”的基本内容。人之色有青、红、黄、白、黑，与木、火、土、金、水相合，这是“色合五行”的基本内容。人之脉象在一年四季中有升降的变化，与天地之阴阳相应，这是“脉合阴阳”的基本含义。因此五音、五色、脉象之阴阳，都可用来作为诊断疾病的依据，掌握这些具体的诊断方法，就能做到“补泻勿失，与天地如一”。

下面有关“梦”这一段，林亿“新校正”的注解说：“详‘是知，阴盛则梦涉大水恐惧’至此，乃《灵枢》之文，误置于斯，仍少心脾肾气盛所梦，今具《甲乙》中。”我同意这个校注意见，《灵枢·淫邪发梦》篇中有这段文字，讲病变与梦境的联系，如热证做什么梦，寒证做什么梦，虚证有什么梦，实证有什么梦，心肝脾肺肾等不同病位的病会做不同的梦，这段文字放在这里与前后文都无联系，没有意义。

下面文献应接“是故持脉有道，虚静为保”。切脉不是个简单的诊断方法，其中有很深的理论支撑，“道”就是“理”，即理论之意。做医生的能否把脉法掌握好，关键看对脉学知识掌握得怎样。切脉的要点是“虚静为保”，“虚”是“虚怀”之意，这是对医生讲的，把脉时要客观，让脉象带着你的意识走，不能主观想象脉应该是什么样子；“静”是说要专注地去体会脉象，把脉时不能走神，不能心不在焉，这叫“静”。这两个字是很有道理的，一是不能用主观想象代替客观脉象，二是要把整个思想集中在把脉上，“保”即以此来保证把脉的质量。

四季正常脉象是怎样的呢？“春日浮，如鱼之游在波”，这是对“春应中规”的进一步解释，是形象化的具体描述。春天阳气升，脉气在“浮”（浮、中、沉）部，即脉浮。像鱼游水中，涟波自如；用“游”来诠释“规”，脉体在指下的表现是柔润而有神，非常自然，快慢得当，“如鱼之游在波”。

“夏日在肤，泛泛乎万物有余”，“肤”比“浮”更为浅在，手轻轻一搭就能感觉出脉的搏动，而且还很有力。“泛泛”是“大”之意，脉体较大，好比自然界“万物有余”的景象，这是对“夏应中矩”的具体解释；是用“肤”来诠释“矩”，脉体在指下肤浅而盛大。

“秋日下肤，蛰虫将去”，秋天阳气逐渐退却，“下肤”是从肤部下降的意思，脉象不再浮了，就像一些昆虫将要冬眠了一样，此时的脉象需稍重按才可感觉到，这是对“秋应中衡”的具体解释。这个部位至少是在“肤”之下，即所谓的“中取”。

“冬日在骨，蛰虫周密，君子居室”，冬天的脉象要重按到骨，好比蛰虫已经冬眠，“周密”是深入到土层里冬眠的意思，就像“君子居室”，冬天人在室内的时间多了，在室外的活动少了。这是对“冬应中权”的具体解释，“权”是重降的意思，由此来描述冬脉的“沉”，及其内藏的特点。

“知内者按而纪之，知外者终而始之”，“内”是指内在的脏腑，脉搏的不同表现源于内脏的变化，如春日“浮”是肝气的反映，夏日在“肤”是心脉的反映等，所谓“知内”是要了解心肝脾肺肾等内脏的特性，在按脉的时候心里就有数了，故曰“按而纪之”。“外”是指脏腑之外的经脉，即三阴三阳十二经，足经从足循行至头，手经从手走腹，且手足相交，有终有始，这些都是切脉所应具备的基础知识。

“此六者，持脉之大法”，“六者”是指上述的春、夏、秋、冬、内、外等，这六个方面涉及了阴阳、五行、脏腑、经络等方方面面的理论知识，这些理论知识是“持脉之大法”。就是说，寸口脉象虽说只有浮沉迟数等具体的一些表现，但其中有深刻的理论支持。

第五节　五脏虚实之脉象

这一段主要讲两个问题：一是“脉搏坚而长”，一是脉“耎而散”，把这两种脉象理解了，就理解这段文献所讲的五脏虚实问题了。“搏坚而长”的脉象是一种弦而有力的脉象。弦脉属长脉之一，犹如竹竿之末梢，“坚”是有力、坚硬的意思。“耎而散”与“搏坚”相反，既不弦又无力，“散”与“长”相对，“搏”与“耎”相对。脉之所以“散”，是因为气虚而不能聚合；脉之所以“搏坚而长”，是因为邪气太盛。因此“搏坚而长”是有余的脉象，“耎而散”是不足的脉象。

“耎而散”的脉象反映的是机体正气不足的状况，没有病邪的问题。五脏“耎而散”的脉象一般来说都是比较良好的，因为只是虚，而虚中无实，这种情况比较单纯，容易解决，若虚中夹有实邪，那病情就复杂得多了。这个精神要体会到。

至于“心脉搏坚而长”，为什么就“舌卷不能言”？大家可以看看诸家的解释。“消环自已”是说短时间内自己就会好，因为没有邪气，仅限于亏虚。“消环”是“稍缓”之意，“消”是“稍”之意，“环”是“缓”之意。

有的同学注意到，在这段文字中，肝病之肿言“色泽”，脾病之肿言“色不泽”，但都是水邪而为，临床上如何分别呢？这要结合病人的具体情况来分析。“色泽”，这个“泽”不是正常之“泽”，是皮下水分过多的表现，是水湿浸润的状态。临床上接触过很多水肿病人，这种浸润状态的“泽”，和正常皮肤的润泽完全不是一回事，这种“泽”看上去皮肤很薄，这是水肿病的特征性表现。“色不泽”还是指水，为什么又说“不泽”呢？因为病在脾虚，脾主四肢，脾胃之气达不到四肢，尤其达不到下肢，所以膝以下水肿而色不泽，这是脾虚不能制水的缘故，治疗时要健脾以利湿。因此对水肿症要分虚肿、实肿。“溢饮”周身都肿，属于“风水”的实肿范畴；水气串到皮肤里面去了，往往要用发汗、开魄门的方法来治疗，如麻黄汤、越婢汤等，使水从皮肤而解。而“病足胻肿，若水状也”，虽然也有水肿，但这种“肿”是气分的虚肿。凡“肿”都有水邪问题，临床上要看是属正气虚（病在气分），还是属邪气实（病在水分），“溢饮”责在水分，后面的虚肿责在气分。所以这段文献两个“泽”的含意是不一样的。

问曰：“诊得心脉而急，此为何病？病形何如？”“急”是一种“紧脉”的表现，即心脉紧，这是阳衰阴盛的脉象，紧脉主寒嘛。这是什么病？“病名心疝，少腹当有形也”，这是“心疝”。中医学所说“疝”症，其特征性表现就是“疼痛”，寒邪凝聚是这种疼痛的基本病机，所以有“寒疝”之称，而无“热疝”之说，即疝症十之八九都因于寒，临床因于热者很少见。心是阳脉，心是主火的器官，心脉来急，就说明寒邪太盛，而心阳不能克制它，所以“少腹当有形也”，这个“形”是寒邪集聚而引发的。

问曰：“何以言之？”心脏在上焦，为什么少腹会有形（肠疝的一种表现）呢？原因有二：第一，“牡藏”的“牡”表示“阳”，即心为阳脏，心为阳中之太阳嘛，故少腹有形之根源是心阳衰微；第二，“少腹”是小肠所在的部位，小肠与心有表里之关系，由于心阳不足，小肠接受不到心阳的温煦，寒湿之气越积越盛，故少腹有形。这个例子的意思是，分析病情要联想到脏腑的关系，这就是上节讲的“知内者按而纪之”的意思。

此节文献，主要是讲五脏之“有余”和“不足”的脉象、病症，通过实例讲解了“知内者按而纪之，知外者终而始之”在临床的运用。至于提到的哪些病症，大家都有些临床经验了，应结合临床来思考、讨论。古文献中各家注解很多，见解多不一致，我们听谁的？还是要通过临床实践来取舍，能够通得过实践检验的就接受，在临床上体会不到的就保留存疑。

第六节　病成而变之色脉

“病成而变”的意思是指各种病会随病情的发展变化而出现不同的情况。如有的伤于“寒”而病为“热”，有的伤于“寒”表现亦为“寒”，有的原为“伤寒”而变成“温病”，这都叫作“病成而变”。“变”是复杂的，但通过反映出的脉、色，是可以认识的。下面列举了几种病的变化情况。

“风成为寒热”，感受风邪，可以变成寒证，也可以变成热证，风善行数变嘛，关键就看是阳盛，还是阴盛。阳盛，风就从阳化，转变为热证；阴盛，风就从寒化，变化成寒证。即使是寒证、热证，还有表虚、表实之别。所以不察“变”是不行的，特别是“风”的变化是非常迅速的。在《伤寒论》中记载，“伤寒”之病的变化不大，而“中风”之病的变化就很复杂，即“麻黄汤证”变化比较少，“桂枝汤证”变化就多了，寒热虚实都可以出现。

“瘅成为消中”，“瘅”作“热”字解，即瘅热之意。有种疟疾名“瘅疟”，一般疟疾多表现为先寒后热，而瘅疟只发热不发寒，在广西这种病多见，包括恶性疟疾。“消”是“消耗”之意，“中”指机体内部，“消中”要区别在上焦、在中焦、在下焦之不同，即瘅热变于里有上、中、下三焦之别。

“厥成为巅疾”，“厥”是“逆”之意，凡气上逆都叫作“厥”。“巅”是指“头”，人体的最高处，厥气上逆，头部会出现多种不同的表现，如头晕、头疼、头重脚轻等，都是气逆的结果。不同的表现取决于逆气的性质，是寒气，水湿之气，还是风湿邪气？气逆是从下而上的，会出现种种不同“巅疾”，包括视力、听觉等，总是头上的病变。

“久风为飧泄”，风邪是六淫邪气之一，多由外感而得，但外感会变化成内伤。“久风”是指风邪长期侵犯人体，演变成慢性的伤害，直接影响到肝，由此再影响到脾胃功能，就会生变为“飧泄”。“飧泄”是一种严重的腹泻表现，由长期的消化不良引起，这是个外邪引起内伤之变的例子。

“脉风成为疠”，“疠”读作“癞”音，“疠”包括麻风病等传染病，“疠”是风邪长期客于经脉所致。“疠”是很严重的疾病，但病因并不复杂，归结于风邪，特别是风毒、风热等；风寒比较少见，如“麻风”一般都是风毒、风热邪气长期滞留在经脉里面所致。疠风多表现在三阳经，特别是在阳明经，阳明是多气多血之经，阳明之经脉布于面，所以麻风病人首先表现为面部、鼻部的病变。

总而言之，“病之变化，不可胜数”，有一点大家要掌握，即病因与病位的关系。风、寒、暑、湿、燥、火有什么样的演变规律？病位是在上，是在腹？还是在经脉？在脏者具体在哪一脏？在腑者具体在哪一腑？在经脉者具体在哪一经？临床辨证总要从病因、病位具体来分析和理解。有的医生为什么临床上会辨证不准确呢，就是这些基础知识不扎实的缘故。讲病因，总不离风、寒、暑、湿、燥、火；讲病位，总离不开五脏六腑、三阴三阳、精神、气血。这段文献告诉我们，要认识到疾病发展的过程是变化的，不是一成不变的，这也是“知内者按而纪之，知外者终而始之”的道理。

上面讲的是全身性的病变，下面是讲局部的病变对整个机体的影响。问曰：“诸痈肿、筋挛、骨痛，此皆安生？”根据中医学的整体观，局部的病变不限于是局部的问题，如“痈肿”是局部病变，但“痈肿”还会引发筋挛、骨痛等全身性反应，这是为什么呢？答曰：“此寒气之肿，八风之变也。”痈肿虽然发生在局部的经脉上，但经脉与营血密切相关，所以即使是很小的痈、疖，往往也会演变成筋挛、骨痛的全身表现，这就是前面讲的“知外者终而始之”。痈肿之初，由“寒气”客于经脉引起，病邪可能很浅，“寒气”所指包括风寒或风寒化热等病因，痈肿由经脉而影响筋膜，由筋膜而影响骨节，疾病逐步发生了变化。“八风之变”的“八风”，可以从《灵枢·九宫八风》篇中找到具体的解释，是指东、西、南、北、东北、西北、东南、西南等四正、四余之风，这里有阴阳寒热的区别。“八风之变”是指病因都是复杂的，如风有八风之不同，南方的风与北方的风不同，东南的风与东北的风不同，风邪也有风寒、风热、风湿之别、之变，这就是在讲局部与整体的关系。

问曰：“治之奈何？”答曰：“此四时之病，以其胜治之，愈也。”凡是四时六淫之病，无论内、外，总是应该以“胜气”来治疗，具体内容包括寒能治热、热能治寒、燥可祛湿、湿可润燥，这就是“以其胜治之”的含义。如热证用凉药治，寒证用热药治，燥证用润药治，寒者热之，热者寒之，温者清之，清者温之，均为“以其胜治之”的范畴，属于中医学的“正治”法。

问曰：“有故病五藏发动，因伤脉色，各何以知其久、暴至之病乎？”这里提出新病、久病的关系问题。“故病”即久病属慢性发作的病；“暴”病是新发作的病；“五藏发动”意思是说，有宿疾存在，没有诱因病可以不发作，一旦有诱因宿疾就会发作；这种慢性病的急性发作，会通过脉、色反映出来，故曰

“因伤脉色”。“以知其久、暴至之病乎？”怎样通过患者的色脉来判断是旧病还是新病呢？临床上区别新病、久病是很必要的。“征其脉小色不夺者，新病也”，“征”是“验”之意，若病人脉小，脉不洪大，也不快，而呈细小、虚小之象，脸色“不夺”，与常人气色一样，说明邪气不盛，而且得病不久，这些往往是“新病”的脉色表现。意思就是患者脉搏比较稳定、安静，气色也没有什么特殊的改变，邪气初袭机体，病尚不深，还没有伤及正气。“征其脉不夺其色夺者，此久病也”，若验得患者的脉象改变不大，而气色的改变很大，这往往是“久病”的脉色表现。虽“久病”而经气未伤，如临床常见于一些慢性病，“色夺”是“久病”的常见表现，因久病会伤精、伤肾的缘故，凡是慢性病，不伤脉之经气的还可见到，而不伤神、不伤形、不伤精的很少，因此患者的气色会不好，如长期的消化不良，影响营养的吸收，脸色就会很差，这是因为精气伤及神色，脸色就要改变。还有一种情况，即“征其脉与五色俱夺者，此久病也”，患者的脉、色都改变了，这是明显的“久病”脉色的表现；相反，“征其脉与五色俱不夺者，新病也”。这一段文献的基本精神是从色和脉来判断新病、久病，特别是色与久病的关系。

文献在最后举例深入阐发上述认识。“肝与肾脉并至”，验得患者肾脉沉、肝脉弦，即临床常见的脉沉而弦。“其色苍赤”，“苍”是青中带黑之色，为肝肾主色，肝主青，肾主黑，“赤”是火之色，说明火热邪气损及肝之血、肾之精。“当病毁伤”，就“毁伤”而言，有两种情况，伤于内者脉沉弦、面色苍赤，属邪热伤了阴精；伤于外者损及筋脉、皮下瘀血而色青紫，这只限于外伤。“不见血，已见血”，无论出血与否，“其色苍赤”都是筋脉气血凝滞的颜色。“湿若中水也”是指受损部位出现肿胀。这个例子是说，出现肝肾的脉色，但没有肝肾病症的表现，如火热伤精血，只限于一般外伤，气血凝滞经脉，而出现苍赤的瘀斑，甚至肿胀，这属新病。这段文意主要是讲新病、久病的脉与色，都要结合病人具体的临床表现来分析和诊断，即色、脉是一个方面，其他症状体征更是主要的一面，只看脉、色不看症是片面的，要综合临床表现与色脉来判断病之新久。

第七节　尺肤诊部位分布

“尺肤”是指从寸口至肘窝这一段皮肤，有注家把这个“尺”解释成“寸关尺”的“尺”，这是不对的，一是《内经》中没有“寸关尺”的概念，二是“寸关尺”部位的意义也不是如文献这样划分的。我列了个表（表1），有了这个表大家就容易理解这段文字了，我就不具体讲解了，现在临床上尺肤诊比较少用了。

表 1　尺肤诊部位分布表

尺肤部位		候诊部位
左右尺下部（近肘横纹）	内两侧	季胁
	内侧（尺侧）	腹
	外侧（桡侧）	肾
左尺中部	外侧（桡侧）	肝
	内侧（尺侧）	膈
右尺中部	外侧（桡侧）	胃
	内侧（尺侧）	脾
左尺上部（过腕横纹）	外侧（桡侧）	心
	内侧（尺侧）	膻中
右尺上部（过腕横纹）	外侧（桡侧）	肺
	内侧（尺侧）	胸

需要说明的是，尺肤分作三段，即文献中的“尺”“中附上”“上附上”，每段有左右手和内外侧之别。总的来看，有“前以候前后以候后，上竟上者胸喉中事也，下竟下者少腹腰股膝胫足中事”这样的规律。“上竟上”是“超过”之意，过腕横纹近鱼际，后一个“上”字是尽头的意思。“下竟下者”，接近肘横纹部了。简单地说，“上竟上”就是上部之上，“下竟下”就是下部之下。

在《内经》的多篇文献中，多处有“尺”与“脉”对应着阐述的，如“尺涩脉滑”，“脉”是指寸口脉象，“尺”是指尺肤，“尺涩”是说尺肤摸上去不润滑，缺少水分的表现。古人候尺肤，是分辨这段皮肤的寒、热、粗、细、滑、涩等状况，再结合各个部位的不同，协助诊断。前以候前、后以候后、上以候上、下以候下，这是尺肤诊的一个原则。这与寸口脉诊是一致的，两寸诊心、肺（上），两关诊肝、脾（中），两尺诊肾、命门（下）。

第八节　相近脉象与主病

提出了几种相类似的脉象，如“来疾去徐”与“来徐去疾”相类似，“脉俱沉细数”与“沉细数散”相类似，“浮不躁”与“其有躁”相类似等。这些比较类似的脉象与“证”的关系要结合临床表现来进行分析。

脉来“粗大者”是浮取而现洪之脉象，即浮洪脉，往往是“阴不足阳有余”的表现，属里热证，故曰“为热中也”。如“白虎汤证”会出现这种脉象，症见脉洪大、汗大出、大渴，往往是阴不足的表现，其“渴”的病机即大热伤阴，津液被邪热所耗。当然，白虎汤证不都有阴不足，要看在哪个阶段，病的初期不一定有阴不足。

脉象“来疾去徐”，“来”“去”是指脉之起伏，“来疾”即带有数、躁之象，“去徐”是指脉去时指下还隐隐地有点感觉，不是搏一下就消失了。这种脉象主“上实下虚”证，其病机是热气向上冲逆，脉象因上冲时比较快，回落时因下虚而缓。这种脉象常见于“厥巅疾”，“厥”指厥逆，热气上冲，症见头痛、头晕等。

脉象“来徐去疾”，这是和上面相反的脉象，这种脉象主“上虚下实”证，“上虚”是阳气不足于上，“下实”是邪气充实于里。上虚下实证可症见“恶风”，即表虚，阳气不足于上、气不足于外的缘故。这种表现不仅见于一般外感，也可见于一些很严重的疾病，如“中恶风者”，如前面讲到的疠风、麻风等，均被称作“恶风”，这是由一种特殊病因引起的传染性疾病。其病机是由于表先虚，阳气不足于卫外，“恶风”之邪气从阳经而入。同见“恶风”，而病情轻重不同，前者是一般性的良性疾病，而后者是特殊性的恶性疾病。病情虽然有轻重、良恶的分别，而其感受病邪都是从“阳气受也”，三阳经主表嘛。

再看“脉沉细”的鉴别。“脉俱沉细数”是少阴肾病的脉象，“沉细”兼“数”，是阴中有火之象，病位在少阴肾，病性属少阴火动，病机是“少阴厥也”，少阴相火厥逆于内。若脉“沉细数散”，即脉“沉细”中现“数散”，“散”脉比“细”脉的脉体要宽大得多。“散”音读作去声，“散”有脉象浮游不定的意思，这种脉象属阴，主阴精失固之证，病机为阴不固守于内，阳即随之散于外，临床会出现“寒热”，即时而寒时而热的表现，阳入之于阴即为“寒”，阳出之于阴即为“热”，这是少阴经阴阳两虚的现象，阴不固、阳不强。如《伤寒论》少阴病的寒化证和热化证，就有这样的表现。这是脉“沉细数”与“沉细数散”主病的区别，一个是阴火内动之象，一个是阴阳两虚不固之象。“散”脉还有“沉”与“浮”的区别，脉“浮而散”者，是阴不足而阳气浮于外的表现，即阴不能涵阳，临床可表现为“眴仆”。“眴”是目眩眼花，或眼前一片漆黑；“眴仆”即昏厥，这种昏厥休息一会儿便可以缓解，是一过性的，临床上一过性的或暴发性的脑缺血会出现这种情况。

“浮脉”要区分“躁”与“不躁”，“躁”脉是急躁、不安静、不稳定的一种脉象表现。若脉“浮不躁”，多见于阳经的病，如阳经受风热邪气之扰；若脉浮而“有躁”，往往是手三阳经受邪，故曰“其有躁者在手”。当然，这也不是绝对的，这里表达的是“上以候上”的意思。

脉“细而沉”反映的是少阴经病变，少阴经肾主骨，所以临床可见“骨痛”。细沉的脉象要区分“静”之与否，“静”与“躁”相对，是说脉象比较稳定、沉实。脉象细沉而静，往往是足三阴经受邪，故曰“其有静者在足”，这与前“在手”相对，脉沉而实说明邪在里、在下，这里有“下以候下”的意思。

脉“数动一代”，“数”是脉快，“代”是脉有间歇，“动”是脉短，这种脉表现为脉搏在极快中出现偶尔的间歇。这种脉象是“病在阳之脉也”，即火热之阳邪伤及阴血的证候，临床上可见腹泻，甚则“便脓血”，其病机是阳热之邪损伤经脉，伤及精血。

“诸过者切之，涩者阳气有余也，滑者阴气有余也”，“过”这里泛指各种病证，一切病脉在指下都会表现出来，在阴、在阳、在表、在里、在脏、在腑、为寒、为热、为虚、为实，脉搏必然有所反映。若脉在指下现“涩”，是“阳气有余”，阳有余就阴不足，即阳热邪气伤了阴血，故脉会现“涩”。脉来“滑者”，是阴邪之气的现象，如饮邪、痰邪、水湿邪气，都是阴邪。换句话说，涩脉主虚，滑脉主实。

从阴阳两方面的病机来分析，“阳气有余”者，多表现为“身热、无汗”，这是热邪伤阴之故。“阴气有余”者，多表现为“多汗、身寒”，这是阳不足不能固其表而实于内的缘故。“阴阳有余”者，不管是阴有余还是阳有余，都会出现“无汗而寒”的表现，但病机完全不同。阳有余之无汗而寒，这是表实证，可用“麻黄汤”治疗；阴有余之无汗而寒，是阴寒邪气积于表。总之，阴阳有余、不足都要分析邪与正的情况，这段文献是说脉证在临床上是非常复杂的，需要细细推敲。

如何推敲？文献最后说：“推而外之，内而不外，有心腹积也。推而内之，外而不内，身有热也。推而上之，上而不下，腰足清也。推而下之，下而不上，头项痛也。按之至骨，脉气少者，腰脊痛而身有痹也。”这里的“推”字，是推求、分辨的意思。这句话的意思是说，要把脉、症结合起来进行分析。如“推而外之”时，实际可能是“内而不外”证，如心腹有积；“推而内之”时，实际可能是“外而不内”证，如外感之“身有热”，等等，以下也是这个意思，总之要具体情况具体分析。

此句在《甲乙经》中作“推而上之，下而不上”“推而下之，上而不下”，我看《甲乙经》更有道理些。“推而上之，下而不上”，意思是从病的症状、脉象看，像是上焦的病，实际是下焦的病，所以才会“腰足清”；“推而下之，上而不下”，从病人的脉象、症状来看，像是下焦的病，实际病变在上焦而不在下焦，所以会“头项痛”。《甲乙经》中把这两句话调整了一下，文意表达就准确多了，与前面“推而外之，内而不外”句式也一致了。否则“推而上之，上而不下”，为什么会“腰足清”？“推而下之，下而不上”，为什么会“头项痛”

呢？当然，这句话也没有什么实际的意义，意思是告诉我们，临床上所遇到的病往往都不是单纯的，辨证时总要从多方面进行考虑，在上、在下、在表、在里，总是要把脉、症的依据找出来，然后做出最终的判断。

举个例子，“按之至骨，脉气少者，腰脊痛而身有痹也”，脉沉到“按之至骨”的程度，这是“脉气少”的脉象，即气血衰微、阴阳两虚，尤以阳气虚为主，结合“腰脊痛”的表现，便可诊断为“身有痹也”。

以上是《脉要精微》最后一节的内容，中心的思想是说在临床上要把脉症结合起来进行综合的比较分析，才能逐渐掌握辨证的精髓。整篇文章讨论了诊断方面的若干问题，这些问题都是应该深刻理解和研究的问题，因此这篇文章很有实际意义。

【答疑】

问：为什么说“征其脉小色不夺者，新病也；征其脉不夺其色夺者，此久病也。”

这是关系到辨色、辨脉的诊断学问题。新病、久病都有脉色的变化，但程度不同。“新病”是不是就一点也不影响“色”呢？也不一定，昨天气色还很好，今天感冒了，气色马上就不好了，这是常有的现象。不用说感冒，就是一个晚上没有睡好觉，第二天气色也会有变化。所以对“征其脉小色不夺者，新病也；征其脉不夺其色夺者，此久病也”这两句话不能机械地去理解，认为凡是“久病”不影响脉只影响色，“新病”只影响脉不影响“色”，文献不是这个意思。这里的意思是，“久病”之人，可能脉象尚好，而气色变化很大，这都是比较而言、相对而言的。一个久病的人，如果脉象还可以，就否定或忽略“久病”的存在，是不可以这样诊断的，还要看“色”的情况。这是文献的原意。

问：“涩者阳气有余也，滑者阴气有余也。”这句话是不是矛盾的？

我看并不矛盾。阳气有余一般见脉滑或脉数，为什么涩脉还会“阳气有余”呢？阳有余的人一般都阴血少，阳热耗阴血嘛，阳热把阴血耗散了，血少了，所以脉可见涩。脉涩是血少之脉，对这句话的理解要补充进这个意思，即阳有余而血少者可见涩脉。有余之阳不是正常之阳，有余之阳属于邪气，邪气就会耗伤阴血，阴血一耗伤就会出现涩脉。

“滑者阴气有余”，为什么呢？阴有余是因为阳不足，阴有余就是血盛，阴寒气盛，阴盛就会现滑脉，正因为阴有余所以会“多汗身寒”，正因为阳有余耗伤了阴血所以会“身热无汗”，下面的文字不是有解释嘛，与后面两句结合起来就好理解了。

问：心脉搏坚而长、肝脉搏坚而长、脾脉搏坚而长、心脉耎而散、肝脉耎而散、脾脉耎而散，何以区别心脉、肝脉、脾脉？

这要由寸口脉部位来区分，心、肺在“寸”，肝、脾在“关”，肾、命在“尺”。《脉要精微》中提到脉诊部位与现在应用的部位不一样，现在诊脉部位是依照《难经》提法为标准的。

平人气象论篇第十八*

【篇解】吴崑云：“平人，气血平调之人。气，脉气；象，脉形也。”即“平”是正常之意，如气血和调就是平，“平人”就是正常人、健康的人；“气”指经脉之气，“象”是指脉象，“象”是“气”的外在表现，脉象有浮、沉、迟、数、细、大、长、短等二十多种，均取决于经气的变化。全篇从平人脉象说起，提出胃气是平脉根源的重要论断，因胃气是水谷之本，故无论四时脉、五藏脉，均以有胃气为平。如果胃气受损，就会出现各种病脉。若无胃气，就会出现各种死脉。因此本篇虽名为“平人气象”，但实际上对平脉、病脉、死脉的气象均有透彻地发挥，是全篇的主要精神所在。全篇可分作四章，章下分节。

第一章“黄帝问曰：平人何如”至“脉绝不至曰死，乍疎乍数曰死”。

章意：总论平脉、病脉、死脉的气象，并提出平脉脉诊频率的标准。

第二章“平人之常气禀于胃”至“乳之下其动应衣，宗气泄也”。

章意：提出胃气的多少、有无是区分平脉、病脉、死脉的关键。胃气多是平脉，胃气少是病脉，胃气没有了是死脉，所以平脉、病脉、死脉的分辨，其根本要看“胃气”。胃气的多少反映的是病的程度，胃气的有无反映的是病的预后。

第三章从“欲知寸口太过与不及”至“命曰反四时也”。

章意：讨论寸口脉之长、短、浮、沉、大、小、滑、涩等不同的脉象，以及这些脉象所主的病证。这些病证不外两个方面，不是“太过”就是“不及”，反映的是病变之虚实。此章可分作七节。

第一节“欲知寸口太过与不及”至“缓而滑曰热中，盛而紧曰胀”。讲太过与不及脉象与主病的联系。

第二节“脉从阴阳，病易已”至“脉反四时及不间藏，曰难已”。辨病之从逆及治之难易之脉。

第三节“臂多青脉，曰脱血”至“脉尺粗常热者，谓之热中”。讲寸口脉诊与尺肤诊结合，在诊断中的应用。

第四节“肝见庚辛，死”至“是谓真藏见皆死”。讨论胜气太过的死脉。这里的庚辛、壬癸、甲乙、丙丁、戊己，是指木火土金水而言，庚辛是金，壬癸是水，甲乙是木，丙丁是火，戊己是土。

第五节“颈脉动喘，疾咳，曰水”至“目黄者，曰黄疸”。从人迎脉的变化来观察风、水、疸等病的病变表现。

第六节“妇人手少阴脉动甚者，妊子也。”讨论妊娠的脉象。

第七节“脉有逆从四时，未有藏形”至“皆难治，命曰反四时也”。讨论反四时的脉象及主病。

第四章“人以水谷为本，故人绝水谷则死”至篇末“辟辟如弹石，曰肾死”。

章意：讨论五脏的平、病、死等脉象，其要点即“胃气”，不管什么脉象总要带有胃气的气象，雍柔和缓的气象即为有胃气之脉，这是五脏的共性，是诊断平、病、死脉的标准。

【讲解】

第一章　脉象的基础数率

问曰：正常人的脉象何如？答曰：正常人的脉象被称作“平脉”，其气象为“人一呼脉再动，一吸脉亦再动，呼吸定息脉五动”，这就是平脉的一般节律。“闰以太息”的“闰”是“有余”之意，是说有的时候人的脉气还有余，就像纪年法几年过后要闰一个月一样，换句话说，即平人脉象在五六至之间，均属正常脉象。由于青年、老年、少年体质的不同，这一呼、一吸的脉循环计数，总会有些出入，这是“闰以太息”的意思。“平人者，不病也”，平人就是无病之人，其脉象应该是不快不慢的。

古时候没有钟表，古人用正常人的一呼一吸来计算患者的脉搏节律，“常以不病调病人”，即以不病之人来对比有病之人的脉象，“故为病人平息以调之为法”。《素问·脉要精微论》中提出诊脉时辰“常以平旦”，这是因为人体的气血在“平旦”这个时候是比较匀调，可以体察出人体气血的基础状况，所以这个时候诊脉最为真切，这是很有道理的。故以此“为法”，“法”为“标准”之意，即“一呼脉再动，一吸脉亦再动，呼吸定息脉五动，闰以太息”是诊脉标准。

“人一呼脉一动，一吸脉一动，曰少气”，这是低于标准的脉象，脉来过缓主气虚，而且还是较严重的气虚，属病脉。

"人一呼脉三动，一吸脉三动而躁"，这是高于标准的脉象，脉速不仅快，而且还不平稳而躁动不安。结合尺肤诊来分析，若病人"尺热"，这往往是温病的表现；若"尺不热"，脉兼"滑"象者，"曰病风"，或为风痰，或为风饮；脉兼"涩"象者，"涩"不是指脉的至数，是指血液流动的机势，脉涩是脉不流畅，与脉滑相对，这是风寒湿邪气痹于经脉所致，故"曰痹"。

"人一呼脉四动以上曰死，脉绝不至曰死，乍踈乍数曰死"，这些是一般临床上不容易见到的脉象。脉率在"四动"以上，此脉象极快，是阳气欲脱的征兆；相反"脉绝不至"，脉搏几乎停息了，这是"死"脉，人之将亡；或者"乍踈乍数"，一阵快一阵慢，无法计数，也是"死"脉。临床上这三种脉象是病情严重的现象。

首先为正常人的脉象提出了一个诊断的标准，少于这个标准或多于这个标准都是病脉，甚或"四动以上"或"脉绝不至"或"乍踈乍数"，那是极坏的脉象，是没有胃气的脉象。

第二章　胃气多寡之脉象

人体阴阳之气、各经脉的经气等，即人之正气，都来源于胃气，故曰"平人之常气禀于胃"。胃为水谷之海，胃对维持人的正气是关键的器官，故曰"胃者平人之常气也"。因此"人无胃气曰逆，逆者死"，诊断、预后都要依据胃气的有无，人无胃气会出现各种"逆"象，生命就很难维系了，故曰"人无胃气曰逆，逆者死"。

《素问·玉机真藏论》中云："脉弱以滑，是有胃气。""脉弱"好像是病脉，脉的力量不够嘛，但是其中若有滑利之象，这是胃气尚存的表现。《灵枢·终始》篇大家也可以参考，其中论述邪气之脉和正气之脉的区别，文中说"邪气来也紧而疾，谷气来也徐而和"，凡是有病邪的脉往往是"紧而疾"的，"谷气"是指"胃气"，脉有胃气表现为"徐而和"，即脉来和缓。从《素问·玉机真藏论》中的"弱"中带"滑"，到《灵枢·终始》"徐"中带"和"，是说不管是什么脉象，如大、小、浮、沉等，只要脉气之来有一种雍柔和缓的气象，这就是"胃气"之象，临床切脉最要紧的是要去体会这种气象，有这种气象就是有胃气的脉象，没有这种气象说明病情不那么简单。有的注家解释"胃气"时，认为"有神"的脉就是有胃气，"有神"的脉又该如何理解呢？"雍柔和缓"可以理解为"有神"。李东垣解释为"脉来有力"就是有胃气，"有力"这两个字说明不了问题，"有力"的脉多了，病邪壅盛的脉多表现为"有力"，真是有胃气的脉还要从"脉弱以滑""徐而和"中去体会，我的体会就是一种雍柔和缓、不慢不疾、力道适当的一种气象。

胃气多寡有无的脉象，是从五脏作为切入点的。“春”应肝，肝脏脉象有胃气是什么样？“微弦曰平”，“弦”脉如张弓之弦，其张力大、有力，如果是这样的“弦”脉那就是病脉，“微弦”是“弦”中带“微”，即“弦”中带有和缓的气象，这种弦脉才是平脉，还是要从“徐而和”“脉弱以滑”的精神来体会。下面还有肝脏正常弦脉的描述，在那里会有更多的体会，如“平肝脉来，耎弱招招，如揭长竿末梢，曰肝平”，肝脉虽“耎弱”，但是有“招招”之弹性，不是像一根棉线那样软弱而无力，有如“揭长竿末梢”，竹竿越长末梢越细小，竹竿尖上就有这种“耎弱招招”的气象，这种脉象是肝平之象。

肝之病脉是什么样呢？“弦多胃少曰肝病，但弦无胃曰死”，“弦多”是过于弦而不是“微弦”，“胃少”是胃气少了，这是邪盛正伤的表现，这种弦脉反映的是肝病，如果脉象弦而无胃气，预后多凶，故曰“但弦无胃曰死”。“胃而有毛曰秋病，毛甚曰今病”，是说肝之弦脉中有胃气，但现“毛”象，“毛”是指弦脉在浮部出现且无力，如“毛”之浮而轻，此脉象可见于“秋病”，即金气伤肝之变，假若“毛”象极甚，即浮轻之象非常明显，反映的是当下的病。“藏真散于肝，肝藏筋膜之气也”，“藏真”（藏读 zàng）即前面讲过的“真藏脉”，是预后最不好的脉象。“真”在《素问·上古天真论》中解释过。《老子》中说“其中有精，其精甚真”，意思是“真”是精中之精，古人理解到在每个脏腑中都有这种“真”，因此“藏真”就是脏腑之精华，脏腑的精华是要靠胃气供养的，胃气没有了不能供养肝脏，于是真精散于肝外，而不是存于肝内，故曰“散于肝”。肝系统包括肝自身、肝的经脉、筋膜等，即肝所主的一切器官、组织等，故曰“肝藏筋膜之气也”，意思是肝之真精存在才能够维系筋膜等组织的正常功能。

文献从“夏胃微钩曰平”至“肾藏骨髓之气也”，分别从夏、长夏、秋、冬切入来讨论心脉、脾脉、肺脉、肾脉之胃气多寡有无的气象，表达的形式基本上与肝脉是一样的。理解了上述这一段，后面四段就都容易理解了，我就不具体讲了，大家可以自己去看一看。

“胃之大络，名曰虚里，贯膈络肺，出于左乳下，其动应衣脉，宗气也”，这是讲胃气与宗气的联系。古人观察到左乳下有搏动感，称之为“虚里”，根据经络的分布，“虚里”是“胃之大络”，胃在中焦，其脉贯穿胸膈到达上焦之肺，故曰“贯膈络肺”。“出于左乳下”，“下”是“内”之意，即出于左乳内。“其动应衣脉”的“衣”字是多余的，应该是“其动应脉”，所谓“其动应脉”与寸口脉一样可以计数，即“一呼脉再动，一吸脉亦再动，呼吸定息脉五动”。“宗气也”，此脉之气象就是“宗气”，前面解释过“宗气”是水谷精微之气与天阳之气结合于膻中而成，也就是说宗气源于胃气，即“胃之大络”所主即

“宗气”，所谓的“宗”是原动力的意思，这与心功能是人体血液循环原动力的现代认识一致。

“盛喘数绝者，则病在中，结而横有积矣”，“盛喘”不是指的呼吸急促，是在描述“虚里”的脉动，正常情况下虚里脉动是有节律的，所谓“盛喘数绝”是指脉动没有节律了，虚里脉动急躁即“盛喘”，快而躁动即“数绝”。“则病在中”，这是胃气大伤的一种气象。“结而横，有积矣”，“结”是“阻滞”之意，“横”是“不顺”之意，即脉象阻滞而不顺畅，这是内“有积”的脉象，或因痰饮，或因瘀血，或是其他积滞，阻碍了脉流的一种气象。

“绝不至，曰死”，虚里脉动消失了，这就不是“病在中”“有积”的问题了，宗气绝了，人将死亡，这是极危险的信号。

以上这三种脉的气象反映了轻重不同的病变。至于“乳之下其动应衣，宗气泄也”，是说虚里脉动剧烈，隔着衣服都能察觉到，这是宗气大伤的信号，心脏在做最后的挣扎，是生理上的一种自救反映。

第三章 太过不及脉与病

第一节 表里寒热虚实脉象

太过、不及脉象所主之病主要有以下几个方面。

“寸口之脉中手短者，曰头痛”，“中”读作“仲”音，脉搏在手指下搏动叫“中手”；“短”是指上不到“寸”下不及“尺”的脉象；短脉主“头痛”，一般来说多属于阳虚头痛，即慢性头痛。这里所列举的“头痛”不是要点，“阳虚”才是要表达的内容。头为清阳之府，三阳经脉都要上于头，阳气虚经气不能上达于头而出现了头痛，如临床上的神经性头痛、血管神经性头痛等，都是顽固性头痛，十年八年都好不了，这就要去扶阳，让清阳之气能上于头。

“寸口脉中手长者，曰足胫痛”，“长”是指阳有余，长脉反映出阳热邪气有余，长脉主“足胫痛”，这种病可见于风湿热证，属三阳经表证，是实证不是虚证。《伤寒论》中讲三阴三阳六经病证，主要指足经，足经循行长，覆盖面广，外来之邪气伤足经脉者居多，这里“足胫痛”也包含了这个意思。足三阳经感受阳热、风热邪气，多见于热性病。

“寸口脉中手促上击者，曰肩背痛”，“促”是“快”之意，即脉搏相当快，快中还有点躁，以至计数不清，这种脉象叫“促脉”；“上击”是有力的意思，“促上击者”是指阳气盛，临床可见“肩背痛”；“肩背”属于阳经，此病在表，多见于风热证，属于实证。

“寸口脉沉而坚者，曰病在中”，“坚”是硬之意，“沉而坚”是说脉象沉实；沉脉主里，坚脉主实邪，沉坚脉象主里实证，如饮证、里寒证、寒实证等。

“寸口脉浮而盛者，曰病在外”，“盛”是有力之意，“浮而盛”的脉象主病在外、在表的表实证。

“寸口脉沉而弱，曰寒热及疝瘕少腹痛”，“沉而弱”的脉象反映出阳气不足；或是阳虚外寒证，症见恶寒、发热，这是阳不足于表；或是阳虚里寒证，阴寒积聚，如疝瘕、少腹痛等，这是阳不足于里；总之沉弱脉主阳虚寒证。

“寸口脉沉而横，曰胁下有积，腹中有横积痛”，“横”是急数有力的脉象，沉脉主里，横脉主邪气实，如胁下、腹中有邪气积聚的里实证，可由气滞、血瘀、痰饮积聚等引发，临床症见胁痛、腹痛等。

“寸口脉沉而喘，曰寒热”，“喘”是指脉象躁动不安，沉脉主里，喘脉主热邪，“沉而喘”是热邪在内的脉象，临床症见忽寒忽热的表现。

“脉盛滑坚者，曰病在外”，“盛”是强有力之意，如脉滑、脉坚等，属于实脉范畴，主实邪在表，属阳证。“脉小实而坚者，病在内”，“小”有不足之意，但这个不足是相对“实而坚”而言的；故“脉小实而坚”也主实邪，主里实证，属于阴证；与“脉盛滑坚者”相较，有阴阳之别，一个是表实，一个是里实。

“脉小弱以涩，谓之久病”，“小弱”是虚象，“涩”脉主血不足，小弱涩脉多见于慢性病，即“久病”。“脉滑浮而疾者，谓之新病”，新感病，脉多“滑浮而疾”，是有实邪的脉象。

“脉急者，曰疝瘕少腹痛”，“急”是急数、急躁之意，急脉主邪气盛，如疝、瘕等，临床症见少腹痛等，均为寒实邪气积聚于里的缘故。

“脉滑曰风”，“风”为阳邪，“滑”是阳脉，故滑脉多见于风热证。“脉涩曰痹”，“涩”是阴血不足，血不能营养经脉，故涩脉多见于痹证，症见皮肤麻木不仁等。“缓而滑曰热中”，缓脉有几种情况，这要具体结合病症来分析，如缓大、缓散、缓重、缓弱、和缓都称“缓”，其中只有脉和缓是正常脉象，这里的“缓而滑”，是缓中有力而带滑意的脉象，主热邪中里。“盛而紧曰胀”，盛脉主邪气实，“盛而紧”是气滞脉象，故“曰胀”，是邪气积于内的缘故。

以上讲的这些长、短、浮、沉、大、小、滑、涩等脉象，要体会其中的精神，不要机械地理解成脉短只主头痛，脉长只主足痛，这样在临床上会对不上号的。要分析“为什么”，这里是在讲如何分析脉象与主病的关系，重点在区别虚、实、表、里、寒、热。同时要结合“症”来分析，单凭脉象不能做出全面的诊断。

第二节　脉与病之从逆难易

“脉从阴阳，病易已”，“从”是“顺从”之意，即遵循、相符的意思，所谓“从阴阳”，是指脉象与病证相符，即阳证见阳脉、阴证见阴脉、外证见外感脉、里证见内伤脉。凡是脉证相符者，病情往往比较单纯，治疗起来也不难。

“脉逆阴阳，病难已”，脉与证相反，实证见虚脉、虚证见实脉、阳证见阴脉、阴证见阳脉，这叫“逆阴阳”。脉证相逆者，病情往往比较复杂，治疗起来就不那么容易了，故曰“病难已”。如外感证，而脉象十分虚弱，就不能按照一般的外感治疗方法来治了。又如有些失血的患者，或吐血，或下血，或咳血，但脉来洪大有力，这种出血就不容易控制。脉之从逆，这是临床需要了解的，证与脉、病与脉相符者预后较好，脉与证、脉与病相逆者预后较差。当然难治不等于不治，只是病情要复杂一些而已。

“脉得四时之顺，曰病无他”，“四时之顺”即指顺四时之脉，如春脉弦、夏脉洪、秋脉毛浮、冬脉沉实。这里不能仅从四时来理解，要联想到四时所相应的五脏，如肝病见脉弦，心病见脉洪，肺病见脉毛，肾病见脉沉，都是“四时之顺”的脉象，四时之顺的脉象说明病比较单纯，这样来理解和运用对临床才有指导意义。要把“四时之顺”的意义抽象出来，概念化、理论化，临床上才有广泛运用的价值。

“脉反四时及不间藏，曰难已”，脉反四时，如肝病脉不见“弦”而见“毛”或“洪”脉，这都是反四时的脉象，脉象与本气不符，病情就要复杂多了。还有一种情况叫“不间藏”，是指克胜之气太过而言，如肝木克脾土、脾土克肾水、肾水克心火、心火克肺金、肺金克肝木，这是“不间藏”的克制关系，若克胜之气太过了就会发生病变。什么是“间藏”呢？如肝木不克脾土而是影响到心火，这叫“间藏”，中间隔了个“脾”；又如心火应该克肺金，心病不传肺而传给脾了，这就叫“间藏”，中间隔了个“肺”。“间藏”遵从的不是相克关系而是相生关系，如果在这个环节上发生病变，一般病情较轻。“不间藏”遵从的是相克关系，如果在这个环节上发生病变，一般病情较复杂，故曰“难已”。两者的区别是：“不间藏”所以“难已”，是克胜之气太重；“间藏”之气不是克我之气，这种病就好办些。

这一小节主要有这么两点：一是逆阴阳、反四时、不间藏的脉象，所主之病均“难已”；二是从阴阳、顺四时的脉象，所主之病预后较好。

第三节　脉与尺肤结合诊病

“臂多青脉，曰脱血”，这是指尺肤诊。“臂”不在尺肤诊范围内，按“下竟下者”的说法，尺以下才是臂。这里不是谈脉搏，而是讲皮肤的颜色，臂部皮肤之中出现“青脉”，多见于“脱血”病证。为什么？血出多了则伤气，血气少了经脉就不通畅而出现阻滞，故可见青脉。这里虽然不在言“尺”，但是与诊尺肤的意义是一样的。

“尺脉缓涩，谓之解㑊”，这是尺肤诊加脉诊。尺肤摸上去干涩，而脉象缓弱，是气血两虚之象。气血不足，人体出现“解㑊”，“解”即“懈”之意，病人打不起精神，十分疲倦的样子，这是气血两虚的缘故。

“安卧脉盛，谓之脱血”，这是症状加脉诊。“安卧”是说虽然很疲乏，但尚能够安卧，休息后感觉会好些；但是“脉盛”，即脉象大而有力，这种情况还会有“脱血”的危险，就是内伤脏腑的缘故。

“尺涩脉滑，谓之多汗”，这是尺肤诊加脉诊。尺肤摸着是干涩的，而脉象现“滑”，是阳热多汗伤津之象。津亏液不营养皮肤，所以“尺涩”；阳热邪盛故“脉滑”，意指多汗的原因是阳热过盛。

“尺寒脉细，谓之后泄”，这是尺肤诊加脉诊。尺肤摸上去是凉的，脉象细弱，这是脾肾两虚之象。脾阳肾阳都不足，脾肾阳虚就会引发洞泄、腹泻，“肾”为“胃”之关。

“脉尺粗常热者，谓之热中”，这是尺肤诊加脉诊。脉象粗大、洪大，尺肤摸上去是热的，这是热证之象，属里热证。

第四节　五脏胜气致病脉象

“肝见庚辛，死”，若肝病而出现燥金之脉象，预示病情严重，金克木，克胜之气致病预后极差。“心见壬癸，死”，若心病而出现寒水之脉象，预示病情严重，水克火，克胜之气致病预后极差。“脾见甲乙，死”，若脾病而出现风木之脉象，预示病情严重，木克土，克胜之气致病预后极差。“肺见丙丁，死”，若肺病而出现热火之脉象，预示病情严重，火克金，克胜之气致病预后不良。“肾见戊己，死”，若肾病而出现湿土之脉象，预示病情严重，土克水，克胜之气致病预后不良。这里的庚辛、壬癸、甲乙、丙丁、戊己，是指木火土金水而言，庚辛是金，壬癸是水，甲乙是木，丙丁是火，戊己是土。上述这些情况，均是自身病重而又有克气相加，胃气不能到达，所藏的真精就要散露出来而出现死脉，即无胃气之脉。

这里虽然没有提到胃气，但是理论是具有普遍意义的，我们要这样来理解。这里的庚辛、壬癸、甲乙、丙丁、戊己即意味着是五种严重损伤胃气的邪气，从临床角度讲，胜气太过就要出现真藏死脉。

第五节　风水疸病与人迎脉

1. 水病：“颈脉动喘”，“颈脉”是指人迎脉，即在结喉两旁的动脉；“动喘”是描述脉象躁急不安。“疾咳”是“病咳”之意，伴有气逆；若人迎脉躁急不安，伴有咳嗽、气喘等表现，“曰水”，即此为水气上逆为病，属于少阴肾水反侮阳明胃土之证。人迎脉属阳明经脉，土气弱了不能制水，所以水气上逆，则肺气不降，这是水气上逆证。“目裹微肿如卧蚕起之状，曰水”，下眼睑称为“目裹”，患者下眼皮水肿，肿得像一条卧蚕，这也是水证，下眼睑属脾土，土不制水，水气上逆。以上是水侮土犯肺的两种情况。

2. 疸病：“溺黄赤”即尿深黄；“安卧”是指患者十分疲乏，嗜卧；“疸”是“热”之意；“溺黄赤安卧者，黄疸”，这是湿热内盛的现象，属湿热内盛证。“已食如饥者”是指消谷善饥的表现，吃饱了一会就饿了，这是中焦有热，胃实热证，称“胃疸”。以上是两种“疸”的病变。

3. 风病：“面肿，曰风”，头面肿可见于风水证，水邪通过风邪走灌于头面。“足胫肿，曰水”，下肢水肿不是风水，是阴水，水邪下行之故。“目黄，曰疸”，目黄，这是黄疸病最典型的病变之一。

“颈脉动喘”这四个字要贯穿上述的这几种表现。即：颈脉动喘，疾咳，曰水；颈脉动喘，目裹微肿如卧蚕起之状，曰水；颈脉动喘，溺黄赤安卧者，黄疸；颈脉动喘，已食如饥者，胃疸；颈脉动喘，面肿，曰风；颈脉动喘，足胫肿，曰水；颈脉动喘，目黄，曰黄疸。这都是人迎脉动喘脉象可能出现的疾病，归纳起来是风、疸、水的问题。从五行关系来分析，包括“克我”者致病和“我克”者致病（反侮）两种情况，“水”对人迎之脉来说属“我克”者致病（反侮），“风”对人迎脉来说是“克我”者致病。当然，这里例举的疾病仅限于举例而已。

第六节　妊娠脉象少阴动甚

“少阴脉”从临床上来体会有两种情况。一般少阴脉是指“心”，手少阴心经在寸部，妊娠主要是从少阴脉来观察的；若手少阴寸口脉“动甚者”，是说该部脉滑而带有数意，这是妊子的脉象。还有一种方法，“少阴脉”是指“神门”穴，即在腕横纹后的“神门”，陈修园的医案中有很多这样的经验记载，即从“神门”来断妊娠，“神门”脉也是属心的脉象。这里的“少阴脉”是指左寸部而言，因为这篇文献讲的脉象主要是寸口脉诊。关于“神门”诊妊娠的记载是从王冰开始的，后世不少的医家也有这个体会，从“神门”断比从寸口脉断的准确率还要高些。为什么妊娠的脉表现在手少阴呢？因为心主血，受妊时血气旺盛，阴阳两盛，阴阳和而后有子，所以无论从神门断还是从寸口脉断，都是依据心主血脉及阴阳和调的理论来的。

第七节　反四时脉象与主病

“脉有逆从四时，未有藏形”，“逆”是“反”之意，“从”是“顺”之意，脉象或是反四时或是从四时，但均不属于真藏脉，故曰“未有藏形”。“逆”是什么情况呢？“春夏而脉瘦”，“瘦”是指脉细小，春夏阳气旺盛，寸口脉应微大，春阳气初升夏阳气旺盛，脉应该现大，而反见“脉瘦”；“秋冬而脉浮大”，秋冬阳气衰阴气盛，脉象应该现沉、细小，而反见脉“浮大”。这都是逆四时的脉象表现，这些脉象与自然之阴阳运动规律相反，故曰“命曰逆四时也”，虽然没有出现真藏脉，但病情也是比较严重的。

“风热而脉静，泄而脱血脉实，病在中脉虚，病在外脉涩坚者，皆难治。”为什么难治？还是因为出现了逆四时的脉象。“风热”是阳邪，脉象不浮数反而现沉静者，这是阳证见阴脉；腹泻、脱血是内伤，脉象不虚反而现实大者，这是虚证见实脉；体内有病邪留滞，脉象不实反现虚者，这是实证见虚脉；病邪袭表，脉不浮滑反现涩坚，这是表证而见里脉。这些阳证见阴脉、虚证见实脉、实证见虚脉、表证见里脉等，都是逆四时的脉象，这些病情都比较复杂，故曰“皆难治”。

第四章　脉诊之要在胃气

开头句“人以水谷为本，故人绝水谷则死，脉无胃气亦死，所谓无胃气者，但得真藏脉不得胃气也”，这是对无胃气脉象的解释，脏腑得不到胃气水谷精微的濡养，真藏暴露，所以真藏脉是一种无胃气的脉象。下面是具体的论述。

肝脉不“弦”，肾脉不“石”，即“所谓脉不得胃气者”。肝气大伤，脉不带“弦”象，肾气大伤，脉不带“石”象，即真藏暴露，这是“肝不弦肾不石”的意思。这是举例而言，无胃气的脉与真藏脉的性质是一样的，没有什么分别，病情一样的严重。

人体的脉气也是随着自然阴阳的变化而变化的，以“三阳”之气对人体脉象的影响为例。“太阳脉至，洪大以长；少阳脉至，乍数乍疏，乍短乍长；阳明脉至，浮大而短”，这里的太阳脉、少阳脉、阳明脉，是泛指自然界之气，不是人体的太阳经脉、阳明经脉、少阳经脉，是在天的太阳之气、阳明之气、少阳之气，这些自然界之气对人的脉象是有影响的，前面讲过四时对脉象有影响，六气对脉象同样有影响。

自然太阳之气对脉象的影响是“洪大以长”。“太阳之气”在二十四节气中是旺于“谷雨”后的六十天，谷雨后是立夏、小满、芒种、夏至，即从农历的三月份到五月份这个阶段，在这个阶段中阳气一天天地上升，人体经脉受其影响，所以脉象“洪大以长”，一派阳气渐盛的现象。

自然少阳之气对脉象的影响是“乍数乍疏，乍短乍长”，少阳之气旺于冬至以后的六十日，冬至后是小寒、大寒、立春、雨水，即是农历十一月、十二月、一月这段时间，即冬月、腊月、正月。在这个阶段中，虽然阴气还很强盛，但阳气已经开始萌动了，冬至一阳生嘛，人体经脉受少阳之气的影响，故脉象“乍数乍踈，乍短乍长”。“乍”是“时而”之意，阴阳之气处在阴阳升降的交替时期，时而阳气升脉象即数、长，时而阴气升脉象即踈、短，少阳主半表半里，因此常表现为时寒时热，脉象也就时快时慢、时短时长，这是少阳之气的特点所决定的。

自然阳明之气对人体脉象的影响是“浮大而短”，阳明之气旺于雨水以后的六十日，即惊蛰、春分、清明、谷雨，即从农历一月到三月这个阶段。在这个阶段中，阳气开始旺盛起来，阳明之气是阳气逐渐上升的时候，因此阳明之气有阳气渐盛而阴气还有残余的特点，人体脉气受其影响，所以脉象“浮大”中带有点“短”意。张锡驹在注解《伤寒论》时说：“正气之行由一而三，邪气之传由三而一。”(《伤寒论直解》)三阳的顺序是一少阳、二阳明、三太阳，人体正气循行的顺序是少阳、阳明、太阳，邪气之传的顺序是太阳、阳明、少阳。有些注家在注解《伤寒论》时，讨论邪气之时把“少阳”改在“阳明”前面，这是没有理解六气运行的传统概念，《伤寒论》现在的顺序是不能改动的。

具体讨论五脏的平脉、病脉、死脉；按照心、肝、脾、肺、肾的顺序。

关于心之平脉。正常的心脉气象是“累累如连珠”，“累累”是连续之意，“累累如连珠”是指脉气持续不断；“珠”是指脉搏流动的机势圆润，无太过也无不及。“如循琅玕”，“琅玕”是很细腻的玉石，像是摸玉石一样的细腻而滑润，指下脉体润滑而有神。“曰心平”，这就是心脏有胃气的脉象。“夏以胃气为本”，这是应夏时之脉，这是有胃气的心之脉象。

关于心之病脉。脉来“喘喘连属”，“连属”是脉气还是持续的，但已不平静了，是急躁的，这是“喘喘”的意思。“其中微曲”，“曲”是弯之意，意思是柔和之气少了，脉跳偏强硬了，有点棱角了，不那么圆润、光滑了，这是心的阳气盛了、阴气少了的缘故。“曰心病”，就是心火亢了。前面提到过“夏脉如钩”，古人用“钩”来形容心脉，“钩”意味着有力，但它是“圆”的不是“方”的，是有力中带着圆润，这个“钩”是很自然的，要这样来体会“钩”，脉搏是不会出现钩状的，要领会其中的精神，即刚中带柔之意。

关于心之死脉。“死心脉”是心之无胃气的脉象，这种脉象是“前曲后居”。“前”是“先”之意，“居”是指一点柔和的气象都没有了，如牢脉、实脉一类的脉象，初按“曲”，重按连“曲”的意思的都没有了，而只有“居”了。“如操带钩”，“带”是古人衣服上的带子，“钩”是挂带子的饰物，脉象如挂衣带的钩一样坚硬，一点柔和气象都没有；“曰心死”，这就是心之胃气绝的脉象，主要特征是牢坚、死硬，没有一点柔和之气。

关于肺之平脉。正常的肺脉，“厌厌聂聂”，就像庄稼地里的苗，长得又嫩又茂盛又柔和，生机勃勃的，摸上去脉体很自然。“如落榆荚”，“榆荚”是榆树的果实，俗称“榆树钱”。为什么用“榆荚”来形容？因为肺脉主浮，榆荚很轻，它们成熟掉落时是飘飘洒洒的，用此来形容肺脉气象的浮缓之象，没有亢奋的感觉；肺气主降，像圆圆的榆荚那样缓慢而自然地下降。这种脉象“曰肺平”。“秋以胃气为本”，是应秋时之脉，是有胃气的肺之脉象。还有用“毛”来描述肺脉的，毛在空中也是缓慢地下降，很自然地下降，“榆荚”与“毛”的描述意思是一样的，飘浮在空中，缓缓而降。

关于肺之病脉。脉来“不上不下”，是形容脉搏往来滞涩不畅。“如循鸡羽”，就像摸“鸡羽”的那种感觉，虽说浮取即应，但脉的流动在指下有种滞涩的感觉。“曰肺病”，这是肺气伤了，肺的宣发功能有了障碍，肺主气故肺伤首先伤气，气运滞涩，脉象就有滞涩感。

关于肺之死脉。脉来“如物之浮”，就像物体飘在空中一样，一种无根的气象。“如风吹毛”，是一种乱脉。“曰肺死”，脉体无根而无规律，轻按脉乱重按无根，在临床上是危险的信号，是肺脉胃气绝的脉象。

关于肝之平脉。正常肝脉主弦象，这种“弦”是“耎弱招招”的气象，“耎弱”是柔，“招招”是刚，是弹力中带有柔和气象的脉，即柔中带刚；如何体会这种脉象？“如揭长竿末梢”，高高举起叫“揭”，高举起的长竿末梢是柔而有弹力的，就像钓鱼竿的那种动态，不缓不慢、有刚有柔，这种脉象“曰肝平”，是肝的正常脉象。“春以胃气为本”，应春时之脉，有胃气的肝之脉象。

关于肝之病脉。脉来“盈实而滑”，这是脉弦太过，充盈而滑实的脉象；“如循长竿”，不是长竿末梢了，像是摸着根死硬的竿子，没有弹性起伏的感觉，只刚不柔的气象；这种脉象“曰肝病”，是肝气亢盛的表现。

关于肝之死脉。“死肝脉”来“急益劲”，是说脉力向两端分争，张力非常大，像“新张弓弦”。如果是张旧弓还会有些柔劲，新弓紧急、硬实而细长，这种脉象“曰肝死”。这是肝阴衰竭而阳气过亢的表现，肝之死脉毫无胃气可言。

关于脾之平脉。正常的脾脉是“和柔相离”的，“和柔”是一种自然的雍柔不迫的气象，“和”是“适当”之意，是柔得恰当，是雍柔不迫，“相离”是“匀称”之意，脉的搏动起伏匀均。脾属土主柔，主中和之气，但不能太柔，柔过了是中气不足。怎样体会这种脉象呢？“如鸡践地”，就像鸡爪落地那样轻盈、缓和，这是脾之平脉。“长夏以胃气为本”，应长夏之脉，是有胃气的脾之脉象。

关于脾之病脉。脉来“实而盈数”，脾阴不足燥气过盛的表现。怎样体会这种脉象呢？“如鸡举足”，就像鸡把爪子收起来那样迅速有力，失掉了缓和的气象。“曰脾病”，这就是脾的病脉之象。

关于脾之死脉。“死脾脉”完全变刚了，一点柔和的气象都没有。像“鸟之喙”“鸟之距”那样坚硬、锐利，“距”是鸟之足；或者“如屋之漏”，脉来点点滴滴，不匀静；或“如水之流”，脉一下子就失至不见了。这种脉象，在临床上是极坏的信号，“曰脾死”，是脾之无胃气的脉象。“屋漏水流，半时一落”，这也是七怪脉之一。

关于肾之平脉。正常的肾脉“喘喘累累如钩”，脉之气象连续不断，圆润而有力，尽管肾脉主沉、主石，但不像石头那样硬，而是像石那样下沉。“按之而坚”，沉取并不弱、不软。“曰肾平”，这是肾有胃气的表现。“冬以胃气为本”，应冬时之脉，是有胃气的肾之脉象。

关于肾之病脉。脉来“如引葛”，“葛”是乱之意，如葛藤那样的乱漫无章；“按之益坚”，越按越感觉到坚硬，毫无柔和气象。脉乱而坚，是肾阴受损，故“曰肾病”。

关于肾之死脉。“死肾脉来，发如夺索”，就像绳子断了，乱而坚的脉也没了，这叫“夺索”；或是“辟辟如弹石”，就像抛石头一样无回音，脉搏一去不回。这是肾无胃气的气象，故“曰肾死”。

上面描述了五脏的平、病、死等脉象，要抓住的关键即“胃气”。不管什么脉象总要带有胃气的气象，雍柔和缓的气象即为有胃气之脉，这是五脏的共性，是诊断平、病、死脉的要点所在。

《素问·示从容论》后面有句话：“夫圣人之治病，循法守度，援物比类，化之冥冥，循上及下，何必守经。”这是古人治学的一种思想方法。在两三千年前，人类的认识是那样的有限，科技水平也不高，研究脉象的方法只能是“援物比类”，用看得到、摸得到、体会得到的事物、现象来描述脉象，看起来好像很幼稚，但在那个年代，那样的科技条件下，能够做到这种程度，我看还是很了不起的事。对脉象的研究，就是在今天，恐怕也还要用援物比类的方法才能说得清。运用“援物比类”的方法，要“化之冥冥”，就是要提炼、总结，要体会其精神实质，并抽象出来使其成为一个概念。就像五行学说那样，把金、木、水、火、土作为一种符号，而核心意义是抽象的，使之成为一种理论、学说，这属于方法论的范畴。掌握方法论的基本理念，这在中医的学习过程中是很重要的，用甲事物来描述乙事物，要领会其所推求的目的是什么，为什么要这样来援物比类，要抽象成概念来掌握。“援物比类”是古人的治学方法，不要认为这些比喻很幼稚，我们不能离开历史来看问题，更重要的是在于学习者如何体会。

【答疑】

问：疾病在脏腑之间的传变，有不间藏、间藏两种情况，什么叫“不间藏”？什么叫“间藏”？

这个问题涉及脏腑间的关系。脏腑关系是用阴阳五行学说来阐述的，尤其是五行学说相生相克的理论。所谓的“不间藏”是指太过相克关系，如木过度克土、火过度克金、土过度克水、金过度克木等，遵循的是脏腑相克的关系。从字面讲，这中间没有间隔其他脏，这就是“不间藏”的含义。可以把“不间藏”理解为是“太过相克”的代名词。“不间藏”病变，往往病情是严重的，因为脏之间是相克的关系。

所谓“间藏”是指在上述的关系中间出现了其他脏，比如木原本是克土的，但是木没有克土，反而去克火了，所克者是它所生之气，木生火，使“心”出现了病变，这种情况并不很严重，因为木火之间是相生关系，这就是“间藏”的含义。

问：“脉有逆从四时，未有藏形”这句话什么意思？

“脉有逆从四时”是说脉象与春夏秋冬四时的特点相反，“未有藏形”是说还没有出现真藏脉；虽然没有见真藏脉那样危险，但逆从四时的脉象，说明病情还是比较严重的。

问：各脏的平脉、病脉、死脉之要义是什么？

“平脉”是胃气充实的脉，“病脉”是胃气不足的脉，“死脉”是胃气衰竭的脉，平脉、病脉、死脉是胃气不同程度的表现。

问：关于“盛喘数绝者则病在中结而横有积矣绝不至曰死”的断句问题。

人民卫生出版社出版的《黄帝内经素问》一书是这样断句的：“盛喘数绝者，则病在中；结而横，有积矣；绝不至曰死。”这里的断句有问题，“盛喘数绝者则病在中结而横有积矣”原本是一句话，这里被断成了两句。“结而横有积矣”是说内有“结而横”的病变，是指胃气有所阻滞，这是出现“盛喘数绝”脉象的原因，前面说脉象后面是病证，这是很清楚的句式。所以古文献的断句一定要准确，不然一个意思断成两个意思，令人不得要领。

问：“盛喘数绝者”是什么意思？

这里的“喘”是形容脉搏而言，《内经》上很多“喘”都是指脉搏而言的，不是指呼吸异常之气喘。凡是脉搏跳动应手而不平静的脉，《内经》用“喘”字来表达，这是从临床表现中体会出来的，是指脉就像病人气喘那样，呼气急促不畅、躁动不安，是一种数而急躁的脉象，甚者还有动而歇止的时候。文献中是说胃气受伤影响到宗气，导致虚里部位脉动出现异常表现。

问：“太阳脉至，洪大以长；少阳脉至，乍数乍踈，乍短乍长；阳明脉至，浮大而短”讲的是脉象吗？

这几句话主要是讲人体脉气的运行与天地阴阳之气变化关系密切，天地的阳气旺，人体的阳气就旺，天地的阳气弱，人体脉气也就弱，这二者是相互适应的。“太阳脉至，洪大以长”，“太阳之气”是说天气，旺于谷雨后的六十天，即立夏、小满、芒种、夏至期间，人体经脉之气旺于这个阶段，也就是农历的三月到五月这个时期，故曰“太阳脉至，洪大以长”。

“少阳脉至”为什么“乍数乍　”呢？少阳之气旺于冬至以后的六十天，即小寒、大寒、立春、雨水期间，从冬月到正月的阶段，这个时期阳气开始上升，阴气还没有完全消退，相应自然界的这种情况，所以脉来乍数乍　，“数”反映阳气逐步上升，“　”反映阴气还没有完全消退。

“阳明之气”旺于雨水后的六十天，即惊蛰、春分、清明、谷雨期间，也就是农历正月到三月这个阶段，这个时期阳气比少阳之气的时候盛，三阳开泰，不过阴气也还有残留，但阳气比阴气盛，正因为阳气逐渐强大，所以脉来“浮大”，但又不像太阳之气那样浮大而长，而是“浮大而短”，“短”反映了阴气的残留。

这里的太阳、少阳、阳明三阳是从六气来讲的，是指天气的三个时段，不能仅从六经来理解。

问：“但代无胃曰死”的意思是什么？

什么叫“但代无胃”？关键是要弄懂“代”的意义。代脉是一种有间歇的脉象，这是王叔和以后的定义，《内经》中的代脉不是这个意思。《内经》中的“代”是“更替”的意思，例如《素问·宣明五气》中，脾脉被称作代脉，因为脾主中央旺于四季，春脉如弦、夏脉如钩、秋脉如毛、冬脉如石中都含有脾脉，脾脉是随着四季的变化而变化的，这就是“脾脉主代”的意思。其次，脉搏动之间突然见软弱的脉象，这并不是间歇，这属于正常的脉象，所以临床上一般的老大夫候脉都要候够五十跳，五十动代表五脏的周期，这是“代”的第二个意思。代的第三个意思就是指真藏脉，也就是这里“但代无胃”的意思。总而言之，凡是脉搏稍有点起伏变化都叫作“代”，可以参考《素问·宣明五气》《素问·平人气象论》《灵枢·根结》，这三处的代脉可以概括《内经》中“代”脉的含义。这里的“但代无胃”即是指真藏脉。

玉机真藏论篇第十九

【篇解】论中有云“著之玉版，藏之藏府，每旦读之，名曰玉机”，此即篇名之“玉机”也。张介宾在《类经》中解释说：“名曰玉机，以璇玑玉衡，可窥天道，而此篇神理，可窥人道，故以并言，而实则珍重之词也。”此篇文献还讨论了诸种病的真藏脉，因以“玉机真藏”为名。全篇讨论了太过、不及、虚实、真藏等诸种脉气的变化，仍以“道在于一，神转不回，回则不转，乃失其机”为其言脉气之主旨，故既言之于《玉版论要》中，又于本篇重出之。全篇可分作四章，章下分节。

第一章“黄帝问曰：春脉如弦”至“名曰玉机”。

章意：言五脏平脉的机理，及其太过不及的脉证。此章可分作六节。

第一节“黄帝问曰：春脉如弦”至“下则两胁胠满”。讨论肝之平脉，及其太过不及的脉证。

第二节“帝曰：善。夏脉如钩”至“上见咳唾，下为气泄”。讨论心之平脉，及其太过不及的脉证。

第三节“帝曰：善。秋脉如浮”至“上气见血，下闻病音”。讨论肺之平脉，及其太过不及的脉证。

第四节“帝曰：善。冬脉如营”至“脊中痛，少腹满，小便变”。讨论肾之平脉，及其太过不及的脉证。

第五节“帝曰：善。帝曰：四时之序”至“则令人九窍不通，名曰重强”。讨论脾之平脉，及其太过不及的脉证。

第六节“帝瞿然而起，再拜而稽首曰：善”至“每旦读之，名曰玉机”。提出脉气的变化，惟在于“神转不回，回则不转”的机变。

第二章“五藏受气于其所生”至“乘之名也”。

章意：言五脏病变传化的规律。此章可分作四节。

第一节“五藏受气于其所生”至“此所以占死生之早暮也”。从一日一夜观察五脏疾病的传变。

第二节“黄帝曰：五藏相通”至“言知至其所困而死”。从数日数月观察五脏疾病的传变，强调“各传其所胜”是其基本规律。

第三节“是故风者百病之长也”至“法当三岁死，此病之次也”。从一岁观察五脏疾病的传变，并借“风”病以例其余。

第四节“然其卒发者，不必治于传”至“传，乘之名也”。言卒发之病，不一定以次相传。

第三章“大骨枯槁，大肉陷下”至“病胜藏也，故曰死。帝曰：善”。

章意：诸种疾病，凡真藏脉见者皆属危候。并提出真藏脉所以出现，主要是由于胃气不能到达手太阴之故。

第四章“黄帝曰：凡治病”至篇末“身汗得后利，则实者活。此其候也”。

章意：阐发形气相失、脉逆四时、无胃气等危笃之候。此章可分作二节。

第一节“黄帝曰：凡治病，察其形气色泽”至“病在外脉不实坚者，皆难治”。脉与时逆者、脉与证逆者，均属难治之候。

第二节“黄帝曰：余闻虚实以决死生”至篇末“身汗得后利，则实者活。此其候也”。言虚证、实证的主要表现，提出恢复胃气是其转机。

【答疑】

问：怎样理解“然则脾善恶，可得见之乎？岐伯曰：善者不可得见，恶者可见”？

这句话是讨论脾的脉象。脾状况之好坏，其脉象是怎样的呢？“善者不可得见”，与《素问·宣明五气》中“脾脉代”的意思是一样的，还是从五行学说的一种解释。脾在五行方位中，地处中央，因此脾可以兼见四方的属性，这就是正常脾脉为什么“不可得见”的原因，即脾脉可兼见于四时正常的脉象中，即肝脉之弦、心脉之钩、肺脉之毛、肾脉之石等诸脉象中都可以兼见脾脉，所以说“脾脉代”，这就是“善者不可得见”的意思。换句话说，各脏的正常脉就是脾的平脉。“恶者可见”，是说如果脾胃受伤，或没有了胃气，五脏的脉都会受到影响，于是真藏脉见，所以说“恶者可见”。

总之，这里的意思与“脾不主时”的意思是差不多的，脾旺于四时，“脾不主时”就是脾无时不主的意思。

问：“因而喜大虚则肾气乘矣，怒则肝气乘矣，悲则肺气乘矣，恐则脾气乘矣，忧则心气乘矣”这其中的关系是不一致的，为什么？

首先解释一下，“恐”和“忧”后面也应该有“大虚”二字，即喜大虚则肾气乘、恐大虚则脾气乘、忧大虚则心气乘。这五句话表达的关系的确是不一致的，喜大虚则肾气乘、恐大虚则脾气乘、忧大虚则心气乘等三者是相克关系，是由于本气先虚，胜我之气加乘于我；“怒则肝气乘矣，悲则肺气乘矣”这两句是属于本气有余。

由此可以看出，这五句话有两个意思，肝、肺是本气有余，心、脾、肾是本气不足，即有虚、实的不同。文献前面有一句话说“或其传化有不以次”，就是说传化的规律并不是千篇一律的，克我、我克，本气、他气，都要从虚实的不同方面来分析，虚实不同传化次第也不一致。说得更明白一些，万物相生、相克是一般的规律，但疾病是复杂的，不是一定会按照一般规律来发展。所以这里的不一致，正是为了说明前面提到的“或其传化有不以次”的现实。

问：“太过，则令人四肢不举；其不及，则令人九窍不通，名曰重强”，什么叫重强？

这是在讲病机，“四肢不举”是第一个“强”，“九窍不通”是第二个“强”，故曰“重强”。脾的主要功能是运输，邪气太过加之于脾，使脾不能运输，脾主四肢，故“四肢不举”；脾气不足，邪气来袭，闭塞于九窍，故“九窍不通”。“重强”就是指这两种病变而言。

问：请解释“大骨枯槁，大肉陷下”。

所谓“大骨”基本上是指人体较大的关节，比如肩关节、背脊骨、膝关节等。“大肉”就是指臀部、腿部、背部、胳膊等肌肉比较发达的部位。背曲、肩随、头倾、腰不能动等，这些都属于“大骨枯槁”的范畴，肌肉萎缩属于“大肉陷下”的范畴，可见于慢性消耗性疾病的后期。如手掌鱼际这块肉也叫“大肉”，诊断的时候常常要看这块肌肉的状况，如果这块肌肉都萎缩了，身上的那些“大肉”基本也就都萎缩了。《内经》把鱼际这块肌肉称作“手鱼”，如果手鱼肉陷，病情一般都比较严重，临床上这种情况常见。

“大骨”和“大肉”是什么关系呢？就是“肾”和“脾”的关系，即“先天”与“后天”的关系。这里纵然没有出现真藏脉，但“大骨枯槁，大肉陷下”也是十分危险的信号，如果又出现真藏脉，那么预后就更加不好了。

三部九候论篇第二十

【篇解】三部，头、手、足也；九候，每部又各分三候也。额、耳前、两颊为头部三候，经渠、合谷、神门为手部三候，五里、太溪、箕门为足部三候，共为九候。这是古代的遍身诊脉法，与《难经·十八难》“三部者，寸关尺也；九候者，浮中沉也”之说不同。全篇的主要议题，是结合形、气、色、脉的观察，以判断疾病的预后。所以全元起本名“决死生论”，吴崑亦据全本改了篇名。总言通过三部九候的诊察，以决死生、调虚实、除邪疾。全篇可分作四章，章下分节。

第一章“黄帝问曰：余闻《九针》于夫子”至“以调虚实，而除邪疾”。

章意：通过三部九候的诊察，以决死生、调虚实、除邪疾。

第二章“帝曰：何谓三部”至“无问其病，以平为期”。

章意：阐明三部九候的具体方法及内容。

第三章“帝曰：决死生奈何”至“皮肤著者死”。

章意：发挥“决死生”诸种诊断方法。此章可分作二节。

第一节“帝曰：决死生奈何”至“察其腑藏，以知死生之期”。从九候不调，以决死生。

第二节“必先知经脉，然后知病脉”至“脉不往来者死，皮肤著者死”。叙五脏七诊，以决死生。

第四章“帝曰：其可治者奈何”至篇末“手指及手外踝上五指，留针”。

章意：叙述除邪疾的刺法。

【答疑】

问：怎样理解“神藏五，形藏四，合为九藏”？

“神藏五”很好理解，是指五脏而言，因为五脏均藏神。“形藏”有两种解释：一说是指头角、耳目、胸中、口齿，这是王冰的说法；另一说是指膀胱、胃、大肠、小肠等有形之腑。我认为在这里应该同意王冰的意见，因为这里是在讲诊断，在讲“候气”的问题。

在《素问·六节藏象论》也有同样的内容，那里的“形藏”就不一定要依照王冰的解释了，这是我个人的看法。总之，“九藏”是泛指人体之脏腑，因为“九”是个生数，如言“九州”“九重天”等，都是泛指之数。

问：“察九候独小者病，独大者病，独疾者病，独迟者病，独热者病，独寒者病，独陷下者病”其中独寒、独热怎样理解？

这里的独寒、独热，张介宾在《类经》中是从“寒热”表现来解释的。我认为这里的“寒”“热”还是应该从脉象来理解，因为这里是在讲脉诊问题，“热”则脉来数洪，“寒”则脉来紧涩。从这段话的结构来看，其小、大、疾、迟都是在讲脉，唯有寒、热是在讲症状表现，这样就没有逻辑性了。

经脉别论篇第二十一*

【篇解】“别”是区别、辨别之意，“经脉别论”是讲手足三阴三阳经脉之区别。阴经、阳经各别，因而每一经脉之气的分布、性质和功能及其病变，也各不相同，故亦有所区别。经脉既有别，病变即有别，脉证既有别，治法便不能不有别也。故名曰“经脉别论”。全篇可分作四节。

第一节“黄帝问曰：人之居处动静勇怯”至“生病起于过用，此为常也”。病证之所以有别，一是因脏腑经脉有别，二是病因有别，病因尤为重要。

第二节“食气入胃，散精于肝”至“合于四时五藏阴阳，揆度以为常也”。经脉尽管有阴有阳的分别，但是经脉之气源于饮食，即源于脾胃，诊脉之所以要候“胃气”就是这个道理。

第三节“太阳藏独至，厥喘虚气逆”至“调食和药，治在下俞”。由于阴经、阳经的区别，其病变就有所不同，因此治疗方法就不一样。

第四节“帝曰：太阳藏何象”至篇末“二阴搏至，肾沉不浮也”。讲三阴三阳经脉随着自然界阴阳之气的变化故出现不同的脉象。

【讲解】

第一节　辨病之病因病位

遇到一个病，要区别病位在何处？在脏还是在腑？在阳经还是在阴经？不仅如此，还要分析病因是什么？如喘病，是寒喘还是热喘？属外感还是属内伤？要想在临床辨证准确，病变、病因、病位这三个环节缺一不可。病变是怎样的？病因是什么？病位在哪里？第一节内容主要是讨论了这么几个问题，并列举了“喘”和“汗”两个病症为例。为什么举这样两个病症来讨论呢？我的体会是这关乎气和血，“喘”多是气的病变，“汗”多是血的病变。

问曰：人的体质、性格、生活习惯、所处环境的不同，脉象是不是也随之各不一样呢？回答是肯定的，故曰“凡人之惊恐恚劳动静，皆为变也”。从病因来说，有的病是因受惊而得，有的病是因受恐而得；从性格来说，有的人是多恚，有的人是多劳；从生活习惯来说，有的人喜动，有的人喜静。所谓“惊恐恚劳动静”是泛指病因、习惯、环境、体质等因素。“皆为之变”，这个“变”是指人的经脉之气要因此而有所变化。这一问一答的主要精神是说，在临床上影响病变的因素是多样的，因为人不一样，所以病也就不一样，不能一概而论，要具体问题具体分析，这是中医强调要辨证论治的主导思想。

以“喘”为例。“是以夜行则喘出于肾，淫气病肺”，“夜行”要理解为一切夜间的过分活动，这对人体是有害的，因为这会影响营卫运行的规律。营卫之气白天行于三阳，晚上行于三阴，到了晚上应该休息而不休息，这就要伤阴，即伤及少阴肾。肾精受损，阴伤及阳，于是肾虚不能纳气而上逆，这个上逆之变即为“淫气”，“淫”是“害”之意，“淫气”就是邪气，“淫气”上逆危害到肺，故曰“病肺”。肺与肾一个在上一个在下，两者是金生水的母子关系，这是子病及母。这个概念与现代医学的概念完全不同，中医学认为“吸气”是肾的功能，“呼气”是肺的功能，所以肺为肾之上源。喘病到了肾不纳气的程度，是慢性病的最后阶段，如慢性支气管炎到了后期，肾不纳气，肾不能与肺配合来完成呼吸功能，于是呼吸浅表，病情严重。由此可见“喘”表现在肺，其根源不在肺而在肾。从治疗来看，肾伤的“喘”单纯治肺就不行了，要先治肾，肾能纳气了，肺气才降得下去，才能够从根本上解决问题。肺肾关系，不仅限于五行学说来解释，用经脉关系也能说明，足少阴经，属肾，络膀胱，上贯肝，入肺中，络心。

如果“喘”得之于受了惊吓，是由于“有所堕恐”，这会伤及肝气。“堕恐”为什么会伤肝？因为堕恐就难免不伤筋、伤血，肝主筋藏血，筋伤、血伤，肝气就要上逆，上逆的“淫气”就要加之于脾。“堕恐”与“夜行”的病因完全不一样，治疗这种“喘”就要平肝降逆，恢复肝主筋膜之气、肝藏血的功能，要养肝、平肝，肝才能不亢。否则不仅是喘治不好，还会伤及脾气，土不生金，于是喘病不除。

如果“喘”得之于精神受到强烈的刺激，是由于“有所惊恐”，人的神气就要散乱，肺藏魄，这种喘病往往是肺之神气受伤引起。而心与肺又同在上焦，肺病之邪气要波及心，影响心神。对这种由于神志因素导致的喘病，要从肺气、心神方面来分析，治疗方法要安定肺之魄、心之神。

如果“喘”得之于意外事故，是由于“度水跌仆”，即由于渡水跌仆而恐惧引发，这种喘病源于肾，肾主恐、主骨嘛，所以治疗的方法又不一样了。

以上列举了喘症的各种诱因，是不是这些诱因一定会致喘呢？也不是这样。“当是之时，勇者气行则已，怯者则着而为病也”，“当是之时”是指夜行、堕恐、惊恐、渡水跌仆种种诱因，勇者、怯者是指不同体质的人群。“勇者”即体魄健壮的人，虽然有这些致病的因素存在，但因体质强，正气的运行会把致病因子抵抗在外，就不一定会发病，故曰“勇者气行则已”。“怯者”即体质不强的人，就躲不开这些致病因子了，致病因子会着落在体内驻留下来而诱发疾病，故曰“怯者则着而为病也”。这两句话的意思是说，尽管有种种的病因，发病与否还要取决于人的体质，体质强弱不一样，发病、病变也不一样。

“故曰：诊病之道，观人勇怯、骨肉、皮肤，能知其情，以为诊法也。”因此医生看病，望闻问切的基本方法是必须要掌握的，对人之体质也是要有研究的。“勇怯、骨肉、皮肤”是泛指人体质的不同表现，如体力劳动者的体质与脑力劳动者的体质是有很大差别的。“能知其情，以为诊法也”，“情”是指人的体质、所处环境、生活习惯、致病因素等全面的情况，意思是说掌握了全面的信息才能正确地运用诊法。这里在告诫我们这些做医生的，诊断不能单凭医学上这点知识，还要对相关的一切因素进行细致的观察。

再以“汗出”为例。“汗出”是个症状，可由多种原因造成。若“汗”是由于“饮食饱甚”而引起，是胃中的实热邪浊太甚的缘故；过饱使胃不能保持寻常之清静，胃中的实热邪浊要通过排汗而消散，这种“汗出”是胃被实邪所扰之故，故曰“汗出于胃”。若“汗”是由于“惊”而引起，这是因为伤了心神，心藏神，汗为心液，心阳妄动，蒸其津液而为汗，故曰“汗出于心”。若“汗”是由于“持重远行”引起，这是过劳伤肾的缘故，故曰“汗出于肾”。若“汗”是由于“疾走恐惧”而引起，疾走伤肝之筋，恐惧伤肝之神，故曰“汗出于肝”。若“汗”是由于“摇体劳苦”引起，这是过度劳累而伤脾气的缘故，故曰“汗出于脾”。总之，同是“汗出”一症，在临床上要分辨“汗”出于何经、何脏。

无论是在为阳之春夏，还是在为阴之秋冬，人为什么会生病呢？“生病起于过用”，是说病与不病的关键是由“过用”引起，就是说人体内在的因素是决定性的。或是精力过用，或是情志过用，或是气血过用，总是人体正气过耗所致。“此为常也”，这是一般的规律。这个观念很重要，我们一定要领会。

第二节　经气代谢与诊脉

饮食水谷入于胃，通过胃的消磨后，“散精于肝，淫气于筋”，这个“淫”不是指邪气，是渗透、浸渗的意思，与“散”同义。即水谷精微之气，散布于肝，通过肝又渗透到筋膜里去。《金匮要略》中记载有“浸淫疮”的“淫”也是渗透之意。

“食气入胃，浊气归心，淫精于脉”，这个“浊气”也要与一般的污浊之气分别对待，这个“浊”是“厚重”之意，是指稠厚黏浊性质的水谷精微而言；是说厚浊的水谷精微要“归于心”，去营养心脏，通过心又把水谷精微之气渗透到脉里，心主血脉嘛。水谷精微之气渗透到脉里，和血液一起在经脉里流通到了肺。“肺朝百脉”的“朝”是“汇合”之意，即经脉之气汇合于百脉。古人没有肺循环的概念，但是古人在这里认识到了心与肺的关系，肺主气，心主脉，气、血在肺中汇合，然后“输精于皮毛”，肺把水谷精微输送至全身。

“毛脉合精，行气于府”，“毛”是指肺气，“脉”就是指心脉，即肺气、心血相合而成为人体经脉中的精气，这是“毛脉合精”的意思。气血合成人体的精气、正气，这种精气要行聚于府，这个“府”是指“膻中”。

心、心包络、膻中三者是什么关系呢？心在里，包络是心之外围，膻中是心包络所在的部位，即心包络、心均居膻中。所谓“府精神明”是阴阳协调的一种气象，即膻中之气盛，心脏之神旺。于是“留于四藏，气归于权衡”，“四藏”是指肝、肺、脾、肾，“权衡”是平衡之意，心之神明可主宰四脏，使五脏之气能够维持相对的平衡。正如《素问·灵兰秘典论》中说的“主明则下安”，是指脏腑的平衡、协调的状态。

脏腑之间的“权衡”关系是脏腑的正常状态，故曰“权衡以平”，“平”是“正常”之意。正常的经脉之气通过心肺的作用到达寸口，故曰“气口成寸”。通过寸口的脉象来诊断五脏六腑的变化，故曰“以决死生”。

上述是食物在人体内消化、输布的生理过程。接下来再看水液的代谢过程。“上输于脾”，一些注家怎么也诠释不好这句话，关键在这个“上”字，这里的“上”是“先”之意，“上输于脾”就是“先输于脾”。“饮入于胃”，经过胃的消化，转化成水谷精微，首先转输给脾。水谷精微通过脾气的“散精”作用，“上归于肺”，通过肺气宣发、肃降的“通调水道”作用，“下输膀胱”。于是“水”与“精”并行于“五经”而被输送到五脏。

水谷精微之气在经脉中的运行是有秩序、有规律的，这个秩序、规律与四时的规律、五脏运行的规律、阴阳运行的规律都是一致的，也就是说水谷精微的消化传输遵守的是自然界阴阳五行的运化规律，故曰“合于四时五藏阴阳，揆度以为常也。”“揆度”是“计算”之意，这种规律是可以计算出来的。如《灵枢·营卫生会》中“卫气行于阴二十五度，行于阳二十五度，分为昼夜，故气至阳而起，至阴而止”，这就是一种计算；又如前面讲的“人一呼脉再动，一吸脉亦再动，呼吸定息脉五动”，这也是一种计算。“合于四时五藏阴阳，揆度以为常也”是总括上面“食入于胃”“饮入于胃”正常生理的运行规律。

第三节　经脉别论之证治

学术上对脏腑学说有个争论，有的说脏腑学说包括经络，有的说脏腑学说不包括经络。我同意前面的观点，脏腑学说应该包括经脉。但是从某个角度来讲，如要发挥经络，要专题讨论“经络学说”，那就是另外一回事了。总之脏腑学说是不能离开经脉来研究的，脏腑是经脉的根本，怎么能说脏腑不包括经脉呢！

“太阳藏独至，厥喘虚气逆，是阴不足阳有余也，表里当俱泻，取之下俞”，这是讲太阳经病的证治。“太阳藏”是指太阳经，即膀胱经；一经单独发病，叫“独至”，“至”是言病气在脉象上的反映；“厥”是厥逆，“喘”是气喘，“气逆”是虚气冲逆。太阳经的病变，或厥逆，或气喘，或气冲逆，其特点都是气往上行，这是因为膀胱在下之故，膀胱之气随经脉上逆所致。为什么会发生这样的病变呢？膀胱与肾为表里，肾水、膀胱水都属寒水，所以太阳经又称寒水之经，其病主要表现为阴不足，即膀胱之水不能涵太阳之气，其气就要上逆。“阴不足”是指太阳寒水之阴不足，“阳有余”是指太阳之气有余，是阴水与阳气的平衡关系出了问题。阴不足而阳有余，临床上可见喘、气上冲，如奔豚病就是水气上冲，用“桂枝加桂汤”治疗，还有“奔豚汤”也主要是用“桂枝”来温养太阳膀胱寒水之气。“表里当俱泻”，“表里”是指太阳之表、太阳之里，如太阳之表是太阳本经病，太阳之里是少阴病，是肾病，“当俱泻”是指泄其有余之气，泄上逆之气，不能去泄阴，要泄有余之阳气。“阳有余”与“阴不足”会形成恶性循环，阴越是不足，阳越是亢，阳越是有余，阴就越是不足，在临床上要根据标本先后缓急来决定施治的方法。若“阳有余”表现紧急就先泻其阳，而后补其阴；若“阴不足”表现紧急就先补其阴，而后泻其阳。“取之下俞”，这个“俞”是指五输穴的第三个穴，名“输”，膀胱经的输穴是“束骨”穴，肾经的输穴是“太溪”穴，泻太阳取束骨，泻少阴取太溪。

“阳明藏独至，是阳气重并也，当泻阳补阴，取之下俞”，这是讲足阳明胃经的证治。若阳明胃经发生病变，多是“阳气重并也”，“并”是两气合并之意。《素问·阴阳类论》云：“所谓二阳者，阳明也。”为什么阳明被称作“二阳”？是说太阳之阳、少阳之阳都可以并于阳明，阳明是太阳之里少阳之表，居于太、少之间，二气重并而“阳气重”，所以阳明经的病变，往往是阳邪偏重，会出现大汗、大渴、脉洪大等典型热证表现。这时候“当泻阳补阴”，“泻阳”就是泄其阳之有余，“补阴”就是补其阴之不足，高热就要伤津嘛。临床治疗可用“白虎汤”，“白虎汤”既泄阳又补阴。这里说“取之下俞”，谁是阳明之阴？当然就是“脾”了，脾胃相表里，胃经的“下俞”是“陷谷”穴，脾经的“下俞”是“太白”穴，意思就是可以泻陷谷，补太白。

“少阳藏独至，是厥气也，跻前卒大，取之下俞”，这是讲足少阳胆的证治。胆为升发之气，邪气一盛，胆气最容易上逆，表现为口苦、胸胁痞满、干呕、目眩等症，这都是少阳升发之气太过而上逆的表现，故曰“厥气”。肝胆病变都有“厥逆”的特点，因为肝也主升发，肝邪太过也是往上逆。如何治少阳的厥逆之气呢？“跻前卒大”，这是一种循经取穴的方法，“跻”是指足上的阳跻脉，跻脉没有穴位，阳跻附在阳经，阴跻附在阴经，足太阳经的“申脉”穴是阳跻脉所发之地，“跻前”就是指申脉之前，申脉之前正是少阳经，若少阳经脉邪气盛，经脉就会“卒大”，即突然膨大起来。这就要“取之下俞”，少阳经的“下俞”是“临泣”穴，当然也是用泻法。“少阳独至者，一阳之过也”，“一阳”就是少阳，前面讲了“独至”就是本经一经发病，此少阳独至，是指少阳本经发病，没有影响到他经。这里病传的秩序是太阳、阳明、少阳，符合张隐庵的学术主张，即病变之传是由三而一，先太阳即三阳，再阳明即二阳，再少阳即一阳。

再看病在阴经的证治。“太阴藏搏者，用心省真，五脉气少，胃气不平，三阴也，宜治其下俞，补阳泻阴”，这是讲足太阴脾经的证治。“搏”是坚、强之意，太阴脾的脉象应该是和缓的，现在出现搏坚脉象，要注意审察是否是真藏脉之搏坚，故曰“用心省真”。太阴脾经属中土，是水谷精气的来源，所以“太阴病”一般是指脾胃同病，脾胃病要影响到五脏，故曰“五脉气少，胃气不平”，“不平”是“不正常”之意。“三阴也”，“三阴”是脾的番号，一厥阴肝，二少阴肾，三太阴脾。“宜治其下俞”，治疗还是要取“下俞”穴，胃经的“下俞”是“陷谷”穴，脾经的“下俞”就是“太白”穴。“补阳泻阴”，就是补胃泻脾，即补胃之“陷谷”，泻脾之“太白”。

“一阳独啸，少阳厥也，阳并于上，四脉争张，气归于肾，宜治其经络，泻阳补阴”，这是讲足少阴肾经的证治。但这句话有个严重的错误，这里讲的是阴经，与阳经无关，所以“一阳”要改成“二阴”，“少阳”要改成“少阴”。“二阴”是足少阴肾经番号，“二阴独啸”就是少阴独病，少阴之相火独亢，故曰“少阴厥也”。“阳并于上”的“阳”是指相火，即阳热并于上。于是“四脉争张”，“四脉”是指心、肝、脾、肺之脉，四脉都受到相火的影响而亢奋，其原因归于肾，是由于肾经的相火造成的，故曰“气归于肾，宜治其经络”，“经”是指太阳经的经穴，即“昆仑”穴，“络”是指太阳经的络穴，即“飞扬”穴，阳邪亢盛可以从经、从络来治疗。“泻阳”，若要泻太阳之经，就泻“昆仑”，若要泻太阳之络，就泻“飞扬”；“补阴”是补“足少阴”，补少阴的经穴，即“复溜”穴，补少阴之络穴，即“大钟”穴。不管治以经穴也好，还是治以络穴也好，总的原则是“泻阳补阴”。

“一阴至，厥阴之治也，真虚痟心，厥气留薄，发为白汗，调食和药，治在下俞”，这是讲足厥阴肝经的证治。“一阴至”是指厥阴肝病，“治”不是“治疗”之意，是指厥阴主病。厥阴病是真阴虚，阴不养阳，阳亢、阳郁，阴虚阳热逆于上，会出现“心痛”的表现，相火引动君火嘛。这种厥逆之气长久地停留于体内，停留于经脉，就要影响其他的器官，故曰“厥气留薄”，“薄”是“逼迫”之意，《内经》中许多“薄”字都是“迫”之意。于是“发为白汗”，

“白汗”是指“大汗”，又叫“迫汗”，相火一动经常会有大汗淋漓的表现。“调食和药，治在下俞”，治疗可调食、可和药、可针治下俞，“调食”是营养疗法，“和药”是药物疗法，“下俞”是针刺疗法，厥阴经的“下俞”是“太冲”穴，不管用什么方法治疗，总之要“泻阳补阴”。

以上是讲三阴、三阳经脉因性质不同病变相异，治疗的方法也就不同，这正是“经脉别论”的要义所在。

第四节　三阴三阳之脉象

问曰：“太阳藏何象？”太阳经的脉象是什么样的呢？答曰：“象三阳而浮也。”“三阳”是指太阳经，太阳经在秩序为“三”，故太阳为“三阳”。自然界太阳寒水主气是在三月到五月这个阶段，是阳气逐渐盛大，是由春转夏的阶段，所以在脉象的反映是“浮”，即脉搏在浮部出现，人体的太阳之气主外、主表。前面《素问·平人气象论》讲过“太阳脉至，洪大以长”，与此处的意思差不多。

问曰：“少阳藏何象？”少阳经的脉象是什么样的呢？答曰：“象一阳也，一阳藏者，滑而不实也。”自然界少阳相火主气是在腊月、冬月到正月这个阶段，是万物虽萧条肃静但阳气已经萌芽的阶段，所以脉象就像阳气初生滑利而不充实。

问曰：“阳明藏何象？”阳明经的脉象是什么样的呢？答曰：“象大浮也。”自然界阳明燥金主气是正月到三月这个阶段，阳明是二阳之气，间于太阳与少阳之间，其阳气比少阳要壮，比太阳又不及，所以脉象“大”而“浮”。前面《素问·平人气象论》里面讲“阳明脉至，浮大而短”“太阳脉至，洪大以长”，说明阳明的阳气虽然盛，但它不如太阳之阳气那么盛大，所以阳明脉短，太阳脉长，“短”与“长”是指阳气的不同程度。

以上讲了三阳经的脉象，一少阳二阳明三太阳，是说人体三阳经脉的表现与自然界的阳气的变化是一致的，即太阳寒水之气、阳明燥金之气、少阳相火之气与自然界之阴阳盛衰是一致的。

“太阴藏搏，言伏鼓也”，这句话可以用来解释上文讲的“太阴藏搏者，用心省真”。正常的太阴脉象往往在沉部出现，故曰“伏”，是“沉”之意，“沉”主里；“鼓”是指下有鼓动感，对有力的脉象临床上称为“鼓指”；所谓“言伏鼓也”，是说太阴脉象虽沉但坚搏有力，这说明太阴之气旺盛。

“二阴搏至，肾沉不浮也”，“二阴”是足少阴肾经；“肾沉不浮”，是说少阴肾经的脉象比太阴脉更沉，是肾气盛的正常现象；“不浮”，是说肾脉不应该在浮部出现。

这里没有谈“一阴”，没有提到“厥阴”，看来这段文字还是有脱落。这段文献主要是讲述三阳三阴经正常的脉象。阳脉脉象是三阳而浮、二阳大浮、一阳滑而不实，阴脉脉象是三阴浮鼓、二阴沉不浮。阳气盛总是要出现阳脉，阴气盛总是要出现阴脉，这符合临床的实际情况。

本篇文献论述了三阴三阳经脉之间的区别，且与自然界阴阳变化相应，在临床上对每一病证都要分辨阴阳。本篇文献只讨论了三阴经，可以参看《难经》第七难，那里三阴三阳经脉都讨论了，是从生理的角度讲的。生理有别，病变表现也就不一样。文献中列举了一个“气喘”的例子，五脏病变都会引起“喘”，但是病机不同，如心病之喘、肝病之喘、肾病之喘是有分别的。文献中还列举了“汗出”的例子，五脏病变都会引起“汗出”，心病之汗、肝病之汗、肾病之汗也是不一样的。经脉有别，经气有别，生理有别，病变有别，当然治法同样是有区别的。

【答疑】

问：“府精神明”的意思是什么？

我的体会，“府精”是指上文的“毛脉合精，行气于府”。所谓“毛脉合精”从原文来看是指心肺合精，“毛”指肺，“脉”指心。为什么称为“府”呢？因为心和肺的部位都在膻中，膻中气海是心肺所在的部位。“府精”是说心肺在膻中得到水谷精微的濡养，“神明”是指心肺的功能，特别是心的功能。因此我认为“府精神明”的意思应该从上文“毛脉合精，行气于府”来理解。

藏气法时论篇第二十二

【篇解】“藏气”是指五脏之气，五脏的生理功能和病理变化的规律都要受到自然四时变化的影响，故曰“藏气法时”。自然四时的变化遵循五行生制的规律，即生克、承制两个方面，因而分析和治疗脏气的病变，以及调养五脏之气，都可以在五行生制理论的指导下进行。全篇可分作四章，章下分节。

第一章“黄帝问曰：合人形以法四时五行而治”至“开腠理，致津液，通气也”。

章意：叙述五脏所主之经的五行属性，以及调理脏气之法。

第二章“病在肝，愈于夏”至“死生之期也”。

章意：以五行生制理论为依据，分述五脏之病机及其调治方法。此章可分作六节。

第一节“病在肝，愈于夏”至“用辛补之，酸泻之”。言肝脏的病机及调治。

第二节“病在心，愈在长夏”至“用咸补之，甘泻之”。言心脏的病机及调治。

第三节“病在脾，愈在秋”至“用苦泻之，甘补之”。言脾脏的病机及调治。

第四节“病在肺，愈在冬”至“用酸补之，辛泻之”。言肺脏的病机及调治。

第五节“病在肾，愈在春”至“用苦补之，咸泻之”。言肾脏的病机及调治。

第六节“夫邪气之客于身也”至“乃可言间甚之时，死生之期也”。总叙各个脏气愈、甚、持、起的一般规律。

第三章“肝病者，两胁下痛引少腹”至“少阴、太阳血者”。

章意：分别叙述五脏的虚实病症及其刺法。此章可分作五节。

第一节“肝病者，两胁下痛引少腹”至“则头痛耳聋不聪颊肿，取血者”。言肝脏的虚实病症及其刺法。

第二节“心病者，胸中痛”至“其变病，刺郄中血者”。言心脏的虚实病症及其刺法。

第三节“脾病者，身重”至“太阴、阳明、少阴血者”。言脾脏的虚实病症及其刺法。

第四节“肺病者，喘咳逆气”至“太阴、足太阳之外，厥阴内血者”。言肺脏的虚实病症及其刺法。

第五节“肾病者，腹大，胫肿”至“少阴、太阳血者”。言肾脏的虚实病症及其刺法。

第四章“肝色青，宜食甘”至篇末“四时五藏，病随五味所宜也”。

章意：叙述以五味调治五脏之气的方法。

【答疑】

问：文献中肝欲散、心欲软、脾欲缓、肺欲收、肾欲坚等应该怎样理解?

“散”是指肝的疏泄功能，只有肝的生发之气正常，肝才能疏泄，若生发之气不正常，肝就不能疏泄，于是肝气逆。

“软”是指心火不能太亢，否则心火炎上而发生病变。心为火脏，为阳中之太阳，太阳是盛阳，通于夏气，要维系阴阳协调和平衡的关系，心火就要静，以调整其阳中之太阳，心处高位，因此心火要下交于肾，才能做到刚柔并济、阴阳和谐，故曰“心欲软”，以保持不过于亢奋的状态。

“缓”是冲和之意，不卑不亢就是“冲和”，“四君子汤”是补脾的方剂，其方名即有君子冲和之义。脾恶燥又恶湿，燥伤津，湿则滞，所以脾要“缓”，要维系冲和的气象。这里有人会问，不是有“脾喜燥恶湿”的说法吗？这里的“燥”不是指燥邪，燥邪之气哪一脏都不会喜欢，这个“燥”是指脾的运输功能而言的，脾把从饮食水谷中得到的精微物质运送到五脏六腑，一点也不能留滞下来，否则很容易发生壅滞之变，脾必须要保持燥爽的环境，所以说这个“燥”是指脾运输不息的功能状态。“脾喜燥”也是相对“胃喜湿”的一种说法，这里的“湿”是指源源不断的水谷精微，也不是指湿邪之气。

“收”是肃降的意思，这个容易理解。“肾欲坚”也好理解，肾主藏精。

问：文献说“脾色黄，宜食咸，大豆豕肉栗藿皆咸”，为什么不是“宜食甘”呢？

这的确是《内经》的问题，文献中类似不一致的情况还是比较多见的，但有的时候是有些道理的。我的体会是，“咸”是肾味，即水之味，这要从脾和肾的关系来分析，肾为胃之关，咸能润下，有利于脾胃之气下行，肾主前后二窍，大小便通利，就有利于脾的运输。因此我认为，这句话从肾与胃的关系来理解还是有临床意义的。如老年性的肾气不足之便秘，又称“虚秘”，要用咸味药来治疗，比如用“肉苁蓉”来润通，因为肾精少了，肾为胃之关，就会出现这样的便秘症。至于咸味与脾的关系不能绝对化，我认为咸味和脾还是有一定联系的。

宣明五气篇第二十三*

【篇解】“五气”即五脏之气，是指肝、心、脾、肺、肾的功能而言。全篇以五脏为核心的，列叙五脏的生理、病理、治疗等各自的特点。所谓“宣明”，通俗地说就是“搞明白”的意思，故曰“宣明五气”。全篇有十三个自然段，可以分作五脏的生理、五脏的病理、五脏病变的治疗等几个主题来学习。

第一主题：讨论的五液、五藏、五主、五脉都属于生理范畴，是中医脏腑学说的基本内容。文献内容包括“五藏化液：心为汗，肺为涕，肝为泪，脾为涎，肾为唾。是谓五液。”“五藏所藏：心藏神，肺藏魄，肝藏魂，脾藏意，肾藏志。是谓五藏所藏。”“五藏所主：心主脉，肺主皮，肝主筋，脾主肉，肾主骨。是谓五主。”“五脉应象：肝脉弦，心脉钩，脾脉代，肺脉毛，肾脉石。是谓五藏之脉。”等四段。

第二主题：讨论的五病、五并、五恶、五发、五乱、五行、五伤都属于病理范畴，是中医病机学说的基本内容。文献内容包括："五气所病：心为噫，肺为咳，肝为语，脾为吞，肾为欠为嚏，胃为气逆为哕为恐，大肠小肠为泄，下焦溢为水，膀胱不利为癃，不约为遗溺，胆为怒，是谓五病。""五精所并：精气并于心则喜，并于肺则悲，并于肝则忧，并于脾则畏，并于肾则恐，是谓五并，虚而相并者也。""五藏所恶：心恶热，肺恶寒，肝恶风，脾恶湿，肾恶燥，是谓五恶。""五病所发：阴病发于骨，阳病发于血，阴病发于肉，阳病发于冬，阴病发于夏，是谓五发。""五邪所乱：邪入于阳则狂，邪入于阴则痹，搏阳则为巅疾，搏阴则为喑，阳入之阴则静，阴出之阳则怒，是谓五乱。""五邪所见：春得秋脉，夏得冬脉，长夏得春脉，秋得夏脉，冬得长夏脉，名曰阴出之阳，病善怒不治，是谓五邪皆同，命死不治。""五劳所伤：久视伤血，久卧伤气，久坐伤肉，久立伤骨，久行伤筋，是谓五劳所伤。"等七段。

第三主题：从性味的角度讨论五脏病变之治疗，"性味"包括药物的性味，是中医治疗学的基础知识之一。文献内容包括"五味所入：酸入肝，辛入肺，苦入心，咸入肾，甘入脾，是谓五入""五味所禁：辛走气，气病无多食辛；咸走血，血病无多食咸；苦走骨，骨病无多食苦；甘走肉，肉病无多食甘；酸走筋，筋病无多食酸。是谓五禁，无令多食"等二段。

【讲解】

第一主题　五脏之生理

"心脉钩"怎样理解？"钩"是指刚中带柔的心之脉象，因为心脉阳气盛，但只刚不柔是不正常的，"钩"有"曲"之意。

"脾脉代"怎样理解？代脉，一般认为脉快而有间歇者为"代脉"，这是《伤寒论》之后才提出的一个概念，这里完全不是这个意思，这里所说的"脾脉代"是指脾的正常脉象。前面讲色脉的几篇文献都讲过，任何脏的脉象都要有胃气，可以从这个角度来理解"脾脉代"。脾胃主后天水谷之气，脾脉正常与否与其他几脏密切相关，即正常情况下其他脏脉都应含有脾脉之象，这就是"代"的意思。如春脉弦，弦之中有和缓之气象，那是有脾脉；心脉钩，钩之中有和缓之气象，那就是脾脉；肺脉毛，毛之中有和缓之气象，那就是脾脉；肾脉沉，沉之中有和缓之气象，那就是脾脉。脾脉之象均融于其他四脏之脉象中而被代之，故曰"脾脉代"。

第二主题　五脏之病理

关于"五气所病"。"心为噫"，气郁不伸叫"噫"，如饭后打嗝就是"噫"，这涉及土火之关系，胃气、心气有所不舒时往往就会“噫”，“噫”是气郁的表现。“肺为咳”，肺气上逆则为咳。“肝为语”，患者自言自语、自问自答，但不像狂症那样的乱语，这是有阴无阳的表现，属于阴证，病入三阴（厥阴），往往会有这种神识不清的表现。“脾为吞”，想说没说，把话咽回去了，或者本来也没有吃什么东西，但总有吞咽动作，这是脾虚、脾阳不振的表现。“肾为欠为嚏”，“欠”是阳气不足的表现，“嚏”是气逆的表现。“胃为气逆为哕为恐”，“恐”不是胃的问题，“恐”是肾的问题，这里是说胃邪太盛，太盛的土湿之邪气伤了肾水，出现“恐”的表现。“大肠小肠为泄，下焦溢为水”，这是水湿太过，下焦阳虚不能制水的缘故。“膀胱不利为癃，不约为遗溺”，“遗溺”一般来说还是因为太阳膀胱之阳气虚，失去约束功能，所以出现“遗溺”，临床上用的“缩泉丸”之所以有效，就是收敛膀胱阳气的缘故。“胆为怒”，是胆之相火旺，气往上逆的表现。

关于“五精所并”。“并”是“加之”之意，“精气并于心则喜”，这里所谓的“精气”是指五脏之邪，五脏之偏盛的阳邪，即火热之邪加之于心，使阳太过，就会出现嬉笑不休的表现。最后一句说“虚而相并者也”，为什么会有“并”的现象呢？这是由于机体有所不足造成的，因为正气不足邪气才能加之，特别是“胜我”之气加之，如水克火，阳火虚了寒水之气就会加之于火，又如土克水，肾水之气虚了土湿之气就会加之于上，这叫“虚而相并者也”，与“邪之所凑，其气必虚”是一个意思，“并”与“凑”同义。至于说“并”之后，则喜、则悲、则忧、则畏、则恐等不同表现，是由具体脏器的特性所决定的。

关于“五藏所恶”。“心恶热”，心为阳脏，火不能太过，所以“恶热”。“肺恶寒”，肺主清肃之气，阴不能太盛，所以“恶寒”，形寒饮冷则伤肺嘛。“肝恶风”，肝为风脏，肝病会产生风症，外风极易引动内风，所以“肝恶风”。“脾恶湿”，脾属土，为土气盛之官，湿气不能太盛，所以“恶湿”，脾之湿气太盛，往往是脾气虚、脾阳不足的反映，是脾虚不能运化水湿的结果。“肾恶燥”，肾为水脏，燥热伤肾精，所以“肾恶燥”。这“五恶”是由各脏的性质、特点所决定的。

关于“五病所发”。肾为阴中之至阴，肾主骨，故曰“阴病发于骨”，属于阴精的病。心为阳中之太阳，心主脉，心阳发生病变会影响到血脉、营血，故曰“阳病发于血”。脾为太阴之脏，脾主肌肉，故曰“阴病发于肉”。“阳病”为什么会发于冬？什么性质的阳病会发于冬？这是指阳不足、阳虚之病，冬季阴盛阳衰嘛，如患有心阳虚的心血管病患者和患有阳虚的慢性支气管炎的患者，往往在冬季最易犯病，故曰“阳病发于冬”。夏季阳热盛，阳盛则阴病，阴虚、阴不足的人到了夏天，阳热之气极易伤阴，故曰“阴病发于夏”。这些都涉及阴阳的基本概念，当然具体的病证要具体分析，肾阴肾阳、心阴心阳、肝阴肝阳都要做具体的分析。

关于“五邪所乱”。“狂”症是邪入于阳经、阳分引起，故曰“邪入于阳则狂”。如临床上的阳明热证，会出现谵语、发狂的表现，就是“邪入于阳”的例子，是阳气发越于外的表现；又如精神分裂症的表现，总属心阳亢盛，要用泻心火的方法治疗。邪入于阳脏、阳腑，都可致发狂，所以《素问·生气通天论》中说：“阴不胜其阳，则脉流薄疾，并乃狂。”为什么说“邪入于阴则痹”？风、寒、湿三气杂至，阴寒之邪痹着于经脉，或痹着于肌肉，或痹着于筋膜，或痹着于骨，都会出现痹证，故有筋痹、脉痹、骨痹、肌痹、肉痹之分，临床上见到的关节病、风湿病，都属于这个范围，故曰“邪入于阴则痹”，“阴”是指经脉、骨节、筋膜、肌肉，“邪”以寒湿邪气为主。为什么说“搏阳则为巅疾”？“搏”是“搏击”之意，“阳”是指阳气，邪伤了阳气会出现“巅疾”。“搏阳”与邪入于阳不一样，邪入于阳基本属于实证，这个“搏阳”，是阳气受损而受邪的意思。“巅”指癫痫一类的病，癫痫之疾多为虚夹痰湿证，其病机是阳气先虚，痰湿搏于阳，所以有“动阳狂，动阴巅”的说法。为什么说“搏阴则为喑”？“阴”指五脏，“喑”是讲不出话来，少阴心脉走喉咙系于舌本，若邪气伤于少阴心经，会出现“喑”。关于“喑”，可以多说几句，又如手太阴肺经也行喉咙，邪气搏于肺经，声音嘶哑；再如虚劳病等慢性患者，尤其是脾虚、肾虚，病到后期也讲不出话来，因为脾肾的经脉也集于咽喉。总之，五脏的经气都会在舌下、舌本、咽喉这几个与发音直接有关的部位集结，所以说邪气“搏阴则为喑”。总之“阳入之阴则静，阴出之阳则怒”。“阳入之阴”是阳气内敛，表现出来就是“静”；反之“阴出之阳”，从阴气不能内藏，表现出来就是“怒”，即狂躁不安。从虚实来分析，“阳入之阴”有虚证、有实证，“阴出之阳”既有虚证也有实证。

关于“五邪所见”。春得秋脉是金克木，夏得冬脉是水克火，长夏得春脉是木克土，秋得夏脉是火克金，冬得长夏脉是土克水，这都是五脏相乘的脉象。什么叫“阴出之阳”呢？前面讲过“不间藏”的病脉是严重的，多为死脉，这种相乘的脉就是“不间藏”之脉，是五脏阴精暴露的真藏脉，“阳”是指“胃气”，由于胃气损伤，克者之气太盛了，胃气不能布散于三阴五脏，故曰“阴出之阳”。如果这时候还出现了反常的神志表现，即“病善怒”，那就更危险了，故曰“不治”。“是谓五邪皆同，命死不治”，这就是说，五脏过克之气相乘，只要出现这种不间藏的真藏脉，无论病变出现在哪一个脏，都会“命死不治”，预示着生命即将结束，不能治愈了。

关于“五劳所伤”。“久视”为什么会“伤血”？《素问·五藏生成》篇云：

“人卧血归于肝，肝受血而能视，足受血而能步，掌受血而能握，指受血而能摄。”又云：“诸脉者皆属于目。”五脏的经脉都汇于目，“久视”使眼睛过分疲劳了，目为肝之窍，就要伤及血。“久卧伤气”，阳气主动，“久卧”不动，妨碍阳气的运行，有些人感觉睡觉越多越乏，越是振作不起来，就是因为体内的气血不流畅了的缘故。“久坐伤肉”，脾主肉，脾是主运化的器官，“久坐”脾不能运化，自然会影响到肌肉的健康。“久立伤骨”，肾主骨，伤骨就是伤肾。“久行伤筋”，肝主筋膜，伤筋就是伤肝。

第三主题　五脏之治疗

此类内容有二条文献：“五味所入：酸入肝，辛入肺，苦入心，咸入肾，甘入脾，是谓五入。”“五味所禁：辛走气，气病无多食辛；咸走血，血病无多食咸；苦走骨，骨病无多食苦；甘走肉，肉病无多食甘；酸走筋，筋病无多食酸。是谓五禁，无令多食。”从性味的角度讨论五脏之治疗，“性味”包括药物的性味，也属于中医学基础知识的内容。

主要讲解“五味所禁”。“辛走气，气病无多食辛”，五味中的“辛”有两种性格，有的是辛散，有的是辛润，辛散者多，辛润者少。“辛”多是入气分的药，“辛”既然多散，所以“气病无多食辛”，“气病”是指气虚，气虚者要慎用辛味药，是预防耗散正气的意思。当然，若是气不舒，气不能升，还是要用辛味药，“补中益气汤”还是要用升麻、柴胡之类。

“咸走血，血病无多食咸”，“血病”主要是指血虚、血流不畅的病。“咸”味药能软坚，有伤血的一面，血已经不足，所以咸味药要少用。

“苦走骨，骨病无多食苦”，凡是“苦”味药都带燥性，比如黄连、黄芩、黄柏、黄栀子等，燥性会伤津，骨是肾所主，是精水所在，所以凡是肾虚、肾精不足的病，要慎用苦味药，意在不要再去伤精水。从温病学家的治疗方法中就能看出对苦味药的应用是非常谨慎的，热性病是不是都要用苦寒药呢？温病学家是不得已才用苦寒药的，只有在高热难退时才用苦寒药，一般都用甘寒药，因为温热病总是津伤者多见，甘寒药可以生津。“苦走骨”，凡是肾阴虚的人不要随便用苦寒药，临床上有些人爱用知母、黄柏，这两味都是苦味药，肾虚了用三钱知母，黄柏也用三钱行不行？我看不行。黄柏、知母两个药性格不同，知母带润，黄柏苦燥，若已有阴虚火旺的表现，要去阴火，就应该重用知母去润泻，轻用黄柏的苦燥。看一个医生有没有经验，从他开药的分量也能看得出来的。

“甘走肉，肉病无多食甘”，这是指湿热证而言。若脾虚应该用“甘”味药，用甘温补脾阳。若脾湿重，舌苔厚腻，甘味药要尽量少用，不管是寒湿还是湿热，都尽量少用甘味药，甘味药都带滋腻性。

“酸走筋，筋病无多食酸”，酸味药有酸收、酸泻之分，所以要看是什么样的“筋病”。若肝阴不足，不能养筋，那就要少用酸泻的药，而酸收的药还是可以用的。所以“无多食酸”要具体分析，要看病之虚实来决定用酸泻还是用酸收。

“是谓五禁，无令多食。”总之，临床上要视病情而定，适合的多食，不适合的就要少食。“五味”问题是有临床意义的，尽管《内经》里面的方药很少，但是药物性味的知识还是可从《内经》里面读出来的，我们要掌握这些药物性味的应用原则。

【答疑】

问：“并于肝则忧，并于脾则畏”，与五脏藏神的说法不一致，怎样理解？

这种“不一致”究竟是有意识的？还是写错了？历史上的注家也都有不同意见。关于“并于肝则忧”，《医学纲目》认为，“忧”应该改成“怒”。但在《灵枢·九针论》中也为“精气并肝则忧”，说明这既不是偶然的错误，也不能随便改动。《黄帝素问直解》认为，肝本应主怒，这里说“忧”，要从有余、不足来解释，认为肝有余则为怒、肝不足则为忧，这个说法我认为有参考的价值。从临床实践来看这个解释是比较合理的，在临床上，肝气郁结的人，焦虑、抑郁，确实是有“忧”的表现。

关于“并于脾则畏”，《医学纲目》认为还是要把“畏”改作“思”。高士宗在《黄帝素问直解》中的解释是，“思”乃脾之精，“畏”为虑之志也，思虑太多就会畏首畏尾，我觉得这个说法也有参考价值。《素问·宣明五气》文中也说“虚而相并者也”，所以我认为从虚实的角度来解释是有一定道理的。病人的体质不一样，所以会出现这样的“不一致”也是可以理解的，但是这并不能改变五脏所主五志的基本概念，因此对“并于肝则忧，并于脾则畏”的理解，要从临床来体会，从有余、不足的方面来分析认识。

问：怎样理解“阴病发于骨，阳病发于血，阴病发于肉，阳病发于冬，阴病发于夏，是谓五发”？

为什么说“阴病发于骨”？是因为肾主骨，这句话的意思是“阴病多发于肾”，少阴肾经发病多见寒证，热化是个别现象，故曰“阴病发于骨”。为什么说“阳病发于血”？是因为心为阳中之太阳，又心主血脉，故曰“阳病发于血”。为什么说“阴病发于肉”？“肉”是指太阴，脾主肌肉，故曰“阴病发于肉”。为什么说“阳病发于冬”？“冬”属阴，阴盛则阳病，故曰“阳病发于冬”。为什么说“阴病发于夏”？阳盛则阴病，所以夏天阴病多，故曰“阴病发于夏”，所谓的“春伤于风，夏生飧泄”就是这个意思。上述“五病所发”，临床上都是可以见到的，但并不局限于此。

问：怎样理解“肺恶寒”“肾恶燥”？

文献中讨论“五脏所恶”时，提到肺恶寒、肾恶燥，历史上有的注家认为应该颠倒过来，应为肺恶燥、肾恶寒。究竟肺恶寒、肾恶燥符不符合临床的实际呢？中医学理论的重要的评价标准就是临床实践，根据临床实践，我认为此处改也可，不改也可。

肺为什么“恶寒”？因为六淫邪气致病，尤以“风寒”袭表为多见，而肺气通于皮毛，所以风寒外袭首先就要伤肺。叶天士说“温邪上受首先犯肺”，依我看，寒邪上受也同样犯肺。人体肌表为卫气所布护，而卫气由宗气所推动，宗气又由肺所主，所以肺与“寒”常常可直接接触，一旦肺伤寒邪就会出现恶寒、战栗、气喘、咳嗽等种种病变表现。所以肺既怕“燥”也怕“寒”，“肺恶寒”之说是可以通过临床实践检验的。肾为什么“恶燥”？因为肾藏“精”，燥易伤精，所以“肾恶燥”，这也是可以通过临床实践检验的。

与这两个概念类似的还有，如脾喜燥、胃喜湿，在这里，如果把燥、湿解释称六淫邪气之燥、湿，这就不符合临床实际了。脾之所以“喜燥”，是因为脾主运化，脾在没有湿阻的环境中，会把胃所接纳、消化的五谷精微运送到五脏六腑中去而清理得干干净净，若精微物质运输不尽而留滞于中焦，便成为湿邪，这是“脾恶湿喜燥”的含义。胃为什么喜湿恶燥呢？胃是水谷之海，所谓“喜湿”是指胃要不断地消磨五谷而使之成为水谷精微，这个“湿”是指水谷之精微，胃的消磨功能一旦减弱，其中的水谷精微就少了，所谓的“燥”是指此而言，所以“胃恶燥”。

总之，若要修改这样的说法，可以参照《太素》的改法，即肺恶燥、肾恶寒，这是从“五气”关系来修改的，属本气太过。但肺恶寒、肾恶燥的情况临床也可见到，所以我认为改也可，不改也行。

血气形志篇第二十四

【篇解】人之有身，不离气血；人之应物，不离形志。形者，血气之充于外者也；志者，血气之存乎内者也。惟气血有多少之不同，形志有苦乐之各异，及其病变，必当据其经脉气血之有余、不足而分别为补泻之刺。全篇可分作四节。

第一节“夫人之常数，太阳常多血少气”至“然后泻有余，补不足”。言手足三阴三阳经脉的气血各有多寡之不同，因此其病变也各异，必当伺其虚实而进行调治。

第二节“欲知背腧，先度其两乳间中折之”至“是谓五藏之腧，灸刺之度也”。言针刺经脉取背俞之法。惟其取法与《灵枢·背俞》及《甲乙经》相关内容多不合，疑有脱误。

第三节“形乐志苦，病生于脉”至“是谓五形志也”。言形志苦乐，病有浅深，治法各不同。

第四节“刺阳明，出血气”至篇末“刺厥阴，出血恶气也”。经脉血气多寡不同，刺法亦因之而各异。

宝命全形论篇第二十五

【篇解】此篇文献从针刺的效果切入来阐明针法，犹言一针虽至轻微，但用之刺而得其法，却可以治愈疾病，保全人之性命和形体。“宝”与“保”通，故名之曰“宝命全形”。全篇共分作四节。

第一节“黄帝问曰：天覆地载，万物悉备，莫贵于人。”至“此皆绝皮伤肉，血气争黑”。言凡形体之病症，无不由于内在的病机所发生，故从形体用针，必须要起到调治其内的作用，方能有效。

第二节“帝曰：余念其痛，心为之乱惑”至“呿吟至微，秋毫在目”。言凡持针之人，必备用针之法，才能取得针到病除的疗效。

第三节“帝曰：人身有形，不离阴阳”至“道无鬼神，独来独往”。言用针也要以阴阳五行的基本理论做指导，才能掌握针法之要而熟练地用针。

第四节“帝曰：愿闻其道。岐伯曰：凡刺之真”至篇末“手如握虎，神无营于众物”。发明针道的基本内容，辨证论治仍为其要。

【答疑】

问：怎样理解“众脉不见，众凶弗闻，外内相得，无以形先”？

“众脉不见，众凶弗闻，外内相得，无以形先”是在讨论针道。什么是针道之要呢？还是要辨证论治。医生在辨证的时候，病人会出现复杂的脉象，甚至可以见到多种不好的症状，是不是每个症状、脉象都是同样的重要呢？当然不是，掌握了针道的医生应该要在这众多的脉象和症状中去发现和分析哪些是主要的，这样才能抓住疾病的本质，这就是“众脉不见，众凶弗闻，外内相得，无以形先”的意思。脉有内外，证也有内外，表现出来的脉和症是外在的，一定要将其与内在的病机联系起来分析，不要只看表面的现象，要透过现象看本质，要把“众脉”“众凶”归结到内在的某一点，这样“证”就辨出来了。这其中的关键就在“外内相得”，这样就可以做到众脉不见、众凶弗闻、无以形先，而抓住疾病的本质。庄子说“庖丁解牛，不见全牛也”就是这个意思，善于抓住事物的关键所在，事情就会迎刃而解，针道之要也在于此。

问：新校正云：“按《太素》身作形，杨上善云：饮食男女，节之以限，风寒暑湿，摄之以时，有异单豹外凋之害，即内养形也。实慈恕以爱人，和尘劳而不迹，有殊张毅高门之伤，即外养形也。”其中“单豹外凋”“张毅高门”是何意？

这是古人导引方法的两个俗语，“单豹外凋”“张毅高门”是两种导引方法，有一定的姿势、动作要求，属于气功的一种锻炼方法，就像“易筋经”“八卦经”等一类的锻炼方法，关于这些导引的具体做法，我是个外行。

八正神明论篇第二十六

【篇解】八正，天地八方之正位也。日月星辰属于天之八正，四方四隅属于地之八正。凡用针刺，必须首先了解天地八正的阴阳变化，然后专心一志，神而明之，取得针效，此即所谓“八正神明”。可分作三章，章下分节。

第一章“黄帝问曰：用针之服”至“天忌不可不知也”。

章意：天地八正的阴阳变化，既是虚风邪气的根源，又可影响人体气血的盛衰，用针时都必须考虑到。此章可分作二节。

第一节“黄帝问曰：用针之服”至“外虚内乱，淫邪乃起”。叙述日月的变化对人体气血的影响。

第二节“帝曰：星辰八正何候”至“故曰：天忌不可不知也”。叙述八正虚邪对人体的危害，及其预防。

第二章“帝曰：善。其法星辰者”至“不可不谨养”。

章意：掌握刺法，既要接受前人的经验，又要充分理解文献中记载的内容，特别要熟练地掌握补泻的刺法。此章可分作二节。

第一节“帝曰：善。其法星辰者”至“故曰守其门户焉，莫知其情而见邪形也”。诠释《针经》记载诸理。

第二节“帝曰：余闻补泻”至“人之神，不可不谨养”。诠释针刺补泻法。

第三章“帝曰：妙乎哉论也”至篇末“《九针》之论不必存也”。

章意：阐发神明之义，强调形之与神要点在神明。

【答疑】

问曰：怎样理解“凡刺之法，必候日月星辰，四时八正之气……天寒无刺，天温无疑，月生无泻，月满无补”？

这是讲针灸与自然之关系。我虽然不搞针灸，但我学习过针灸，因此对此有所了解。我的好友吴棹仙先生搞针灸，搞得非常好，他对针灸与自然的关系很有体会，于灵龟八法、子午流注有专门的研究。他用针必要考虑天气条件，对“月生无泻，月满无补”很是讲究，月初为气生之时故不用泻法，月满之时一般不用补法，效果非常好，疗效很高。“天寒无刺，天温无疑”也是同样的道理。总之，针刺在临床上要和自然的气候结合起来，疗效是肯定的，临床的疗效证明人体经络与自然阴阳变化是有联系的，说明“凡刺之法，必候日月星辰，四时八正之气”的方法是科学的，因此不能轻易否定，并且还有待于进一步研究提高。

离合真邪论篇第二十七

【篇解】“真”即真气，“邪”即邪气，真气足以保护人体，邪气足以危害人体。故真气与邪气，只能使之相离，而不能使之相合。真气强，足以抗御邪气甚或祛除邪气，则真邪相离；真气弱，邪气便会趁虚而入，真气不能抗拒之，势必邪合于真而致病。故针刺之道，贵在扶真祛邪，尤贵在及早祛之，使邪即可离去人体以保全真气，故名之曰“离合真邪论”。全篇可分作三节。

第一节“黄帝问曰：余闻《九针》九篇”至“大气留止，故命曰补”。此节先论病，次论治，病有寒热虚实，治则有呼吸补泻。

第二节“帝曰：候气奈何”至“刺出其血，其病立已”。此言针刺候气之法。

第三节“帝曰：善。然真邪以合”至篇末“逢而泻之，其病立已”。此节强调，必须诊断明确无误，针刺才能取得疗效。

【答疑】

问：怎样理解“静以久留，以气至为故”？

这是关于针灸“候气”的问题。有的人用针不讲候气，草草收场，所以疗效不高。针灸确实要讲究候气。前面介绍的吴棹仙老先生就最讲候气，针一个患者没有半小时、一小时下不来，半天才扎四个病人，总是累得汗都出来了，但是他的患者疗效都非常显著。他总要和患者约好，哪天来合适，对每个患者从取穴到手法都极精致，非常认真。由此来看，扎针就是要候气，要得气才有效果。我虽然不搞针灸，但是我相信这是很有道理的，候气的临床效果这样好，是值得深入研究的。我对针灸草草收场是有些看法的，包括“针麻”也是如此，搞得那样简单化，是不是可以结合中医针灸的理论提高一步，我看这很有必要。总之，针刺要“候气”的理论是不必怀疑的，因为临床效果是非常肯定的，当然还有待进一步研究其机理。

通评虚实论篇第二十八

【篇解】“通评虚实”犹言统论虚实。“邪气盛则实，精气夺则虚”，不仅是全篇的大旨所在，亦为虚实之定义。全篇主要阐发了虚实的旨意、虚实的病证、虚实的治法、虚实的病源等，具有指导临床的意义。全篇可分作四节。

第一节“黄帝问曰：何谓虚实”至“滑则生，涩则死也”。阐明虚实大旨，先言五脏虚实，次言重虚重实，亦即表里俱虚俱实，再言经络虚实。所言经络虚实是专就表分的浅深而言。

第二节“帝曰：寒气暴上”至“脉悬小坚，病久不可治”。分叙十二种病证的虚实。

第三节“帝曰：形度、骨度、脉度、筋度”至“足阳明一，上踝五寸刺三针”。分言不同病证的刺治。

第四节“凡治消瘅仆击，偏枯痿厥”至篇末“肠胃之所生也”。分析诸病之病源。

【答疑】

问：“不从内外中风之病，故瘦留著也”是什么意思？

这里有个断句问题，“不从内”这里应该断句，应该是“不从内，外中风之病，故瘦留著也”，意思是说，有的病不从内而生的，故曰“不从内”；是外伤于风寒所致，故曰“外中风”；风寒邪气长期未得祛除，在人体藏匿起来，久而久之，风寒化热，热邪消耗能量而使人变瘦；“著”即“着”之意，是指表邪化热留着于人体的肌肉筋骨之间。此病之邪在肌肉筋骨之间，不在内脏，消瘦不是由于内伤杂病造成的，而是由于外伤邪气长期留着于经脉筋骨，化热耗散能量，导致人消瘦。

太阴阳明论篇第二十九 *

【篇解】“太阴”是指足太阴脾经，“阳明”是指足阳明胃经。太阴脾属阴经，主里、主脏，太阴病证在临床的表现以虚证多见；阳明胃属阳经，主表、主腑，病变以外感实证多见。但两经互为络属为表里之经，同位于中焦以膜相连，脾为胃行水谷津液。论中叙述两经可分可合、有同有异，故曰“太阴阳明论”。全篇可分作二章，章下分节。

第一章“黄帝问曰：太阴阳明为表里”至“伤于湿者，下先受之”。

章意：讨论太阴、阳明两经的不同点。如阳主天气，阴主地气；阳主外，阴主内；阳为腑，阴为脏；阳道实，阴道虚；阳受风气，阴受湿气；阳上行极而下，阴下行极而上，等等。

第二章“帝曰：脾病而四肢不用何也？”至篇末“筋骨肌肉无气以生，故不用焉”。

章意：讨论太阴、阳明两经的共性。此章可分成三节。

第一节“帝曰：脾病而四肢不用何也”至“皆无气以生，故不用焉”。言脾为胃行津液于四肢，故主四肢。

第二节“帝曰：脾不主时何也”至“不得主时也”。言脾不主时，非无主也，乃无时不主之意。

第三节“帝曰：脾与胃以膜相连耳”至篇末“筋骨肌肉无气以生，故不用焉”。言脏腑之所以得禀气于胃，实因脾为之枢纽也。

【讲解】

第一章　太阴阳明的个性

问曰：脾胃病变化表现具体有些什么不同呢？“阳者，天气也，主外；阴者，地气也，主内。”“天气”属阳，“地气”属阴，这还是讲阴阳异位。“故阳道实，阴道虚”，这两句话是要点，引起后世诸多医家的议论。如朱丹溪引申为“阳常有余，阴常不足”，认为阳腑的病变多表现为实证，阴脏的病变多表现为虚证，他在《相火论》中有很多相关的论述。我认为，应该从邪、正的关系来理解“故阳道实，阴道虚”才比较恰当。从正气来讲，“阴道”是指精、血等人体之正气，对此无“实”之说，如钱仲阳讲“肾无实”，肾精可补不可泻，这是从正气来讲的，临床上所谓的阴盛、阴实，都不是指肾精，也不是指阴血，而是指寒湿、水邪之气，所以用泻法。从病邪来讲，“阳道”是指亢盛之邪气，阳道实常常是造成“阴道虚”的原因，阳越亢阴越伤嘛，若阳不足，阴道也不会实，阳不足以化生阴精，当然，阳虚而阴不虚的情况也是有的，但是阴不虚不等于“阴实”。张介宾反对“阳道实”的说法，他认为“阳亦不实，阴亦常虚”。与朱丹溪的见解比较来看，张介宾的认识是从正气方面、生理方面来理解的，朱丹溪的认识是从病变方面、病理方面来理解的，两个人认识问题的角度不同，看似矛盾实则一致。还有人把太阳比喻成“阳道”，太阳天天都一样地照射着大地，所以“阳道实”；把月亮比喻成“阴道”，月有圆有缺，故曰“阴道虚”，但这个认识没有解决医学的实际问题。总之，这两句话影响了后世许多医学家的学术思想。

“故犯贼风虚邪者，阳受之”，这就是“阳道实”的例子，贼风虚邪是外来的阳邪。这里“虚邪”怎样理解呢？这个“虚”与人体正气无关，不能理解为邪气弱，虚邪者从西方而来，从冲后而来，所以“虚邪”实际是一种实邪，而且是很强大的一种实邪，比一般邪气都重，更容易伤人，人体若感受了“虚邪”，其病变反应是很严重的，所以古人提出要“避虚邪”，大家可以参考《灵枢·九宫八风》这篇文献。“食饮不节起居不时者，阴受之”，这是说在生活方面不简点，起居没有规律，可以造成内伤，内伤以三阴的病变为多见。“阳受之则入六腑，阴受之则入五藏”，但究竟是哪一腑、哪一脏？这要具体分析。总而言之，阳道实者，是贼风虚邪等外来的邪气引起，阳受之；阴道虚者，是食饮不节、起居不时等内伤引起，损伤正气，阴受之。这里的“阳道实，阴道虚”，是从病变角度来讨论的。

“入六腑则身热不时卧，上为喘呼”，邪入六腑、三阳经，其邪在表，则症见身热、不能卧、喘呼等，这是实证的一些表现，属“阳道实”。“不时卧”是“不能卧”的意思，“时”与“善”是同义，就是睡不好觉，正如《阴阳应象大论》所说“起居如惊，神气乃浮”，这就是神气浮的表现。这些表现与内伤者比较，内伤患者比较安静，外感患者总是不安静，尤其睡不好觉，呼吸不畅怎能睡得好呢？

“入五藏则䐜满闭塞，下为飧泄，久为肠澼。”“䐜满闭塞”是气不运的表现，如脾气不能正常地营运就要出现满胀的表现，精气都不能正常地营运，就要变化而为泄泻。“飧泄”，表现为吃什么泄什么，完全不能消化，这说明“䐜满、闭塞”属于虚证性质，是脾阳受损的缘故。“飧泄”不能及时治疗，久而久之会变成“肠澼”。据此可知，“飧泄”是急性发作的泻利，而“肠澼”是慢性的腹泻。这就是“阴道虚”的例子，是由于食饮不节、起居不时而损伤了脾阳，损伤了太阴脾气而造成的。例如，《伤寒论》中云“汗后腹满，厚朴生姜半夏甘草人参汤主之”，对虚性的“腹满”要用大量的人参、干姜来温中，才消得了这种腹胀满。

“故喉主天气，咽主地气。故阳受风气，阴受湿气。故阴气从足上行至头，而下行循臂至指端。阳气从手上行至头，而下行至足。”这四句是在解释“阴阳异位”的概念，不仅脏腑是阴阳异位的，人体的关窍也是阴阳异位的，感受邪气的性质也是阴阳异位的，经脉循行也是阴阳异位的。如足之三阴从足走腹，手之三阴从胸走手，手三阳从手走头，足三阳从头走足，这是三阴三阳经脉基本的循行秩序。

正因为阴阳异位，“故曰阳病者上行极而下，阴病者下行极而上”，阳病先表现于上部，上行至“极”则向相反的方面转化，从上而下走；阴病下走，下至“极”则反转而上行。这是说阳极变阴、阴极变阳的规律，事物的阴阳变化基本是这样的规律，这就是前面讲的“更虚更实”的意思，“更”是变之意。病既可从表入里，也可从里出表，既可从上至下，也可从下到上，既可从阳变阴，也可从阴变阳。病变的上下、表里、阴阳的变化是复杂的。

举个例子来论证上述的理论。如“伤于风者，上先受之；伤于湿者，下先受之”，“风”是阳邪，先伤阳经，故曰“上先受”；“湿”是阴邪，往往伤里，故曰“下先受”。这里的上、下实际包括了表、里。

这节内容主要讲阴阳异位、阴阳不同，不单是脾胃，还包括手足三阴经三阳经的基本循行也有“阴阳异位”的规律。

第二章　太阴阳明的共性

第一节　脾胃与四肢

“脾病而四肢不用”是什么道理？四肢的营养“皆禀气于胃”，“禀”是禀受、禀承之意。胃不能直接把水谷精微之气运至四肢的经脉，一定要借助于脾的运输功能，这样胃中的水谷精微才能达到四肢，四肢的肌肉、经脉才能够得到养护，故曰“必因于脾，乃得禀也”。若脾的运输功能弱了，就不能为胃运送津液，故曰“脾病不能为胃行其津液”。于是“四肢不得禀水谷气”，因此水谷精微之营养就会一天天减少，故曰“气日以衰”。经脉的运行也会受到影响，故曰“脉道不利”。四肢的骨骼、肌肉都得不到胃中水谷精微之气的营养，这就是“筋骨肌肉，皆无气以生”。所以四肢不能正常活动，“故不用焉”，“用”是功用之意，轻者活动受限，重者还会瘫废，都属“不用”范畴。中医学基础理论中“脾主四肢”之说，就是以这段文献作为依据的。

第二节 脾不主时论

为什么说“脾不主时”呢？“脾不主时”的“不”要理解为“无时不”之意，不是“不主”而是“无时不主”。“脾者土也，治中央，常以四时长四藏，各十八日寄治，不得独主于时也”，这就是“脾不主时”的含义。脾属土，土位于中央，故曰“脾者土也，治中央”；应自然之四时，而主一年四季之中的长夏，长夏在春夏与秋冬之间，中央管四方，中央之气要行于春夏秋冬，脾土之气要行于肝心肺肾四脏，故曰“常以四时长四藏”；“各十八日寄治”，“各”即指每一时季，“十八日”指每一个季度第三个月的最后十八天，脾土之气就寄王在这四个季月的十八天之中，也就是说脾土不独主春夏秋冬任何一季，故曰“不得独主于时也”。

“各十八日寄治”是怎样计算呢？先来搞清楚一年四季的计时方法。一年十二个月，分别为寅（一月）、卯（二月）、辰（三月）、巳（四月）、午（五月）、未（六月）、申（七月）、酉（八月）、戌（九月）、亥（十月）、子（十一月）、丑（十二月）；一年分作四时，即春季、夏季、秋季、冬季；每一季三个月，分别命名为孟月、仲月、季月，如一月（寅）是孟春，二月（卯）是仲春，三月（辰）是季春，四月（巳）是孟夏，五月（午）仲夏，六月（未）是季夏，七月（申）是孟秋，八月（酉）是仲秋，九月（戌）是季秋，十月（亥）是孟冬、十一月（子）是仲冬、十二月（丑）是季冬；每个月按三十天计算，一个季度就是九十天，一年共计三百六十天。这就是中国的纪年方法，在此基础上，“各十八日”是指每个季度的第三个月的后十八天，也就是四个季月的后十八天，这四个季月分别是辰月、未月、戌月、丑月，分别把这四个月的最后十八天加起来，共计七十二天，这样一年就有了五个七十二天，共计三百六十天。

脾怎么会不主时呢？就是因为每个季月都有十八天为脾所主，脾不专主某个时节，而是主春夏秋冬四季。由此可知，脾之“代”脉的这个“代”字，就是“常以四时长四藏，各十八日寄治，不得独主于时”的意思。所以正常的脾脉，也就是胃气之脉象，在春夏秋冬四时都会出现，也就是说肝、心、肺、肾四脏的脉象中都含有脾脉的气象，都含有胃气之气象。因此“脾不主时”是中医理论体系中的一个重要内容。

脾与胃一膜相连，脾、胃都是土之精气，故曰“脾藏者常着胃土之精也”，“着”是“连着”之意。自然界的万物都来源于土，都长养于土，而且遵循天地之造化，故曰“土者生万物而法天地”。换句话说，土为什么能生万物？就是它有阴有阳，阴阳相互配偶所以能产生万物，这就是土生养万物而法天地之阴阳。

所以脾胃一脏一腑、一阴一阳，人体从上到下，无有不受之脾胃之精微，脾胃之精气无有不到之处，故曰“不得主时也”，即脾胃不专主某一时，而是脏腑系统的核心。

第三节 脾胃的功能

脾与胃以膜相连，脾能为胃行其津液是什么道理呢？前面讲过，“三阴”是足太阴脾经的番号，故曰“足太阴者三阴也”。足太阴脾的经脉贯穿于胃，属于本脏脾，而络于食道，故曰“其脉贯胃属脾络嗌”。“故太阴为之行气于三阴”，这个“三阴”是指五脏而言，意思是太阴脾能把胃消化的水谷精微运送至五脏。胃为脾之表，故曰“阳明者表也”。于是，脾胃便成为脏腑所需水谷精微之来源，为后天之本，故曰“五藏六腑之海也”。阳明自身不能送精微到六腑，仍然要依赖脾的运化才能行气于阳经，故曰“亦为之行气于三阳”，“三阳”指六腑。这样看来，脏腑所需要的水谷精微都是靠脾之运输，故曰“藏腑各因其经而受气于阳明”。脾能够帮胃行其津液，所以说“故为胃行其津液”。这就是说，虽然是五脏六腑所需之水谷精微都禀受于胃，但都要通过脾运化的功能才能做到。若脾失健运，脾的运输功能障碍，四肢就不能禀受水谷之气，日久失养，于是“阴道不利”。“阴道”是指经脉、血脉，经脉之道障碍，脾运输功能障碍，于是“筋骨肌肉无气以生”，四肢筋骨、肌肉得不到营养，其结果就是“故不用焉”，四肢失去其功能。

这节内容是通过“四肢不用”这个病变，说明脾胃共同完成的营养功能的生理现象。就脾胃而言，各脏腑之所以能够禀受胃中的水谷精微，脾是关键，脾像个枢纽，脾在脏腑系统中具有非常重要的位置。言脏腑之所以得禀气于胃，实以脾为之枢纽。

【答疑】

问：怎样理解“故太阴为之行气于三阴……亦为之行气于三阳”？

胃与脾有表里关系，阳明胃本身的作用是受纳水谷，消化水谷为精微以溉五脏六腑，所以称其为“五藏六腑之海”。阳明之所以能够行气于三阳，是依赖脾来为之运行的，这个“亦”字，就是针对太阴脾来说的，即脾行于三阴“亦”要助阳明行气于三阳。

再从前后文来分析，前面说“今脾病不能为胃行其津液”，后面说“藏腑各因其经而受气于阳明，故为胃行其津液”，这已经阐明脾有助胃行其津液的功能，行其津液并没有说只限于三阴而不行于三阳。脾与胃以膜相连，尽管脾和胃一个是脏一个是腑，但在生理构造上是两个相邻的器官，所以脾能够为胃行津液。阳明就是水谷之海，五脏六腑都要接受胃的水谷精微物质，但必须要依赖于脾的运化功能才能实现。所以说脾主运输，胃主腐熟水谷，二者各司其职，互相联系。这句话意义是明确的，一定要联系上下文来理解。

问：“阳病者上行极而下，阴病者下行极而上”的“极”是指什么？

这两个“极”与《素问·阴阳应象大论》中“寒极生热，热极生寒”的意思是一样的，阳病在上，病变发展到极致，就会向相反的方向转化，所谓物极必反也。从辩证法的角度来看，事物的转化是要有条件的，这个“极”就是条件，没有“极”就不能转化。古人的思想比较朴素、简洁，是宏观的、抽象的，不像现在，是微观的、具体的，有很多科学手段来分析、解释。

不仅上下有这样的转化，表里也可以有这样的转化。如肺病咳嗽、气喘、胸闷，发展到后来开始出现泄泻、大便溏泄的情况，本来是气上逆为特点，转化为了气下行的特点，条件就是肺气上逆到了一定的程度，由肺影响到了大肠的缘故。当然，也不是每个病都会有这样的转化，在临床上要具体地分析。

阳明脉解篇第三十

【篇解】解释阳明经脉之为病，故以“阳明脉解”名篇。如阳明属土，故恶闻木音；阳明热邪厥逆，故恶人与火；热邪实于四肢，则妄走而登高；热甚而伤及神明，则弃衣不欲食、妄言骂詈、不避亲疏而歌者。凡此无一而非阳明经脉之为病也。全篇可分作二节。

第一节“黄帝问曰：足阳明之脉”至“厥逆连藏则死，连经则生”。叙述阳明经脉的属性及病证特点。

第二节“帝曰：善。病甚，则弃衣而走”至篇末“不欲食，故妄走也”。探讨阳明病诸证，“非其素所能”而“病反能”的原因。

热论篇第三十一*

【篇解】篇首提出“热病皆伤寒之类”，故以“热论”名篇。伤寒病热之理，乃寒邪束于肌表则玄府闭塞，阳气不得散越乃郁而为热，是发乃伤寒病的临床表现，即伤寒是因，发热是果。本篇叙述寒邪化热之后，羁迟于三阳三阴经脉的病变和病证，及其治法。大旨谓，非两感者，在三阳经可汗而去之，在三阴经可泄而去之。治之得法，可由阴转愈；治之不得法，将由阴至死。若两感者，病情极为险恶，汗泄难施也。全篇可分作五节。

第一节“黄帝问曰：今夫热病者”至“必不免于死”。言伤寒为热病之因，单感从阳经而入者，热虽甚，可治，两感者，则多险恶。

第二节“帝曰：愿闻其状”至“五脏不通则死矣”。叙述寒邪化热后，经历三阴三阳经脉的病变和病症表现。

第三节“其不两感于寒者”至“其满三日者，可泄而已”。讨论非两感的热病以“汗”和“泄”为两解表里之法。

第四节“帝曰：热病已愈”至“多食则遗，此其禁也”。讲热病的后遗症和其调养的方法。

第五节“帝曰：其病两感于寒者”至篇末“暑当与汗皆出，勿止”。叙述两感热病的危候和病机，附及温病、暑病、热病的区别。

【讲解】《热论篇》主要讲的是“热病”，是以“发热”为特征的一种热病。文献认为这种热病的病因主要是“伤寒”，病因在“寒”，而病证表现为“热”，故以“热论”名篇。伤寒而病热的病机，是由于寒邪约束肌表，玄府闭塞，人体肌表的卫气不能散越，郁而为热。基于这样的理论认识，阐明“热邪”不是热病的病因，“寒邪”才是热病的病因，即伤于寒而病为热。全篇可分作五节。

此篇文献中还论述了寒邪化热之后，会积滞于三阴三阳的经脉之中，若长期得不到排除就会发生病变，邪在太阳就要出现太阳经的症状，邪在阳明就要出现阳明经的症状，邪在三阴就要出现三阴经的症状，总之，病变取决于经脉自身的特性，三阴三阳经的特性不同，所以表现出来的症状也就不一样，即寒邪是外因，外因要通过内因起作用。

文章中归纳了三阴三阳不同的病变表现和治疗方法。大旨谓非两感者，在三阳经可汗而去之，在三阴经可泄而去之，治之得法可由阴转愈，治不得法将由阴至死。若两感者，病情特为险恶，汗泄难施也。

文献从临床的角度提出了两个问题：一个是“单感”，由阳经传到阴经，不管在阳经在阴经，单感的热病都容易治疗，因为病机比较单纯；另一个是“两感”，其病的性质就严重了，两感的病机就要复杂多了。

第一节　热病病因与单感两感

从热病的病因看，包括寒邪、风邪、热邪、暑邪等，这些都是可以引发热病的病因，称作“伤寒之类”；从热病病程来看有两种情况，一是“或愈”，十来天就痊愈了，一是“或死”，严重者六七日之间病情变得更严重、更复杂，即所谓“坏病”。其中是什么道理呢？

外在的邪气，包括寒邪、风邪和其他邪气，外邪侵犯人体首先要通过“巨阳”，即“太阳经”，这是唯一的致病路线，因为太阳分布覆盖于六经之表，故曰“巨阳者，诸阳之属也”。柯韵伯在《伤寒论注》里认为《伤寒论》的六经，不都是经脉的概念，他认为“经”是“界”之意，又是“略”之意，“六经”是把人体分为六个区域，每一经管有一个区域，即称作“经略”，而各经之间是有界线的，所以又叫作“经界”。我们借用这样一种认识来理解“巨阳者，诸阳之属也”这句话，即太阳的界域是最宽泛的，“诸阳”包括了三阳经和督脉等，主要是指足阳经而言，因为足经的经脉最长，所分布的范围最广。“其脉连于风府”，“风府”是督脉的穴位，督脉统督诸阳经脉，因此太阳经脉贯充于督脉而连于风府。“故为诸阳主气也”，“主气”是指主卫气，卫出下焦嘛，下焦有一阴一阳，即少阴肾和太阳膀胱，卫气是由一阴一阳之水（阴水肾和阳水膀胱）所蒸化出来的。正因为卫气出于下焦，所以卫气要上行，上行而遍于人体之表。由此提出外感病唯一的致病通道就是太阳经，所以凡是表证即曰太阳证。

“人之伤于寒也，则为病热，热虽甚不死”，这是在描述单感于寒的病证。寒邪伤人，首伤太阳经，则病发热、恶寒，尽管发热严重，但没有什么危险，汗之可愈，这是单感，基本病机是寒邪约束了肌表，玄府闭塞，卫气不得散越，所以适合用汗法。汗法即所谓“开玄府”，临床上也叫作“开鬼门”，这个“鬼”字应读作“魄”，“魄门”就是玄府。为什么叫“魄门”？因为肺藏“魄”，肺气通于皮毛，毛孔是肺气卫气所在，所谓“魄门”就是肺之门，即肺气所主之门道。所以发汗的药多有宣肺作用，最典型的就是“麻黄”，因为“麻黄”能宣肺气，所以能发汗。“麻黄”还能镇咳、止喘、发汗、利尿，这些都是宣散肺气的必然结果。

“其两感于寒而病者，必不免于死”，这是在描述两感于寒的病证。“两感”即表里同病，是指三阳受病的同时三阴也受病，这是临床上常见的，为什么说两感者“必不免于死”呢？由于三阴里气先伤，特别是三阴的阳气先伤，从而外邪会趁虚而深入。这不同于一般的表里同病，“两感于寒而病者”，是由于在阳虚的基础上又引入了外邪，或风邪，或寒邪，如老年人肾阳已虚，或者原有心脏病，或者有其他较为严重的慢性疾病，里阳已伤，因感冒风寒而引发旧病，后果往往是非常严重的。

第二节　热犯经络的传变表现

热病的病程和临床表现是怎样的呢？太阳经是外邪进入人体的必经之路，

故曰“伤寒一日，巨阳受之”。邪在太阳经会出现头项痛、腰脊强，这与太阳经脉循行分布有关，腰脊、头项是太阳经从头而至足的通道，故曰“头项痛腰脊强”。

前面讲过三阴三阳的顺序问题，太阳为三阳，阳明为二阳，少阳为一阳。张志聪、张锡驹认为人体卫气在运行是自内而外，即一少阳，二阳明，三太阳，阴经的顺序是，一厥阴，二少阴，三太阴；病邪从外界侵犯人体内部，则从“三”而“一”，即从太阳，而阳明，而少阳；概言之，正气之行由一而三，邪气之传由三而一，是从外到内。有人想改仲景《伤寒论》病传的秩序，改成太阳、少阳、阳明，这是行不通的，因为依据经脉的概念三阳主表三阴主里，所谓少阳主“半表半里”，是说少阳是处于表里之间，是从阳开始入阴的枢机所在，即少阳是居于三阴三阳之间，这是少阳主半表半里的意思。如仲景《伤寒论》中的阳明证，也还有经证、腑证之分，阳明经证也发热、恶寒，这说明阳明证之里与三阴证的里是不一样的，相对来说，六腑都主表，五脏都主里。我在这里强调，不能认为太阳主表，阳明主里，少阳主半表半里，少阳间于太阳与阳明之间，这个概念是错误的。

“二日阳明受之”，“二日”表示邪传的深入，邪从太阳传至阳明了。阳明的精气营养肌肉，故曰“阳明主肉”。临床上用“白虎汤”是针对阳明经证的，不治阳明腑证，白虎汤中的“石膏”有解肌之效，热在肌肉，阳明证的发热特点是蒸蒸发热，热度比太阳证的高，热是从肌肉里面熏蒸出来的。皮毛主表，肌肉仅次于皮毛也主表，所以阳明也还是主表；但阳明的热比太阳的热更深一层，症见蒸蒸发热、鼻干、不得卧，一派热象，所以不用“麻黄”发汗，而用“石膏”解肌而发汗。

“三日少阳受之”，“三日”表示病程，热邪由阳明入少阳胆经，胆属相火的器官，所以邪热入于胆经，随着经脉之循行而出现的一系列的病变，症见胸胁痛、耳聋等症状，故曰“少阳主胆，其脉循胁络于耳，故胸胁痛而耳聋。”

“三阳经络皆受其病，而未入于脏”，这里更明确指出是邪犯三阳经络，尚未入脏。只要病邪还在三阳之经络而没有入于三阴之脏，其治疗皆“可汗而已”，这里提出了用汗法的依据，即邪在阳明可汗，邪在少阳可汗，邪在太阳可汗。当然，虽然三阳可汗，还是要依据具体情况分别运用不同的汗法，运用轻重不同的汗法。

“四日太阴受之”，这是邪传三阴了，第一道关就是“太阴”，太阴的经脉“布胃中络于嗌”，“嗌”就是食管，因此会出现腹满、嗌干的症状，至此邪已化热，所以太阴出现热象。

“五日少阴受之”，邪犯阴经，第二道关就是“少阴”。“少阴脉贯肾络于肺，系舌本”，依据少阴肾经的分布，病变可见口燥、舌干、口渴等少阴热象。

“六日厥阴受之”，邪入厥阴经，“厥阴脉循阴器而络于肝”，其表现为“烦满而囊缩”。“满”字是“懑”的假借字，因此要读作“闷”，即“烦闷”；“囊”是指阴囊，由于厥阴经脉循阴器之故，是肝经的宗筋所在，故出现了“囊缩”。

以上对邪入人体三阳、三阴的病症表现，是从经络循行的角度来描述的。柯韵伯认为不能把《伤寒论》的六经概念与《热论》的六经概念混为一谈，仲景《伤寒论》六经的主证与这里的主证大不一样。对两者进行比较分析来看，《伤寒论》的太阴病，症见“腹满而吐，食不下，自利益甚，时腹自痛”，这是阴证、寒证的表现；《伤寒论》的少阴病，“少阴之为病，脉微细，但欲寐”，这是阴证、虚证表现；《伤寒论》的厥阴病，有寒热之别，要看是“热厥”还是“寒厥”。《热论》三阴证没有一个症候与仲景的三阴证是一样的，这里的三阴、三阳表现都是热象。所以柯韵伯在《伤寒论翼》里讲：“热病之六经，专主经脉为病，但有表里之实热，并无表里之虚寒。”“热论”的六经病症是以经脉循行为主要表现的，三阳的表证也好，三阴的里证也好，都是实证、热证，没有虚寒证。柯韵伯还说“虽因于伤寒，而已变成热病，故竟称热病，而不称伤寒”，这就是此处文献称“热病”不称“伤寒”的原因。而仲景开门见山地说是“伤寒”，仲景的三阳证有热证，三阴证基本是虚寒证，《伤寒论》与《热论》的区别在于此。现在临床的六经辨证，是仲景的六经辨证，没有用《热论》的六经辨证，不能把这两者等同起来。

“三阴三阳，五藏六腑皆受病，荣卫不行，五藏不通，则死矣。”“荣卫不行”指表证而言，“五藏不通”指里证而言，是说由表及里病变不断地发展的话，“则死矣”，即预后不良。为什么说“两感”是严重的疾病呢？两感者，在表荣卫不行，在里五脏不通，所以说两感于寒者必不免于死。

大家把《热论》的六经理解后，然后再学习《伤寒论》的六经辨证，就可以有所发挥了。这两者究竟是一回事，还是两回事？这在注解伤寒论诸家中一直都争论不休，没有得到统一。如朱肱的《南阳活人书》就是用《热论》的六经来解释仲景的伤寒，要把它们一致起来；柯韵伯则抛弃了《热论》的六经，他认为《热论》的六经是“经络”，仲景的六经是“经略”，认为《伤寒论》的六经是六个阶段，或六个地区，或六个范围。《伤寒论》中伤寒病并不是全部都化热，正如仲景说“或已发热，或未发热，必恶寒”，其“恶寒”是伤寒病的辨证要点。有一分恶寒就有一分表证，没有恶寒就没有表证，而《热论》中没有提到“恶寒”的表现。

第三节　热病汗法泄法的应用

只要不是两感热病，用汗法和泄法就可以治愈，病在三阳的表证用汗法，病在三阴的里证用泄法。这种认识在《伤寒论》中也是没有的。仲景对病在三阴，主要用温法、清法、补法。如治疗少阴病的寒化证、热化证，寒化用温，热化用清；如治太阴病的“理中汤”是温中的，麻黄附子细辛汤、麻黄附子甘草汤都是温里的方子，只要无表证就要用温里法。《热论》的“两感”是指表里同病，不要与《伤寒论》中“同病”的概念等同起来，这里的表里同病是指“荣卫不行”与“五脏不通”并见，之所以能致死主要是在五脏不通的缘故。

“其不两感于寒者，七日巨阳病衰，头痛少愈”，这是说只要不是“两感”的热病，随着太阳正气的逐渐恢复，人体自身的卫气功能逐渐增强，在太阳经的病会逐渐衰退。这里为什么要说“七日”呢？因为是“六经”嘛，一天传一经，到了第七天，阳气逐渐恢复起来了。以下八日、九日、十日、十一日、十二日，是指第二轮周的病程。

到第八日，阳明经的正气逐渐恢复，阳明病便逐渐衰退，体温逐渐退去；到第九日，少阳之气恢复，少阳病衰，所以耳聋渐愈。到第十日，太阴正气恢复，太阴病衰，腹胀减退，饮食恢复如故。到第十一日，少阴之气恢复，少阴病衰，口燥、舌干而渴等症状消失，也不烦闷了，有打喷嚏的现象，这是少阴阳气向外宣发，阳气振奋的表现。到第十二日，厥阴之气恢复，厥阴病衰，囊缩转为囊纵，这是厥阴宗筋之气逐渐恢复的缘故。解释一下“少腹微下”，“少腹”是厥阴肝经的循行部位，由于囊缩时少腹烦闷不舒，“微下”是对病邪去少腹感觉松快的描述。

“大气皆去，病日已矣。”“大气”是指邪气，侵犯六经的邪气，邪气去了，病就一天天的好了。这是在解释前面的“其愈皆在十日以上”，为什么会在“十日以上”呢？这是指第二轮周的天数，第一轮周邪传遍三阴三阳，第二轮周逐渐恢复，所以“其愈皆在十日以上”。当然，我们不能机械地理解这段话，其旨意是在描述正气逐渐恢复的过程。不管“热病”也好，还是仲景的“伤寒病”也好，文献中的一日、二日、三日……七日、八日等描述，是在说病程，或好转，或恶化的病程，至于“日数”是虚指，不是具体的，最多也就是表达病程的顺序而已，也就是病变的先后问题。不同疾病的病程是不同的，在临床上大家是有这种体验的，具体到每个病程的天数，也是因人、因病而异的，这里是言一般而已。

“治之奈何？”如何治疗呢？答曰：“治之各通其藏脉，病日衰已矣。”什么叫“各通其藏脉”？是说病在太阳经、阳明经、少阳经等，治疗就要从各脏腑的经脉来治疗，这个“藏”包括五脏六腑，包括三阴三阳的经脉，“各通其藏脉”就是各通其经脉，因每个经都有脏腑所属。至于“通”，可用不同的方法，“汗法”是通，“泄法”是通，“清法”是通，“温法”也是通。如以“汗法”调整太阳之经，用“和解法”调解少阳之经，用“清法”调解阳明经，等等。只要依据各个经脉的特点、性质及其分布来调整、治疗，“病日衰已矣”，病邪就会一天天减退，身体就会逐渐恢复，“已”是“痊愈”之意。“治之各通其藏脉”，这是治疗“热病”的原则，即要按照经脉来治疗。在《素问》那个时代，方药还很少，主要靠针刺，针刺治疗是不能离开经脉的。针灸主要就是补泻二法，补法、泻法，都是以“通藏脉”为原则。下面讨论具体的方法。

“其未满三日者，可汗而已；其满三日者，可泄而已。”这个“三日”是指六经病变的进程，所谓“未满三日者”是说病邪还在三阳经，“已满三日者”是说病邪已经入于三阴经了。病邪还在三阳经，就用汗法，即“可汗而已”，用汗法来通其脏脉；病邪已入里到三阴经，就要用泻法来通其脏脉，即“可泄而已”。这样理解对临床是有指导意义的，不要把这个“三日”理解成具体的时间。究竟如何“汗”？如何泻？在临床上要具体分析，要根据具体的症状表现来分析，这里讲的是个原则性的概念。关于“可泄而已”，有的注家说是指“下法”，有的说是“针法”，说法不统一。我认为这些说法并不矛盾，不管是用什么方法，治则是用“泄法”，从针灸家来讲，可以用针灸泻法，从方药家来讲可以用药物泻法，所以这二者并不矛盾，都是为了祛除邪气，究竟是用针法来泄，还是用承气汤类来泄，那是具体的方法问题。

“可汗而已”“可泄而已”，验证了柯韵伯认为《素问·热论》之三阴、三阳都是实证、热证的认识是正确的，所以才可汗、可泄。如果用这个方法来解决《伤寒论》的三阳三阴证，那就远远不够了，这也反映出《热论》和《伤寒论》的区别。但是仲景确实运用了《热论》六经的方法，对此我一点都不含糊，仲景自己也说，他著《伤寒论》时撰用了《素问》的三阴三阳六经的方法。不同的是，仲景结合了临床的实际和自己的实践经验，而有所创新、有所发展。建议大家参考刘河间的《河间伤寒心要》《刘河间伤寒医鉴》《伤寒标本心法类萃》等文献，刘河间是研究热病的，他充分地运用了《素问·热论》的精神，所以他对热病的治疗，基本是三阳可汗、三阴可泄的办法。仲景也继承了《热论》六经辨治的方法，他结合当时流行的伤寒病，认识到伤寒病不单纯是“热病”，因此他发挥并提出了很多关键的新见解，所以有了“热病”“伤寒”不同的病名。《热论》的治疗方法中有表里双解，这在刘河间的学术思想中充分反映出来了，他的防风通圣散、双解散、凉膈散等，都是典型的表里两解的方剂，汗、泻、清这是刘河间运用得十分纯熟的方法，都是针对“热病”的。

第四节　热病后遗症及其调理

热病愈后为什么会有遗留症？“热甚而强食之，故有所遗也”，热病对人体的消耗是很大的，热刚刚退或者热还没有退尽而“强食”，就会引发一些后遗症，“强食”是指吃的食物不易消化或进食过早等。据我的临床经验，凡是热性病，即使是热退尽了，但舌苔还没有褪尽，都要谨慎进食，特别是脂肪性的食物，厚腻性的食物更是不宜，这个环节不控制好，往往会出现后遗症。

热病后遗症的基本病机是什么呢？“皆病已衰而热有所藏”，热病的症状消失了，如体温正常了，但是体内的热邪还没有完全被清除，通过“脉象”和“舌苔”可以查知。舌苔是否干净，脉象是否平静？如果脉还是那么大，或者脉还带数象，部分舌苔还比较厚，就还有问题；只有热已退，脉象也平静了，舌苔也干净了，这个病基本才算痊愈了。如果热邪还没有完全清除，脾胃的功能还没有恢复，过早进食，“因其谷气相薄”，谷气与体内所藏的病邪“相薄”，“薄”与“迫”同义，即潜伏的病邪与饮食的谷气不相容，于是“两热相合”，谷气助长了潜藏的热邪，“故有所遗也”。这里的主要精神就是，热病后期邪尚未清除，饮食还是要吃得清淡些，忌大补。这一点很有临床意义。

热病后遗症的病机理论，仲景在《伤寒论》中是吸收了的，《伤寒论》中的“食复”“劳复”，就体现了这个理论精神。不仅是张仲景，比如在《巢氏病源》中，单是“食复”“劳复”就有一百多种病症记载。什么叫劳复？所谓“劳”，不是指体力劳动，是指不适宜的起居活动，甚至于过分地梳头都是过劳，因为古人的头发特别长，梳理起来比较复杂，再如洗澡都可致过劳。总之，饮食不恰当、起居不恰当，就可致食复、劳复。这里称“遗”，仲景称“复”，“复”与“遗”的原理基本是一致的。

问曰：“治遗奈何？”热病有所遗怎样治疗呢？“视其虚实，调其逆从，可使必已矣。”这也是调养身体的原则。首先要分辨虚、实，比如伤于饮食就会有虚实问题，大病之后脾胃虚弱，不适当的饮食因消化不良而停滞，就有可能构成实邪。还要考虑是三分虚二分实，还是三分实二分虚？就叫“视其虚实”。若是三分虚那就要补三分，二分实那就只能泄二分，这叫“调其逆从”；比如《伤寒论》中太阴病汗下后的“腹胀满”，用“厚朴半夏甘草人参汤”，补中有攻，攻中有泄，厚朴、半夏行气、消胀属攻，炙甘草、人参健脾、益气属补，其分量就要视其虚实所在而定。所谓“逆从”，寒者热之、热者寒之是“逆”其病势而治，比如“胀”，若属虚胀就要用补法，要“从”其病因而治。总之，要观其虚、实之所在而调理，要视其从、逆而制定具体的方法，只要掌握了这个原则，“可使必已矣”，所遗留的问题还是很容易解决的。实际在临床上有不少“病遗”很不一般，甚至比原来的病更严重、更难治，比如高热伤及脑的后遗症，比退热更不好办。

问曰：热病的禁忌如何？大病初愈应该注意些什么？“病热少愈，食肉则复，多食则遗，此其禁也”，是说病热稍愈要保持清淡饮食，肉类是极易化热的食物，“高梁之变足生大丁”嘛。厚味的饮食吃多了就容易生湿热、痰热，这是第一点；第二点，大病后期，宁肯受二分饥不要超一分饱，这是大病调理的基本原则，尽量减轻肠胃的负担，因为这时的脏腑功能还很脆弱，这对正在恢复期的病人尤其重要，否则就会发生后遗症。“此其禁也”，不恰当的饮食、不适量的饮食，是最需要注意的两个问题。

在这节文献中，“病已衰而热有所藏”是“病遗”的病机所在，“食肉则复，多食则遗”是预防病遗的重要环节，特别是慢性病后期或热病后期，这是很有临床意义的。

第五节　两感热病的病变病机

“其病两感于寒者，其脉应与其病形何如？”两感热病的脉象是怎样的？临床上有什么样的表现？“病一日则巨阳与少阴俱病，则头痛口干而烦满”，两感热病发病之初，症见头痛、口干、烦闷，“头痛”是寒邪伤太阳而常见的症状，但病尚在太阳经就出现了口干、烦闷，这说明还有少阴里热问题，前面不是说“五日少阴受之……故口燥舌干而渴”吗？问题的关键是什么呢？关键在少阴发生了阴虚阳亢的病变，这就不是一般的表里同病了。阴虚阳亢的患者，肾精亏损相火妄动，而又新感寒邪，这时主要矛盾就在少阴。若医生没有考虑到这个问题，只是一味去解表，就会出现问题。错在哪里呢？这本是虚中夹实之证，要以养其阴精为主兼以解表的方法来治疗，即养阴解表法。

“二日则阳明与太阴俱病，则腹满身热，不欲食谵言”，是说从腹满、身热的临床表现来看，病可见于阳明实证，也可见于太阴病。太阴的腹满、身热与阳明的腹满、身热不一样，阳明腹满、身热是“胃家实”，属实热证，太阴的腹满、身热，是脾虚而不能运化之故；从“谵言”来分析，阳明的谵语是实热证，太阴病的谵语属气虚证。两相比较，太阴虚是本病的主要矛盾所在。

“三日则少阳与厥阴俱病，则耳聋囊缩而厥，水浆不入，不知人，六日死”，病变出现“囊缩而厥”，而且还“水浆不入”“不知人”，属于晕厥的范畴，神识已经不清了，这比“谵言”更深一步了，出现了脾肾功能大伤的情况。

分析上述两感热病，主要矛盾不在三阳而在三阴，由于精、气、神各方面的伤损，内伤再加外感，正气越伤邪气就越是猖獗。这个时候是扶正，还是去祛邪？扶正会敛邪，如补气、养阴的药都有敛邪之嫌，在有外感邪气时用补气、补精或养血的药会妨碍邪气的驱散，祛邪又会更加伤正，造成雪上加霜之势。所以在临床上这个尺度是很难把握的，这也是两感热病治愈率比较低的原因，故曰“六日死”。

临床上如何来对待虚实、邪正呢？我的体会主要矛盾在内伤方面。由于内伤，“一日”仅仅有口干、烦闷等津伤的表现，“二日”就出现谵言，“三日”便不知人了，这说明正气越是伤，病的危险程度就越大，这样来体会两感热病是有临床指导意义的。

又问曰：“五藏已伤，六腑不通，荣卫不行，如是之后，三日乃死何也？”若五脏已伤，六腑也不通，营卫之气也就不运营了，“三日乃死”，这是什么道理？这是因为伤了人之胃气的缘故。《素问·平人气象论》《素问·脉要精微论》中都讲了“胃气”的重要性，在这里又一次被强调。“阳明者”属胃，是水谷精气之源，是“十二经脉之长”所必需的，“长”是“长养”之意。阳明经的特性是“血气盛”，所以才能够供养五脏六腑，其病之所以出现“不知人”，是气血之源、水谷之海断绝了，致使邪气大盛所致。所以“三日”就出现晕厥、神识不清的情况，“其气乃尽”，所以“乃死已”，这说明病程的长短取决于正气伤损的程度。由此看出，两感热病的病机是正气大衰而邪气特盛，故病情严重。

此节文献最后说：“凡病伤寒而成温者，先夏至日者为病温，后夏至日者为病暑，暑当与汗皆出，勿止。”这是在解释“伤寒”之类的病因所能导致的疾病和治疗方法。“冬伤于寒，春必温病”的认识，在《素问·生气通天论》《素问·阴阳应象大论》中都有论述。温病、热病、暑病，都是热病类，如何区分呢？“先夏至日者为病温，后夏至日者为病暑”，为什么要用“夏至”来分界呢？因为夏至之前是春温季节，夏至之后是夏暑的季节，春温时节阳气升发，夏暑时节阳热亢盛。伤寒而即病，这是“伤寒病”；伤寒后不马上发病，而是在夏至之前发病，这是“温病”；伤寒后不马上发病，而是在夏至之后发病，这称为“暑温”，暑温不是“中暑”。温病、暑温都是“伏邪”致病，有什么不同呢？主要是指发热的程度有轻重的不同。但不管病“暑”，还是病“温”，从临床的观察来看，其共同点是先伤了“津气”，所以温病学家治疗暑病、温病总是用辛凉、甘寒、辛平这类的药物，而不用大辛、大温的药，采用辛凉解表、辛平解表的方法，即使是暑病需“清”，也用甘寒药来清。季节不一样，热病的性质不一样，所以临床对辛凉、甘寒、苦寒药物的选用，是由热病的性质来决定的。《热论》中讲的热病不是指这种伏邪引起的热病，可用汗法、下法来治疗。据我的经验，像这种温病、暑病，汗法、泄法都不能用，因为伏邪致病往往是津气已伤，而汗法、泄法会重伤津气，如像刘河间的那些方法，用于温热病、暑热病都不合适，而温热学家叶天士在这方面的治疗方法疗效大有提高。

“暑当与汗皆出”，意思是外来之邪总还是要从外而解，对这句话需要正确理解。对“暑”的治疗最早见于李东垣的文献，以后是王孟英、薛生白等，李东垣治疗暑病最有代表性的方剂是“清暑益气汤”。按《热论》的治疗原则，暑邪是外来之邪，应该用汗法，但李东垣认为“暑热”耗气，所以就一面清暑一面益气。王孟英等认为李东垣的清暑益气方法是正确的，但认为所用的药物偏于辛温，所以他们的“清暑益气汤”是用辛凉、甘寒之品来清暑。由此可以看出，暑病用“汗法”是有讲究的，要掌握“汗法”的度和具体的方法，“汗”多伤气，重则津、气两伤。凡是外来的邪气总要从表而解，这个精神还是对的，但究竟如何去解表还是很有学问的。“勿止”，是说不能用“止”的方法，不能使用收涩药物，只能是在益气的基础上去清暑、解表、解肌，“收涩”是不行的。对伏邪所致的热病，汗法可用，但不能大汗，更不能用辛温发汗。在《素问》成书的那个时代，治疗方法还不像今天这样细致，不过甘寒、辛平、辛凉这些方法在《素问·至真要大论》中已经提出来了，在“气味”的相关理论中已经提出来了，只是没有具体的方药。

现在临床上的暑病最多见的是夏季感冒，与“后夏至日者为病暑”是两回事，夏季感冒古人叫作“阴暑”。再就是中暑与伤暑又不一样，《热论》的暑病与现在的暑病的概念还是有所区别的，区别在“伏邪”问题，温热病学家把这种“暑病”归为“暑温”。

【答疑】

问：文中的“两感”是否可理解为《伤寒论》的麻附细辛汤证？

《热论》中说，两感于寒者，一日巨阳受之，与少阴俱病，则头痛、口干、烦满而渴；二日则阳明受之，与太阴俱病，则腹满、身热、不欲食谵言；三日少阳受之，与厥阴俱病，则耳聋、囊缩而厥、水浆不入、不知人，六日死。对这段叙述，不能只看到巨阳与少阴俱病、阳明与太阴俱病、少阳与厥阴俱病，而忽略了后面所描述的症状。巨阳与少阴俱病，症见头痛、口干、烦满、口渴；阳明与太阴俱病，症见腹满、身热、不欲食、谵言；少阳与厥阴俱病，症见耳聋、囊缩而厥、水浆不入、不知人。假使是这样的太阳与少阴俱病，你们认为“麻黄附子细辛汤”能治头痛、口干、烦满而渴吗？不行的，不能用这个方子。这里的“两感”是热证，症状所见都是热象，“头痛”是太阳病所见，口干、烦满而渴是少阴之火，不能用“麻黄附子细辛汤”。仲景的“麻黄附子细辛汤证”认为是“太少两感”当然也可以，但那是少阴阳虚的外感，发热恶寒者发于阳，无热恶寒者是发于阴，阳虚的人是可以用“麻黄附子细辛汤”的，要用细辛、附子来温少阴之阳，用“麻黄”来解太阳之外邪，显然“麻黄附子细辛汤”是扶少阴之阳来驱太阳之寒的。一个是寒证，一个是热证，虽都属“两感”，但有寒、热之辨，需区别对待。阳明与太阴俱病的“两感”也是说的热证。

你们已经开始学《伤寒论》了，有时间把柯韵伯的《伤寒来苏集·六经大论》那篇文章好好看看，对你们会有帮助的。《伤寒论》的“六经”与《素问·热论》的“六经”完全是两回事。仲景讲的是伤寒，不是表里俱热证，仲景讲的三阴病基本没有热象表现。所以仲景是热药寒药同时用，如“乌梅丸”里既有干姜、附子，又有黄连、黄柏，太阴病的主方也是温性的，少阴病的主方更是温性的。

总之“热论”与“伤寒”是两回事，要想找到适合《热论》两感证的方子，还是要到刘河间的书中去找，到《伤寒标本心法类萃》中去找，如凉膈散、天水散、通圣散、双解散、大柴胡汤、小柴胡汤等。刘河间的学术思想是从《热论》来的，他所记录的“两感”证与《热论》记载的基本是一致的，《伤寒论》中的两感与此完全不同。

张仲景在《伤寒论》的叙中说：“乃勤求古训，博采众方，撰用《素问》《九卷》《八十一难》《阴阳大论》《胎胪》《药录》……”《伤寒论》于《内经》是有继承关系，如仲景采用了《素问·热论》六经的名称，太阳、阳明、少阳、太阴、厥阴、少阴，但是仲景结合了临床的实践，其实际内容完全不一样了，此“六经”非彼“六经”。要想进一步理解《素问·热论》中“两感”的问题，可以看看《伤寒标本心法类萃》《伤寒直格》《河间六书》等医籍。

问：文中最后一句，“凡病伤寒而成温者，先夏至日者为病温，后夏至日者为病暑，暑当与汗皆出，勿止”，这是不是伏气温病的问题？

古人认识病机的方法，多是与自然界之阴阳盛衰相联系起来认识的，夏至日前属于春的范围，夏至日后属于暑的范围，所以这里要分开来理解，同样是热病，夏至以前不可能出现暑热的症状，文献讲的是这个意思。至于是不是“伏气”的问题，这是后人的理解，原文并没有这个意思。为什么后人理解为伏气呢？“病伤寒而成温”，是说原本感受了寒邪，在人体中潜伏日久就变成了温病，即所谓“冬伤于寒，春必病温”的意思，寒邪在人体潜伏了这么长时间，一直到了夏至日，以致病邪的性质发生了变化，因此，我认为这里理解为“伏邪”也没有什么不可以。

关于“伏气”的问题，大家可以看看《伤寒论》，里面有关于“伏气”的阐述，所以伏气温病并不是后世温病学创造的，《内经》中也不止一处提到了“冬伤于寒，春必病温”的认识，这里又说“先夏至者为病温，后夏至者为病暑。”

《伤寒论·平脉法》中提出“伏气之病，以意候之”，是说并不是所有的热病、暑病都是伏气所致，是不是伏气致病需要具体地分析。可知最迟从王叔和就提出了伏气致病的问题，并不是后世温病学家的发明。王叔和在《伤寒论》序中不止一次地提到了“伏气”的问题。《内经》没有提到伏气的概念，但是这种认识已经含有了，“伏气”是从王叔和开始提出来的。

问：“其未满三日者，可汗而已；其满三日者，可泄而已”怎样解释？

《热论》中云：“其未满三日者，可汗而已；其满三日者，可泄而已。”从前面的一日、二日、三日（三阴三阳受邪）来看，明显看出后三日邪已入里，故曰“可泄而已”。为什么未满三日不泄，满三日就泄呢？这里的意思是要区别表、里，在表“可汗而已”，在里“可泄而已”。

这里的“可泄而已”，有的注家说是“下法”，有的说是“针法”，说法不统一，我认为这个问题还是比较简单的。《内经》这个时期内服药还不够普遍，多用针刺，不管是用什么方法，治则都是“泄”法，具体用什么方法来泄，我看没有必要统一，从针灸家来讲，就可以用针刺泄法，从方药家来讲，也可以用药物泻法，这二者并不矛盾，甚至还可以用其他的方法来“泄”，总之，治疗的原则是在表可汗、在里可泻，都是为了祛除邪气，究竟是用针法来泻，还是用承气汤类攻法来泻，只是具体的方法问题。

刺热篇第三十二

【篇解】“刺热”，顾名思义，全篇乃言刺法以治热病者。但究其旨意，尤贵在文中叙述了五脏病变的症状、色脉、传变规律、预后等问题。全篇可分作三节。

第一节“肝热病者，小便先黄”至“居止寒处，身寒而止也”。叙述了热病的五脏见症，并及面色之诊，又及调治之法。

第二节“热病先胸胁痛、手足躁”至“与少阴脉争见者，死期不过三日”。讨论热病之色、脉、汗对诊断的意义，及其两感病的预后。

第三节“热病气穴：三椎下间主胸中热”至篇末“颧后为胁痛，颊上者膈上也”。补叙刺热气穴，以及面色部位对诊断热病的意义。

【答疑】

问：怎样理解“太阳之脉，色荣颧骨，热病也，荣未交，曰今且得汗，待时而已，与厥阴脉争见者，死期不过三日”？

这是在讲热病的单感、两感问题。古人认为，单感热病与两感热病从表现到治疗有很大的区别，总的来说单感热病病情轻浅容易治疗，两感热病病情严重不易治疗。

“荣”是“表现”之意，是说患者的气色表现在颧骨这个部位，故曰“色荣颧骨”。病在太阳，病在表，为什么颧骨这个地方有反映呢？这要从太阳经脉的循行来理解。太阳经脉的循行从睛明穴开始，睛明穴在两个内眼角，而太阳之经络于两颧，所以病在太阳经往往两颧这个部位出现太阳的病色，即有点现赤色，这是太阳热病的表现之一。邪在太阳之表，邪还在卫分，邪气还没有伤及营分，故曰“荣未交”。“今且得汗”是说患者发热的同时伴有汗出，这表明病邪尚有去路，说明病情轻浅。“待时而已”，过几天自然就痊愈了，待什么时呀？待太阳的正气强盛之时，就能抵抗外邪驱除外邪了。这是单感热病，没有什么了不得，过两天就好了，故曰“而已”。“与厥阴脉争见者，死期不过三日”，这是说两感热病，病邪尚在阳经，又见有阴经病的表现，病情就复杂了，预后多凶，故曰“死期不过三日”。

不能理解这段话，问题可能是出在对经络知识的熟悉程度上。我们临床辨证，对奇经八脉、十二经脉、十二经别、十二经筋、十五络脉，等等的知识，都要搞清楚。掌握了这些知识才能多角度地去思考和理解一些问题。

评热病论篇第三十三*

【篇解】篇名“评热病论”中的“热病”，与《热论》中讨论的“热病”是有所区别的。这篇文献讨论了“阴阳交”“风厥”“劳风”“肾风”等病症，这几个病症都有“发热”的症状，但与《热论》中讲的热病不同，可以说是似热病而非热病。本篇的所谓“评”即分析、辨别之意，列出几个均有“发热”症状的病来进行分析和辨别，认为这些病是热病的变证。实际上只是就“发热”这一临床表现，对阴阳交、风厥、劳风、肾风等病进行辨别罢了。但这种方法是很有临床意义的，这才是《评热病论》的基本精神。全篇可作四节。

第一节“黄帝问曰：有病温者”至“不见一生，虽愈必死也”。讨论“阴阳交”这个病，认为“阴阳交”似热病却不是热病。

第二节“帝曰：有病身热汗出烦满”至“表里刺之，饮之服汤”。讨论“风厥”这个病，认为“风厥”似热病却不是热病。

第三节“帝曰：劳风为病何如”至“不出则伤肺，伤肺则死也”。讨论“劳风”这个病，认为“劳风”似热病却不是热病。

第四节“帝曰：有病肾风者”至篇末“故月事不来也。帝曰：善”。讨论“肾风”这个病，认为“肾风”似热病却不是热病。

【讲解】

第一节　评阴阳交

首先描述阴阳交的临床表现。“有病温者”，是说症见发热，这个“温”与《热论》“先夏至日者为病温”的“温”不一样，其特点表现为“汗出辄复热”，即汗出后体温降下来后不久又会再上去，发热是弛张性的，《热论》的发热是持续性的；“脉躁疾”，即脉搏在指下跳动有力，躁数不安，这是热邪上炎的脉象；“不为汗衰”，一般的热病汗出热退，脉搏跟着平静下来，但这里即使是有汗出脉搏还是那样躁手；甚至还表现出“狂言”，神识不清楚了；且“不能食”，等等。

此病名为“阴阳交”。什么是“阴阳交”病呢？这是阳热之邪气深入于阴分，阳热耗伤阴精，阴气不能固守于内的一种病，是比较严重的疾病，故曰“交者死也”。

这种病的病机是怎样的呢？“汗”为心之液，由水谷精微变化而来，故曰“人所以汗出者，皆生于谷，谷生于精”；对一般的外感来说，阳气一蒸，汗出热退，邪气从汗而解，正气战胜了邪气，故曰“今邪气交争于骨肉而得汗者，是邪却而精胜也”。正气战胜了邪气，热退了，想吃东西了，故曰“精胜则当能食而不复热”。但是这个病不是这样，表现为反复出汗，反复发热，汗多则伤阴精，故曰“复热者邪气也，汗者精气也”。阴精越是亏虚就越是要发热，发热就汗出，形成阴越虚阳越亢的恶性循环，这是正衰邪胜的表现，故曰“汗出而辄复热者，是邪胜也”。邪盛则“不能食”，正气没有供给之源，于是“精无俾也”，“俾”是“补偿”之意，汗出、高热不断消耗阴精，只有消耗没有补偿。于是病邪滞留于体内，得不到清除，故曰“病而留”。这样结果就只能是“其寿可立而倾也”，正愈虚邪愈亢，病情很快就会出现危象，寿命不保。

“且夫《热论》曰汗出而脉尚躁盛者死”，这里的《热论》是指《灵枢·热病》而言，《灵枢》比《素问》的成书年代要早，这也是依据之一。《灵枢·热病》中讲“汗出而脉尚躁盛者死”，为什么呢？因为如果汗出没有起到排泄病邪的作用，汗出得越多，精气越是耗散，正气倍伤，病邪尚盛，所以脉象仍然“躁盛”，这是正已衰而邪尤盛的表现。对任何病变来说，不怕邪盛只怕正衰，如前面讲过的“三阳实证”，热虽盛而不死就是因为正气不衰，病定会有起色。阴阳交这个病，汗出而病不解，即“脉不与汗相应”，这是正气衰弱了不能战胜病邪的缘故，故曰“此不胜其病也”，“其死明矣”，此病难以救治。“狂言者是失志，失志者死”，若还出现“狂言”的表现，是耗气伤精而损及神志的缘故，一般来说预后都不良。以上就是“阴阳交”的病机。

总之，“今见三死，不见一生，虽愈必死也。”“三死”何指？“汗出辄复热”又“不能食者”这是一死，“汗出而脉尚躁盛者”这是二死，“狂言者是失志，失志者”这是三死，即从这三个方面的病机来看，看不出有正气恢复的迹象，这种病“虽愈必死也”，纵然偶有病情减轻的时候，那都是假象，甚至是最坏的预示，如神志一直不清，突然神志清楚了，俗称“回光返照”，这种假象是死亡的前兆。

第二节　评风厥

问曰：“有病身热汗出烦满，烦满不为汗解，此为何病？”出现发热、汗出、烦闷等临床表现，而且出汗不能缓解，这是什么病？这个病名“风厥”。汗出、身热，一般来说是感受风邪的表现，因为风为阳邪，阳邪盛了就要发热，风邪主发散，皮毛腠理开启就要出汗，故曰“汗出而身热者，风也”。在《伤寒论》中，太阳病中风与太阳伤寒的区别就在有汗、无汗，桂枝汤证有汗，属太阳中风，麻黄汤证无汗，属太阳伤寒。由此可见，从《内经》到《伤寒论》都是这样一个概念，即风为阳邪，风主发散。《内经》中记载有很多风证，如酒风、风水等，这些证都有“汗出”表现，这是个规律，这里“汗出而身热者，风也”的认识符合这一规律。风为阳邪，汗为阴液，从阴阳角度来考虑这说明了什么呢？汗出表不固表阳已虚，内热上升阴液受伤，阳邪耗损阴精而神不能内敛故烦闷，故曰“汗出而烦满不解者，厥也”，“厥”是“厥逆”之意。

风厥病的具体病位、病机是怎样的呢？风厥的病位在太阳、少阴。太阳主表，主卫外之气，故曰“巨阳主气”。太阳不能卫外了，风邪从太阳而入，“故先受邪”。陈修园认为太阳为人体最外层，风邪自外而入，太阳首当其冲。太阳与少阴有表里关系，太阳是少阴之表，少阴为太阳之里，故曰“少阴与其为表里也”，所以有“热则太阳、寒则少阴，实则太阳、虚则少阴”之说。风邪原在太阳之表，由于太阳、少阴的表里关系，在太阳之风阳之邪未能及时消除就会入里影响到少阴，少阴就随着太阳之风热而上逆，故曰“得热则上从之”，“从之则厥也”，因此出现烦闷、汗出不止等阴阳失调的表现。

风厥的病症表现不同于《热论》的两感热病，两感热病内伤是主要原因，是由于内伤虚损而诱发外感，“风厥”是由表受阳邪而影响里阴正气失调，风厥没有两感热病那样严重，在临床上可考虑用小柴胡汤和生脉散来治疗。太阳表虚，发热、烦闷，不能用辛温发散药，如桂枝汤、麻黄汤等都不宜用，只能用小柴胡汤和解太阳之表；这个“烦”属虚烦，是汗多伤阴造成，所以要用人参、麦冬这类清养少阴的药，固得少阴之阴才除得了这种虚烦；如果脉数疾，还可以用山栀子之类。总之，风厥是阳邪消耗了阴液，阴气从阳邪而上逆，所以要用和解、清解之法。

《内经》中“风厥”一词共有4处。《素问·阴阳别论》记载：“二阳一阴发病，主惊骇、背痛、善噫、善欠，名曰风厥。”这里的风厥与《素问·阴阳别论》的风厥不一样，这里的风厥病位在太阳、少阴，《素问·阴阳别论》的风厥病位在阳明、厥阴。“二阳”指胃，“一阴”指肝，主要是肝和胃的问题。“惊骇”是肝的问题，阳明高热也有这种症状，恶闻“木”音，一听到响动就发惊，这是肝木火旺影响了阳明胃的表现，临床上可用柴胡加龙骨牡蛎汤治疗，清解风热而镇肝。

《灵枢·五变》有“人之善病风厥漉汗者”的记载，其风厥表现为汗出不止，甚至大汗像洗澡一样，这是因为“肉不坚，腠理踈，则善病风”。这种风厥发热不甚，甚至体温正常，就是自汗不止，这是卫气不固的自汗症，属表虚证。这个风厥与上述的两个风厥又不一样，《素问·阴阳别论》的风厥还是属热性病，《灵枢·五变》的风厥就是一般的自汗症，我们把这种自汗称为“黄芪汤证”。《内经拾遗方论》中有个方子叫黄芪汤，包括黄芪、麻黄根、生地黄、熟地黄、天冬、麦冬、当归、茯苓、防风、甘草、五味子、浮小麦，因自汗伤津液，所以用生地黄、熟地黄、天冬、麦冬去养阴，用黄芪来固表，固表的还有麻黄根、五味子、浮小麦等。还有就是《素问·本病论》记载：“民病风厥涎潮，偏痹不随，胀满。”

“治之奈何？”风厥如何治呢？“表里刺之，饮之服汤”，“表”是指太阳，“里”是指少阴，若用针刺治疗，应该泻太阳补少阴，若用汤药治疗，可以考虑用小柴胡汤或生脉散，小柴胡汤泻太阳，生脉散是补少阴。

第三节　评劳风

问曰：“劳风为病何如？”什么叫劳风？劳风有些什么表现？因劳损、劳伤后而感受风邪，这叫“劳风”。“劳”是劳损、劳伤之意。劳风的病位在肺，故曰“劳风法在肺下”，“肺下”是肺中、肺里之意。“其为病也”，劳风病有哪些临床表现呢？“强上”就是“项强”，“上”是指胸部以上、颈项等部分，颈项强直不自如；“冥视”，“冥”是“黑”之意，是眼前发黑，即目眩；“唾出若涕”，就是涕、唾都不少的意思，即痰多、鼻涕多；“恶风而振寒”，或恶风，或恶寒；“此为劳风之病”，这些就是劳风病的主要临床表现，即颈项强、头晕、目眩、多唾、多涕、恶风、恶寒等。为什么会“恶风而振寒”？要从劳风病的病灶所在来考虑，肺气通于皮毛，肺气劳伤，卫气不行于肌表，风邪从皮毛而入，故表现出“恶风而振寒”。为什么多涕、多唾？也是肺病的缘故，风热损伤肺之津液，所以多涕、多唾，这是临床常见的肺受邪的表现。为什么会“强上冥视”？是因风邪上犯之故，风主眩晕，风主强直。所以说风劳病位在“肺”。

“治之奈何？”如何来治疗呢？“以救俯仰”，“俯仰”是指人体受病后的姿态，因为项强、多涕、多唾，于是俯仰不得，这是肺气不能宣达的表现，“救俯仰”就是“救肺”的意思，病邪在肺。劳风病虽然是受外来之风邪引起，但从项强、冥视等表现来看，外风引动了内风，即引动了肝风，因此劳风病的病机是外风引动了内风，属木火刑金证，即肝风之火反侮肺金。如何才救得了肺呢？要从脏腑关系入手来救治，如通过太阳的寒水之气、寒水之精（太阳膀胱与少阴肾为表里关系）来滋养肝木，以抑制肝气的亢逆，如果下焦的阴精、阴水能够养肝，肝就不会亢逆了，这种治疗方法即所谓的“滋其化源”，水生木，故曰“巨阳引精者三日”，这样两三天肝气就会平息下来了。如果是中年人患劳风，三天两天还不行，还需多有几天，故曰“中年者五日”。如果是老年人患风劳，肾精已不足之人患此病，恢复的时间就更要长些，故曰“不精者七日”。总之，或三日，或五日，或七日，关键看滋养肝阳的阴精是不是够充足，阴精充足者病程就短，否则病程就长。王冰说“壮水之主以制阳光”，劳风的“巨阳引精”法就是很好的例子，通过滋养肾精来控制肝阳。

劳风病之后期会出现咳痰浓稠、色青黄，有成块的硬痰，这在临床上也常见，这是火热损伤肺津的缘故，或是从口中出，或是从鼻中出，从鼻出即涕，从口出即痰，无论是涕、是痰都很浓、很稠、很黏，故曰“咳出青黄涕，其状如脓，大如弹丸”。这种痰一经排出，肺气也就恢复清肃了，痰若不能排出来的话，热邪残留于肺，会使病情加重，故曰“从口中若鼻中出，不出则伤肺，伤肺则死也”。

综上所述，可以体会到这里讲的劳风病，属木火刑金的肺热证，在急性发作阶段，症见恶风、振寒、高热，可以用牛黄丸治疗。在临床上，有没有外感表证倒不一定，总之劳风病主要是平其内风，要滋养肝木、滋其化源，才能解决木火刑金的问题。“劳风”是由于劳伤、劳损内伤引起的，所以劳风病属于内伤病，主要病机是木火刑金。

第四节　评肾风

问曰：“有病肾风者，面胕痝然，壅害于言，可刺不？”“胕”是“浮”的通假字，肾风主要表现为颜面浮肿，“痝”是“大”之意，是指浮肿比较严重，由于水气上壅，病人发出的声音重浊，这种情况“可刺不？”“不”与“否”同义。是否“可刺”要依据病情来决定，要分辨是虚、是实，如果病属虚证，就不应该刺，故曰“虚不当刺”。古人认为灸法偏于补，针法偏于泻，所以在针灸禁忌中，对慢性病或素体气血亏损的人，不提倡用针刺法治疗，即使要用针也仅限于补法。肾风的“虚”是指肾气虚、肾阳虚，若“不当刺而刺”，即或针刺后症状有所缓解，浮肿有所减轻，几天之后“其气必至”，“其气”指的是水气、水邪之气还会来犯。意思就是虚证不应该刺，不当刺而刺，即或短期之内有所好转，但病情仍会反复，特别是放水疗法，如有些重症的鼓胀、腹水，水越放越多，临床上有这种体会。为什么是“五日”？古人认为是五脏精气运行一周需五日，理解为短期就是了。这里表达出一种认识，即病情若得不到彻底控制，一旦病情反复会表现得更加严重。

“其至何如？”假使病情反复了，临床表现又怎样呢？一旦病情反复，人就更虚弱了，症见少气、时热，故曰“至必少气时热”，而且其热“从胸背上至头”，还伴有汗出、手热、口干、口渴、小便黄、目下肿、腹中鸣、身重、月事不来、烦满不能食、正偃则咳等一系列表现。“口干苦渴”的“苦”，不是说口苦，是“苦于渴”之意。“病名曰风水”，这就是风水病。“论在《刺法》中”，“刺法”是指《素问・水热穴论》这篇文献。《素问・水热穴论》中记载：“勇而劳甚则肾汗出，肾汗出逢于风，内不得入于藏腑，外不得越于皮肤，客于玄府，行于皮里，传为胕肿，本之于肾，名曰风水。”由于人体正气虚，一旦遇风邪，风邪扇动肾水，内而不得入于腑，外不得越于肤，滞留于玄府，水行皮中便见浮肿。这是风水的病机，在《素问・水热穴论》中讲得很清楚了。

肾风的病机具体是怎样的呢？人为什么会生病？发病的基本机制是什么？说到底是正、邪的关系问题。凡是感受了邪气而发病者，必由于体内正气之虚，外因总是要通过内因而起作用，故曰“邪之所凑，其气必虚”，“凑”是侵袭、伤害之意，这句话在病理学中带有普遍的意义，例如肾风病，邪气是“水”，水邪凑于人体引发水肿是由于肾气先虚、肾阳先虚之故。“阴虚者，阳必凑之，故少气、时热而汗出也”，这是具体讲肾风的病机。“阴虚者”这个“阴”是指少阴肾，“阳必凑之”这个“阳”是指风、热之邪，肾虚则无气，所以“少气”，肾水借着风邪之势而上泛就会出现浮肿，风热邪气凑于阴分就会“时热”，风邪发散就会“汗出”。浮肿、汗出，这是风水病的特征性表现，而且出汗也不能排出水邪，是因为风阳鼓动阴水的缘故。

“小便黄者，少腹中有热也”，为什么会小便黄？少腹属下焦部位，这个“热”是风邪鼓动起来的，所以出现小便黄。“不能正偃者，胃中不和也”，为什么不能平卧？“偃”是“卧”之意，“正偃”是仰卧之意，水气上逆胃气不降而失和，故不能平卧。“正偃则咳甚，上迫肺也”，为什么咳甚？胃气上逆逼迫于肺，肺气上逆就要出现咳，还是风水之邪上迫于肺之故。“诸有水气者，微肿先见于目下也”，为什么眼睑浮肿？“目下”是指下眼睑，一般水邪为害有个特点，下眼睑先肿是全身浮肿的先兆，这是有临床依据的，观察病人的下眼睑可以早期诊断水肿病。问曰：“何以言？”这是为什么呢？“水”是阴邪，属阴寒邪气，“目下”是太阴脾所主的部位，故曰“水者阴也，目下亦阴也”，这个“阴”是指太阴。“腹者至阴之所居”，“至阴”指脾，脾为阴中之至阴嘛，腹是脾之所居之处，所以“水在腹者，必使目下肿也”，是说不管是“目下肿”，还是“水在腹”，都是脾不能运化水湿的缘故，脾先虚，脾之阳气就不能达于目下，也不能运行水邪于腹。

肾风病有一个矛盾的现象，水邪越多，津液越少，即全身水肿，却可见口干、口渴，即“真气上逆，故口苦舌干”，这是因为水谷精微之气不能化为人体所需的津液，就都会化为水邪，“真气上逆”的本质不是“真气”问题，实质是“水邪”逼迫真气上逆而不能化为阴精。所以“卧不得正偃，正偃则咳出清水也”，睡也不能仰卧，卧则咳嗽，咳甚则吐清水，这是水气上逆，凡是水邪为病的人都不能仰卧，这几乎是共同的表现，故曰“诸水病者，故不得卧”。为什么呢？“卧则惊，惊则咳甚也”，“惊”是惊动、扰动之意，卧则水邪上逆，扰动胃气、肺气，于是胃气逆、肺气逆，咳嗽加重，这里在解释为什么仰卧会“咳甚”。

为什么病人会有肠鸣？就是胃气不能消化水谷，脾气传输不利，腹气不畅，于是“腹中鸣”。这个“鸣”由胃气逆，胃不能消化水湿引起的，故曰“病本于胃也”。“薄脾则烦不能食，食不下者，胃脘隔也”，“薄”是“逼迫”之意，水湿邪气胁迫到脾，这叫“薄脾”，脾被水湿之邪所困，脾失健运，于是病人出现烦满、食欲不振、不能食等症状。为什么“食不下”？是因为胃气上逆、腑气不通，故曰“胃脘隔也”。这是脾和胃的问题，思食不思食在于脾，消化不消化在于胃。

凡是水湿重的人，身体都发沉，就是因为阴寒多而阳气少的缘故，依照中医学的认识，阳气越多身体越轻快、敏捷，阴寒重身体就发沉、迟重，水饮病、伤食病都有这个特点，故曰“身重难以行者，胃脉在足也”。为什么会“难以行”？不仅是“胃脉在足”，还因为脾主肌肉、主四肢，首先是胃中的阳气弱了，阴寒水湿之邪气多了，脾受其困。

“月事不来者，胞脉闭也，胞脉者属心而络于胞中，今气上迫肺，心气不得下通，故月事不来也”，为什么会影响月经呢？就是胞宫之经脉因阴寒水湿邪气而闭阻，“胞脉”为心所主，其脉通于心而络于胞中，现邪气上迫于肺，肺失宣降，导致心气不降，那就意味着胞脉不通，胞脉不通月事就不能来。其实质是阴盛阳衰的问题，阴寒水湿盛了，经脉是要靠阳气来通的，阳气不能宣行，经脉也就不通了。

这里有一个问题没有解释，上面提到“至必少气时热，时热从胸背上至头”，为什么临床上会有这种情况？这是因为少阴肾经之脉是从足到胸中，而膀胱经之脉是从头项到肩背，少阴肾与太阳膀胱是表里的关系，肾的经脉从下而上，膀胱的经脉从上而下，邪气在这两经之间行走，故曰“时热从胸背上至头”。其病机又是什么呢？肾风病主要是肾气虚，肾之气化功能受损，阳不能化阴，所以体内的水湿就会越来越重，这在临床上属于济生肾气丸证。其关键是在肾气，要想消除水邪只有用温肾的办法，把肾中之阳气扶起来，所以要用济生肾气丸。济生肾气丸是由“肾气丸”去薯蓣加车前子、牛膝组成，是在补肾气的基础上利水消肿。肾风病的表现好像有热象，这与《热论》的热病表现完全不同，属似热而非热证。对似热而非热证只能用“从治”法，不能用“逆治”法，要引阳入阴，去温扶肾气，温养肾气，要把肾的阳气扶持起来，靠肾气去祛邪，即扶正祛邪法，这就是“虚不当刺”的精神。

以上是《评热病论》列举的几个病：第一是阴阳交，是阳邪陷入阴经，交织在阴经而不解；第二是风厥，是太少两病，邪由太阳影响到少阴，阴气上逆；第三是劳风，是木火刑金的问题；第四是肾风，是肾阳虚阴寒水湿泛滥，临床出现假热，是阴寒内盛阳热浮于外之故。这篇文献的意图，是要分辨同样有热象表现之疾病的病因、病机。从病位上讲，上述这几种病的热象，有的在肝，有的在太阳，有的在肺，有的在肾；从病性上讲，有的属实，有的属虚，如“肾风”的热是虚热、假热，“劳风”的热属实热，“风厥”是太阳之热，其热不假。

【答疑】

问：怎样理解“巨阳主气，故先受邪，少阴与其为表里也，得热则上从之，从之则厥也”？

这讲的是风厥的病机，风为阳邪，风邪致病，汗出、发热，原因是什么呢？“巨阳主气，故先受邪”，“主气”就是主表，表病有里与之相应，故曰“少阴与其为表里也，得热则上从之”，“上”是指太阳之表。古人“上下”的概念，包括了纵、横两方面的概念，“纵”如头上、脚下，“横”如表、里，表为上，里为下。这里是说病在太阳，影响到了与之相表里的少阴，少阴得到太阳之热就从表、从上为逆，其病机是外热牵动了少阴的内热，已经不是单纯的表证了，所以汗出而热不解。这里的“风厥”实际上就是太阳和少阴的合并证。

但是需要了解的是《内经》中讲的风厥，不止这一个证。《素问·阴阳别论》

篇里也提到有风厥，文曰“二阳一阴发病，主惊骇、背痛、善噫、善欠，名曰风厥”。“二阳”指胃，一阴指“肝”。《灵枢·五变》篇还有一个风厥，文曰“人之善病风厥漉汗者，何以候之？少俞答曰：肉不坚，腠理 ，则善病风”，“风厥漉汗”是自汗症，是因为“肉不坚，腠理 ”的原因，与前面的两个风厥不一样。《内经》有很多病名，名称一样，但意义却不同，因为《内经》不是一个年代的著作，也不是一个人写的，所以必然会出现这样的现象，这些都是我们研究《内经》必须要了解的。

问：怎样理解“今气上迫肺，心气不得下通，故月事不来也”？

要联系前一句“月事不来者，胞脉闭也，胞脉者属心而络于胞中”来理解，肺、心之气是要下降的，肺要下降，心气也要下走，阳道主降嘛，现在阴寒厥逆之邪气上迫，阻绝了阳道，所以心肺之气都不能下行，于是“胞脉闭也”，因为胞脉属于心，需要心阳来运行胞之血脉，现在邪气上逆，肺气不降，心阳也不通，导致胞脉阻绝，月事就不来了。

逆调论篇第三十四*

【篇解】“逆调”是“失调”的意思。凡寒热失调、水火失调、营卫失调而不和，统谓之失调。寒热之气逆而失调，则为烦症、痹证；水火之气逆而失调，则为肉烁症、挛节；营卫之气逆而失调，则为肉苛症；五脏之气逆而失调，则为喘症，是脏腑失调。当然，人体的病变不只是这么几种失调的情况，这里是举例而言，意在说明人体阴阳失调的病机，故曰“逆调论”。全篇可分作四章，章下分节。

第一章“黄帝问曰：人体非常温也”至“故身寒如从水中出”。

章意：水火关系失调会发生两个病变，一是“烦满”，一是“痹气”，讨论的是寒热病机。此章可分作二节。

第一节“黄帝问曰：人体非常温也”至“故热而烦满也”。讨论阴虚阳盛之烦满症。

第二节“帝曰：人体非衣寒也”至“故身寒如从水中出”。讨论阳气少、阴气多的痹证。

第二章“帝曰：人有四肢热”至“是人当挛节也”。

章意：讨论的是水火失调病机，可以分为二节。

第一节“帝曰：人有四肢热”至“逢风而如炙如火者，是人当肉烁也”。讨论“肉烁”病机是孤阳独盛。

第二节“帝曰：人有身寒”至“病名曰骨痹，是人当挛节也”。讨论骨痹的病机是孤阴独盛。

第三章“帝曰：人之肉苛者”至“人体与志不相有，曰死”。

章意：讨论肉苛的病机是营卫之气失调。

第四章“人有逆气不得卧而息有音者”至篇末“主卧与喘也。帝曰：善”。

章意：以“喘”病为例，讨论脏气失调的病机。

【讲解】

第一章　寒热失调

第一节　烦满

问曰：“人体非常温也，非常热也。”这指不同一般的“发热”表现，如发热伴随着极度的烦闷不安，热度不一定很高，如一些低烧的病人，体温基本没有改变，但是病人自觉发热，且烦闷不舒，故曰“为之热而烦满”，这是什么问题呢?

答曰：“阴气少而阳气胜，故热而烦满也。”这是阴虚发热。“阴气少”是指阴精亏虚，阳不能安于阴，即阴不能涵阳，这种阴虚发热，多为低热，高热很少。阳气要靠阴精来濡养，阴精少了不能濡养阳气，故曰“阳气胜”，属于虚性的兴奋。这种虚热为什么会烦闷不安呢？“烦”是神志的一种表现，阴精伤了神志就不安，这是虚热的特点，一般用六味地黄丸就可以解决问题。如果病人有烦满的感觉，而体温又比较高，那就要用知柏地黄丸，即用六味地黄丸来补肾精，用知母、黄柏养阴气、清虚烦。这种“烦满”属于阴精虚烦证，这里的“阳气胜”不是外来的邪气，是阴精不能涵阳而阳气虚浮而为，这种阳热证就是“知柏地黄丸证”。

第二节　痹气

问曰：有种“寒”，不是因衣服穿少了而感觉寒冷，故曰“非衣寒”；也不是伤寒，即不是感受外来寒邪引起，故曰“中非有寒气”，“中”读作“仲”。那么这个“寒”是怎么来的呢？“寒从中生”，这个“中”作“体内”讲，这种“寒”是体内产生的寒，这其中的缘故是什么呢?

生寒、恶寒不一样，恶寒是外感寒邪，生寒是从体内发出来的，这种寒叫作“痹气”。“痹”是指经脉之气不通畅，中医认为风、寒、湿三气杂至合而为“痹”，临床上的“痹”症，或者是风邪痹着于经脉，或者是寒邪痹着于经脉，或者是湿邪痹着于经脉，而“痹气”的概念有所不同，是指经脉之气痹着不能宣通、不能宣散，其病机是“阳气少，阴气多”，主要是阳虚，阳虚不能温养经脉之故。阳气在人体中主要是起温养、温煦作用的，以保持人体的常温，维持人体的生理功能，阳气少了，相对的阴气就多了，所以病人自己感觉“身寒”。寒到什么程度呢？“如从水中出”，像是刚从水里面出来那样的寒。

由此可见，“阳虚阴盛”的概念在临床上是有两种情况，一是虚寒，一是实寒。这里是指“虚寒”，主要不是阴气多而是阳气少，阴气多是因阳气少相对而言的，这叫“痹气”，不是风寒湿三气所致的“痹症”，临床上的参附汤证、术附汤证、芪附汤证都属于“痹气”范畴。其“阳气少”不是发生在中焦，就是发生在下焦，寒出中焦是脾阳不足，脾阳不能温养肌肉，寒出下焦是肾阳不足，肾阳不能温煦肌骨，可选用附子汤、芪附汤、术附汤治疗。

这一节讨论了寒热问题，实质是还是阴阳问题，一种是阴气少而阳气盛，一种是阳气少而阴气多，“烦满”属阴气少而阳气多，“痹气”属阳气少而阴气多。

第二章　水火失调

第一节　肉烁

临床上可见“四肢热”，且遇风寒更热，没有恶风、恶寒的表现，而“如炙、如火”，这是什么问题呢？这是人体阴气虚孤阳独胜，是阴虚阳亢引发的问题。

“四肢者阳也”包括了两个概念：第一，脾的阳气运行于四肢，脾阳通达于四肢，脾主中央嘛，贯于四旁、四方，故曰“四肢者阳也”；第二，从经络来看，各经脉都有“五输穴”，即井、荥、输、经、合，六腑经脉多一个穴，为井、荥、输、原、经、合，井穴是在最前端，“所出为井”，四肢能够接受自然的阳气要从井穴开始，五输穴均在四肢，故曰“四肢者阳也”，“四肢为诸阳之本”就是这个意思。

“两阳相得而阴气虚少”，“两阳”一是指风寒外邪，二是指素体阴虚阳亢，两阳相得相合，故曰“阴气虚少”。“少水不能灭盛火”，依据五行学说理论，水克火，但其中有量的要求，一般来说是以多胜少，水少了就克不了火，“少水”即指阴虚。阴少了不能灭阳火“而阳独治”，“独治”是“独亢”的意思，这种阳叫“孤阳”，所谓“独”就是没有阴来与之相依，这种“独治”之阳不能发挥正常的生理功能，故曰“不能生长也”。孤阳不但“不能生长”，反成为有害于人体的邪火，故曰“独胜而止耳”，“而止”就是“不能生长”之意。

在阴不足阳气独亢的内环境下，再遇到风阳之邪，体内的阳热更加严重，故曰“逢风而如炙如火者”。独亢之阳越发伤害阴精，阴越虚阳越亢，阳越亢阴越虚，构成了恶性循环，而发生“肉烁”之病变，故曰“是人当肉烁也”。“肉烁”是什么意思？“烁”是“烧烁”之意，是阳热之邪损害肌肉中的营血阴精，肌肉被消耗变得枯瘦，“肉烁”的实质是阴虚阳亢，其主要矛盾在阴虚方面。这正是朱丹溪所谓的“相火妄行”的临床表现，他用大补阴丸来治疗，用大量的地黄、知母、黄柏、龟甲来养阴气，要把阴气扶起来，以抑制独亢之阳，来保持人的阴阳平衡。

“肉烁”的发热与前面“烦满”的发热，热度要高得多，肉烁是独治之阳引发的，烦满只是虚阳引发的，虚阳用六味地黄丸就可以解决，热象重了用知柏地黄丸，而“肉烁”这种阴虚阳亢证非用大补阴丸不可。

第二节　骨痹

问曰：“人有身寒，汤火不能热，厚衣不能温，然不冻栗”，这是什么病呢？这种病以“身寒”为主要表现，即使是用汤、用火、穿厚衣也不能除却这种寒冷的感觉，尽管寒到了这样一个程度，但患者并没有伤冻的表现，这是什么原因呢？

这种人素体“肾气盛”，这不是言肾之正气，是指水寒之邪气盛，这种病人素体肾气虚而水寒之邪气过盛，经常被水湿邪气而困，故曰“以水为事”。水湿邪气为什么会重？“太阳气衰”之故。一方面阳气少而不能化阴水，水湿邪气就滋生了；另一方面，阳气不能化生阴精，阴精没有化源，于是“肾脂枯不长”，“肾脂”是指肾精而言，“不长”是“不养”之意。总之这是“一水不能胜两火”的缘故，这个“两火”后面有解释。肾主骨，肾的精气少了不能养骨，骨不能生髓，髓就不满，骨中之髓就不能充分地营养骨，所以病人感觉从骨髓向外发冷，故曰“肾者水也，而生于骨，肾不生则髓不能满，故寒甚至骨也”。

这里有一个问题，肾精虚为什么会发寒？阳虚生寒可以理解，阴虚为什么会生寒呢？这就涉及中医学的阴阳理论。肾精属阴，正常情况下肾精是涵阳的，人体的阳就贮存在肾精里，这就是水中有火的概念，即肾精中藏有元阳。有个补肾的方子叫“桂附八味丸”，就有在水中补火之立意。应该这样来领会，阴精少了阳气也跟着会少，所以“寒甚至骨也”。因此，这种寒冷的感觉不是汤火、厚衣可以解决的，必须解决肾精不涵阳的问题。

既是这样阴中无阳的寒，为什么不会“冻栗”呢？“所以不能冻栗者”，是因为还有“肝一阳也”，是说肝中存有相火，而且还有“心二阳也”，是说心中也有阳，心主君火，现在只是肾中之阳少了，即“肾孤藏也”，所以“一水不能胜二火”，肾阳虚了，还有心之君火、肝之相火在，所以人不会“冻栗”。

“病名曰骨痹，是人当挛节也”，这种病叫“骨痹”，是由于肾的阴精少了，骨髓空虚了，不能供养骨骼了，所以得这种病的人临床会出现经脉拘挛的表现，故曰“是人当挛节也”。

大家可以看看《医方考》，吴崑的《医方考》里有个方子叫“猪膏酒”，只有三味药，猪膏、生姜汁、陈年老酒，把猪油放在陈年老酒、姜汁各半里面煎，不吃猪膏只喝煎出的汁，这是个润精燥、生骨髓的方子，治疗“骨痹”有效，骨痹或曰挛痹，就属精燥证。“精燥证”实质是阴精不足阳气也不足，猪膏酒用“猪膏”来润养，用酒、姜是来通阳、助阳，以此解决“身寒”的问题。“骨痹”属于伤精的燥证，与阳虚证还不一样。

第三章　营卫失调

问曰：“人之肉苛者，虽近衣絮，犹尚苛也，是谓何疾？”“苛”是肌肉失去了知觉，即所谓的麻木不仁，对冷、热的感觉迟钝，就像是冻木了一样，顽木不仁。这种病不管穿多少盖多少，都没有知觉。“是谓何疾？”这是什么病呢？这个病叫“肉苛”，与“肉烁”不一样，“肉烁”病的肌肉要消瘦，而且是越来越瘦，肌肉萎缩了，这个病“肉如故”，肌肉不萎缩没有什么变化，这个病是营卫两虚的缘故。是由于“荣气虚，卫气实”引起的，“实”不一定是风、湿、寒，这个“实”可理解为“病变”，是营卫大虚的病变。“荣气虚”所以“不仁”，“卫气虚”所以“不用”，肌肤的感觉反射迟钝了，而且功能也减退了。虽然是“营卫俱虚，则不仁且不用”，但是“肉如故也”，肌肉与正常人没有什么两样。肉苛的病变在什么地方？“人体与志不相有”，“人体”是指全身的肌肤而言，“志”是指肌肤的知觉、意识，“不相有”是指肌肤的知觉反射不正常，即身形与神志不相配合了。“曰死”，“死”是指肌肤感觉消失了，这种病不会马上死人的，因此不是指人死。这就是肉苛病，病机是营卫大虚、荣卫失调。这种病在临床一般可用“黄芪五物汤”来治疗，还可以考虑用王清任的“补阳还五汤”来治疗，要用大量的“黄芪”来培补营卫之气，这种病在早期若能及时治疗，“黄芪五物汤”还是好用的。

第四章　脏气失调

问曰：“喘”有以下几种情况：“人有逆气不得卧而息有音”，即气逆而不能卧，卧则气喘，因呼吸道不通畅而喘息有声者；“有不得卧而息无音”，即虽不能卧，而呼吸尚通畅者；“有起居如故而息有音”，即起居正常但喘息有声者；“有得卧行而喘”，即有的不动不喘，活动即喘者；“有不得卧不能行而喘”，即有的或卧或行均喘者；“有不得卧卧而喘”，即有的不能卧，卧则喘者。“皆何藏使然？”这都是哪些脏的病变呢？

气逆而不能卧，卧则气喘，因呼吸道不通畅而喘息有声者，这是阳明之胃气上逆的缘故，故曰“是阳明之逆也”。足三阳的经脉正常是从上而下的，现从下而上逆了，所以出现喘而有声。胃主降，阳明胃不能按照正常之道下行，“故不得卧也”，所以不得安卧，《下经》中所云“胃不和则卧不安”就是指这种情况，即阳明胃之气逆则卧不安稳。凡是不能安卧者，都有气逆的问题。

“夫起居如故而息有音者，此肺之络脉逆也”，起居正常而气喘者，这是肺的问题，是肺经之气上逆引起的。正常情况下肺主肃降，肺之“络脉不得随经上下”，即肺不能肃降；肺主宗气，宗气在经脉之中留滞而不行，故曰“故留经而不行”。这种喘，只是由肺之络脉之气不通畅引起，病情轻微，所以起居都还正常，故曰“络脉之病人也微，故起居如故而息有音也”。

不得卧，卧则喘，这是水气上逆、水气上泛引起的，故曰“不得卧，卧则喘者，是水气之客也”。“夫水者循津液而流也”，正常情况下，津液在人体内不断循行流动，“水者”是指体内之津液。肾脏被称作水脏，是“主精液”之脏，如果肾脏的阳气少了不能化生阴精，就要滋生水邪，水邪泛滥人就不得卧，肾不纳气就会出现“喘”，所以说肾“主卧与喘也”。

这节文献指出：“喘”有因于肺者属肺气逆调，有因于胃者属于胃气逆调，有因于肾者属于肾气逆调；因于肺者，病情较轻，尤以肺之络脉的病情最轻；因于胃气上逆者，病情就要进一步；而因于肾者，肾不纳气的病情是最严重的。这些都是由脏腑之气逆调引起的，由于肺气逆而喘者，一般用苏子降气汤就解决了，或用三拗汤来治疗；由于胃气逆而喘者，可用平胃散或苏子降气汤等才能够解决问题；至于肾阳虚阴水上逆而喘者，就要用“真武汤”或是“都气丸”治疗才行。这三种因脏气逆调而喘的情况，在临床上是常见的。

疟论篇第三十五

【篇解】此篇文献是讨论“疟疾”的专篇，故名“疟论”。凡疟疾的病因、病机、症状、证候、治法等，皆叙述无遗。风、雨、寒、暑皆可为引发疟疾的病因；阴阳交争，虚实更作，应卫气而发，循风府而日下则发晏，出风府而上则发早，是为疟疾的病机；寒栗鼓颔，腰脊俱痛，寒去则内外皆热，头痛如破，是疟疾的临床表现；寒疟、温疟、瘅疟等，皆为疟之证型；“必须其自衰乃刺之”，是为治疟之大法。全篇可分作七节。

第一节“黄帝问曰：夫痎疟皆生于风”至“内外相薄，是以日作”。统叙疟疾的病机，以其自外而入，故必随卫气之出入而发作为其要点。

第二节“帝曰：其间日而作者”至“不得皆出，故间日乃作也”。详叙疟疾发病特点，不同的发作时间规律。

第三节“帝曰：夫子言卫气每至于风府”至“邪气之所合，则其府也”。解释风府与疟疾发作的关系。

第四节“帝曰：善。夫风之与疟也”至“手足热而欲呕，名曰瘅疟”。阐发寒疟、温疟、瘅疟的病机。

第五节“帝曰：夫《经》言有余者泻之”至“卫气集，则复病也”。言治疟疾讲究治疗的时机，必须于已衰而治或未发而治。

第六节“帝曰：时有间二日或至数日发”至“以夏病者多汗”。补叙疟发的病机，以及疟疾发作与四时的关系。

第七节“帝曰：夫病温疟与寒疟而皆安舍”至篇末“故命曰瘅疟。帝曰：善”。补叙温疟、瘅疟的病机，指出温疟病在肾，瘅疟病在肺心。

【答疑】

问：怎样理解“卫气一日一夜大会于风府，其明日日下一节，故其作也晏，此先客于脊背也，每至于风府则腠理开，腠理开则邪气入，邪气入则病作，以此日作稍益晏也”？

人体卫气的运行在每天的清晨开始，从目内眦的“睛明”穴开始运行，白天运行于阳经二十五周，夜晚运行阴经二十五周，最后大会于“风府”穴，然后沿太阳经的经脉从背脊两旁循膂而下，这是一日一夜卫气运行的规律。“其明日日下一节”，“节”是指脊柱的骨节，是说疟邪从风府开始一天推迟一节，也是从阳到阴从上而下，也是说邪气每天都会受到会于风府的阳气的抵御，因此疟疾的发作也一天比一天晚，这里阐释为什么有的疟疾发作时间总是有规律地后移的原因，随着疟疾发作时间的后移，病情也随之越来越严重，治疗效果也会因之而越来越差，因为疟邪逐渐深入到阴分了。

当然，这个解释并没有把疟疾发病的实质说清楚，中医解释卫气运行的概念本身就是抽象的，就像是一种假说，但其表达了人体气运是循环无端的这样一种认识，我们能理解这种认识就可以了，关键是要理解疟疾病人的正气会一天不如一天，而疟邪之气在一天天地不断深入，疟疾若得不到有效的控制和治疗，病情将一天天加重，明确这个概念就可以了。

刺疟篇第三十六

【篇解】此篇文献讨论了疟疾之刺法。首论六经疟之刺法，次论五脏疟之刺法，再论疟疾身热、脉大、脉小、脉虚、脉不见等症的刺法。总以“先其发时如食顷而刺之”为刺诸疟的大法。全篇可分作四章，章下分节。

第一章“足太阳之疟，令人腰痛头重”至“腹中悒悒，刺足厥阴”。

章意：分叙六经疟的证治。

第二章“肺疟者，令人心寒”至“刺足阳明太阴横脉出血”。

章意：分叙五脏疟的证治。

第三章“疟发身方热”至“舌下两脉者，廉泉也”。

章意：论诸疟脉症刺法。可分作三小节。

第一节“疟发身方热”至“足阳明、太阴”。言刺疟的时机和方法。

第二节“疟脉满大，急刺背腧”至“先视身之赤如小豆者尽取之”。言疟疾脉大、脉小、脉虚、脉不见等症的刺法。

第三节“十二疟者，其发各不同时”至“舌下两脉者，廉泉也”。言十二疟通刺法，强调“先其发时如食顷而刺之”的刺疟大法。

第四章“刺疟者，必先问其病之所先发者”至篇末“温疟汗不出，为五十九刺”。分言疟疾的简捷刺法，并及病情危重时的刺法。

气厥论篇第三十七

【篇解】篇末有“得之气厥”句，因以“气厥论”名篇。篇中所论者，本为“五藏六腑寒热相移”的问题，何以谓“得之气厥”呢？高士宗解释说：“五脏六腑，主十二经脉，一气营运，环转不息，脏腑不和则气厥，气厥则寒热相移。”（《黄帝素问直解》）“厥”即“逆而不顺”之意。全篇可分作三节。

第一节“黄帝问曰：五藏六腑寒热相移者何”至“疾行则鸣濯濯如囊裹浆，水之病也”。言五脏寒气相移的病变表现。

第二节“脾移热于肝，则为惊衄”至“肠澼死，不可治”。言五脏热气相移的病变表现。

第三节“胞移热于膀胱，则癃”至篇末“传为衄蔑瞑目，故得之气厥也”。言六腑热气相移的病变表现，并以“得之气厥”总结全篇。

【答疑】

问：怎样理解“故得之气厥也”？

关于“故得之气厥也”，张志聪在《素问集注》中的注解是“此邪在脏腑气分”。中医的辨证始终不能离开气分、血分，辨气、血是中医辨证的方法之一，张志聪说的“气分”就是气血之“气”，没有其他特别的含义。比如肝有气分、血分，脾有气分、血分，这是从脏腑来说；从疾病的病位来讲，也有气分、血分之分，比如有的“发热”是病在气分，有的“发热”是病在血分。“气厥”就是脏腑气分受邪出现的病变表现。

问：怎样理解“肝移寒于心，狂膈中”？

“肝移寒于心”是病传其“所生”，木生火。心主火藏神，受到来自肝的寒邪侵扰，心神受扰而发狂。“狂”者以热证为多见，为什么寒邪会致狂呢？这是外寒内热证，其病机是寒邪犯心，心阳不得宣达，阳气郁积于中，扰乱神明所致。临床上是可以见到寒火积胸的狂症，这不用怀疑，不管是“寒邪”还是“热邪”，之所以发狂，还是扰乱了心神的缘故。

问：如何理解“心移寒于肺，肺消，肺消者饮一溲二，死不治”？

“消”应该是热证的表现，为什么说“心移寒于肺”？心、肺是上焦的两个阳脏，一个主“火”，一个主“气”，“心移寒于肺”的基本病机说明君火已衰，心火不足不能温养肺经；肺是既怕寒又怕热之娇脏，需要保持比较恒定的温度，肺气不温则不能行水化津液，体内的水液就多起来，所以会出现“饮一溲二”进少出多的表现；肺为水之上源，水排泄多了，肺气就必然消烁，所以“肺消”是指肺气一天天枯萎，不是肺热的问题。事实上，临床上的多尿症或尿崩症，还是以寒证为多见，由于气不能化津液者，治疗要用温养之法，这种“寒”实际上是虚寒，是阳气不足导致的。所以要结合临床实际来考虑，这里的“寒”解释为寒气、寒水是不合适的，实际是气不化津的问题，认识不同治法用药各异。

咳论篇第三十八*

【篇解】“咳”本属肺病，但不是肺独有之病，有肺病及于他脏而为咳者，有他脏病及于肺而咳者，故诊治咳病，必须明了肺与他脏的关系，“五藏六腑皆令人咳，非独肺也”，这是《咳论篇》的主要精神所在。全篇分作二章，章下分节。

第一章“肺之令人咳，何也”至“乘冬则肾先受之”。

章意：肺主气，肺气病往往会出现咳嗽，这是基本的病机；五脏病变都能够直接或间接地影响到肺，而使肺发生咳嗽的病变。

第二章“帝曰：何以异之？”至篇末“浮肿者治其经。帝曰：善”。

章意：分别论述五脏六腑病变的咳嗽。这章可分成三节。

第一节“帝曰：何以异之”至“咳则腰背相引而痛，甚则咳涎”。言五脏病变影响到肺引发的咳嗽。

第二节“帝曰：六腑之咳奈何”至“而面浮肿、气逆也”。言六腑病变影响到肺引发的咳嗽，并归结于肺胃。

第三节“帝曰：治之奈何”至篇末“浮肿者治其经。帝曰：善”。言用针刺方法治疗咳嗽。

【讲解】

第一章　肺病与咳嗽

问曰：“肺之令人咳，何也？”肺能引发咳嗽，这是为什么？“五藏六腑皆令人咳，非独肺也”，引发咳嗽的不单是肺，其他脏也能引发咳嗽。

外来之邪影响到肺而造成的咳嗽，属于外感咳嗽的范围，邪从皮毛而入之所以会影响到肺，是因为肺气与皮毛、卫气相合相通，卫气充斥于皮毛而发挥卫外的功能，故曰“皮毛者，肺之合也，皮毛先受邪气，邪气以从其合也”，这是肺咳的基本病机，不管什么致病因子，如风邪、寒邪、燥邪、火邪都可以引发肺咳。除了自然之外邪，寒饮、寒食也可以伤及肺而引发肺咳，手少阴肺经起于中焦而络于胃，所以寒饮、寒食等邪气可以通过经脉而至于肺，故曰“肺寒则外内合”，“外”是指从皮毛而入之邪，“内”是指寒饮、寒食等，外寒可以通过皮毛而入于肺，内寒可以通过肺脉而入于肺。“邪因而客之”，从外、从内之寒邪客于肺，就要引发“肺咳”。寒邪入肺为什么会成为咳嗽？寒主凝滞，肺气凝滞不能宣发，其气势必上逆，咳嗽基本的病机就是气逆，所以治咳嗽的药，不是宣肺就是降肺。“形寒饮冷则伤肺”（参见《难经》）就是这样提出来的，当然燥热也一样的伤肺，燥热之气从皮毛而入或胃中有热邪也同样能伤肺，风寒暑湿燥火伤肺都是这样基本的两个途径。

什么是“五藏各以其时受病”？如肝多在春时受病，肺多在秋时受病，肾多在冬时受病，这叫“各以其时受病”。但是，是不是肝受病都在春时？心受病都在夏时？那也不一定，这就是“非其时，各传以与之”的意思，如现在是冬季，肝也可以受病，由肾脏影响到肝而受病，这叫“传与之”。病传的规律是由五脏的关系决定的，不仅是五脏，六腑也有病传的规律，临床上“各以其时受病”是少数，“传以与之”是多数。

中医学认为人体与自然界是个统一体，故曰“人与天地相参”，“参”是配合、相应之意，人体一定要在自然界的影响下能动地适应之，与之参合，才能在自然界中生存。“故五藏各以治时”，“治时”是“主时”之意，如肝治于春，心治于夏，肺治于秋，肾治于冬。人之脏腑适应四时的能力是有节律的，时多、时少、或强、或弱地变化着。如果某一个器官，在某一个季节，其适应性差了，就很容易感受外邪，故曰“感于寒则受病”，这个“寒”是“邪”之意，包括了风寒暑湿燥火六淫邪气。对肺来说，肺的功能不能很好地与外界相适应，感受了外邪，轻则咳嗽，重则泄泻、腹痛，故曰“微则为咳，甚者为泄为痛”，这是因为肺与大肠相表里的缘故。

“乘秋则肺先受邪，乘春则肝先受之，乘夏则心先受之，乘至阴则脾先受之，乘冬则肾先受之”，这里的“至阴”是指长夏，即农历六月份，这是对“各以治时”理论的一个补充，是在更深入地解释“五藏各以治时”的概念，是正常的脏与时相应的情况，不相适应了就会“相乘”，是指乘其衰而加之的意思，若五脏健康就无机可乘。

总之，此章涉及了咳嗽病机的轻重浅深，以及本脏病、他脏病传等问题。

第二章　脏腑与咳嗽

第一节　五脏咳

一看肺咳。“肺咳之状，咳而喘息有音，甚则唾血”，肺咳症见咳嗽同时伴有喘、呼吸不利等，因为肺主呼吸。“甚则唾血”，血随咳而出，这与呕血、吐血不一样，是咳唾带出来的血，血随着肺气之逆而出。

二看心咳。“心咳之状，咳则心痛，喉中介介如梗状，甚则咽肿喉痹”，心咳症见咳嗽同时伴有心痛，或伴有咽喉不利，病人感觉咽喉有异物，有所妨碍、阻滞，甚则咽喉肿痛、喉痹。为什么呢？因为心脉夹于咽，心脏的经脉绕于咽喉的缘故。从咳嗽、心痛、咽肿、喉痹这些表现来看，多为心火上炎之故。

三看肝咳。“肝咳之状，咳则两胁下痛，甚则不可以转，转则两胠下满”，肝咳症见咳嗽同时伴有胁痛，因为两胁、两胠都是肝经所分布的地方。痛甚则转侧不利，活动受限，或者是两胠下胀满，这都是由于肝之经脉阻滞的关系。

四看脾咳。“脾咳之状，咳则右胁下痛阴阴引肩背，甚则不可以动，动则咳剧”，脾咳症见咳嗽同时伴有右胁下痛，为什么？中医学认为“右”是“气”的问题，“左”是“血”的问题，而脾气从于右，肝脉从于左；“阴阴引肩背”，

"阴阴"可以理解为"隐隐"地痛引肩背；脾咳严重时，不能活动，活动后咳嗽加剧。

五讲肾咳。"肾咳之状，咳则腰背相引而痛，甚则咳涎"，肾咳症见咳嗽同时伴有腰背相引而痛，这是肾之经脉的表现，"腰"为肾之府，肾的经脉贯于肾、络于脊、入于肺，所以肾病影响到肺会出现这些症状，甚则咳嗽伴有吐涎，"涎"为清痰，肾主水。

从上述对五脏咳病变表现的描述来看，其辨咳的要点是：第一，脏腑所在的部位；第二，脏腑的属性；第三，脏腑经脉循行的路径；第四，脏腑之所主、所藏、其华、开窍等生理功能；第五，脏腑之间的关系。临床上对其他病的辨证也是这样。

第二节　六腑咳

问曰："六腑之咳奈何？安所受病？"六腑病变引发的咳嗽是怎样的呢？其病机是怎样的？"五藏之久咳，乃移于六腑"，也就是说五脏咳可以累及六腑，咳嗽首先是由脏受病，肺属脏，久咳不愈就要牵涉到六腑，这是因为脏与腑有表里的联系。下面列举了一些例子，这些都要当作示例来看待，不要搞成定义，否则这书就读死了，就没有现实意义了。

脾胃有表里关系，故曰"脾咳不已，则胃受之"。"胃咳之状，咳而呕，呕甚则长虫出"，胃咳症见咳嗽伴有呕吐，呕甚则吐蛔，"长虫"是指蛔虫等寄生虫。是不是一定要见到"吐蛔"才算是胃咳呢？那不一定，但确有这种情况。看来古人也知道寄生虫多是寄生在消化系统的，这一点还是很明确的。"肝咳不已，则胆受之，胆咳之状，咳呕胆汁"，胆咳症见咳嗽伴有呕吐胆汁，这是临床常见的，不一定都吐胆汁，也可见吐清水。"肺咳不已，则大肠受之，大肠咳状，咳而遗失"，这个"失"字是"矢"字之误，"矢"字与"屎"字在古代是通用的，大肠咳症见咳嗽伴有遗屎，这种情况也是有的，尤其是脾胃虚弱的患者多见。"心咳不已，则小肠受之，小肠咳状，咳而失气，气与咳俱失"，小肠咳症见咳嗽伴有肠矢气，就是因为肠里面的气多之故。"肾咳不已，则膀胱受之，膀胱咳状，咳而遗溺"，膀胱咳症见咳嗽伴有遗尿，这种现象临床也常见。"久咳不已，则三焦受之，三焦咳状，咳而腹满，不欲食饮"，三焦咳要辨上焦、中焦、下焦，像这种"咳而腹满，不欲食饮"是中焦的问题，或是中下焦的问题，要是咳嗽出于上焦，应该见到胸满、憋闷，甚至心悸等表现。

以上总结的规律是说五脏如何影响六腑而咳，主要是通过表里关系来论述的。这里有一个问题，是不是阴经一定影响阳经？如脾一定要移于胃，肝一定移于胆，这不一定。脾可以影响到胆，脾也可以影响到肝，这些在临床上都可以见到，要根据病人客观的临床表现来具体分析。

“此皆聚于胃，关于肺，使人多涕唾而面浮肿气逆也”，这里提出了肺、胃的关系对辨咳嗽的重要性。肺与胃并没有表里关系，这种认识与前面“其寒饮食入胃，从肺脉上至于肺”相同，前面也讲了这与肺经的循行有关，手太阴肺脉起于中焦，来源于胃，因此肺与胃虽然没有表里关系，但却有经络方面的联系。譬如，咳嗽伴有痰饮，这个痰饮从哪里来的？依据中医学理论，“饮”邪从脾胃而来，所以有“脾胃是生痰之源”一说，这也支持“聚于胃，关于肺”之说。正是这个道理，所以才“使人多涕唾”，咳嗽多伴有涕唾，“涕”是肺的问题，“唾”是胃的问题；还会出现“面浮肿气逆”，阳明之脉布于面，咳久了颜面会浮肿，这种浮肿不一定是水肿，是气肿，这也支持“聚于胃，关于肺”之说。在临床上涕、唾、面浮肿、气逆的表现，均关乎到肺气和胃气，两者在生理和病理方面都相互影响，生理上两者均主降，病理上两者在气逆方面会相互影响，古人从这两个方面来看肺与胃的密切关系。在六腑咳中，多表现为肺胃的关系，故结论为“此皆聚于胃，关于肺”，这符合临床所见。

第三节　治咳嗽

“岐伯曰：治藏者治其输，治腑者治其合，浮肿者治其经。”用针刺方法治疗咳嗽。

问曰：“治之奈何？”怎样治疗咳嗽呢？若咳嗽之病在脏，可以刺“输”穴，如为肺咳，那么肺经的输穴是“太渊”；若咳嗽之病在腑，可以刺“合”穴，如为胃咳，胃经的合穴是“足三里”；伴有“浮肿”表现者是病在经，可以刺“经”穴，“经”穴要分腑之经、脏之经，如肺经的经穴是“经渠”，胃经的经穴是“解溪”。这是从五输穴来讲咳嗽的治疗，只是提出了治疗的原则而已。所谓五输穴，即“所出为井，所溜为荥，所注为输，所行为经，所入为合”，井、荥、输、经、合的理论是在《灵枢·九针十二原》里面讲的，大家要了解和研究这方面的知识可以看看这篇文献。

总之，学习了这一篇文献后，我们要回味一下中医学整体观念的精神。咳嗽病的基本病变在“肺”，这是谁也不否认的，因此第一要从病因与肺的关系来辨证，是肺风？肺寒？肺燥？肺湿？肺火？第二是要解决肺与他脏的关系，如心与肺的关系，肝与肺的关系，脾与肺的关系等，这很重要；特别是五脏之间的关系，是咳嗽病在临床上经常能见到的。第三是胃与肺的关系问题，“聚于胃，关于肺”，这个话是有临床意义的。

“咳嗽”在现代医学中是个症状，在中医学中认为这也可是个独立的病。这篇关于讨论咳嗽的文献认为，“咳”是肺病，这没有什么争议，但不是专属肺病，不是肺脏独有的病。为什么这样说呢？有的咳嗽原发病灶是在肺，但咳嗽长期不能治愈，情况就复杂了。还有的咳嗽，以其他脏腑为原发病灶，由这些脏腑影响了肺脏的缘故。咳嗽病是复杂的，所以文献提出“五藏六腑皆令人咳，非独肺也”的认识。既然咳嗽不是肺脏专有的病，那么治疗咳嗽就需要掌握肺和其他脏腑的关系，如肺与肝的关系、肺与心的关系、肺与脾胃的关系、肺与肾的关系，等等，否则就治不好咳嗽。与现代医学比较起来，中医治疗咳嗽有很大的优势。这些年来，我们在治疗慢性支气管炎方面，由于掌握这个精神取得了非常好的疗效。对有些慢性支气管炎，可以从肾来治疗，如老年性慢性支气管炎，十有八九都是从肾来治疗而解决问题的。有的慢性支气管炎是脾胃的问题，有的慢性支气管炎是肝的问题，根据不同情况来辨证论治。“五藏六腑皆令人咳，非独肺也”的论点，尽管是两千年前提出来的，但至今仍有现实意义，也是《咳论》这篇文献主要的精神所在。

【答疑】

问：应该怎样理解“其寒饮食入胃，从肺脉上至于肺则肺寒，肺寒则外内合邪，因而客之，则为肺咳”？与“秋伤于湿，冬生咳嗽”有什么区别？

肺的经脉循胃口上膈而出于肺，所以说“从肺脉上至于肺则肺寒”，这里所谓“内外合邪”是指外在的寒邪和内在饮食之寒相合，一方面寒邪从皮毛伤肺，另一方面是胃中之寒从肺的经脉而伤肺。

“内外合邪”与《素问·阴阳应象大论》中“秋伤于湿，冬生咳嗽”怎样区别呢？这里明确了咳嗽是内外合邪引起的，而《素问·阴阳应象大论》中的咳嗽是说湿邪在肺中郁遏久了，化热而伤肺，是秋的湿邪长期没有排出去，导致冬天的咳嗽，与这里的内外合邪不一样。这里的内外合邪基本上是肺寒证，而秋伤于湿冬生咳嗽，这种咳嗽热化了，是为了解释“重阴必阳”“重阳必阴”而提出来的，是有前提的。

问：怎样理解“人与天地相参，故五藏各以治时，感于寒则受病，微则为咳，甚者为泄为痛”？

这段文字前面主要是讲“内外合邪”概念，而这里是具体地讲“内外合邪”的病症表现。内外合邪，邪气轻浅而在表，只会出现咳嗽；若邪气重深而入于里，就会出现泄、痛的表现。为什么要这样举例呢？因为肺与大肠相表里，故曰“微则为咳，甚者为泄为痛”。“五藏各以治时”是指五脏各有所主的时节，如肺主秋。这里的“微”和“甚”实际上是说表里的关系，属内外合邪，其邪气轻浅出现在表之证，邪气深重就会出现在里之证。

问：怎样理解“五藏各以其时受病，非其时，各传以与之”？

“时”是指五脏所主之时，如肝主春，肺主秋，意思是五脏受病与四时有关，如肝受病于春，肾受病于冬等。这种规律不是绝对的，不都是如此，也有“非其时”的时候，如肝可以受病于春，但是也有不是春天而肝受病的情况，这就是“非其时”受病，什么原因呢？这是因为“传以与之”，比如肺先受病可传与肝，特别是有相克关系者更容易“传以与之”。因此这句话的意思就是五脏受病既有其当令之时，也有由于他脏的传变而受病的，即“非其时”受病，所以才会有“五藏六腑皆令人咳，非独肺也”之说。

举痛论篇第三十九*

【篇解】列举诸种痛症的病机而一一辨论之，故名“举痛论”。人体经脉流行，气机环转，上下内外，无一已时，阳和布化，气息流畅，便无痛楚的发生，故论中着重对“气”的发挥；寒气客于经脉，稍有稽迟，疼痛即因之而作，故论中又着重对“寒”的分析。明晰二者，痛楚的病机已基本得其要领，虽偶有热痛，毕竟是少数。全篇可以分作四章，章下分节。

第一章“黄帝问曰：余闻善言天者”至“岐伯再拜稽首对曰：何道之问也”。

章意：实事求是为治学之极则，论曰“言而可知，视而可见，扪而可得”，这就是从实际出发的基本要求，虽无关于论痛，却具有至理。

第二章“帝曰：愿闻人之五藏卒痛，何气使然？”至“帝曰：所谓言而可知者也”。

章意：通过对诸种疼痛病机的分析，以验证“言而可知”的旨意，即这些疼痛的病机都是说得清且容易理解的，不是虚幻的、模糊的。此章可作成三节。

第一节“帝曰：愿闻人之五藏卒痛”至“客于脉中则气不通，故卒然而痛”。提出疼痛的病灶是在经脉，疼痛的病机是经气不流通，疼痛的致病因子是寒邪，这是引发疼痛的基本要素。

第二节“帝曰：其痛或卒然而止者”至“各不同形，别之奈何”。列举诸种痛症的临床特点来加以区别。

第三节“岐伯曰：寒气客于脉外则脉寒”至“故痛而闭不通矣”。一一辨明不同形证疼痛的病机，因于寒者十有四，热痛仅居其一。

第三章“帝曰：所谓言而可知者也”至“坚而血及陷下者，皆可扪而得也”。

章意：从疼痛在经脉形色方面的表现，来说明“视而可见、扪而可得”之理。

第四章“帝曰：善。余知百病生于气也”至篇末“正气留而不行，故气结矣”。

章意：从诸种疼痛有关于气的发挥，引申到情志病变亦关乎气的种种病机。

【讲解】

第一章　认识事物的方法

这一章的内容看起来与“疼痛”的关系不大，但是这段文献的精神很可取，主要讲做学问要实事求是，这是最基本的原则，强调“言而可知，视而可见，扪而可得”，即要讲得明白，要看得见，要摸得着，一切要从实际出发，这是一般做学问的基本原则。如疼痛的病机虽然很复杂，但可以做到“言而可知”，讲得出道理；也能“视而可见”，能区分出疼痛的性质，是气分的疼痛，还是血分的疼痛；还可以“扪而可得”，来辨别疼痛的表现特征。由此来辨别疼痛的寒、热、虚、实及在经、在脏、在腑，这是《内经》认识疼痛的基本指导思想，也是区别各种疼痛的基本方法。

“善言天者，必有验于人”，“天”指宇宙，这句话是说，宇宙距离我们太遥远了，是摸不着的东西，但是其中的规律会从人体上反映出来。“善言古者，必有合于今”，是说往古的事谁都没有亲身体验过，必有合于今才有现实意义，所以我们提倡古为今用。“善言人者，必有厌于己”，“厌”是“心服口服”之意，意思是讲给别人听的道理，首先要能说服自己。这些话都是很有哲理的。

“如此，则道不惑而要数极，所谓明也”，是说能够做到这样，或者有这样的态度，这种实事求是的态度，做学问务实的态度，“则道不惑而要数极”，那就会很有理智，什么事情都清清楚楚，达到一个很高的境界，这就是大彻大悟，把握了事物的本质。原文这里是两个“明”字，“所谓明明也”，现在删去了一个“明”，其实这个字用不着取消。明，是理论、知识之意，“明明”的意思是能“有验于人”“有合于今”“有厌于己”者，是最智慧者，是掌握了真正理论知识的人，用现代人的语言来说就是掌握了真理的人。

“今余问于夫子，令言而可知，视而可见，扪而可得，令验于己而发蒙解惑，可得而闻乎？”希望夫子能“言而可知”“视而可见”“扪而可得”，用自己亲身的经验来“发蒙解惑”。这段话的精神是有现实意义的。

第二章　疼痛的病机分析

第一节　疼痛的基本要素

问曰："五藏卒痛，何气使然？""卒痛"是爆发性的、急性的疼痛，且疼痛程度不轻，五脏卒痛是什么原因呢？五脏都有可能发生"卒痛"，要知道其中的原因，首先要知道人体经脉的生理。"经脉流行不止，环周不休"，这是人体经脉的生理，经脉流行不止环周不休通畅无阻。若"寒气入经而稽迟"，寒邪之气在经脉之中稽留而迟滞，就会造成"泣而不行"的局面，"泣而不行"与"流行不止，环周不休"是相对的，即经脉的正常生理状态被破坏了，经脉迟涩而不能运行。若是"客于脉外"，寒邪之气侵留于经脉之外，"则血少"，寒邪所在之处血液就要减少，原本是血所在之处被寒邪占据了；若是"客于脉中"，寒邪之气停留于经脉之中，"则气不通"，经气不能流通。"少"与"不通"，骤然间改变了"流行不止，环周不休"的生理状态，于是疼痛爆发了，故曰"故卒然而痛"。

第二节　疼痛的不同表现

疼痛有哪些不同表现呢？有"卒然而止者"，有"痛甚不休者"，有"痛甚不可按者"，有"按之而痛止者"，有"按之无益者"，有"喘动应手者"，有"心与背相引而痛者"，有"胁肋与少腹相引而痛者"，有"腹痛引阴股者"，有"痛宿昔而成积者"，有"卒然痛死不知人"，有"有少间复生者"，有"痛而呕者"，有"腹痛而后泄者"，有"痛而闭不通者"，等等。"各不同形，别之奈何？"对这些种种的疼痛，怎样来区别认识呢？

第三节　疼痛的具体病机

为什么有的疼痛会"卒然而止"或"痛甚不休者"？这些大多是因寒邪客于经脉之外而引起，人体脏腑、经络都需要保持一定的温度，经脉受寒而失去生理的正常温度，经脉就要发生"缩蜷"，因收缩、卷曲而又出现"绌急"，"绌急"是"拘急"之意，用现在的语言来说就是紧张度高了，又因拘急而牵引到若干"小络"，于是经络变得僵硬而卷曲，影响了经气的通畅，故"卒然而痛"。这种疼痛的特点是"得炅则痛立止"，"炅"是"热"之意，即用温法来治疗，如热敷、理疗、艾灸等方法，服药则需用温经散寒的方法，疼痛就会逐渐消失，这是痉挛性疼痛，是由于经脉拘急引发的疼痛。"因重中于寒，则痛久矣"，"重"是指病邪深重，"中"是"中伤"之意，受寒严重、寒邪深入而引起的疼痛会长期不解，一般的温法也解决不了问题，于是"则痛久矣"。这种疼痛可见于虚寒的患者，如消化道的溃疡病，不仅有外寒，还有阳虚内寒，即所谓陈寒痼疾。这种疼痛呈慢性发展的过程，即所谓“痛甚不休”。

为什么会“痛甚不可按”？若“寒气客于经脉之中”，与经脉中的“炅气相薄”，“薄”是“迫”之意，外来的寒邪与体内炅气势均力敌，相持不下，“则脉满”，经脉胀满起来，由胀满而引发疼痛，故曰“满则痛”，而且这种疼痛的特点是“不可按”，多为实证。大家在临床上都有体会，痛而拒按者多实，痛而喜按者多虚。这种实证疼痛的病机是，“寒气稽留”在经脉之中，炅气要去抵抗寒邪，故曰“炅气从上”，于是经脉胀大血气紊乱，故曰“脉充大而血气乱”，这是寒热夹杂的实证性疼痛，其特点是“痛甚不可按”。

为什么有的“按之而痛止”呢？“膜原”是指脏腑与脏腑之间的缝隙，寒邪客于肠胃之间的膜原之中，还没有入于肠胃之中而在肠胃之外，影响了肠胃间血气的分布，故曰“血不得散”，于是肠胃间的小络脉发生痉挛而引发牵引性疼痛，故曰“小络急引故痛”。这种疼痛因寒邪不重，没有影响到大的经脉，病灶浅在，可“按之则血气散”，按摩疼痛的地方使血气正常布散，便可缓解小络脉之拘急，于是疼痛缓解或消失，故曰“按之痛止”。这种疼痛的特点是喜按，多属虚证。

为什么有的疼痛“按之无益”呢？有种疼痛，不管怎么按摩也不缓解，但又不拒按，疼痛也不因按摩加重，这是因为“寒气客于侠脊之脉”，“侠脊之脉”即夹于脊骨两旁的经脉，其部位深在，如太阳经脉循脊骨而下，两边有肌肉包裹，经脉部位比较深，按摩不及，故曰“则深按之不能及”。

为什么有的疼痛之脉象“喘动应手”呢？“喘”是“急促”之意，指脉象很不平静，疼痛而脉现急促不安，是因为“寒气客于冲脉”的缘故。中医经络学讲冲脉起于胞中，“胞中”在“关元”穴对应之处，故曰“冲脉起于关元”；冲脉的一支经脉从关元随足少阴肾经脉上行，沿着腹部两侧上行，即云“随腹直上”，因其起于小腹内故又称为“腹冲”；冲脉是深在的经脉，有血海之称，“寒气客则脉不通”，冲脉之气因之而不通，气滞不通，脉搏就变得躁动不安，故曰“脉不通则气因之，喘动应手矣”。

为什么“心与背相引而痛”，“按之则痛止”呢？足太阳膀胱经脉在背脊的穴位称作“背俞”，这些穴位与五脏相应，寒邪客于太阳膀胱经的五脏俞穴，于是五脏的经脉冱涩不通，经脉中的血液就少了，故曰“寒气客于背腧之脉则脉冱，脉冱则血虚”；血虚不能营养经脉，则出现疼痛，故曰“血虚则痛”；同时由于五脏的俞穴之气血都贯注于心，心主脉，故曰“其腧注于心”；所以其疼痛的特点是“相引而痛”。所谓“相引而痛”是指背俞穴与脏腑之间发生的牵引性疼痛，比如“心痛”同时会出现“背痛”，或者其他脏痛，也可出现背痛。《金匮要略·胸痹心痛短气病脉证治》有“心痛彻背，背痛彻心”的记载，即乌头汤证，这就是“相引而痛”的例子。这种疼痛还有个特点，即按之则痛止，因为按压会使“热气至”，热气至，经脉的冱涩就会得到改善，血流量就会增加，以改变血虚的状况，所以疼痛就可以得到缓解，故曰“热气至则痛止矣”。这种疼痛喜温喜按，属于虚寒证。

为什么“胁肋与少腹部相牵而痛”呢？这是因为“寒邪客留于厥阴之脉”而引发的，因为阴器、胁肋、少腹等，都是足厥阴肝经之脉循行的部位，“寒气客于脉中”，影响了经脉气血的正常运行，故发生这些部位的疼痛。

为什么“腹痛引阴股”呢？“阴股”即大腿根部内侧，“厥气”是由寒邪而引起的厥逆之气，厥气随着经脉上行至少腹，少腹经脉的气血不通畅，所以经脉下引而发生疼痛。这是什么经脉呢？根据行于两股内侧来看，主要还是足少阴经脉，少阴经脉行于少腹、阴股之间，这是寒气客于少阴的表现。

为什么会痛“宿昔而成积”呢？是因为“寒气客于小肠膜原之间，络血之中”，小肠络脉的血液冱涩不得注于大经，于是小肠的小络、大经之“血气稽留不得行，故宿昔而成积”，“宿昔”是指陈旧性的病变，“积”是气血稽留充斥的慢性改变，也就是说这是慢性的、陈旧性的一种疼痛。古人传统的理念认为，“积”不管在气分还是在血分，只要在经脉都比较好办，若在络脉就比较困难了，叶天士治温病创一新说认为，“久病入络”，病久了病邪就会深入于络，治疗往往比较困难。这里有个矛盾现象，“络”是浅在的脉，“经”是深在的脉，“久病入络”说与此认识相反，这怎样理解？其实在经络学说中，络脉有浅在、深在之别，深在之络脉直接与脏腑连接，十二经脉说中有“属”“络”之词，如属于“脾”络于“胃”，表里之经络属关系的“络”，就是指这种深在的“络”，所以络脉不是单指在皮表的细小之脉，深在于脏腑之间的也有络脉，就像现代医学的毛细血管说、微循环说，叶天士的“久病入络”说，就是指深在于脏腑间的络脉。这里所谓“膜原之间”，表达的是邪已深在的概念，因此这种疼痛被称作“宿昔而成积”的病变。

为什么会“卒然痛死不知人，有少间复生者”呢？还有种疼痛的基本病机是“阴气竭，阳气未入”，即阴阳衰竭，主要是阳气衰竭。这种疼痛在临床上表现是很凶险的，包括现在的心血管性疼痛。中医学认为，这是“寒气客于五藏”，内脏因寒气“厥逆上泄”而发生疼痛。所谓“上泄”，是指已经很虚弱的阳气，因阴气枯竭而外脱的现象，即阳气外脱。为什么呢？因为阴气竭了，阴不能涵阳，阳气只能外脱、外越，阳气不能进脏，整个脏器失掉了阳气的温养而发生剧烈的疼痛，这就是“阴气竭，阳气未入”。这种疼痛有两个特点，一是猝发，一是剧烈，发作便“死不知人”而昏厥过去。当然，不是真正意义的死亡，若阳气得到及时的救治，阳气可以复返回内脏，人就可以回苏过来，故曰

“复反则生矣”。这种疼痛多见于心阳衰竭的情况。

“寒气客于肠胃，厥逆上出，故痛而呕也”，这是解释“痛而呕”的病机。寒气客于肠胃，肠胃的传导功能受到阻碍，由此引发“厥逆”，即肠胃失去正常的降下功能，逆而上走，即寒气逆，所以腹痛而呕。这种疼痛不是很严重的病情。

为什么会“痛而呕”或“腹痛而后泄”呢？这种胃痛、腹痛不是很严重的疾病，这是因为“寒气客于肠胃”，胃中有寒则逆，故曰“痛而呕”；“寒气客于小肠，小肠不得成聚”，小肠的功能是吸收水谷精微，将剩下的糟粕分泌出来，此即“小肠成聚”，“小肠不得成聚”是说小肠吸收的功能减退了，于是“后泄腹痛”。这种现象常见于消化不良的病症，多因腹部受寒后引发。

上述的十四条疼痛都属于寒证，都是寒邪之气引发的，最后一条讲的是热性疼痛。“热气留于小肠”，小肠发生热性的病变而引发的腹痛，故曰“肠中痛”；并伴有“瘅热焦渴”，“瘅”是“热”之意，如“瘅疟”表现为只发热不恶寒，“焦”是伤津的病变表现，即津液枯涸；于是大便“坚干不得出”，大便干燥难以排出，“故痛而闭不通”，腹痛、腹胀、大便不通，这是肠胃热积证，即“承气汤证”。

以上共十五条疼痛病机，涉及以下几个方面。

第一，营卫气伤的疼痛。如伤风、感寒而周身疼痛的麻黄汤证，桂枝汤证也有身痛或者头痛，这种外感邪气引发的疼痛，都属于营卫气伤的问题，六淫之邪气伤于营分或者伤于卫分，阻碍了营气、卫气的运行，这属于“气伤痛”。这种疼痛问题不大，除去外邪，营卫的功能恢复了，疼痛就会消失，属风证用桂枝汤来解表，属寒证用麻黄汤来散寒。

第二，经络受伤引发的疼痛。经络受到寒邪的侵袭，可引起络脉蜷缩。人体正常的经脉是不会蜷缩的，因为这样才能保持营卫之气的通畅无阻，若受到某种致病因子的刺激，特别是寒邪的刺激，不管外寒还是内寒，经脉、络脉就会发生蜷缩的病变，出现拘急状态，临床上多表现为猝然而痛。

第三，寒热不和的疼痛。五脏六腑有不同的温度需求，如心为阳中之阳脏，它的温度就要高；膀胱是寒水之腑，肾是寒水之脏，它们的温度就要低，不论高低都要保持恒定的状态才能够维持其正常的功能。如心肺都在上焦，肺为阳中之太阴，主清肃之气，若把这种对寒热的需求搞乱了，就会出现寒热不适之病变；如心阳不振，或者寒邪入心，就要造成心痛；如燥热之气侵犯肺脏，造成肺的寒热不和，失去清肃的功能，就会发生胸痛。其他脏腑也都需要维持恒温，若寒热关系失和，该寒的而热，该热的而寒，就会因寒热不和而发生疼痛。

第四，血气不通的疼痛。此即“脉不通则气因之”的疼痛，经脉不通，气就因之而不通，这是“不通则痛”的表现，这是疼痛病机中的一个影响因素。

第五，经脉失养的疼痛。经脉也好，脏腑也好，都需要血液的营养，若血虚而不能营养经脉、脏腑，就要引发疼痛，如“脉冱则血虚，血虚则痛，其俞注于心，故相引而痛”。古人虽然不了解“供血不足”的病理，但是他们认识到心主脉，血少而不能注于心，就要发生心痛、心悸等表现，这种就是属于血虚问题，不是“不通”的问题。心脏有这种情况，其他的器官也有这种情况，如《金匮要略》中治妇女腹痛的当归生姜羊肉汤证，就是血虚性的疼痛，这是种持续性的慢性疼痛，在临床上是常见的。

第六，阳衰阴竭血气上逆的疼痛。这种疼痛是比较严重的，即“阴气竭，阳气未入，故卒然痛，死不知人”，阴虚而不能涵阳，阳气外脱，脏腑的功能失去了阳气的主持，这种疼痛是很严重的疼痛。

综上所述，疼痛病机曰营卫气伤、脉络蜷缩、寒热不和、血气不通、血脉虚涩、阳衰阴竭。由此可以得出结论：中医学对疼痛的认识，其病灶、病位总不外乎在经脉，在脏也是在脏的经脉，在腑也是在腑的经脉；疼痛的病因，多为寒邪之气，因于热邪的较少见；疼痛的病机，归咎为气血的病变，无论虚实寒热何种性质的疼痛，都受到气血病变的影响；疼痛证型基本是寒证，但寒证要分虚实。这是中医学对疼痛的基本概念，因此凡痛归为“不通”的认识是有片面性的，疼痛病机并不那么单纯。

第三章　疼痛的望诊触诊

问曰：上面所述都是“言而可知”的内容，已经描述得很清楚了，那么所谓的“视而可见”是怎样的呢？所谓“视而可见”是讲望诊，“五藏六腑固尽有部，视其五色，黄赤为热，白为寒，青黑为痛，此所谓视而可见者也”，这就是“视而可见”的具体内容。

首先，脏腑的情况可以通过体表的相应部位反映出来，诊断疼痛也是这样，属什么经脉的疼痛，首先就要确定病位，故曰“五藏六腑固尽有部”。比如头痛，就可根据部位来确定疼痛的病位，后头痛属太阳，前额痛属阳明，两侧痛属少阳，颠顶痛属厥阴肝；又如腹痛，胸腹痛是心肺的问题，中脘痛、中腹痛多是脾胃的问题，下腹痛是肝肾的问题；再如肩背是心肺的部位，心肺之气系于肩背，肩背疼痛要找心肺的问题；腰为肾之府，腰痛是肾的问题。这就是“五藏六腑固尽有部”的概念，通过看疼痛的部位来推断脏腑病位。关于脏腑应部的认识，有详略之分，详者单是望脸部，就有心额、肾颧、鼻脾之说。

其次，还要“视其五色”，通过气色的改变可以诊断疼痛的性质。如“黄赤为热，白为寒”，患者出现面黄或面赤，一般来说都是热证多，当然“黄”

还要分阳黄、阴黄，阳黄属实热；有些疼痛，脸色变得煞白，一般来说是病在气分，多属阴寒证，当然寒证也要分是虚寒还是实寒；再如“青黑为痛”，这是肝肾下焦病变的表现，多属肝肾寒盛。这些不同疼痛所伴有的不同气色也属于“视而可见”者。

问曰：“扪而可得，奈何？”言而可知，视而可见，已如上所述，那么“扪而可得”又是怎样的呢？“扪而可得”的疼痛都有些什么具体的表现呢？这里叙述了三种表现。一是主痛之脉“坚”，是指疼痛的地方摸上去感觉有包、有块，很坚硬，比如癥瘕，“癥”的包块以固定不移为特点，“瘕”的包块以有聚有散为特点，疼痛时可触及，不痛时就触及不到；二是视其主病之脉络，即经脉血色是什么样的，是发青还是发紫，是充血性的还是出血性的；三是视其主病之脉是否有陷下表现，所谓“陷下”就是触摸不到什么，经脉没有任何表现，这往往是气血不足的表现，多是虚证。这三种情况“皆可扪而得也”。

第四章　情志与疼痛气机

问曰：“余知百病生于气也，怒则气上，喜则气缓，悲则气消，恐则气下，寒则气收，炅则气泄，惊则气乱，劳则气耗，思则气结，九气不同，何病之生？”这里的问题是，情志、寒热、起居三类致病因子引发疼痛的病机是什么？尤其是情志引发的疼痛。

“怒则气逆，甚则呕血及飧泄，故气上矣。”“气逆”有两个含义：应下行而上行叫作“逆”，如肺气逆；虽应上行，但失去常度的上行也叫作“逆”，如肝气逆。“怒”属肝，怒气是肝气逆的表现，甚至还会出现“呕血及飧泄”的表现。“呕血”是血随肝气上逆而吐出，肝是藏血的器官；“飧泄”是过亢之肝气伤了脾土而引起的。这就是“怒则气上”引发的病变。

“喜则气和志达，荣卫通利，故气缓矣。”“气和志达，荣卫通利”这是正常的情况呀？怎么会出现“气缓”呢？“缓”在《内经》中有好几个含义，比如“和缓”指正常现象，如脾胃之脉来和缓是有神的气象，还有缓散、缓弱之说，“喜则气缓”的“缓”应该是缓散、缓弱的意思。在《素问·调经论》中有句话云“喜则气下”，就是指“缓弱”的表现，喜太过了，阳气过耗，“下”是“弱”之意，阳不能升举的意思。《灵枢·本神》篇里解释“喜乐者，神惮散而不藏”，也是“缓散”之意，喜乐太过了，神志不能收敛而藏于心脉之中，“惮”是“散”之意。这两处文献可以用来解释这里的“气缓”。

“悲则心系急，肺布叶举，而上焦不通，荣卫不散，热气在中，故气消矣。”“悲”属肺，过悲伤肺，肺气伤了就要造成“心系急”，“系”前面解释过，是指联系脏腑的经脉，肺与心表现为气和血的关系，所以气病了就会影响血，这是“悲则心系急”的意思；“心系急”反过来会造成“肺布叶举，而上焦不通”，“布”是“肺气散乱”之意，“举”是“肺气上逆”之意，即上焦气机不通利；于是“荣卫不散”，营气、卫气的运行都是由肺的宗气带动的，营卫郁积不散，不能行于阴、行于阳，肺气不宣通导致荣卫不宣通；荣卫之气郁积就造成了“热气在中”；热盛就要消耗气，“故气消矣”。

“恐则精却，却则上焦闭，闭则气还，还则下焦胀，故气不行矣。”“恐”属肾，恐惧伤肾，肾气伤首先影响的是肾精，故曰“恐则精却”，“却”是“虚”之意；肾主精属水，水阴升阳气才能够降，现肾精不足，肾之阴不能上升，心之火得不到调济，肺之气也得不到濡润，水火、阴阳、上下等关系出现了问题，在上的肺气不能下交于肾，肾精精水虚而不能上承，上下阻隔不通，故曰“上焦闭”；“闭则气还”，“气还”是指在上的下不来、在下的上不去的现象，即痞隔不通，“还”可以理解为“坏”，是对阻隔现象的描述；“还则下焦胀”，上下不能交通，则气滞不行，于是出现“胀”的表现，“故气不行矣”。

“寒则腠理闭，气不行，故气收矣。”“寒”主凝闭、主收引，所以“寒”太过则“腠理”闭塞不通，荣卫之气就不能运行，故曰“气收”，即气内敛而不能外散的意思。伤寒病往往要发热，就是体内的阳气散不出去的缘故，散“寒”的药总多用“辛温”，辛温才能解决“腠理闭”“气收”等问题，这是寒邪的性质所决定的。

“炅则腠理开，荣卫通，汗大泄，故气泄。”“炅”是“热”之意，热则“腠理开”“荣卫通”“汗大泄”，从而导致“气泄”，热的病机与寒的病机是相反的。

“惊则心无所倚，神无所归，虑无所定，故气乱矣。”人受到惊吓，五脏之神志便动乱不安，即神志散失，所以“心无所倚”，表现为心跳加快，“倚”是“依靠”之意；心能够维持正常，是各脏所藏的“神”来主持的，心藏脉，脉舍神，即神应在血脉之中；“神无所归”，即神动荡不安，不能归于心，故“心失所倚”；神不能自主，就“虑无所定”，即心神不安；“故气乱矣”，这就是气机紊乱的结果。“惊”为什么会造成“气乱”？主要是影响了“神”而引发的。

“劳则喘息汗出，外内皆越，故气耗矣。”“劳”是劳伤、劳损之意，或者由于饮食不节，或者由于起居不当，身体受到损伤引发的虚劳，表现为“喘息汗出”；“劳”首伤及“气”，气逆则“喘息”，气不外固则“汗出”；“外内皆越”的“越”是失常之意，人体内外的功能都失去了常态，所以“气耗矣”。

“思则心有所存，神有所归，正气留而不行，故气结矣。”“思”太过了，心中有解不开的结，故曰“心有所存”；于是“神有所归”，神思集中在这个结上，即归结在所思的问题上；于是“正气留而不行”，所以“气结矣”。

此章是将疼痛的病机归结到气、血两个方面，特别是气的方面，从病因来分析，除了寒热之邪外，还指出有情志的影响，这个补充在临床上是很有现实意义的。

《举痛论》篇例举各种疼痛的表现并对其病机进行分辨、讨论，这是《内经》阐述发挥“疼痛”病变的主要文献。其立论点主要在三个方面：一是病在经脉，二是气滞，三是寒邪。疼痛的病灶在什么地方？《举痛论》认为是在经脉，人体的经脉从上到下、从内到外，经气在其中循环无端，维持人体的正常功能，使人感觉轻快，没有任何痛楚。能引导经脉运行的是经气，经气流畅，经脉就流畅，经气、经脉流畅，致病因子就不能危害人体，倘若由于某种致病因子的影响，经脉之中的经气不流畅了，疼痛便由此发作。疼痛的致病因子包括风、寒、暑、湿、燥、火等邪气，其中造成疼痛的主要病因是“寒邪”，这是由寒邪的特性所为，寒主收敛、主收引、主凝滞，寒邪的这些特性容易导致经气运行的障碍，所以疼痛中的寒证居多，文献列举的十四条疼痛中只有一条属热证，临床上事实也如此。

这篇文献还告诉我们，疼痛病机并不是“通则不痛”那么简单，“不通”只是病机之一，临床上还有很多虚寒性的疼痛。如治疗消化系统的疼痛，即现代医学诊断的“胃溃疡”，在中医看来多属虚寒证，脾胃虚寒的疼痛，方用“黄芪建中汤”，用补法来解决疼痛问题，这就不是单纯的“不通”问题了，所以对疼痛的辨证不能简单化。

腹中论篇第四十

【篇解】全篇皆论腹中病，故名“腹中论”。高士宗在《黄帝素问直解》中云：“腹中之气，不能从脐腹而行于胸膈，达于四肢，则为鼓胀肿痛之病。腹中之血，不能从脐腹而内通于胞中，外通于经络，则为血枯脓血之病。前节论腹中气血不和，则有腹中之病；后节论土气不和而厥逆，经血不和而热甚，亦有腹中之病。”计全篇论述了鼓胀、血枯、伏梁、热中消中、厥逆、头腹胀痛六种腹中病。且怀子且生，虽非病，却仍属腹中之事，故亦及之。全篇可分作七节。

第一节“黄帝问曰：有病心腹满”至“时故当病，气聚于腹也”。论鼓胀。

第二节“帝曰：有病胸胁支满者”至“饮以鲍鱼汁，利肠中及伤肝也”。论血枯。

第三节“帝曰：病有少腹盛”至“动之为水溺涩之病”。论伏梁。

第四节“帝曰：夫子数言热中、消中”至“服此药者，至甲乙日更论”。论热中消中。

第五节“帝曰：善。有病膺肿”至“须其气并而治之，可使全也”。论厥逆。

第六节“帝曰：善。何以知怀子之且生也？岐伯曰：身有病而无邪脉也。”论怀子且生。

第七节“帝曰：病热而有所痛者”至篇末“乃瞋胀而头痛也。帝曰：善”。论热病头腹胀痛。

【答疑】

问：怎样理解“石之则阳气虚，虚则狂”？

一般狂症多为实证，怎么又说“虚则狂”呢？狂症在《内经》中记载有两种，有虚、有实，在《灵枢》中“意不存”也称作“狂”。《灵枢·本神》中云：“肺，喜乐无极则伤魄，魄伤则狂，狂者意不存，人皮革焦，毛悴色夭，死于夏。”这里的狂症就不是登高而歌、弃衣而走的这类表现，这种狂症属于阴证，所以狂症应该分作狂越、狂惑两种类型，“狂越”是阳证，“狂惑”是意识不清，属阴证。有了这个概念了，再看“石之则阳气虚，虚则狂”一句，是说不该用砭石泻的时候而泻之，就会导致阳气虚少，阳气虚少导致神志不安、不存，故狂惑不能自主。

刺腰痛篇第四十一

【篇解】讨论刺诸经腰痛之法。高士宗在《黄帝素问直解》中云：“腰者，足三阳三阴之脉，及奇经八脉，皆从腰而上，故举太阳、少阳、阳明、少阴、厥阴及奇经八脉，并解脉、肉理，皆系于腰而为痛，各随脉以刺之。太阴主腹，故不复论，然太阴之络亦令腰痛，故终举太阴之痛以结之。”全篇可分作二节。

第一节“足太阳脉令人腰痛”至“在太阳之外，少阳绝骨之后”。分经论治腰痛十五条，计足太阳脉、足少阳、足阳明、足少阴、足厥阴、同阴之脉、阳维之脉、衡络之脉、会阴之脉、飞阳之脉、昌阳之脉、散脉、肉里之脉各一条，解脉二条。

第二节“腰痛侠脊而痛至头几几然”至篇末“发针立已，左取右，右取左”。据腰痛表现辨证论治十三项。

风论篇第四十二*

【篇解】专述风病，故名“风论”。文中论及多种风病的病因、病变、病证，均甚博洽。特别提出“风者百病之长也，至其变化乃为他病也”的观点，以及“风者善行而数变”等学术观点，成为中医学理论的组成部分，并在临床中得到广泛的运用。马莳在《黄帝内经素问注证发微》中说：“后世论风，当祖此篇。”全篇可分作二章，章下分节。

第一章“黄帝问曰：风之伤人也”至“无常方，然致有风气也”。

章意：综合叙述风病的病因、病变、病证。可分作二节。

第一节“黄帝问曰：风之伤人也”至“名曰疠风，或名曰寒热”。归纳出风病寒化、热化的病变趋势及其临床表现。

第二节“以春甲乙伤于风者为肝风”至“无常方，然致有风气也”。从病因角度来讨论风病，主要讨论了风邪致病的一些特点。

第二章“帝曰：五藏风之形状不同者何”至篇末“身体尽痛则寒。帝曰：善”。

章意：讨论临床所常见到的多种风病，列举了肺风、心风、肝风、脾风、肾风、胃风、首风等病的诊断方法。

【讲解】

第一章　风病的病因、病变、病证

第一节　风病的寒化和热化

问曰：风之伤人也，或为寒热，或为热中，或为寒中，或为疠风，或为偏枯，这些就是风“至其变化乃为他病”的结果，这里的“疠”是“癞”的异体字，所以不能读成“力”音，要读作“癞”。实际上风伤人还远远不止这些，总之是“其病各异，其名不同”，不仅有外感的风证，五脏六腑都有风证。

风病首先要辨寒热，究竟是寒风还是热风？《灵枢·岁露论》中云“四时八风之中人也，故有寒暑，寒则皮肤急而腠理闭，暑则皮肤缓而腠理开”，这个“寒暑”就是指“寒热”，这个“寒”不是指冬天的寒冷，这个“暑”也不是指夏天之暑热，是说风之伤人有寒风、有热风，即有风寒、有风热。如是风寒伤人，皮肤拘紧收缩，汗孔闭塞不通，所以伤于寒多表现为“无汗”。风热伤人就相反了，“暑则皮肤缓而腠理开”，表现为汗出。所以“问曰”中首先问

“或为寒热”。后面说“风为百病之长”，就是说六淫邪气往往是通过“风”而侵犯人体的，如风寒、暑风、风湿、风燥、风火等。这就是风邪的特点，所以临床上辨“风”，一定要辨清其属性。

风伤人为什么发生“寒热”病变？风邪外袭，“藏于皮肤之间”，内不得通于脏，外不得泄于表，一般的外感就处在这样一个状态。若风邪外泄了，表证就消失了；若风邪入里了，或传阳明，或传少阳，或者传三阴，这都是有可能的，就看个体的抵抗力如何了。“风者善行而数变”，是说风性善动而多变。有人认为风属于“厥阴”因此风邪应为阴邪，我认为不能这样联系，还是要从风邪自身的特性来认识，“风者善行而数变”的性质符合阳主动阴主静的概念，因此风邪应属阳邪。风邪是阳邪，所以受风则“腠理开”，腠理开则阳气外泄，阳气不固于表于是“洒然而寒”，“洒”是恶寒的一种感觉。如果阳不外散而内“闭”，体内的热量不得散发，热聚而拥塞就会“闷”，即烦热而闷。由此可见，腠理开洒然而寒，风邪有外解的趋势；腠理闭热而闷，风邪有内传的趋势。这两种趋势的可能性，一方面取决于风邪的性质，是风寒还是风热？另一方面取决于人体寒热虚实的体质，外因总是通过内因起作用的。如果风从寒变，寒盛则阳衰，脾胃之阳受损，就会引发饮食功能减退，于是吃东西不香了，故曰“其寒也，则衰食饮”。如果风从热变，热盛就要消耗阴血，即消耗人的肌肉，如一个人高热两天，人就会瘦，这就是“消肌肉”。“故使人怢栗而不能食”，“怢栗”是寒战的意思，表现为肌肉紧缩，感觉很冷，身发抖，手颤动，这是“怢栗”，“怢栗”是发热的前兆，这种病“名曰寒热”。这就是“风之伤人也，或为寒热”的病机。

风伤人为什么会有热中、寒中的病变呢？“热中”是由于风邪循经脉由太阳而阳明，即“风气与阳明入胃”，风邪顺阳明经而入于胃，再循经而上至“目内眦”，阳明经的脉上系于目系。如果是肥胖体质的人，“则风气不得外泄”，于是风从热化，风热之邪不得外泄，就酿成“热中”，这个“热”在肌肉中蒸腾，也叫“蒸蒸发热”，而且还会出现“目黄”，这又转变为湿热了，因为阳明是水谷之海，湿、热交互而两目现黄，“目黄”是中焦湿热通过阳明经脉在外的表现。如果是消瘦体质的人，因肌肉不多，风热浅在容易外泄，就会出现恶寒的表现，就像“怢栗而不能食”那样，“则为寒中”，风邪从寒而化，还会出现“泣出”，阳明经脉上至目内眦，“泣出”即流涕、流泪，是一般伤风感冒的表现。由此可见，风邪入于阳明有寒化、热化的两个病变趋势，肥胖体质多热，故风从热化或湿热化，瘦人体质多寒少热，热容易发泄，故风从寒化。结论是，风邪寒化、热化，除了风邪自身的性质，还是取决于人的体质。

风邪寒化、热化的病变还可见于哪些情况呢？如“风气与太阳经俱入”，是说风邪经太阳经侵入，“行诸脉腧”，即入于太阳经的诸多俞穴，如心俞、肝俞、脾俞、肾俞等，通过这些俞穴而“散于分肉之间”。所谓“分肉”，是指皮下的肌肉组织，是卫气所散布的地方，所谓“卫气充斥于表”指此而言。“与卫气相干”，风邪与卫气互相干扰，影响了卫气的正常运行，故曰“其道不利”，即卫气运行之道受到障碍。若风从热化，“使肌肉愤䐜而有疡”，是指肌肉生疮疡，“愤䐜”是肌肉肿大的样子，这是风从热化于分肉之间，由卫而深入于营的结果。若风从寒化，“卫气有所凝而不行”，风寒邪气使卫气凝聚不行，临床上的表现就是“其肉有不仁也”，“不仁”是指肌肉麻木不仁，即皮肉感觉功能迟钝，这就是风从寒化的结果。由此可见，风邪在营卫遍布于分肉的太阳经，有寒化、热化两种可能，从热化可以使肌肉愤䐜而有疡，从寒化可以使肌肉麻木而不仁，而寒化、热化取决于邪、正两个方面的因素。

风邪对人伤害最危险的是什么病呢？是麻风病，即所谓“疠者”，又叫“疠风”。疠风的病机是怎样的呢？“有荣气热胕，其气不清”，“胕”是“腐”的异体字，“其气”是指营气，营气沾染了热毒邪气，就不能维持清净的正常生理状态，即风热之邪入于营分而热化为风毒腐蚀皮肌而致。于是“鼻柱坏而色败”，麻风病可见到鼻柱溃疡腐烂，呈现出腐败之色，进而出现其他部位的皮肤溃疡。文曰“风寒客于脉而不去”，实际上麻风病风寒表现不多，初期可见恶寒、发热，若到了“鼻柱坏而色败”的程度，肯定不是风寒的问题了，所以这里的“风寒”要理解为“风邪”，是风邪客于脉而不去，长期滞留于经脉的营分而不能消散，这种病就叫作“疠风”，或称为“寒热”，实质就是麻风病。

总之，风邪为病，可轻可重，这验证了风邪变化多端的特性，无论病情轻重，终不离寒化、热化两端。

第二节　风邪的特性及病症

风邪致病的性质也顺应自然界阴阳的变化规律。如“春甲乙伤于风者为肝风”，“甲乙”是十天干中的前两位，在五行学说中同属“木”，故“甲乙”即指“春”，与人体的“肝”相应，伤于风邪的人，或曰以此为病因者，即为“肝风”。对下面几句话的理解可依此类推：夏、丙丁属火，伤则为“心风”；季夏、戊己属土，伤则为“脾风”；秋、庚辛属金，伤则为“肺风”；冬、壬癸属水，伤则为“肾风”。由此可见，风有金、木、水、火、土五种不同的性质，对应于人的五脏有不同的亲和力，或者叫作“适发性”，如“春”对“肝”的亲和力强，“夏”对“心”的亲和力强等。当然，这是一般的规律，不是必然的、绝对的，文献的意思是要辨别风邪的性质，特别是内生的风邪，更要有这个概念。辨别风性的方法，中医学是运用五行学说来阐述的，如风燥多应秋，风寒多应冬，风湿多应长夏，风火多应夏，风温多应春等，有了这些基本的概念，才能把病因与五脏的不同性质联系起来进行辨证，因为风湿、风寒、风热、风温、风燥在临床上的表现是不一样的，区别其不同的性质和特点才有可能进行临床辨证。但不要把文献的意思搞僵死了，春就一定会病肝，这种联系在临床上很难得到解释，历史上一些注家对这段文字的解释是脱离临床的。

风气是普遍存在的致病因子，风可侵入到人体的任意一个经脉，不要认为风气只伤太阳经，《伤寒论》中也有直中三阴的记载，故曰“风中五藏六腑之腧，亦为藏腑之风”。“五藏六腑之腧”是指十二经脉的俞穴，“中”是“伤害”之意，风邪伤害到五脏六腑之俞，可以引发“藏腑之风”，这就不是外感的问题了，五脏六腑都会有风证的病变。有何不同呢？“各入其门户”，就是说各有其侵入的路径，即侵入的俞穴不同引发的病变就有所不同。如风邪侵犯“心俞”就要引发“心风”，风邪侵犯到“肝俞”就要引发“肝风”，风邪侵犯到“脾俞”就要引发“脾风”，风邪侵犯到“肺俞”就要引发“肺风”，风邪侵犯到“肾俞”就要引发“肾风”。以下是具体的风病病症表现。

“所中则为偏风”，风邪伤害脏腑的俞穴，伤于左就要病于右，伤于右就要病于左，伤于上可以病于下，伤于下可以病于上，这是“所中则为偏风”的意思，“偏”不仅仅是个左右问题，还有上下的问题。例如，临床上见到很多中风病人，有的上半身瘫，有的下半身瘫，有的左半身瘫，有的右半身瘫。临床所见的中风病，不是外因引发内伤发作，就是内伤而招致外邪侵入，不是单纯的外感邪气问题，所以张景岳命其为“非风证”。张景岳认为，从外而入内的风是“中风”，“非风”是内部五脏六腑之风，不是由外感而引起，他命“非风”为“真中风”。张景岳的这个学术观点是根据李东垣的学术思想提出的，李东垣认为“中风”的病因不是外邪，他认为中风病人多是三四十岁的人，脾胃之气受损，由内伤引起而发病。这些讨论均关于中风的病因。

“风气循风府而上，则为脑风”，“风府”是督脉的经穴，如果风邪从“风府”而直上于头，就成为“脑风”，“脑风”有轻重之分，轻者多表现为慢性的头痛，重者包括现在的脑出血等疾病，这些都属“脑风”范畴。

“风入系头，则为目风眼寒”，风邪入于头，则为“目风”“眼寒”，这种情况往往是风中太阳经引起。如“目风”表现为眼睛羞涩、畏光、头晕、目眩；“眼寒”主要表现为眼怕风、遇风流泪等。由此可见，风邪侵犯的部位不同，会引发不同部位的病证。

“饮酒中风，则为漏风”，有饮酒嗜好的人，由于体质的缘故，这种人伤了风邪往往会引发“漏风”。所谓“漏风”，就是多汗症，几乎每天身上都是湿的，衣服随时会被汗水浸湿，皮肤的汗孔像漏了一样，很少有干爽的时候，这是因风湿引动了体内的湿热引起的。嗜酒人的体质湿热重，内有湿、有热，风气要引其外散，所以会汗多，这就是风邪从湿热而变成“酒风”的病机。

“入房汗出中风，则为内风”，房室过度属于内伤，损伤精气，肾精亏损，精枯于内，阳虚于外，表阳不固，所以汗出就很容易伤于风，这是由内伤而引起的风证，属于“内风”。

“新沐中风，则为首风”，“沐”指洗头，古人头发长经常要洗，因沐而受风，会病“首风”，主要表现为头汗、头晕、头痛。

“久风入中，则为肠风飧泄”，风邪伤于人体长期不能排除，故曰“久风入中”，风邪留滞体内久则损伤脾胃，木克土，或引发“肠风”，或引发“飧泄”。从热化即为“肠风”，表现为便血，这是风热伤了营分的缘故；从寒化，消化不良即为“飧泄”，主要表现是泄泻、完谷不化。

“外在腠理，则为泄风”，风邪停留在表，存于腠理之中，风性发散，就要引发“泄风”，主要表现为自汗，与酒风、漏风近似，只是汗出没有那么严重，多表现为动则汗出。“泄风”不一定有热，而“酒风”一定有热。

“故风者百病之长也”，所谓“百病”可归为两类，即外感、内伤。上面列举的外感、内伤等诸病，都以“风”为始因，故言“百病之长也”。“至其变化乃为他病也”，“他病”是指种种复杂的病理表现，如风寒、风湿、风热、风燥、风火，等等，这里彰显风善行数变的特性。“无常方”，“常”是“固定”之意，没有固定的表现，没有固定的模式，所以总要从临床表现来具体分析。但是有一点是明确的，即“致有风气也”，百病都由“风”而起，这对中医的治疗是重要的提示，当然内风、外风的性质不一样，治疗也就不一样了。

第二章　常见之风病及其诊断

问曰：“五藏风之形状不同者何？愿闻其诊及其病能。”“能”在这里要读作“态”，“病态”就是指临床表现，如何分析这些临床表现呢？

肺风之状。风邪侵肺，表现为“多汗恶风”，多汗、恶风是风证最基本的临床表现，许多风证都有这两个症状，这是由风邪的性质决定的，因此要具体分析其他的表现才能辨证。肺风的特点是什么呢？“色皏然白”，是说皮肤白得没有一点血色，肺色主白嘛，肺病之人有种萎象，苍白而无一点红润之色；“时咳短气”，肺主气，肺气不能清肃下降，会出现咳嗽、短气；“昼日则瘥，暮则甚”，病情日轻夜重，白天肺气得到阳气的帮助病情会好一些，到了晚上卫气入阴，肺气孤立无援于是病情加重，这是气虚的现象，肺气不足；“诊在眉上”，“眉上”指“阙庭”，即眉心，两眉中间这个部位属肺。

心风之状。风邪入心，也可见“多汗恶风”；“焦绝善怒吓”，“焦”是

“热”之意，“绝”是指津枯，热伤津嘛，这是热象，即口唇干焦，“怒”是火象，火气上炎嘛，“吓”是指容易受惊，是神不安的表现；现“赤色”，是因为有热，火气炎上嘛；“病甚则言不可快”，甚则语言謇涩，因为舌为心之苗，少阴经脉通于舌本，热邪耗伤了阴津，舌头强直了，讲话不仅“不可快”，甚至不能讲话了；“诊在口”，“口”指“舌”而言，可以通过舌象来分析；“其色赤”，风热火热重的人，颜面现赤色。中医诊断的理论认为，就面部而言，阙庭属肺，额属心，两颧属肾，鼻属脾，目属肝。

肝风之状。风邪扰肝，也可见“多汗恶风”；肝主疏泄，疏泄功能失常，善悲、善怒，即情志变化明显；色“微苍”，即色青黄；“嗌干”是肝火亢的表现；“时憎女子”，这要结合肝风患者的情志改变来分析，意思是说患者的情绪变得很坏，连自己的亲人都不喜欢，可以理解为“子女”；“诊在目下”，即言诊在目中，肝开窍于目嘛，这种病人的眼神都有变化。

脾风之状。风邪入脾，也可见“多汗恶风”；“身体怠惰，四肢不欲动”，这是脾虚湿重的典型症状，脾气虚了，湿气重了，周身倦怠；“色薄微黄”，营养不良的面色呈现之色曰“薄”，营养良好呈现之色曰“厚”，“薄”是神气不够的一种表现，色飘薄带黄；“不嗜食”，脾虚而食欲不振；“诊在鼻上”，是指鼻柱，这是脾所主的部位。

肾风之状。风邪入肾，也可见“多汗恶风”；“面痝然浮肿”，这是肾气虚水泛的面容；“脊痛不能正立”，腰为肾之府，肾主骨，肾阳亏虚，腰脊疼痛而不能久立、正立；“其色炲”，“炲”是黑色，肾色主黑；“隐曲不利”，这句话各注家讲得也不好，王冰也只讲对了一半，“隐曲”即“便泻”之意，《左传》中多处有“隐曲”一词，通常小便曰“斯”，大便曰“隐曲”，“隐曲不利”就是大便不利的意思，肾为胃之关嘛，肾阳虚的患者，大便不正常，或腹泄，或不大便，这是脾肾气虚、脾肾阳虚患者常有的症状；“诊在肌上”，“肌”是指两颧部分的肌肉，是肾主的部位；“其色黑”两颧发黑，即面色发黑。

胃风之状。风邪入胃，可见“颈多汗恶风”，这里有个“颈”字，因为阳明之脉过颈，颈部阳明脉有“人迎脉”的称谓；“食饮不下，鬲塞不通，腹善满，失衣则䐜胀”，“䐜胀”是指腹部对寒凉非常敏感，受寒则胀剧，这是胃气弱的表现；“食寒则泄”，吃了寒凉的食物就会腹泻，这也是胃气虚的表现；“诊形瘦而腹大”，因为吸收功能很差，这种患者很容易引发营养不良，阳明主肌肉，所以形体越来越消瘦，而肚子一天天胀大，是胃不能运化的缘故。这就是“胃风”的病机和表现，“胃风”不是外风引起的，是胃阳虚之故。

首风之状。头部受风，表现为“头面多汗恶风”；“当先风一日则病甚”，这个“先风一日”许多注家的解释都不能够说服人，这里的“先”不是先后之“先”，我认为“先”是“开头”之意，是指病一开始即表现为剧烈的头痛；“头痛不可以出内”，这是恶风的表现，只能在室内，极度地怕见风；“至其风日则病少愈”，患者若感到不怕风了，能见风见日了，病就好了，头也就不痛了。这种病叫“首风”，这是三阳之气虚弱的缘故，因为三阳之经气均上于头，头为清阳之府，阳气一少就会恶风、头痛、出汗。

漏风之状。这种病的“汗出”是非常严重的；汗多到“常不可单衣”，穿一件衣服都要出汗；“食则汗出”，吃点东西更要出汗；“甚则身汗，喘息恶风，衣常濡”，严重时，汗出而喘、恶风、衣服经常被汗浸透；这种患者“口干善渴，不能劳事”，汗出津伤，故口干、口渴，气随汗出而耗散，故不能劳事。此病曰“漏风”，是阳气大虚不能固于外之故，一般来说属玉屏风散证。

泄风之状。这种病也表现为“多汗”；“汗出泄衣上”，汗出粘衣；“口中干”，口干咽燥；“上渍”，指上半身汗多，上半身像泡在水里一样；“其风不能劳事”，这种风症的表现是不能活动，劳则剧；“身体尽痛则寒”，表现为身痛、畏寒，这是汗多阳伤，表里之阳俱虚的缘故。

上述列举了一系列的病症，来说明风邪侵犯人体的各种情况，这其中有个基本的观点，即除了饮酒之人中风是因内有湿热，其他如五脏之风、首风、漏风、泄风等，主要是人体之气先虚，风邪乘虚而入，这就提示了“气虚”是内风证的一个重要病机。

【答疑】

问：怎样理解“肾风之状，多汗恶风，面痝然浮肿，脊痛不能正立，其色炲，隐曲不利，诊在肌上，其色黑”？

“痝”是“庞大”之意。肾风为什么面部会痝然浮肿呢？阳明之脉布于面，这是肾风，不是阳明的问题，这是因为肾的水邪中夹有风邪，风邪挟水气上浮于阳明之脉，即水反侮土。为什么能够反侮土？因为水气里面夹有风邪，风木胜土，水邪借着风木之气侮阳明胃土，所以肾风会见“面痝然浮肿”。“其色痝”，“痝”为黑色，是阴水盛的颜色。“隐曲不利”与面浮肿是一个病机，“隐曲”是指腹泻，也属土的问题。大家看前面，“发尽不得隐曲，五日死”，王冰解释“隐曲”说“谓便泄也”，王冰这里的解释是正确的。因此“隐曲不利”也是由于水反侮土造成的，水气盛致土不能运化，所以大便可见腹泻。“诊在肌上”，“肌”是脸颊两颧骨上的肌肉，这部分肌肉为肾所主，因此肾风的实质是水与土的关系问题，还是比较好理解的。

痹论篇第四十三*

【篇解】“痹”是病症名称，属于肌病范畴，与前面讲的“风”不一样，“风”可以说既是病因又是病症，“痹”只有病症的概念。“痹”是依据病变表现来命名的，“痹”的字义与“闭”相同，是说某些致病因子进入人体，主要是侵入经脉，闭塞经脉，使经脉的气血不能正常地运行，气血凝滞而引发“痹”。如高士宗在《黄帝素问直解》中云：“痹，闭也，气血凝滞不行也。”从“痹”的病因言，“风、寒、湿三气杂至合而为痹”；从“痹”的病机言，“营卫之行涩”；从“痹”的临床表现言，则有五脏六腑之不同，在皮、肌、筋、脉、骨之各异，可分行痹、着痹、痛痹三个类型。全篇可分作五节。

第一节“黄帝问曰：痹之安生”至“各以其时重感于风、寒、湿之气也”。明确指出风、寒、湿三邪为痹证之因，并随其脏气内舍外合之不同而发生不同的病变。

第二节“凡痹之客五藏者”至“涩于小便，上为清涕”。具体地分析了五脏六腑之痹证的病变表现。

第三节“阴气者，静则神藏”至“其留皮肤间者易已”。叙述五脏内伤痹证的病机，认为有不少的痹证是由内伤引起的。

第四节“帝曰：其客于六腑者何也”至“各随其过，则病瘳也”。言六腑痹证的病机，并提出六腑痹的针刺治疗方法。

第五节“帝曰：营卫之气亦令人痹乎”至篇末“逢寒则虫，逢热则纵。帝曰：善”。从营气、卫气的生理来阐述痹证的病机。

【讲解】

第一节　风寒湿与痹证

问曰：“痹之安生？”痹证是怎样发生的呢？“风寒湿三气杂至，合而为痹也”，“杂至”不是说“三气”同时致病，风、寒、湿既可单独致病，也可致病因子复合而至，如风寒、风湿、寒湿致病等，这是“杂至”的意思。风、寒、湿三气杂至于经脉，影响经脉血气的正常运行，血气痹着经脉而不行，这就是痹证的基本病机。

“其风气胜者为行痹，寒气胜者为痛痹，湿气胜者为着痹也”，风气盛、寒气胜、湿气胜各自的临床表现特征是不同的，这是由风、寒、湿三气不同的性质所决定的。"风邪"善行数变是其特点，因此临床的表现特征是"游走不定"，或上、或下、或左、或右，因此称作"行痹"，又叫作"走注"，即病变部位不固定。"寒邪"主收引、凝结，经脉气血运行受到寒邪的影响，其临床的表现特征是"疼痛"，而且疼痛比较剧烈。"湿邪"重着是其特点，因此临床的表现特征是"固定不移"，因此称作"着痹"。所谓"着痹"，一是指病变部位比较固定，不管是疼痛还是麻木，总在一个位置上，二是指湿气偏胜的痹，全身发沉是其特征，或腿沉，或手沉，或某些大关节发沉，沉重而不能自如地运动，这是着痹的特征性表现，在《素问·生气通天论》中有"因于湿，首如裹"的描述。行痹、痛痹、着痹，在今天的临床还属常见的病症，其表现与上述的描述基本是一致的。

问曰："其有五者何也？"在临床上所见痹证，不仅仅是行痹、痛痹、着痹这三种，还有五种痹证，这是什么情况呢？痹证发作有明显的季节性，这一点在临床上表现也很突出，在座的同学可能都有治疗痹证的经历，会有这个体会。但这里讲春、夏、长夏、秋、冬五个季节与痹证的关系，与临床所见不一定相符，怎样理解这五个季节的痹证呢？这其中包含了五脏的发病特性。"冬遇此者"是说属肾阳虚的痹证，如素体阴寒气盛的人，表现来的就是"骨痹"，肾主骨；"春遇此者"，春应肝，肝主筋，故可表现为"筋痹"；"夏遇此者"，夏应心，心主血脉，故可表现为"脉痹"；"至阴遇此者"，至阴应脾，脾主肌肉，故可表现为"肌痹"；"秋遇此者"，秋应肺，肺主皮毛，故可表现为"皮痹"。要从两个方面来体会，即季节性和五脏发病特点，后者是主要的。

这段文献还有要结合病人体质来认识的意思，是阳虚体质？是阴虚体质？是气虚体质？是血虚体质？还是湿热体质？不同体质的人反映出的痹证特点是不一样的。在临床上，辨痹证，除了季节性外，要结合病人的体质来辨证，病人体质反映出的是脏腑功能的不同状态，由此辨痹，才有临床指导意义。

还有一点要注意，关于痹证的分型，不是说痹证除了行痹、痛痹、着痹之外还有五种痹，不能这样来理解，随季节犯痹证者，有的属行痹，有的属痛痹，有的属着痹。辨春夏秋冬的意义是什么呢？实质是辨痹证的阴阳寒热属性，以及辨脏腑间的关系，把春夏秋冬所应的五脏与风、寒、湿结合起来进行辨证分析。如行痹、痛痹、着痹，是从病因来辨证的，不同病因的痹证其发病特点不同；而致病因子在肝、在脾、在肾、在肺、在心的不同，其发病的特点又不相同。在临床上，痹证的病因和病位两者是不可割裂的。如风气盛，风盛在哪一经？是盛在肝经？还是盛在脾经、肾经？这是需要仔细分辨的。

问曰："内舍五藏六腑，何气使然？"脏腑痹的病机是什么呢？"五藏皆有合，病久而不去者，内舍于其合也"，这就是痹证的基本病机。"合"是"相应"

之意，各脏在体表有其所合的部位，如骨为肾之合，筋为肝之合，脉为心之合，肌为脾之合，皮为肺之合等；痹证发病是由风、寒、湿侵入经脉引起，久之就要传变，传变到气所合之脏，即肝心肺脾肾，这就是“内舍于其合”的意思。即“故骨痹不已，复感于邪，内舍于肾。筋痹不已，复感于邪，内舍于肝。脉痹不已，复感于邪，内舍于心。肌痹不已，复感于邪，内舍于脾。皮痹不已，复感于邪，内舍于肺”，所谓“复感于邪”，是说本已有了痹证，又复感外邪，则加速了从表入里、从外入内的病变进程，即从骨到肾，从筋到肝，从脉到心，从肉到脾，从皮到肺，这里是在强调传变。

“所谓痹者，各以其时重感于风寒湿之气也。”这个“重”字是不必要的，《甲乙经》里就没有这个“重”字，痹证不一定都有“重感”问题；“痹”是指五痹，即筋痹、骨痹、脉痹、肌痹、皮痹；“时”是指五脏所主之时，肝主春，心主夏，脾主长夏，肺主秋，肾主冬。临床上辨痹证，重要是辨其在筋、在骨、在肌、在皮、在脉，掌握了外在病变表现，便可探索这些病变与内脏的关系。

此节为临床如何对痹证进行辨证有两点提示：一是要从行、痛、着等来分辨痹证的病因，是风偏重，寒偏重，还是湿偏重；二是要结合脏腑辨证，来分析痹证的病位。这两个方面，对临床辨痹是缺一不可的，痹证的临床辨证取决于对病因、病位的把握。

第二节　痹证脏腑辨证

凡风、寒、湿等邪传至五脏，就会有相应的病变发生，抓住这些病变的特征，就能够进行辨证分析，所谓“凡痹之客五藏者”是指下面的肺痹、心痹、肝痹、肾痹、脾痹、肠痹、胞痹等痹证。

肺痹，除了或疼痛，或重着，还有肺脏的表现特征，主要有“烦”“满”“喘”“呕”等表现。烦、满是风邪盛的现象，喘、呕是肺胃气逆引起；肺虽在上焦，但太阴肺经起于中焦，循胃而上行，肺不能清肃下降便“喘”，胃气上逆则“呕”。“烦满喘而呕”只是举例而言，不是肺痹的所有症状，比如恶寒、发热、咳嗽，同样是肺的问题。

心痹，是风寒湿邪气侵犯了少阴心的经脉，经脉随之而不通畅，表现为“烦则心下鼓”，“鼓”是“躁动”之意，即心烦、心悸；甚至于“暴上气而喘”，“暴上”即突然间气往上冲，并伴呼吸不畅，即“喘”；心之阳气降不下去，所以心烦；心属火脏，火热炎上，所以“嗌干、善噫”，“干”是有热，“噫”是气逆，噫、喘都是气逆的表现；“厥”是指邪气厥逆，伤了心神，神志不能自主，就会出现恐惧感。这是心痹的特点，这些还只是伤及气分，属热在气分的病变。

肝痹。肝主筋，卧则血归于肝，肝经受到风寒湿邪气的干扰，卧时血不能归于肝，肝的神志就静不下来，于是表现为易于受惊；肝又是存有相火的器官，火动则口渴多饮、小便频数；肝气横逆，则腹胀如满弓，就像怀孕一样，“引”为“满弓”之意。这是肝痹主要的临床表现。

肾痹，是邪犯少阴肾经，肾阳虚而寒湿气盛，阳气不能克制阴邪，于是“善胀”；阴邪太盛影响了肾主骨的功能，于是“尻以代踵”，“尻”是指骶骨关节，“踵”是指脚跟，意思是腿脚不利走路费劲，用尾椎骨来勉强牵动腿脚行走；腰关节，特别是背脊关节受到影响，不能直立行走，头抬不起来，故曰“脊以代头”。这里描述了某些大关节受损后的姿态表现，是骨痹的主要临床表现。当然，不是每个肾痹的病人一定会“尻以代踵，脊以代头”。

脾痹。脾主四肢，风寒湿邪犯脾，故见“四肢解惰”，“解惰”是无力之意；太阴脾经络于胃，上膈，下于咽，脾胃之气上逆，所以会“咳”、会“呕”，“呕汁”指呕吐清水；“上为大塞”，中焦以上出现痞满，这是种像被什么东西从里面阻塞着的感觉，“上”指中焦以上，即心胸这个部位，痞隔不通。这是脾痹的主要临床表现。

上面主要讲的是五脏痹，下面讲六腑痹。如肠痹，病在三阳经之“肠”，临床表现为“数饮”，即口干思饮，这里的“数饮”不是热象，是因水饮之邪多了，正常的津液少了，临床上这种矛盾现象是很普遍的，尤其是湿痹，会有口干思饮的感觉，这种情况喝水是解决不了问题的，因为水喝下去也不能化为津液，反而还增加了水湿之气，这就是气虚湿盛证；“而出不得”，即小便不利；“时发飧泄”，大便也不正常，出现泄泻；“中气喘争”，“中”是指胃肠，肠鸣、气上冲都是“喘争”的表现，均是气虚湿盛的现象。所以气机不通利，气不能行水、化水，是“肠痹”的主要病机。

胞痹，“胞”是指膀胱，有些注家解释为“胞宫”是不对的。其临床表现为“少腹膀胱按之内痛”，即小腹部有压痛。“内痛”不一定是膀胱痛，也不一定是少腹痛，主要还是指两股的内侧有压痛。怎样的痛法呢？“若沃以汤”，好像有一股热气从膀胱往下走，即有种热痛感。“涩于小便”，小便不通利，这是因为膀胱气化不利。“上为清涕”，膀胱经脉上头面，故还有流清涕的表现。

总的来说，要辨痹是属脏还是属腑，主要根据具体的临床表现来辨别，这是临床痹证辨证的基本原则，痹证辨证是如此，其他病的辨证也是如此。文献列举了七种痹证，阐述了如何在临床上分辨痹证之阴阳，痹证辨证要抓住邪犯某经、某脏的特点。

第三节　五脏痹的病机

“阴气者，静则神藏，躁则消亡。”“阴气”是指五脏的精气，也就是五脏的脏气；“静”是指脏气安稳的正常之态，脏气安定，五脏的神志才能够藏于五脏之中；若脏气不够安定，出现偏盛偏衰的局面，神志就不能藏于脏气之中，神志就要消亡。五脏有内伤的病变，六腑同样也会有内伤的病变，如“饮食自倍”，即饮食不节，“肠胃乃伤”，肠胃之气就会受损。这就是说，五脏也好，六腑也好，只要受伤，就有了风、寒、湿等邪气入侵的内在条件。

“淫气喘息，痹聚在肺；淫气忧思，痹聚在心；淫气遗溺，痹聚在肾；淫气乏竭，痹聚在肝；淫气肌绝，痹聚在脾。”“淫气”是指风、寒、湿等邪气，这里的在肺、在心、在肾、在肝、在脾，是指五脏先伤，不静而躁，淫气乘虚而入。肺气先伤，淫气就要在肺；心气先伤，淫气就要在心；在肾、在肝、在脾同理。所谓“痹聚”，就是脏气一旦伤了，在外之风、寒、湿淫气就要来犯，于是在五脏发生了“痹”的病变。痹聚在肺，会表现为喘；痹聚在心，会表现为忧思重重；痹聚在肾，会表现为遗溺；痹聚在肝，会表现为乏竭，肝主筋膜，肝为罢极之本嘛；痹聚在脾，会表现为肌绝，脾主肌肉嘛。所有的表现，都与各脏的功能特点息息相关。

“诸痹不已，亦益内也”，这有两层意思：首先，痹证若在表的阶段没能解决问题，邪就会入于内，入内侵犯哪一脏，要看具体的情况，哪一脏先虚，就要侵入于哪一脏；其次，内在的脏腑与外在的部位、关窍是相合的，这是经络学说所讲的规律，但不是每一个病都一定会遵守这样的规律，这就是“诸痹不已，亦益内也”的另一层意思。“其风气胜者，其人易已也”，意思是说，如单是风邪侵袭，且邪气不重，一般发病只在表而不传于里，因为风邪在表是容易治疗的，一般不会“益于内”；如果是寒邪、湿邪等阴邪侵袭，特别是湿邪，重浊、黏滞，不易祛除。这两句话揭示出痹证的两种情况：“诸痹不已，亦益内也”，是说病邪有向内传变的趋势；“其风气胜者，其人易已也”，是说被一些单纯的、轻浅的邪气侵袭，也有不传的可能。

问曰：“痹，其时有死者，或疼久者，或易已者，其故何也？”痹证的病况是复杂的，有的呈急性发作致死，有的呈慢性发作多年难愈，有的很快就康复了，这是为什么呢？为什么悬殊这么大呢？痹证的预后还是要取决于病证的深浅及病性的严重与否。邪伤了脏气，导致脏之阴精、阳气都消亡了，这是痹证最严重者，可致人于死，故曰“其入藏者死”。痹证长期不愈者，是邪气“留连筋骨间”，虽然没有入脏，但病邪也比较深入了，因此不易治愈。有些痹证很快就治愈了，这是病灶浅在，故曰“其留皮肤间者易已”。在中医学的辨证理论中，认为凡伤于腑者病较轻，伤于脏者病较重，这是因为五脏是人体的核心，是疾病最后的防线，因此《素问·阴阳应象大论》中说：“治五藏者，半死半生也。”凡是病邪深入到五脏了，治愈的概率不会太高，即使是高明的医生也只能取得“半死半生”的疗效，这说明病入脏的严重性。

第四节　六腑痹的病机

问曰：“其客于六腑者何也？”六腑痹证的病变、病机是怎样的呢？六腑痹证的发病，还是内在因素起决定性的作用，根本原因还是在于饮食、居处等伤了六腑之气，故曰“此亦其食饮居处，为其病本也”，由于饮食、居处搞得不好，三阳之气先伤，风寒湿之邪才有机可乘。

三阳经都有经穴，三阳都主表，在人体的最表层，若内部腑气受伤了，腑气不能充于各阳经腧穴，于是“风寒湿气中其腧”，即风邪、寒邪、湿邪就从腧穴进入体内，这是“中其腧”的意思。“而食饮应之”，“食饮”就是指前面提到的食饮、居处，意思是说，外有邪气从经腧而入，内有食饮所伤的病变来应之，如胃先伤足阳明经就会有反应，如肠先伤手阳明经就会有反应，这是“食饮应之”的意思。若外邪侵犯手三阳经，就循手三阳之腧而入；若外邪侵犯足三阳经，就循足三阳之腧而入，故曰“循腧而入，各舍其府也”。

问曰：“以针治之奈何？”痹证在临床上如何用针刺来治疗呢？“五藏有腧，六腑有合，循脉之分，各有所发，各随其过，则病瘳也”，这是讲痹证的治疗方法。“腧”“合”是指井、荥、输、经、合的“五输穴”，按照经络学理论，每条经脉都有“五输穴”，临床上灵龟八法、子午流注等针刺法，基本都是选用五输穴来治疗的，五输穴在手者不过肘、在足者不过膝，都属于远端的经穴，从疗效来看，选用远端经穴，比选用病位的经穴、近端的经穴效果要好得多。具体的方法是：“循脉之分”，循其经脉之分布，如手太阴肺经的五输穴，足太阴脾经的五输穴等；“各有所发”，选择五输穴经气发动之机，“发”是指五输穴的脉气发动；“各随其过”，“过”就是病之所在，是指病性、病因、病位等，此即辨证施针，选什么穴，用什么手法，这都取决于病之虚实阴阳。“则病瘳也”，“瘳”是愈之意。五输穴对痹证的治疗，可以说是针灸治疗的强势所在，从临床疗效来看，比循经取穴治疗的效果要强得多。

第五节　痹证与之营卫

问曰：“营卫之气亦令人痹乎？”痹证与运行于经脉之外的卫气和运行于经脉之内的营气有什么关系呢？先看营气的生理：营者来自“水谷之精气”，营气能够到达五脏六腑，即“和调于五藏，洒陈于六腑”，因为营气“乃能入于脉也”，可以“循经脉上下”，而“贯五藏，络于六腑”。再看卫气的生理：卫者是“水谷之悍气也”，“悍”是强有力的意思，与营气比较来看，卫气在人体中的运行比营气要强而有力得多，故曰“其气慓疾滑利”，“慓”是“强”之意，"疾"是"快"之意，卫气流动既有力又迅速，所以卫气"不能入于脉"，而是行于经脉之外；行于经脉之外的卫气也是循经而行的，如太阳经从头到足，卫气也是循太阳经的经脉从头到足；在体表，卫气行于"分肉之间"，这是因为皮肤中存有三阳经的络脉；在体内，卫气充满于脏腑之间，故曰"熏于肓膜，散于胸腹"，"肓膜"是脏腑之间的空隙，"熏"是温养之意，营气是阴气其作用是濡养，卫气是阳气其作用是温养，人体恒定的温度是靠卫气来维持的。"逆其气则病，从其气则愈，不与风寒湿气合，故不为痹"，这里所谓"逆""从"，是针对营卫之气的生理来说的，若营卫之气强健，不与风寒湿气相合，就不会病痹，若营卫之气虚弱，风寒湿邪进入营分、卫分，就会病痹，合与不合，取决于营卫之气的强弱。

问曰：痹证是风、寒、湿邪气所致，为什么会或痛、或不痛、或不仁、或寒、或热、或燥、或湿等种种不同的表现呢?

寒气盛者为"痛痹"，这是寒邪的性质所决定的，寒性收引、凝结，经脉收引凝结所以疼痛严重，这符合临床所见，疼痛的严重程度，与寒气盛的程度成正比，故曰"痛者，寒气多也，有寒故痛也"。

有的痹证表现为"不痛"，是"不仁"，即肌肤的知觉迟钝，或是对寒热感觉迟钝，或是对疼痛的感觉迟钝，都叫"不仁"，是肌肤知觉异常的表现，一是由于风寒湿气"病久入深"，从皮毛深入到肌肉之中，影响了营卫气之运行，故曰"营卫之行涩"，二是"经络时踈"，"踈"者"少"之意，营卫之气少了，不能润养、温养经脉，"故不通"，"通"字是"痛"字的误写，这里是在解释"不痛"，"皮肤不营，故为不仁"，"营"是"营养"之意，皮肤缺乏营卫之气的营养，所以就表现为麻木不仁，如固定一个姿势的时间长了就有发"麻"的感觉，这是营血运行不好的缘故，如寒冬时节因天气冷而手足有冻"木"的感觉，这是阳气运行不够的缘故，这是对"麻木"的基本认识，如用黄芪五物汤治疗"血痹"，就要用大量的黄芪来解决"经络时踈"的问题。

有的痹证表现为"寒"证，症见四肢关节发凉、畏寒等，这是因为"阳气少，阴气多"，关键是卫阳少了，卫气不能温养。"阳气少，阴气多"有两种情况：有的是由于阳气少而寒湿邪气重了，多属实寒；有的就是阳气少了，而寒湿邪气并不重，多属虚寒，临床上所谓的虚寒证，主要是虚而不是寒。"与病相益"是指阳气少而阴气多的情况，意思是本来阳气就少，阴气再多阳气就更少了。"故寒也"，所以病人特别怕冷，尤其关节特别感觉凉。如果属于虚寒痹证，那就是桂附八味丸证；如果是阳不足而寒湿重，那就是乌头汤证了，要用大量的乌头才能够温散寒湿。

痹证的"热者"临床上虽不多见但还是存在，如风热证、湿热证，具体表现为或皮肤或关节的热痛，特别是关节的热痛多见。这是因为“阳气多，阴气少”，一般“阳气”是指人体正气，这里的“阳气”是指阳热邪气，一般“阴气”多指寒湿邪气，这里的“阴气”是指脏气，要这样来理解“阳气多，阴气少”。“病气胜阳遭阴”是什么意思呢？“病气胜”是说邪热重，如临床上见到风湿热证的关节肿大；“阳遭阴”，“遭”在《甲乙经》中是“乘”字，我看“乘”字比“遭”字更贴切些，“乘”是“加之”之意，即阳热邪气加之于经脉中的营气，这是“阳遭阴”的意思。“故为痹热”，《甲乙经》中为“故为热”，没有“痹”字，本来讨论的就是痹证。

湿痹又有什么表现呢？湿痹者“多汗”，皮肤经常是湿润的，很少有干爽的时候，故曰“多汗而濡”，这是湿气太重的表现。为什么会这样呢？因为“阳气少，阴气盛”，这个“阳气”是指人体之正气，这个“阴气”是指湿邪，即阳气少而不能抵御阴寒湿气的缘故。阳气越虚阴寒越胜，于是“两气相感”，“两气”是指正气与邪气而言，即阳气虚而邪气胜，“故汗出而濡也”。“两气”相较关键在阳气虚，主要矛盾在于“阳气少”，治疗时只有把阳气扶起来了，才能排除湿气，单靠药物去祛除湿邪是不够的，这就要温阳祛湿。

问曰：“夫痹之为病，不痛何也？”痹证不疼，又是什么原因呢？有的痹证表现主要不在“痛”，还有其他的一些表现，如有的周身发沉，有的筋脉拘挛，有的肌肉麻木不仁，有的关节寒凉。风寒湿邪痹阻在骨，则表现为身重；风寒湿邪痹阻在筋，则表现为筋脉拘挛；风寒湿邪痹阻在肉，则表现为肌肉麻木不仁；风寒湿邪痹阻在皮，则表现为畏寒怕冷。“故具此五者，则不痛也”，像这样的一些痹证就没有“痛”的表现。

这里不知道是不是有脱文，因为没有谈到“燥痹”，但前面有“或燥”的提法。临床是有燥痹的，症见皮肤干燥、无汗，而且表现还很严重。有的因于湿，湿邪阻滞经脉，经脉不能流通，营气不能流通，所以无汗；有的是因于热，燥热伤津而无汗。

文献最后说：“凡痹之类，逢寒则虫，逢热则纵”，这个“虫”字应该是个错字，有两种可能：一是“䠯”（音“疼”）字的简略写法，因为“䠯”也有个虫字，“逢寒则䠯”，“寒气胜者为痛痹”嘛，寒气胜之痹以疼痛为特点；一是“急”字之误，在《甲乙经》中是个“急”字，“逢寒则急”，寒盛经脉拘挛，这个“急”字容易理解，且与后面的“纵”字是对待的。有的注家说是“如虫行”，寒证不见“如虫行”的症状，只有风证可见“如虫行”，所以这个“虫”字在这里是不对的。总之，痹证基本上可分为寒、热两大类，“风湿”也属寒一类，这与临床相符，痹证寒湿证多而热证少。

【答疑】

问：怎样理解“夫痹之为病，不痛何也？岐伯曰：痹在于骨则重，在于脉则血凝而不流，在于筋则屈不伸，在于肉则不仁，在于皮则寒，故具此五者，则不痛也。凡痹之类，逢寒则虫，逢热则纵”？

痹证为什么不痛？这是气血不足病邪更加深入的表现，这是比疼痛更严重的现象，“痛”说明气血还能周流，“不痛”说明气血不足而不能为之周流了。在《素问·阴阳应象大论》中谈到气伤之痛，痛总是在气分，《素问·举痛论》篇也有这个精神。结合这里“凡痹之类，逢寒则虫，逢热则纵”来理解，我的看法是凡是气虚而邪气又不很重的，一般都不痛。

问：怎样理解“宗筋”？

“宗筋”可以理解为“总筋”，意思就是全身筋脉之气所聚会的地方，人体的宗筋所会是指“前阴”部位，宗筋之气主“束骨而利机关也”，全身大小关节都由宗筋来主持，以保证运动自如。

痿论篇第四十四*

【篇解】“痿”即四肢痿弱，举动不能，有如痿弃之义。“肺热叶焦”为病痿之根源，因肺主气而布津于诸筋脉，热焦津涸，筋脉失濡，则诸痿因之而作。胃为水谷之海，为肺脏津气之源，故以“阳明”为治痿之本，此为论治痿病的不二法门。全篇可分作三节。

第一节“黄帝问曰：五藏使人痿”至“骨枯而髓减，发为骨痿”。痿证虽然有多种类型，但其共性均为气分有热而损伤了津液，气、津都不能运送到四肢，因此“气热伤津”是引发痿证的主要原因。

第二节“帝曰：何以得之”至“肾热者，色黑而齿槁”。从脏腑来讨论痿证的具体病机和相应的临床表现，认为病机关键在于脏之气津。

第三节“帝曰：如夫子言可矣”至篇末“各以其时受月，则病已矣。帝曰：善”。讨论治痿的方法，提出治痿的原则权在阳明。

【讲解】

第一节　诸痿表现与共性

问曰：痿证的类型可从五脏来分，即五脏均可有“痿”，因为五脏之所主，如骨髓、肌肉、血脉、皮毛、筋膜等，均与痿证密切相关，或骨痿，或肉痿，或脉痿，或皮痿，或筋痿，因为“肺主身之皮毛，心主身之血脉，肝主身之筋膜，脾主身之肌肉，肾主身之骨髓”，这是“五藏使人痿”的前提条件。

痿躄。古人认为肺为娇脏，既怕寒又怕热，若肺之气分有热，肺液便焦枯，津少、气少，这叫“肺热叶焦”；肺不能正常宣布气津，于是“皮毛虚弱”，肺合皮毛嘛，“虚弱”是指肺的津气虚弱；于是表现为“急薄著”，“急”是“拘急”之意，“薄”是“薄弱”之意，“著”是“附着”之意；“则生痿躄也”，津气不能达于皮毛，燥热附着于皮毛，“痿”就随之而产生了。

脉痿。若肺之热传给了心，心气随之而热，“则下脉厥而上”，热性上炎，在下经脉的营卫之气也随着热气炎上；于是形成下脉空虚、上盛下虚的局面，故曰“上则下脉虚”；营血不注于下而行于上，在上热邪盛，津气达不到四肢，在下营血虚，也不能营养经脉，故曰“虚则生脉痿”；于是“枢折挈”，“枢”是指关节的枢纽功能，“折”是“折损”之意，“挈”是指手足正常的运动功能，“枢折挈”就是“枢挈折”或者“折枢挈”；临床表现为两足瘫废，即“胫纵而不任地”，“胫”是指“足胫”，“纵”是“痿废”之意，“不任地”就是指下肢痿废不能站立，特别是膝关节、髋关节失去了正常的支撑功能。

筋痿。若肺热影响了肝，则“肝气热”；肝气热继而胆气热，“则胆泄口苦”，胆热汁出而出现“口苦”，所以说“口苦”是有热的表现；热不断地增加，影响到肝所主之筋膜，于是“筋膜干”，即筋膜遇热则营血津液干枯；失掉了气血的濡养，筋膜便拘急而挛缩，症见手足拘急；于是“发为筋痿”。

肉痿。若肺热波及脾，则“脾气热”；脾热则“胃干”，症见“口渴”“肌肉不仁”，这就是“肉痿”。肌肉为什么“不仁”？脾主肌肉，脾不运水谷精微于肌肉，所以“肌肉不仁”，运动既靠筋膜、靠关节，也要靠肌肉，故曰“发为肉痿”。

骨痿。若肺热影响了肾，则“肾气热”；症见“腰脊不举”，腰为肾之府，脊骨藏髓，热邪侵入到腰脊，故“腰脊不举”；于是“骨枯而髓减”，“发为骨痿”。

综上所述，五脏之热皆能致“痿”，痿证的主要病机是热伤津气，气伤致“痿”，津伤也致“痿”。痿证的热邪是怎样传递的呢？先从肺起，肺为五脏之华盖，其位最高，所以肺热可以影响到心、肝、脾、肾。临床上所见到的痿证，多属燥证范畴，还不是典型的火热证，十有九痿都有“燥”的表现，即痿证是津气两伤证，很少见有大热的表现，所说之“热”实质是“燥”，所以一般痿证没有高热、大便干等表现。但痿之燥，需分辨阴阳，阳燥有热象，阴燥没有热象，因此治疗痿证一般都用甘温法，有热象者偶尔也有用甘寒之法。

第二节　痿证的脏腑病机

问曰："何以得之？"如何理解痿证的病机呢？"肺者，藏之长也，为心之盖也，有所失亡，所求不得，则发肺鸣，鸣则肺热叶焦。故曰：五藏因肺热叶焦，发为痿躄。此之谓也。"这一论述是强调五脏之热均贯通着"肺热"的病机，五痿都因于"肺热叶焦"才发作为痿躄。肺之"长"、之"盖"的意思有二：一是说肺的位置高，最容易影响到其他四脏，从上而下嘛；二是说肺主气，肺的宗气要行于五脏六腑，从这个关系看，"藏之长"是指肺气而言。肺的这两个特点决定了"肺热叶焦"会影响其他四脏。"有所失亡"是指肺热津气两伤；"所求不得"是说要想一下子补偿起来难以办到；"则发肺鸣"，是指肺气不清，呼吸不利而有声；一旦呼吸有声，往往是由于"肺热叶焦"。这就是五脏痿都因于肺热的缘故，故曰"五藏因肺热叶焦，发为痿躄。""痿"，可发于左半身、右半身、下半身、上半身，而"躄"是专指下半身而言，比如下肢瘫痪叫"躄"。"痿躄"有广义与狭义之分，从广义讲，不管哪个部位出现痿废不用都叫"痿"，从狭义讲，"躄"就是指下肢痿废。

"悲哀太甚"会造成心气内伤，心主喜，悲哀太甚会使心的神志受伤；"则胞络绝"，"胞络"是指心包络，"胞络"是心之外围，于是心之胞络随之而阻绝不通；胞络阻绝不通会引起"阳气内动"，心主热、主火；心火内动的结果是"心下崩数溲血"，即出现尿血。古人对"胞络"有两种解释：一种解释认为胞络就是子宫，即女子胞；另一种解释认为，这个胞络是指心包络。我认为这里是指"心包"不是指"子宫"的理由有三点：第一"悲哀太甚"属神志病变；第二心下崩数溲血，是说心与小肠的表里关系，"溲血"是心移热于小肠的表现；第三，心包热也可影响到子宫出血。所以这个"胞络"是指"心包络"而言，这种解释才与全文的知识相符。文献中引用了《本病》中的论述，"本病"是古代文献的名称，《灵枢》中有《刺法》和《本病》的记载，但《本病》篇丢失了。《本病》篇说"大经空虚，发为肌痹，传为脉痿"，这是用文献所言来归纳以上所论。

由于情志不遂或房事不节等，可引发"筋痿"，这个"筋"是指男子的阴茎，"筋痿"即"阳痿"，又称作"阴痿"。"思想无穷，所愿不得，意淫于外"这是指人的欲念妄动；"入房太甚"是说房劳不节而太过；总之是因肝肾亏虚，以致发生阴茎不举，故曰"宗筋弛纵，发为筋痿。"这里"筋痿"与前面讲的"筋痿"表现不同，前面的"筋痿"是从"肝主身之筋膜"角度讲的，故称作"肝痿"，主要的临床表现为筋急拘挛、痿弱不用。文献中引用了《下经》中的论述"筋痿者，生于肝使内也"，也是用文献所言来归纳以上所论。

由于重感湿邪可引发肉痿，“有渐于湿”意思是由于感受了湿邪引起的，哪里来的“湿”呢？经常和水接触，如有些与水打交道的职业，水湿致病因子留驻于体内的机会就多，这是“有渐于湿”的一种情况；还可能是“居处相湿”，即居室潮湿，以至于“肌肉濡渍”，有如肌肉泡在水里面，这是“有渐于湿”的又一种情况。于是“痹而不仁”，这个“痹”字是说水湿邪气痹着于肌肉中的经脉，以致出现肌肉麻木不仁的表现。开始是肌肉不仁，渐渐地肌肉失去正常的运动功能而“发为肉痿”。这种痿证与前面所讲的“肺热叶焦”相反，“肺热叶焦”是燥热伤津的问题，津液不能濡养经脉，这里是水湿过多引发的痿证，应该怎样理解呢？水湿过多有两种病变的可能：第一，湿邪作病一定是有阳气不足的前提，人体运动全赖阳气主持，水湿多了阳气必然会少，阳气少不能主持关节的运动，于是发为痿证；第二，水湿阻滞于经脉之中，营卫气血的运行就会受到阻滞，不能正常地濡养、温养经脉，也要引发痿证。燥热致痿是伤津伤气，湿邪致痿还是伤津伤气的问题，湿邪、燥邪看起来很矛盾，实际其致病的机理是一样的。湿邪属于阴邪，阴邪偏盛的痿证在治疗时要大量地用“甘温”，把人体的阳气扶助起来，把营气卫气温养起来，在此基础上再用“淡渗燥脾”的办法来祛湿、利湿。文献中引用了《下经》中的论述“肉痿者，得之湿地也”，也是用文献所言来归纳以上所论。

热甚伤津引发痿证，与“肺热叶焦”的病机是一致的。“远行劳倦”属于劳伤，即过劳；劳则生热，临床上的虚劳病人都有热象，这是由于劳损而热气内动，这属内伤，或源于脾，或源于肾，或源于肺，引起五脏之火内动，火动伤津，伤津就表现为“渴”，这就是“逢大热而渴”的意思；火还要损害阳气，阳气越伤热象越盛，这就是虚劳产生的虚热、劳热，临床上所谓的“甘温除大热”就是指劳伤之热，这种热邪不是外来的，是由肺、脾、肾劳伤以后而产生的内热，故曰“渴则阳气内伐”，即五脏虚火损伤阴精、阳气；如“热舍于肾”，肾是藏精的水脏，即劳热内亢而使肾精虚少，造成“水不胜火”的局面；肾精越是虚少虚火越是亢盛，于是导致“骨枯而髓虚”，精水不足水虚不能养骨；症见“足不任身”，脚弱而不行；于是“发为骨痿”。“故《下经》曰：骨痿者，生于大热也”，也是用文献所言来归纳以上所论。这里说的“大热”不一定是高体温，是说这种热象不比一般性质的热象，这种内伤的热象对人体的伤害是极大的，故称“大热”，临床表现是发低烧，所谓“大热”意味着这种热象的特殊性质，如果真是一般的火热那倒好办，如阳明证的脉洪大、大渴、大汗、大便秘，这种热很单纯，用热者寒之的逆治法就解决问题了，而这种“大热”，用热者寒之的方法是解决不了问题的，甚至于越是用“苦寒”热越是不除，因为苦寒伤津，而要用甘温除热的从治法，因为这是内伤虚火证。

问曰：“何以别之？”上述的胞络绝、筋痿、脉痿、肉痿、骨痿如何鉴别呢？鉴别的方法主要依据是五脏不同的属性特征，以及五脏在体表所合、主色等。如肺之合毛也，肺热则“色白而毛败”；心之合脉也，心热则“色赤而络脉溢”；肝之合筋也，肝热则“色苍而爪枯”，爪为筋之余；脾之合肉也，脾热则“色黄而肉蠕动”，“蠕动”就是肌肉抽搐颤动；肾之合骨也，肾热则“色黑而齿槁”，齿乃骨之余嘛。总之，痿证分属五脏，只要掌握了五脏的特点、特性，就能分别出是哪一脏之“痿”。如“肺痿”不局限于“色白而毛败”，肺病还有很多特点，如肺之位在胸，肺主气司呼吸，等等，这段文献的精神在此，大家要灵活掌握。

第三节　痿证治疗的原则

问曰：“《论》言治痿者独取阳明何也？”这个“论”指的是《灵枢·根结》篇，其言“故痿疾者，取之阳明”，是说治痿病要取“阳明经”，前面说痿证主要病机是“肺热叶焦”，这里又提出“独取阳明”，是何道理呢？

痿证与阳明有什么样的关系呢？“阳明”被称作“五藏六腑之海”，是多气多血之经，从经络理论来看，太阳经多气少血，少阳经是少气多血，阳明经是多气多血，是人体气血津液唯一的来源，为人体的后天之本。因此阳明能够“主润宗筋”，“宗筋”是泛指群筋而言，即人体大大小小的筋膜、筋气，统称为“宗筋”，“宗筋”还有个概念，是指男、女的前阴，前阴所在之处就是“宗筋”所在之处，这里是泛指全身各处所分布的筋膜、筋气。宗筋的作用是“主束骨而利机关”，人体大大小小的骨头是通过“宗筋”联系起来的，构成人体的支架，这是“主束骨”的意思；骨硬而筋软，骨关节就成为“机关”了，成为肢节活动的关键所在，有了“关节”肢体才能屈伸，而“机关”之利与不利全依赖于“宗筋”之气的润养，这就是“利机关”的意思。据此，痿证多表现为关节不利，是阳明气血津液虚少的缘故，这是阳明和痿证的关系之一。

再从人体经脉营血的角度来看痿证与阳明的关系。“冲脉者，经脉之海也”，意思是说在冲脉中贮藏有十二经脉的精血，所以称冲脉为“血海”；“主渗灌溪谷”，“溪谷”是指人体大大小小的关节，大者为“溪”，小者为“谷”，“灌”是“灌溉”之意，“渗”是“渗透”之意，人体的十二经脉贯穿大溪、小谷，实现了营血对关节的濡养；宗筋之营血源于阳明胃的水谷精微，故曰“与阳明合于宗筋”。这也是痿证与阳明胃的关系。

从上述可见，“阳明”在所有经脉中的位置和地位是很重要的。“阴阳揔宗筋之会”是说人体的阴经、阳经都在宗筋汇总，“揔”是汇总、综合之意。“会于气街”，“气街”在《内经》中有两个含义：一是指人体阳气的通路、通道，如《灵枢·卫气》篇中说“胸气有街，腹气有街，头气有街，胫气有街”，“街”就是交通之地的概念，这是广义“气街”的概念；还有狭义的“气街”，《素问·骨空论》中的“气街”就是指一个经穴的名称，在肚脐下方“归来”穴下一寸的地方，是冲脉的发源地，所以又叫“气冲”穴。前面提到过，人的前阴所在即宗筋之所在，除了足太阳经不到前阴这个部位外，其他经脉及冲脉、任脉、督脉、跷脉等都会于宗筋，即会于前阴，而前阴之上就是气冲、气街等穴，所以说“阴阳揔宗筋之会，会于气街”。“而阳明为之长”，其中最主要的是“阳明”经脉，为什么？因为阳明是多气多血之经，是水谷精微发生之地，是气血化生之源。三阴经、三阳经都会于宗筋，“带脉”的作用是约束之，带脉是阴脉，督脉是阳脉，故曰“皆属于带脉，而络于督脉”。总之，这句话的意思是，十二经脉、奇经八脉等所有的阴脉、阳脉都贯于宗筋这个部位，而特别强调“阳明”这个经脉。

讲清楚了阳明与诸经的生理联系，再来讨论痿证的病理就容易了。“故阳明虚则宗筋纵，带脉不引，故足痿不用也”，“纵”是“不能约束”的意思，阳明水谷精气一少，宗筋之气就弛纵不收，“带脉”也不能约束了，于是“足痿不用”，痿证发生了。

问曰：“治之奈何？”如何治疗呢？“各补其荥而通其输”，从针刺治法来讲要补“荥”通“输”，荥、输是五输穴的穴位，所流为“荥”，所注为“输”，补“荥”是补经气之源，通“输”是要让经气通畅无阻，即补源畅输的意思，这是以“阳明经”为前提的。例如筋痿，就以“阳明”配“厥阴”来取穴治疗，即补阳明之“荥”通阳明之“输”，再配合补厥阴之“荥”通厥阴之“输”；再如脉痿，就以“阳明”配“少阴”来取穴治疗，即补阳明、少阴之“荥”通阳明、少阴之“输”；若是肉痿，就以“阳明”配“太阴”来取穴治疗，即补阳明、太阴之“荥”通阳明、太阴之“输”。这就是“各补其荥而通其输”的意思，以“阳明”为主配以他经，以“调其虚实，和其逆顺”为治疗目的。

“筋脉骨肉”，泛指筋痿、脉痿、骨痿、肉痿等痿证。“各以其时受月”，是说要分析这些痿证与时空的关系，如“筋痿”属肝，看发病季节是春、是秋还是夏？“受月”问题就是发病季节问题，看发病季节与本病是“相生”关系还是“相克”关系？还是得于本气？用这样的整体观来辨证，然后再进行治疗。“则病已矣”用时空整体观来辨证，治疗的效果定会比较好。比如“筋痿”，发病在春，那是本气旺的时节；若发病在秋，那是克气盛的时节，治疗上就不一样了。

什么是“痿”？“痿”是痿废、痿弱之意，痿证是指四肢痿弱，运动极大地受限，完全不受支配的一种疾病。文献中提出痿证的主要根源是在“肺”，中医学理论认为“脾”主四肢，这里却不说在脾而说是在肺，这是为什么？文献认为肺主宗气，营气、卫气都是通过宗气来推动的，“肺热叶焦，则皮毛虚弱，急薄著，则生痿躄”，意思是说燥热伤肺，肺气就不能达于四肢，更不能把津液输送到四肢，四肢的经脉失掉了气的温养，失掉了营液的濡养，于是痿废不用，这是讲痿证的病机，看来“燥热伤津”是其病源，所以说痿证病在肺。

在今天的临床上，对于痿证的辨治原则，肺热叶焦、治取阳明的认识仍然在发挥作用。比如肺痿属燥热者，要用甘寒养肺的办法治疗，如三才汤，用天冬、石斛这类甘寒的药去润燥养肺。比如肉痿属气血不足者，那就要用甘温补虚法，补中、益气，如黄芪建中汤、保元汤等，这些都是治痿证常用的方剂。特别是燥热伤肾精的骨痿，还是要用朱丹溪的虎潜丸，要用血肉之品去养，这里面有羊肉、虎骨（代）、龟胶之类的药，用这些血肉之品去养骨益髓。治疗痿证，肺、胃、肾是三个重要的环节，注意观察肺燥的情况，中焦胃气虚弱的情况，下焦肾精虚衰的情况等。临床上加味虎潜丸是治疗痿证的常用处方，尤其是治疗下肢痿。还要注意分析痿证有没有热象？虽然痿证虚证多，但也有少数的湿热证，痿证不能说完全没有湿热，湿热证也是可以见到的，湿热重了更是要耗损津气，湿邪阻滞津气，热邪耗损津气，如朱丹溪的二妙丸是清湿热的方剂。痿证甚至还可见到痰湿证，痰湿阻滞经脉，经脉气血不能营养宗筋，这还要排痰，如肥胖人的湿热、痰湿体质的痿证等。但痿证多数还是津气不足或燥热伤津的问题，这里虽然是从针刺的角度来讲的，但其理论知识用于方药治疗也是适用的，总之肺热叶焦、独取阳明是治痿证的重要辨治思想。

文献最后还提出了痿证的治疗原则是“治阳明胃”，为什么不说治肺而是要治阳明胃呢？因为胃是人体水谷之海，气血之源，肺之气津源于胃，土生金嘛。这种治疗方法，称作滋其化源。在《素问·经脉别论》中已经讨论过这个问题，即“食气入胃”“脾气散精，上归于肺”，肺气强壮了才能够通调水道，下输膀胱。所以治“痿”，要治阳明治胃，这是痿证治疗的基本指导思想。

【答疑】

问：治痿“独取阳明”在临床上有什么指导意义？

治痿“独取阳明”在临床上有很大的现实意义，因为痿证的基础病变是津气两伤，津不能濡养经脉，气不能温煦经脉，所以经脉痿弱不用，在津气两伤的基础上，有的证偏于热邪，有的证偏于燥邪，有的证偏于寒邪，总之都是津气两伤的问题。津气的来源是阳明水谷之海，所以痿证不管是偏寒、偏热、偏燥，对其基本的治疗都是益气补津，所以人参、黄芪这一类的益气补津的药物是治疗痿证不可缺少的，把阳明的津气养起来，还能助脾的运化，胃的水谷精微才能上归于肺，才能够解决肺气燥热的问题。痿证的“肺热叶焦”并不是大热，主要是肺的津气不足，通过补阳明的津气来补肺，这就是“治其化源”的治疗方法。阳明胃是肺之津气的来源，是从其根本上来解决问题，单纯考虑生肺津，但其没有来源也是不行的。痿证最常见的是津气两伤又有燥邪的情况，所以在补气的药物基础上还要加上沙参、麦冬一类生津润燥的药物，痿证最忌使用燥热的药，一般多用甘温的药，兼见燥热可以用到甘寒的药物来润肺。当然肾阳虚的骨痿，附片也可以考虑。附片、乌头、桂枝一类药物的药性还不一样，附片是守而不走的药，乌头走而不守，所以补命门温养肾只能用附子不能用乌头，附子用多了不会动热，而桂枝、肉桂一类的药物如果用得不好就容易动热。

厥论篇第四十五*

【篇解】厥者，逆也，气逆而乱，忽为眩仆脱绝，是名为“厥”。轻则渐苏，重则即死，是一种较危重的病症。凡《素问·大奇论》之暴厥，《素问·调经脉》之大厥，《素问·缪刺论》之尸厥，《素问·生气通天论》之煎厥、薄厥，概属厥病的范围。厥病虽有寒热虚实之辨，总由于内在精气之先夺，故论中提出阴阳气衰是厥证之关键，其云“不从外皆从内也”其义可知。

什么叫“厥”？“厥”是“逆”之意，凡是逆、乱都称作“厥”，厥的病机就是四个字“气行逆乱”，即人体的气、血、神志失去正常秩序的状态。“厥”在临床上的表现也可用四个字来概括，即眩、仆、昏、厥。厥证一旦发作，即天旋地转、眼前发黑、可突然仆倒昏迷而人事不知、四肢痉挛抽搐，轻者短时间内会慢慢回苏，重者会导致死亡，特别是老年人，若抢救不及时，一下子晕厥过去就醒不过来了，即使是青壮年，救治不及时也要出问题。因此厥证是比较危急的一种病症，但救治得及时，多数是可以康复的。《素问·大奇论》中的“暴厥”，《素问·调经论》中的“大厥”，《素问·缪刺论》中的“尸厥”，《素问·生气通天论》中的“煎厥”“薄厥”，等等，都属厥证范畴，只是病有在阴经、在阳经、在肝、在肾的不同而已，其发作时的表现基本都是一样的。

《素问·生气通天论》中云：“阳气者，烦劳则张，精绝，辟积于夏，使人煎厥。”又云：“阳气者，大怒则形气绝，而血菀于上，使人薄厥。”这说明“厥”也有寒、热、虚、实的不同，在临床上不能见到“昏厥”都认为是虚证。

但“厥证”有共性的病机，凡厥证，其体内的精气先脱，这是前提，精气脱失加上诱因，或是气候因素，或是情志因素，或是其他什么因素，都可以引发厥证，假使体内没有精气先脱这一基础病变，一般不会有厥证发生。所以在《素问·厥论》这篇文献中，提出“阴阳气衰”的问题，继而又提出“不从外皆从内”的认识，认为厥证厥证属内伤病。为什么用“脱”一词，是为了强调这种“亏损”的严重程度，或是精亏，或是气亏，或是精气两亏，而且不是一般的亏损，是比较严重的亏损。因此素体精气亏损的人，尤其要注意预防暴厥的发生。以上是“厥证”的基本概念。全篇可分作二节。

第一节“黄帝问曰：厥之寒热者何也”至“阳气乱则不知人也”。讨论厥证阴阳寒热之病机。阳虚易出现寒厥，阴虚易出现热厥，不管是寒厥还是热厥，都不从于“外”而从于“内”，其为内伤之病可知，所以古人把厥证归纳于“虚损”范畴来讨论。

第二节“帝曰：善。愿闻六经脉之厥状病能也”至篇末“发喉痹，嗌肿，痓，治主病者”。叙述六经的厥证的临床表现和治疗原则。

【讲解】

第一节　厥证病机

厥证从临床表现可分为寒、热两大类，即“寒厥”和“热厥”，这里的寒厥、热厥和《伤寒论》中记载的寒厥、热厥概念不一样，《伤寒论》中的寒厥、热厥是指引发“手足厥冷”的两种病机，这里要讲的厥证，从其临床表现、病机到发病基础，与《伤寒论》的寒厥、热厥完全不是一回事。

问曰：为什么会有寒厥和热厥的不同？寒厥、热厥是由于阴阳偏盛偏衰引发的。所谓“厥”即“逆而行之”的意思，若“阳气衰于下”，下焦阳虚阴寒邪气就会盛，寒气从下而逆上，“则为寒厥”。相反，若“阴气衰于下”，如肾的阴精不足，相火就会亢逆，表现出热象，“则为热厥”。这里的“下”有两层意思：一是指发病深在，二是指内、里。从经脉的概念来理解，经脉不能离开脏腑，五脏在里，临床表现从里而外。

又问曰：“热厥”往往从足下开始，“热”是阳邪，阳分应在上，而阳邪起于“足下”，这是什么道理？足太阳经止于足小趾外侧的“至阴”穴，足阳明经止于第二个足趾外侧的“厉兑”穴，足少阳经止于足四趾外侧的“窍阴”穴，“外”为“表”嘛，故曰“阳气起于足五指之表”。足少阴经起于足心的“涌泉”穴，足太阴经起于足大趾内侧的“隐白”穴，足厥阴经起于足大趾爪甲外侧的“大敦”穴，故曰“阴脉者集于足下而聚于足心”。“阳气胜则足下热也”，意思是说，因为足阴经、足阳经都起止于足，所以阴虚阳亢者，其表现会从足下始。从临床上看，一些阴虚发热者表现出的“五心烦热”就含有这个意思。

又问曰：“寒厥之为寒也，必从五指而上于膝者，何也？”厥证，其邪从五趾上膝，这是为什么？按照经脉循行的秩序，阴经行走于内侧，故曰“阴气起于五指之里”；足三阴经是从下而上的，故曰“集于膝下而聚于膝上”；如果因内伤，而阴寒气胜，邪必顺经而上，故曰“故阴气胜则从五指至膝上寒”。“其寒也，不从外，皆从内也”，“其寒也”在《甲乙经》中作“其寒热也”，多个“热”字是有道理的，因为这里是在总结上面的寒厥、热厥，不单指寒厥，应该是“其寒热也，不从外，皆从内也”，这句话的意思是说，从经脉循行来看，寒厥、热厥都不是外感病，而是内伤病，是阳伤、阴伤的缘故，阳伤则阴盛而为寒厥，阴伤阳亢而为热厥。这就给厥证定性了，厥证属于内伤病，有阳伤、阴伤两种类型。

又问：“寒厥何失而然也？”“失”是指造成寒厥的原因，“寒厥”常表现为手凉至肘、脚凉至膝，这是什么原因呢？前面解释过，除太阳经不达“前阴”外，三阴经、阳明、少阳经都合于前阴，故曰“前阴者，宗筋之所聚”，又云“太阴、阳明之所合也”，前阴与太阴、阳明何干呢？太阴是脾，阳明是胃，脾胃是后天水谷精气之源，意思是影响前阴的首先是先天之肾，但后天的影响也同样重要。“此人者质壮”，如果是体质强壮者，不加注意，在秋冬阳气衰减的时候，生活起居不检点，不藏反而消耗，伤精动气，即“以秋冬夺于所用”，于是“下气上争”，“下气”指肾中的阴阳之气，阴虚阳要上争，阳虚阴要上争，不再是阴平阳秘的状态，甚至于引发阴阳离决，“不能复”而发厥逆。这都是由于“精气溢下，邪气因从之而上也”，“溢”是散溢、消耗之意，肾阴、肾阳消耗于下，阳热邪气厥逆而上。这个“邪气”是内伤而生之邪气，如“相火”是人体的能量、动气，假使其亢奋于外就成邪气了，这个邪气是由于阴精阳气失衡而产生的，故曰“气因于中”，“气”即指厥逆之邪气，这种邪气生于脏气之中。“阳气衰，不能渗营其经络”，阳气不能渗透、营养、温养经络，经脉没有阳气的温养就不能维持正常的生理状态。“阳气日损，阴气独在”，阳气日益亏损，阴寒之气就一天多过一天，实际不是阴寒之气在增加，而是阳气在减少，相对之下，阴寒邪气日增。“故手足为之寒也”，所以这种病人日常总是手脚冰凉，这个“寒”不是风寒邪气造成的，而是内在阳亏造成的。

又问曰：“热厥何如而然也？”热厥又是怎么回事呢？接下来的文献解释了热厥的病因、病机。“酒”性热，“酒入于胃”相当于“热入于胃”，其热首先影响到络脉，络脉充满了酒热之邪气，而经脉的津血就要受到损伤，故曰“络脉满而经脉虚”。太阴脾主运化，协助胃运化水谷精微，即“脾主为胃行其津液者也”，经脉里面的津血虚了，阳气就要从络脉而入于经脉，故曰“阴气虚则阳气入”，这个“阳气”指热邪而言。热邪进入经脉，则胃不和，胃中的津液也要受到损伤，故曰“阳气入则胃不和，胃不和则精气竭”，于是“精气竭则不营其四肢也”。为什么会发生这种邪热伤津的病变呢？“此人必数醉若饱以入房”，“数醉若饱”是饮食不节，“入房”是起居不检点，以致于精气损耗，阳热邪气日增，这样“气聚于脾中不得散，酒气与谷气相薄”，酒气是热邪，其与胃气相迫，于是“热盛于中，故热遍于身，内热而溺赤也”，热邪内聚不散，热随小便出，颜色改变而成尿赤。“夫酒气盛而慓悍，肾气有衰，阳气独胜，故手足为之热也”，是不是“酒气”这不重要，总之酒气不是热厥必备的条件，但肾精日衰阳气独盛才是热厥基本的病机。

又问曰：厥证会出现腹满、暴不知人，或半日或一日才慢慢苏醒，这是什么原因呢？阴寒之气厥逆于上，主要是由于下焦元阳虚损，阴气盛于上，所以出现腹胀满，故曰“阴气盛于上则下虚，下虚则腹胀满”。阳热邪气盛于上，是由于下焦元阴虚损，火越炎上，故曰“阳气盛于上则下气重上”，头为清阳之府，阳热邪气不断地上冲，清阳之府被阳热邪气干扰，气厥而乱，神志不能自主，于是出现昏厥，故曰“而邪气逆，逆则阳气乱，阳气乱则不知人也”。

第二节　六经厥证

问曰：“愿闻六经脉之厥状病能也。”这个“能”是“态”字，想了解六经脉之厥证的临床表现。

太阳之厥，表现为面肿、头重、足不能行，甚则“眴仆”。“眴”是“眩”之意，即突然眼前发黑而摔倒；肿首、头重、足不能行，这是太阳经的问题，因为太阳经起于“睛明”穴，从头而下行到足，气逆而上，故头重、足不能行。

阳明之厥，可发癫疾，表现为奔走、呼号、腹满不得卧、面赤而热、妄见而妄言。阳明之厥证，邪热盛于胃，故“腹满不得卧”，阳明之脉布于面，故“面赤而热”，阳明经邪热盛而乱神明，故“妄见而妄言”。

少阳之厥，表现为暴聋、颊肿而热、胁痛，胻不可以运。少阳经脉行于面颊入于耳，故见暴聋、颊肿，少阳经脉循于胁肋故见胁痛，“胻”是指下肢的骨头，“胻不可运”就是“足不可运”。

太阴之厥，表现为腹胀满、大便不利、不欲食、食则呕、不得卧。这些都是脾虚不运，脾胃失和的缘故。

少阴之厥，表现为口干、溺赤、腹满、心痛。少阴脉循喉咙夹舌本，故可见“口干”，溺赤、腹满、心痛，这与心肾相关，均为少阴经脉。

厥阴之厥，表现为少腹肿痛、腹胀、泾溲不利、好卧屈膝、阴缩肿、胻内热。“泾溲”是指大小便，“泾”指大便，“溲”指小便；“阴缩肿”就是前阴肿；“胻内热”是指“腿内热”。

上述这些症状不都是必见症，但是“昏厥”是必然可见的。分析每一经的厥证表现，主要看是否为本经的表现，所列举的症状都是由本经脏腑的性质或经脉的性质所决定的。

怎样治疗呢？若为实证就用泻法，若为虚证则用补法，不盛不虚之气逆者则调和本经之经气，故曰“盛则泻之，虚则补之，不盛不虚以经取之”，这句话的本意还是强调分辨虚实。

下面又是辨六经之厥证，有注家认为在全元启的本子里这原是两篇文献，王冰整理时因内容相同故将其合之，于是内容上有些重复，不同的是前面从“三阳”讲到“三阴”，后面则是从“三阴”讲到“三阳”。具体的内容很容易看懂，我就不细讲了，只做点提示。

“太阴厥逆，胻急挛，心痛引腹，治主病者；少阴厥逆，虚满呕变，下泄清，治主病者。”其中“清”是清冷之意，即腹泄、手脚清冷。

“厥阴厥逆，挛腰痛，虚满前闭，谵言，治主病者；三阴俱逆，不得前后，使人手足寒，三日死。”其中“前闭”是指小便不通，“不得前后”是指大小便都不通。

“太阳厥逆，僵仆呕血善衄，治主病者。少阳厥逆，机关不利，机关不利者，腰不可以行，项不可以顾，发肠痈不可治，惊者死。”为什么说“发肠痈不可治，惊者死”呢？若肠痈发于少阳，这是相火妄动的热急证，若出现“惊”，说明热邪不仅入脏，而且还伤及神志，问题就更严重了，就不单纯是经脉问题了，故曰“惊者死”。

“阳明厥逆，喘咳身热，善惊衄呕血。”其中“惊”是阳明病的主症，阳明经多气多血，故还可见衄血，或是鼻血或是呕血，这是阳明燥热气盛的表现。

“手太阴厥逆，虚满而咳，善呕沫，治主病者。”这是讲肺的病变。

“手心主少阴厥逆，心痛引喉，身热死，不可治。”“手心主”是指心包络，“心痛引喉”这是心脉的问题。为什么说“身热死，不可治”？心包为火脏，火热上加火热，热邪太过则心包负担不了。

“手太阳厥逆，耳聋泣出，项不可以顾，腰不可以俯仰，治主病者。”这完全是太阳经脉的病变。

“手阳明少阳厥逆，发喉痹，嗌肿，痓，治主病者。”所谓“治主病者”有两层意思：第一，“主病”是指本经之厥，言外之意不是他经病影响的结果，如太阴厥逆，是太阴本经的病，不是阳明或者少阳影响的结果，那就要治太阴，如果尽管病在太阴，而病机是阳明影响到太阴的，那就要治阳明，这是“治主病者”的意思，不仅辨厥证如此，辨其他病证也是如此，这是个治疗原则。第二，“主病”的核心内容包括寒、热、虚、实等内容，临床要分辨寒热虚实，即“治主病者”就是辨证的意思。

这篇文献主要还是从病因、病证、病机来讨论“厥证”的，这是学习这篇文献需要掌握的主要内容。症状表现不是主要的，临床实践多了就会有所了解，凡是文献中所列举的病症表现都是举例而言，都不是必有症，掌握主要表现即可，如厥证主要表现在眩、仆、昏、厥四个方面，“厥”是最主要的，其他症都作辨证参考。

对“治主病”要有所发挥，首先就是辨气血，如气虚、气实的厥证就大不一样。气虚厥证，患者昏厥，整体面貌反映出来是形气肃然，即病人消瘦、神情疲乏、脉搏无力、面色青白、手脚冰凉，这多属虚证，阳虚居多，寒厥多见，治疗时需要大补元气。气实厥证，患者昏厥，整体面貌反映出来的是形气奋然，即患者形体饱满、呼吸粗促、面色潮红、口吐泡沫痰涎、脉沉弦有力，显得痰湿重浊，这是实证，多属气郁气滞，治疗要顺气调肝降逆气，可用四磨饮子等。假使病厥在血分，还要看是“血逆”还是“血脱”，临床上最多见的就是这两种证型。血逆者多见于妇女，月经刚过，或是产后，在此期间受到精神刺激，情志波动，血气上逆而昏厥，这是“血逆”，治疗首先要从调气着手，要降气，气降下去血才顺畅，气行血行。“血脱”多见于失血者，或吐血，或便血，或妇女血崩，或产后出血过多，血脱往往伴有气散，所以发生昏厥，救治“血脱”，不是单纯补血就可奏效的，要用“独参汤”，用大量的人参，只有挽救了“气”才能挽救“血”，故治血脱要用益气的方法。这是厥证最常见到的两大类型，气厥和血厥，气厥要分气虚、气实，血厥要分血逆、血脱。还有就是“痰厥”，临床也常见，症见患者突然昏厥、气闷、喉中痰鸣。这些都可说是对“治主病”的发挥。

厥证的关键问题是要及时抢救，现代医学的抢救方法就不谈了，谈谈传统的急救方法。不管什么类型的厥证，首先要救“厥”，不救“厥”就谈不上治疗。救“厥”首先要辨虚实，要分辨是“闭证”还是“脱证”。闭证昏厥，症见牙关紧急、手脚拘挛、喉头痰鸣；脱证昏厥，牙关很少紧急，手足也很少拘挛，多表现为汗多、冷汗、大小便失禁等。临床抢救，无论闭证、脱证都可用“苏合香丸”，有条件的可用姜汁和竹沥来送服，还可以掐“人中”穴。前几年我们到农村做调查，那里缺医少药，我们常用以下两种方法施救。一种方法是，用生半夏粉，不要用制过的半夏，将其粉碎，粉碎得越细越好，吹到患者的鼻孔里面去，此即“通关散”，对轻度昏厥的患者很有效，生半夏粉一到鼻孔里患者就有知觉了，牙关紧急可以得到缓解，回苏后再辨证治疗。再一种方法是鼻饲，用“细辛”一味煎水鼻饲，这也是临床比较有效的方法。

【答疑】

问：《厥论》中“愿闻六经脉之厥状病能也”是不是重复了？

前面已经讲了三阴三阳的厥证，后面又讨论了三阴三阳的厥病，关于这一点，林亿的新校正里面有解释。他们认为，从太阴厥逆至篇末，全元起本在第九卷，王氏移于此，所以前后内容是有些重复，在全元起本里面这是两篇独立的文献。但是要看到，这两部分内容既有相同之处也有不同之处。前面主要讲的是六经厥证的病态表现，没有讲治疗，而后面部分略于六经厥证的病态表现，主要是讲六经厥证的刺法，王冰把这两部分放在一起是有道理的。都是讨论厥证就应该归到一起，况且还有治疗方法可以得到补充。这前后两部分在描述六经厥证的症状表现时有一定的出入，但这并不矛盾，《内经》这本书不是一个人写的，个人在临床上的体会也不一样，二者在临床上可以相互补充，这样对厥证的理解就更全面了，而不要把这两部分看成是矛盾对立的。

病能论篇第四十六

【篇解】“能”通“态”，“病能”即病态，犹言病之形态，即临床症状。《素问·阴阳应象大论》中所云“病之形能也”与此同义。全篇叙述胃脘痈、卧不安、不得仰卧、腰痛、颈痈、怒狂、酒风七个病的形态，因以“病能论”名篇。文献最后一节，当属错简。全篇分作八节。

第一节“黄帝问曰：人病胃脘痈者”至“故胃脘为痈也”。言胃脘痈病机，及人迎脉诊。

第二节“帝曰：善。人有卧而有所不安者”至“故人不能悬其病也”。叙卧不安的病机。

第三节“帝曰：人之不得偃卧者”至“论在《奇恒》《阴阳》中”。论不得偃卧的病机在于肺气盛，不得偃卧是指不能仰卧。

第四节“帝曰：有病厥者”至“故肾为腰痛之病也”。论肾气厥逆之腰痛病。

第五节“帝曰：善。有病颈痈者”至“此所谓同病异治也”。论颈痈刺法。

第六节“帝曰：有病怒狂者”至“夫生铁洛者，下气疾也”。论怒狂之病机为阳厥，并及治法。

第七节“帝曰：善。有病身热解惰”至“合以三指撮为后饭”。论酒风的病因及治法。

第八节“所谓深之细者，其中手如针也”至篇末“得其病处，以四时度之也”。此节凡百一十三字，王冰谓为“古文断裂，缪续于此”，观其词意不属，王氏之说可信。此节为错简。

【讲解】

第一节　胃脘痈脉症

“胃脘痈”主要是由胃热造成的，“人迎甚盛，甚盛则热”是对“痈”的认识，从一般意义上说，“痈”属阳证、热证，“疽”属阴证、寒证。

第二节　卧不安病机

所谓“卧不安”是指睡眠不好。“及精有所之寄则安”这句话有错，吴崑在《黄帝内经素问吴注》中，把这句话改成“精有所倚，则卧不安”。吴崑解释说，前面讲“藏有所伤”，后面讲“精”，脏藏精，卧不安是由于气伤及精，于是精有所倚，“倚”是“偏倚”之意，即精出现偏盛偏衰，脏藏神，脏不安则神不安，这是卧不安的原因。这种解释有一定的道理，临床上能够见到这样的情况，“倚”包括了偏亢、偏衰两个方面，所以治疗也有补虚泄实的不同，有用“酸枣仁汤”者，也有用“龙胆泻肝汤”者。《甲乙经》中是“情有所寄，则卧不安”，吴崑不同意《甲乙经》用“情”字，认为仍应该是“精”字。“及精有所之寄则安”这句话原意解不通，因此我认为吴崑的修改有一定的道理，脏病了，精也偏倚了，“故人不能悬其病也”，于是人就难免“卧不安”，“悬”是拒绝、抵抗之意。

历史上《素问》的注家比较多，都各有优劣，我们要善于选择性地接受，除了要多看文献，更重要的是要结合临床的实际来决定取舍。

第五节　颈痈的治法

“同名异等”，是说都是颈痈，但是性质不一样。“夫痈气之息者，宜以针开除去之。夫气盛血聚者，宜石而泻之。”“息”是“积”之意，即痈病是由气积而成者，就可以用针刺的方法；若是气盛血聚者，就可以用砭石刺破放血的方法治疗。“此所谓同病异治也”，这句话是有临床意义的，这句话反映了辨证论治的精神，值得我们好好体会。

第六节　发狂的病机

狂证多属阳证，“暴折而难决”，即言阳气大发而难以控制，这种火往往是相火，特别是肝阳，所以病名叫“阳厥”，阳气厥逆是其病机。“何以知之？”下面解释说“阳明者常动，巨阳少阳不动，不动而动大疾，此其候也。”阳明的脉在人体经常能够摸得到，比如“人迎”，还有气冲、趺阳、下关等，因为阳明是多气多血的经脉，阳明脉的搏动经常用来诊断一些疾病，所以说“阳明者常动”。而太阳和少阳像这样能够摸得到的搏动很少，就算能摸到也一般不用来做诊断，故曰“巨阳、少阳不动。”“不动而动大疾，此其候也”，意思是说狂病总是表现在三阳经，不管是“动”得明显的（指阳明）还是“动”得不明显的（指太阳、少阳），病机都是中阳气盛的表现，从脉象上来看或者见“大”或者见“疾”。对这句话各个注家也有不同的看法，我的看法是要从临床的情况来进行解释，我的理解是，或者阳明，或者太阳，或者是少阳的脉来“大疾”者，总之都是实证的脉象，“大”和“疾”都是指脉象而言，这是“不动而动大疾，此其候也”的意思。

上面谈了阳厥的病机和脉象，那么应该怎样治呢？“夺其食即已”，少吃食物有利于病愈，这说明古人已经意识到饮食会助长已有的邪热。“夫食入于阴，长气于阳，故夺其食即已”，“阴”是一般意义上的概念，即指脏腑之里而言，这是从饮食方面讲的治法。“使之服以生铁洛为饮，夫生铁洛者，下气疾也”，“生铁洛”为什么能够治狂证呢？生铁洛是味重坠的药，能使阳热邪气往下走，属于肝胆热的狂证，一般都要用到生铁洛，用金属的重坠之气来平镇逆阳之气。

第七节　酒风的治法

“解惰”指周身的皮毛腠理松弛，汗腺舒张，所以“汗出如浴，恶风少气”，因为阳气从汗液被排泄出去了，暑热伤气就是这么个机理。这种病就叫作“酒风”，这是先有酒之湿热在内，热则伤气，气伤则自汗、恶风、少气，轻者如桂枝汤证，重者如风水证等，都有自汗、恶风的症状。怎样治呢？“以泽泻、术各十分，麋衔五分，合以三指撮为后饭”，病从酒热来的就要清除湿热。

这里有两个问题有分歧。有的注家把“五分”“十分”解释为现在的重量单位，如钱、两、分的概念，这是不合适的，在《内经》那个时候不可能有“分”这个重量单位，这里的“分”还是应该理解成“份”，所谓得“十分”“五分”是指比例，即白术、泽泻的分量要大过“麋衔”一倍，不管具体用多少，总之都是这个比例。“合以三指撮为后饭”，这里也有争论，有的把“三指撮”解释为三个指头那么宽的一撮，我同意张介宾的说法，即以三个指头来抓药，三个指头抓起来的就为一撮。“为后饭”，有的解释为饭后吃药，有的说应该是先药后饭，古人认为慢性病及病在表者应先药后饭，“酒风”是病在表，因此“先药后饭”的解释比较合理。

奇病论篇第四十七*

【篇解】所谓的“奇病”是指不寻常的病，即现所谓“疑难病”。这篇文献中列举了十个病症，即重身声喑、息积、伏梁、疹筋、厥逆头痛、脾瘅、胆瘅、血癃、癫疾、肾风等。其中重身而喑、息积、疹筋、伏梁这四种病一般不常见，其他还是常见病，算不上什么“奇病”。按病分节，全篇可分作十节。

第一节“黄帝问曰：人有重身”至“故曰疹成也”。论述重身声喑一症的原因，即孕妇突然讲不出话来，看似很严重，实际这是一种生理上的偶然现象。

第二节“帝曰：病胁下满气逆”至“药不能独治也”。讨论息积的病变特点和治疗原则，提出“药不能独治”的综合治疗思想。

第三节“帝曰：人有身体髀股胻皆肿”至“动之为水溺涩之病也”。言伏梁的病机和治疗原则，指出伏梁下肢肿的病机在于“寒”。

第四节“帝曰：人有尺脉数甚”至“黑色见，则病甚”。讨论疹筋的表现和病位。

第五节“帝曰：人有病头痛以数岁不已”至“病名曰厥逆。帝曰：善”。论述厥逆头痛的病机。

第六节“帝曰：有病口甘者”至“治之以兰，除陈气也”。指出“口甘”是脾瘅的典型症状，并论及其病机和治法。“瘅”是“热”之意，有种疟疾叫“瘅疟”，属恶性疟疾，一般的疟疾都是先发寒后发热，惟瘅疟根本不发寒，广西、海南等地多见。

第七节“帝曰：有病口苦”至“治在《阴阳十二官相使》中”。指出“口苦”是胆瘅的必见症，并论及其病机和刺法。

第八节“帝曰：有癃者”至“此其身不表不里，亦正死明矣”。讨论癃证的病机及辨证之法，

第九节“帝曰：人生而有病颠疾者”至“故令子发为颠疾也”。讨论癫疾病机，认为此病多属胎病。

第十节“帝曰：有病痝然如有水状”至篇末“心气痿者死。帝曰：善”。讨论肾风的病机。

【讲解】

第一节　重身而喑的病机

问曰："人有重身，九月而喑，此为何也？""重身"是指孕妇，因为体内孕育了一个小生命所以叫"重身"，怀孕到第九个月即到分娩期，产妇突然讲不出话来，这是为什么？该怎样治疗？这是胞宫（子宫）的脉络阻结不通的缘故，故曰"胞之络脉绝也"，"络脉"是"脉络"之意。

又问："何以言之？"为什么这么说呢？这与少阴肾经的关系密切，子宫的脉络根于肾，故曰"胞络者系于肾"，肾为先天，人的生命先天赋予；从少阴经脉的循行来看肾系于舌本，"舌本"即舌根，故曰"少阴之脉，贯肾系舌本"，这根经脉阻塞不通了，"故不能言"。

又问："治之奈何？"如何治疗呢？"无治也，当十月复"，这个病用不着治疗，"无治"是"不用治"的意思，分娩后，脉络通了就会自愈。

"《刺法》曰：无损不足，益有余，以成其疹，然后调之。"《素问·刺法》《素问·本病》两篇文献已经遗佚了。《刺法》文献中这句话的意思是说，治疗的基本原则是实则泄之、虚则补之，"不足"是虚，虚了就不要去损、去泻，若"损不足"就会虚其所虚；相反，也不能"益有余"，"有余"是实，实就要泻而不能补，"益有余"就会实其所实。我们不要犯虚其所虚、实其所实的错误，否则就会"以成其疹"，"疹"是"疾病"之意，本来没有什么病，因治疗不当引发出病来，"然后调之"，回过头来再进行调治，这是不应该发生的事情。

什么是"无损不足"呢？"身羸瘦，无用镵石也"，是说虚之人不要用"镵石"去泄，针、灸这两种治疗方法各有补泻法，"针"既有泻法也有补法，"灸"既有泻法也有补法，但是从宏观来看，"针"长于泻"灸"长于补，所以对虚弱的人，或有慢性病的人，一般不用"针"而用"灸"，更何况是镵针、砭石这样粗大的针，古人常用镵石刺穴络使其出血，这是种泻法。

什么是"益其有余"呢？中医认为一般"产前无寒、产后无热"，意思是说胎儿还在母体内时，多表现出偏热证，生产后多表现为虚证，这是一般的规律。"腹中有形而泄之"，若胎儿在腹中使用泻法，"则精出而病独擅中"，这个"精"不是指狭义的"精"，是指正气而言，"精出"是伤及正气的意思，正气伤了病邪乘虚而人，"而病独擅中，故曰疹成也"，"擅"是"专"之意，是说过度治疗造成了气滞、气结，或引发其他什么问题，这就是实其所实。

从这段文献可以看出，古人辨证非常的认真、仔细，若本属于正常的生理状态，均须慎用攻法、补法，这对我们临床是有所启示的。

第二节　息积的综合治疗

问曰：“病胁下满气逆，二三岁不已，是为何病？”胁下胀满、痞闷、咳喘、气促，几年都不好，这是什么病？“病名曰息积”，人体一呼一吸为一息，“息”是气息之意，“息积”就是气积。之所以“胁下满”是气滞不行；喘促是气逆不下，这是“息积”的主要表现。因为气积在胁下，所以这个病的特点是不碍饮食，因为病在气分，病不在脾胃、肠胃，故曰“此不妨于食”。但是气积于胁下逆而不已，以至于几年都不能痊愈，也是此病的特点。

怎样治疗呢？“不可灸刺”，意思是对于这种病的治疗，既不可“灸”也不可“刺”。为什么呢？这种病往往还伴有火热积聚，用“灸”，则增气分之火热，加重气逆之势，故“灸”对息积的治疗是不合适的。息积是慢性病，两三年不已，“刺”有伤正气之嫌，也不利于治疗。在临床上会经常遇到这种实实虚虚的情况，用补、用泻难以把握，治疗难度比较大。“积为导引服药，药不能独治也”，“积”是“逐渐”之意，“导引”是一类健身的方法，包括气功、各类拳戏等，如易筋经、八段锦等，可调畅全身的气机，“息积”的根本病机是气滞，使用导引的方法逐渐地使人体的营气、卫气流通，运行人体五脏六腑之气，“导引”这种方法不是三五次就能解决问题的，要逐渐地、长期地累积，同时还兼“服药”，即一面用“导引”来改变气血的运行，一面用药饵来调理阴阳，用什么药呢？当然是用调和气血的药，不能用大补、大泻的药。“药不能独治也”，这个病单靠药物是不能解决问题的，需要综合治疗，这也是中医治疗学的特点之一。

第三节　伏梁的病机在寒

问曰：髀部、股部、胻部都出现水肿，同时伴有“环脐而痛”，这是什么病呢？这个病叫“伏梁”。“伏梁”是癥瘕积聚病之一，和“息积”为同类。“伏梁”这个病与“冲脉”关系密切，主要病灶在冲脉。为什么呢？冲脉起于小腹内，下出于会阴部，向上行于脊柱内，这是上行的一支路线；其外行者，经气冲与足少阴经交会，沿着腹部两侧，上行至胸中而散，并上达咽喉，环绕口唇，这是中部的一支路线，散布在肚脐周围；向下的一支路线，注入足少阴经，从气冲部分出，沿大腿内侧下行进入腘窝中，下行于小腿深部胫骨内侧，到足内踝后的跟骨上缘分出两支，与足少阴经并行。在冲脉的这三支循行路线中，其环脐部分是冲脉的发源地。从病“髀股胻皆肿”来看，基本和冲脉的路线一致，冲脉有所积滞，气不行造成冲脉的血不行，故发“伏梁”。“伏梁”含义有二：第一，在肚脐周围可以触摸有硬块，“梁”是横梁、木梁，意思是横亘、阻滞；第二，“梁”根结很深，深在腹内，所以称“伏”，冲脉又叫作“伏冲”，也是这个意思。

“伏梁”是怎样造成的呢？“此风根也。”这里所谓的“风”是“寒”之意，是指寒邪入于里，入于冲脉，根在于寒，与风没有多大的关系。《灵枢·百病始生》中有句话“积之始生，得寒乃生”；《金匮要略·五藏风寒积聚病脉证并治》篇中，所记载的“积聚”十有八九都属寒证。这些认识符合寒主收引、凝聚的特点，所以我认为这里的“风”是指“寒”而言，病根就在寒入血海而积于冲脉。冲脉穿插于大小肠之间，由于冲脉血气不通，大小肠的气血也受到影响。“溢于大肠”是说积于冲脉的寒邪满溢于大肠，冲脉是下血海，“肠”也是多气多血之经，两者又临近。“著于肓”，“肓”是指脏腑之间的空隙，病变在“肓”是很不好治愈的，《左传》中用“病入膏肓”来形容不治之症。为什么呢？“攻之不可，达之不及，药不治焉”，这是“医和”对“晋侯”病情的分析，他认为晋侯的病居于“肓”之上“膏”之下，这个病没有什么好办法，攻泻不行，药力达不到病所。“肓之原在脐下”，所谓“脐下”是《灵枢·九针十二原》中所谓的“脖胦”这个部位，被称作“下气海”，因此“肓”尚属气分的范畴，病灶既在肚脐周围，所以会“环脐而痛”。“伏梁”病在冲脉，是气血滞积于下气海，滞积于脖胦，滞积于肓之原，下气海、肓之原、脖胦基本是同指，即所谓“下肓”，心肺之间胸膈之上是“上肓”，脐之里丹田脐下是“下肓”。

这种病怎样治疗呢？“不可动之，动之为水溺涩之病也”，“不可动”是说不可用攻下的方法，伏梁病灶深在，或用破气药，或用攻瘀药，或用泻下药都是无法撼动的。既然攻法解决不了问题，就不能妄动，否则将“为水溺涩之病”。什么道理呢？攻瘀的药、破气的药都有伤正气的一面，气伤水就不行，所以“动”不仅无益，反而还增添了小便不利的新问题。这在临床上还只能用温通的方法，气血凝滞，“风根”为寒，用温通的方法来增加经脉的阳气，使冲脉的阳气恢复起来，行气、化滞、散凝。“伏梁”的表现有实象，有包块，但病本在阳虚，阳虚则阴盛，对这种实象之病一定要慎用攻法，若随意去“动”，越“动”越坏。由此看来，“伏梁”不是一般的积聚，也不是一般的腑实，不能妄用攻法，这是古人在临床上总结出的经验，大家可以结合《腹中论》来研究，那里讲得更详细。“伏梁”表现在下半身肿，“髀股胻皆肿”，这个“肿”根不在“水”而在“气”。

第四节　疹筋的病灶在肝

问曰：脉数甚、筋脉拘挛，这是什么病呢？“尺脉数甚”说明阴邪有余，又见筋脉拘急痉挛，“此所谓疹筋”，“疹筋”是指筋膜病变，筋病属肝，是肝气盛的缘故，所以脉来“数甚”而“筋急”。“是人腹必急”，患者腹肌也会出现拘急表现，为什么？这有两种可能：一是少腹部拘急，这是肝气本经的问题；另一是上腹部拘急，那是太阴经、阳明经的问题，是肝木邪气盛损伤阳明、太阴的缘故。总之，胀满、拘急、痉挛，一般来说都是木气旺土气衰的表现。

若患者出现面色发青、发白，这说明是阳气衰微阴寒邪盛，是肝的升发之阳不够了，属于肝寒证，故曰“白色、黑色见，则病甚”。治疗“疹筋”要用温肝法，通过温养肝气把下焦的寒邪驱散才能缓解筋脉的拘急，看来病位在肝和脾胃，肝经寒邪气盛，脾胃阳气大虚，属阳虚阴盛之证。

第五节　厥逆头痛的病机

问曰：临床可见顽固性、慢性头痛，此病的发病机理是什么呢？“厥逆头痛”是种慢性头痛，“数岁不已”绝不是外感问题，此“当有所犯大寒”，所谓“大寒”是指体内的沉寒痼疾，“大”表达的是病因、病变的深在和顽固。深在到什么程度呢？“内至骨髓”，即这种头痛病位多在肝肾，治疗就要温养肝肾，这是一种情况。脑为髓之海，故曰“髓者以脑为主”，大寒于脑，故曰“脑逆”，这个“逆”是“厥逆”之意，即寒气厥逆于脑，“故令头痛”。这种头痛一般比较剧烈，甚至牵引牙齿也痛，齿为骨之余，“病名曰厥逆”。从临床上看，“厥逆”头痛包括了现代医学诊断的“血管性神经性头痛”，这种头痛治疗的难度比较大，到现在医学也没有什么好的办法。头痛的发作往往与天气的变化有关，天气暖和发病率低一些，刮风下雨或天气骤变则发病率就高，这类头痛的病史有十年、二十年的均属常见，以中年以上为多发人群。

根据我的临床体会，“大寒”主要指病的性质而言，这种头痛属热性的很少，最多见的是虚寒证、阳虚证。头为诸阳之会，头为清阳之府，人的阳气虚了，三阳经不能将阳气输于头上，头失养而痛；或者是寒随肝经厥逆上于头颠，这种头痛多表现于颠顶痛、偏头痛。治疗厥逆头痛要用大量的温药去散，轻者麻附细辛汤，重者八味丸加细辛，甚至要把附子换成川乌头，才能解决慢性血管性头痛的问题。把川附片或者川乌头与细辛配合使用，疗效还是很显著的。

还有一种厥逆头痛，就是“痰厥”，多表现为偏头痛，尤其是陈旧性的偏头痛，属痰证者多见，要用导痰汤一类的方剂来治疗，重用天南星、白附子来祛痰。

总之，厥逆头痛不是外感邪气的头痛，“大寒”是里寒、虚寒，或寒湿有痰，之所以称“厥逆”，是指阴寒之气的厥逆。这种头痛说不上是“奇病”，但确实是比较顽固，治疗比较难。

第六节　口甘之病名脾瘅

问曰：口中发甜，这是什么病？病机是什么？“此五气之溢也，名曰脾瘅”，“五”这个数字代表“土”，《素问·金匮真言论》中云：“中央黄色，入通于脾……其数五……。”“五气之溢”就是“土气之溢”，即“脾胃气之溢”，“溢”是“上泛”之意。“名曰脾瘅”，“瘅”是“热”之意，即指脾热，脾胃湿热太盛，邪气上泛，故口中发甜，“甜”是土之味。

“脾瘅”的病机是怎样的呢？“五味入口，藏于胃，脾为之行其精气”，这是脾胃的正常生理。若“津液在脾”，这个“津液”是指湿热邪气而言，湿热上泛，“故令人口甘”。湿热邪气是怎样来的呢？“肥美之所发”，是从饮食而来，吃得过于肥美、油腻的缘故。这种病得之于“必数食甘美而多肥也”，即过食肥甘厚味；“肥者令人内热”，脂肪吃多了容易生湿热；“甘者令人中满”，糖分多的饮食多了，极易生湿热使中焦运化不利；于是“其气上溢”而出现口甘；甚至于还会“转为消渴”，湿热伤津，于是口渴思饮，这种“渴”，喝水再多也解决不了问题，这就叫“消渴”，消渴是津伤的缘故，不单纯是因为热，喝进去的水变化不成津液，这是消渴症的关键所在，当然不是说凡是“口甘”都会转变成“消渴”，这要取决于津伤的程度。

消渴怎样治疗呢？“治之以兰”，这个“兰”指的是什么现在很难说清，从临床看，佩兰、藿香、苏叶这些芳香的药，治疗湿热引起的口甘、口黏还是好用的，因为这些药能“除陈气”。“陈气”是指陈蓄在中焦的湿热邪气，要用芳香化浊的方法来治疗，这些大家都是有体会的。不过北方的“兰”实在不是太好，南方的“兰”都是新鲜的，每个药房里面都有新鲜的“兰”，有的还种在盆里，可以直接采用。

第七节　口苦之病名胆瘅

问曰：“有病口苦，取阳陵泉，口苦者病名为何？”临床上，治疗“口苦”可取“阳陵泉”穴来治疗，这是为什么？这种口苦“病名曰胆瘅”，是胆经有热的表现，胆藏相火，“苦”是火之味，而“阳陵泉”是足少阳胆经的穴。“夫肝者，中之将也，取决于胆，咽为之使”，这一解释是根据《素问·灵兰秘典论》“肝者，将军之官，谋虑出焉；胆者，中正之官，决断出焉”的论述来的。“胆”是附于“肝”，肝气亢盛，胆中相火妄动，胆中的苦汁随肝气而上逆，这是“取决于胆”的意思。“咽为之使”，是说足少阳胆经的经脉，上行夹于咽，肝的经脉是循喉咙之后入于鼻内窍而入于脑，肝胆的经脉都通过咽喉，肝胆之气逆，苦味就随之而上逆到咽，故曰“咽为之使”。得这种病的人，往往表现出

“数谋虑不决”，这是肝失输泄、肝气郁结的表现；肝郁气逆，于是“胆虚气上溢”，“虚”是指无形之热邪，热邪随之上溢，“而口为之苦”。

胆瘅之“口苦”怎样治疗呢？要取胆经的募穴、俞穴，即胁间的“日月”穴；在胸腹侧的穴称“募”，在背脊侧的穴称“俞”，故曰“治之以胆募俞”。“治在《阴阳十二官相使》中”，这里“治”字是“论”字之误，相关的生理、病理知识在《阴阳十二官相使》这篇文献中有所论述，“阴阳十二官相使”即指“灵兰秘典论”，“灵兰秘典论”在全元启本中名为“十二官相使”，意思是在“阴阳十二官相使”中论述了肝胆的相关知识，可以作为参考。

第八节　癃症的虚实辨证

问曰：有病小便不利者，尿意频频而又解不出，即“一日数十溲”，看起来属虚证，实为气不足也，如老年人的前列腺问题等；有的同时伴有高热，即“身热如炭”，且“颈膺如格”，“颈”是脖子，“膺”是胸，及颈部、胸部像是有东西在里面阻塞住了一样难受，“人迎脉躁急，喘息气逆”，一派“有余”之象；有的“太阴脉微细如发”，“太阴脉”是指寸口脉象，脉象微细如发丝，与人迎脉之躁盛完全不同，一派虚象。“其病安在？名为何病？”这些都是什么病？病机是怎样的？

“癃”与“隆”古为通用字，“癃”就是小便不通利，该病涉及多个脏腑。“病在太阴”，包括足太阴脾、手太阴肺；肺为水之上源，脾主运津液，这都与小便有直接的联系，脾肺之气不足，脾气不运、肺气不行，故“一日数十溲”。但此病又有些实象，故曰“其盛在胃”，胃上还有热邪，所以“身热如炭，颈膺如格，人迎脉躁盛”。此病因与肺有关，故曰“颇在肺”，所以会喘息气逆。病在手、足太阴，病机有虚有实，阴不入于阳而胃热盛，阳不入于阴而太阴脉虚，阴阳皆逆，是此病的基本病机，故曰“病名曰厥”。凡正虚邪盛之病，治疗的难度都比较大，故曰“死不治”。若是邪气盛而正气不伤，这种情况问题不大，或是正气虽虚而邪气不盛也比较好办，这个病的难点在于“此所谓得五有余二不足也”，即身热如炭、颈膺如格、人迎躁盛、喘息、气逆等反映出邪有余，一日数十溲、太阴脉细微如发等反映出正不足，总的病机是脾虚胃实关乎于肺，三阴之气大伤而阳明邪气独盛。这种病很严重，治疗起来很棘手。

问曰：“何谓五有余二不足？”“所谓五有余者，五病之气有余也”，“五病”的“五”字是多余的，应作“所谓五有余者，病之气有余也”。所谓“五有余”就是邪气有余，“二不足者，亦病气之不足也”，所谓“二不足”是指病人的正气不足，“病”字是动词，即病于手、足太阴之气不足。“今外得五有余，内得二不足，此其身不表不里”，“不表不里”是说补虚会妨碍邪气之实，泻实会妨碍正气之虚，故“亦正死明矣”，意思是治疗的难度大。当然，从今天的临床来看，虚实夹杂证为常见证，并不是很难治，关键要掌握祛邪、扶正的主次。如若寸口脉之太阴细微如丝，扶正是很主要的，在扶正的基础上，再来逐渐地各个击破，或者先退热，或者先降气。对身体壮的人可以先解热，先表后里，或是在清解之中养太阴也可以。若是老年性的前列腺炎，就不是那么容易治疗了，尤其是前列腺炎伴有感染的情况，单纯的老年性前列腺炎，属虚证可用补中益气汤，属实证可用龙胆泻肝汤，对这样“一日数十溲”的情况还是有疗效的。

第九节　癫痫多属于胎病

问曰：“人生而有病颠疾者，病名曰何？安所得之？”“颠”是指“癫痫”病，“颠”与“癫”古人通用，“人生而有”是说先天性的，婴儿生下来就出现癫痫，这在临床也多见。“病名曰何？安所得之？”这是什么病？是怎样发生的呢？

“病名为胎病”，新生儿癫痫属于“胎病”，此病是胎儿在母腹中患上的，故曰“此得之在母腹中时”，属先天性疾患。母亲在怀孕期间，受到了较大的精神刺激，即“其母有所大惊”，母体气乱，影响到胎气，胎儿气逆于头上，古人也认识到“癫痫”的病变在于头，故曰“气上而不下”，厥气与正气并居于头，故曰“精气并居，故令子发为颠疾也”，这是新生儿发癫痫的病机。

从临床来看，“气上而不下”多属肝的病变，怀孕的母体大惊，肝气动而上逆，肝经通于颠顶入于脑，故病在头。临床上治疗癫痫多用平肝、疏肝、化痰之法，因为这种病往往夹带有“痰”，痰浊之邪随肝气之逆而上入于脑，如疏肝涤痰的百惊丸，此方只有两味药，即白矾、郁金，郁金疏肝，白矾涤痰降逆。当然，不是说凡是癫痫百惊丸都能解决，要在辨证的基础上使用百惊丸，这只是治疗癫痫的常用方，疗效还是肯定的，比用“镇静剂”治疗要理想得多。“癫痫”属内风病证，表现为全身抽搐、不省人事，内风的病机是肝气厥逆，所以要用疏肝涤痰的方法来治疗。

第十节　水肿的肾风病机

问曰：人病水肿，特别是头面肿大，“痝然如有水状”，其脉“大紧”，症见“身无痛者，形不瘦，不能食，食少”，这是什么病呢？从这些表现来看，此肿不是外感，病不在表，而是“病生在肾”，病源于肾，故“名为肾风”。为什么称“风”呢？因为皮下水肿多因于风邪，根据“身无痛”的表现，说明这个“风”不由外来而是内生的，与肾的关系密切。肾主水，肾之水气不行，周身肿大，所以叫作“肾风”。肾风症见“不能食、善惊”。肾风的病机是什么呢？“惊”是风邪的表现，是肝风内动的缘故，若导致“心气痿废”，会出现短气、心悸、怔忡等危象。为什么称危象？因为肾衰而肝气逆，脾土虚，肺气不足，心阳痿弱，这是预示多脏器阴阳都出现了问题，反映五脏正气大衰，邪气大盛，这种水肿是相当难治的。

大奇论篇第四十八

【篇解】所谓“大奇论”即“奇病大论”，即“奇病论”推广而言之意。所谓“奇病”犹言非同寻常之病，如前篇《奇病论》所列举之病。或为非常见之病，或为病虽常见而其症有非同寻常者。前篇《奇病论》着重言症，本篇《大奇论》着重言脉，尤其着重言“死脉”，其意颇钜，故以“大”名之。全篇可分作二章，章下分节。

第一章“肝满、肾满、肺满皆实”至“三四日自已”。

章意：论诸奇病所见之脉，可分作六节。

第一节“肝满、肾满、肺满皆实”至“髀胻大，跛易偏枯”。论肝满、肾满、肺满三证所见之实脉。

第二节“心脉满大，痫瘛筋挛”至“并虚为死，并小弦欲惊”。论心肝肾诸经气失和，所见小、急、沉、弦诸脉。

第三节“肾脉大急沉，肝脉大急沉”至“二阴急为痫厥，二阳急为惊”。论肝、肾、心、肺经气失和，所见之大、急、搏、滑诸脉。

第四节“脾脉外鼓，沉为肠澼”至“其身热者死，热见七日死”。论肠澼的辨证及所见诸脉。

第五节“胃脉沉鼓涩，胃外鼓大”至“年不满二十者，三岁死”。论偏枯所见诸脉及其预后。

第六节“脉至而搏，血衄身热者死”至“使人暴惊，三四日自已”。论衄、厥、惊诸证所见之脉。

第二章“脉至浮合，浮合如数”至篇末“是小肠气予不足也，季秋而死”。论脏腑经气不足所见之种种奇脉，即异于寻常之脉，亦即死脉。

【讲解】

第一章　诸奇病之脉

第一节　肝满肾满肺满之脉

“满”是“雍”之意，“雍”通“壅”，肝满、肾满、肺满是指肝肾肺三脏邪气壅盛，其主要症状特点是或肿、或胀。

第二节　小急沉弦脉与主病

心脉、肝脉之主病变都可见“痫瘛筋挛”，但因其病位不同，病之寒热性质不同，所以脉象表现不一样。因心经热盛，热盛伤津所致“痫瘛筋挛”，故见“心脉满大”；因厥阴寒气盛而凝滞，不能濡养经脉所致“痫瘛筋挛”，故见“肝脉小急”。这里提示“痫瘛筋挛”有病位和病性的不同，临床上需要分辨。

“肝脉骛暴，有所惊骇，脉不至若喑，不治自已”，“骛”是“突然”之意，肝脉突然变得弦大，是由受惊引起的，甚至会出现脉不至、失音的表现，这是由肝的生理特性所决定的。因为肝属风，善行而数变，所以肝受惊就会很快出现一些病变；肝的经脉循喉咙入颃颡，所以会出现“若喑”的症状。“不治自已”是说不用治疗，惊定则风亦止。

“肾脉小急，肝脉小急，心脉小急，不鼓皆为瘕”，“小急”的脉象，不管出现在哪条经脉，都预示着阴寒邪气聚积于阴分，气血不能流通，易出现癥瘕。意思是说，尽管病位有在心、在肝、在肾之不同，但其脉象表现相同，故反映出是同样的病证。

“肾肝并沉为石水，并浮为风水”，这是以肾、肝之脉来讨论的，肝肾均居于下焦，肝主风肾主水。若肾肝之脉“并沉”则是阴中之阴闭，会病“石水”，石水即为里水，即阴水证，一般症见腹水、下肢肿；肝肾之脉“并浮”是阴中之阳闭，肝肾为阴，阳闭则为风，故发为“风水”，一般症见颜面浮肿。意思是说，尽管都是肝肾的病变，但也有阴阳之分，“石水”为阴，“风水”为阳。若水肿病重，脉来现虚象，这说明邪盛正衰，病情非常严重，故曰“并虚为死”；假使肝肾脉见“小”则为虚，见“弦”则为实，这是虚中夹实证的脉象，是惊症的脉象表现，故曰“并小弦欲惊”。

第三节　大急搏滑脉与主病

肝肾之脉“大急沉”，是阴寒邪气凝滞的脉象，所以都有可能出现“疝”症，疝症的病机主要是寒邪滞于肝肾经脉。有人说质疑肝有寒证，认为肝藏相火没有寒证，这种说法不正确，寒凝肝脉的疝症就是最有说服力的病例。

“心脉搏滑急”，“搏”是“鼓指”之意，“急”是“拘急”之意，即脉滑而紧，这是寒湿邪盛的脉象，这种脉象见于心脉，预示寒湿邪气凝滞于心则欲引发“心疝”，这种脉象出现在肺脉，就可能发生“肺疝”。总之，疝症属热证者极少，心疝是由于心阳先虚，寒湿侵袭造成的。从肝、肾、心、肺之疝气的脉象特征来看，疝症是以寒湿为主，主要是寒邪致病。

第四节　肠澼辨证及其脉象

“脾脉外鼓，沉为肠澼”，肠澼见脾脉沉，但摸起来有向外的趋势故曰“外鼓”，是脾阳发动的脉象表现，说明正气的抵抗能力，脾阳发动运化正常，肠之邪气排出就能自愈，故曰“久自已”。肠澼见“肝脉小缓”，说明邪气退衰，也是向愈之象。肠澼见“肾脉小搏沉”，沉、小是阴不足的脉象，“搏”是阳有余的脉象，阴虚阳亢有易动血之象。肠澼而症见“身热者”预后多不良，为什么？凡是痢疾，发热不退者，病情都比较复杂，不管是急性痢疾还是慢性痢疾，“发热”是其大忌之症，因为热不退血就不止。木与火为相生之气，若肝、心同病肠澼，多为顺证，比较容易治疗，故曰“可治”。肠澼见“脉小沉涩”为阴虚，再加上“身热”不退，预后多不良，故曰“死”。

第五节　偏枯所见脉及预后

“沉鼓涩”是阳不足之脉象，“外鼓大”是阴伤之脉象，“小坚急”是阴邪盛之脉象，即胃阳、阴两虚，心之血脉又病，于是上下不通、阴阳阻隔，胃的水谷精微不能遍布于全身，心阳不振阴寒邪盛，不能运行血脉，于是发为“偏枯”，这是讲偏枯的病机。

“男子发左，女子发右。”“发左”是指病在右，左为阳男子以阳为主，“发右”是指病在左，右为阴女子以阴为主，从病症表现来看此为“逆”象，这种情况多表现为“不喑舌转”，说明心神还未伤，病势为顺，预后较好，故曰“可治，三十日起”。“其从者”是指“男子发于右，女子发于左”的情况，从病症表现来看此为“顺”象，但这种情况多表现为“喑”，即失语，语言功能障碍，这说明伤了神志，所以也不好治。

由此可见，古人辨病还是重内在的，基本符合中风病人的临床表现规律，很有临床意义。对脑血管病，看其原发于哪一侧。

第二章　诸病之奇脉

“浮合”是指脉来就像水里的波浪，前浪和后浪之间泛泛不相接续，脉来至数不清，这种脉象一般来说属于无根脉，轻按“浮合”而乱，重按就没有了，是内脏精气不足之象。这种脉象就算不是“一息十至以上”，都是不好的征象，故曰“微见九十日死”。

“火薪然”是指脉来搏动时就像火焰样灼人，按下像薪火扑灭一样没了，这也是无根脉。开始还挺有劲的，突然一下就没有了，这是心之阴阳气衰。这种脉象若见于秋天，就是死脉，故曰“草干而死”。

“如散叶”，是指脉如树叶飘散，说明脉象很乱，也属于无根脉，是肝气的生发之气衰败之象。到秋天木叶落时见到此脉，预后不好，故曰“木叶落而死”。

“如省客”，是指脉时来时往，一会儿有一会儿没有，就像过路问道的客人一样，是形容脉象不齐，是神气不足之象。若见到这种脉象，“悬去枣华而死”，“悬去”是“距离”之意，是说肾气衰败的程度，人等不到枣树开花就死了。枣树开花一般是在四五月份，即初夏，这是阳气旺的时候，肾水衰败无法济火，属火旺水败之证。

“如丸泥”，是指脉来就像泥巴做的丸子一样，形容脉坚而短涩，为胃土之气不足之象。若见此脉象，“榆荚落而死”。

“如横格”，是指脉来像木头横在指下一样，形容脉长且坚硬无神，即过弦之脉，属胆气不足之象。胆为阳木，这种脉象也是在秋天容易发生意外，故曰“禾熟而死”。

“如弦缕”，“弦”是指脉弦紧，“缕”是指脉细，即脉来弦紧而细，是胞精不足之象。“胞精”从广义上来讲包括肾精，若肾精衰败，加上“善言”，是神志不清、神明不能自持的表现，即阳扰于外而阴亏于内。在阳气封藏的季节见到此脉预后不良，故曰“下霜而死”。为什么说“不言可治”？“善言”是神不内敛之危象，“不言”说明神能内藏，神志清楚，热病和慢性病最怕影响到神志。

“如交漆”，“交”是“绞”之意，是指脉来四处散流，已经没有清晰的搏动感，即过散之脉，这是阴阳衰败的脉象。

“如涌泉”，是指脉来像涌泉一样有升无降，这是外实内虚的脉象，是太阳阳气虚少之象。若冬尽春初的时候见到这种脉象，预后不良，故曰“韭英而死”。

“如颓土之状”，是指脉来就像坏土剥脱一样，是一种虚大无力的脉象。“肌气”是指脾气，是中焦脾土衰弱之故，望色中可伴见色黑，是水反侮土的表现，伴有“白垒”预后多凶，这是木旺土衰之证。

“如悬雍”，“悬雍”是指喉头悬雍垂这块肌肉，这块肌肉的特点是上面有根，下面没有根，是形容脉浮取时比较大，沉取无根，这是五脏六腑的精气都衰败的脉象。若在冬季见到此脉，预后不良，故曰“水凝而死”。

“如偃刀”，“偃刀”是指刀口朝上，形容脉来极细极小，却又非常坚韧，就像用手摸刀刃一样，重按则更加坚韧，硬而无神，这是五脏菀热之象。五脏的邪热郁积于内，尤其是肾脏郁热，患者“不得坐”，即是躁动不安，这是阳盛阴衰之故，若碰到阳盛阴衰的季节预后不良，故曰“立春而死”。

“如丸滑不直手”，“丸”形容脉短小，“不直手”是指脉一下子就过去了，无根之象，这是大肠之气不足的脉象，若在四五月时见到此脉，预后不良，故曰“枣叶生而死”。

“如华者”，“华”即“花”，是比喻脉象柔弱而轻浮，是精气伤则神识不能主持之象，症见“令人善恐，不欲坐卧，行立常听”等神不安定的状态。若在秋天阳气衰的时候见此脉，预后不良，故曰“季秋而死”。

以上用如此多之比喻来描述种种脉象，其要点有二：一是，诸多脉象的共同之处是脉无根，无根脉预后都非常不好；二是，脉象散乱，至数不清。这些是符合临床实际的。

脉解篇第四十九

【篇解】篇中所解六经、六气之太过、不及诸病，大多出于《灵枢·经脉》，故曰“脉解”，是从四时六气阴阳的变化来解释三阳三阴的病变。全篇可分作六节。

第一节“太阳所谓肿腰脽痛者”至“少阴不至者，厥也”。解太阳经气的病变。正月为春之首，太阳为阳之首，其气相同，病则相通。

第二节“少阳所谓心胁痛者”至“气盛而阳之下长，故谓跃”。解少阳经气的病变。少阳之气主秋，九月为秋之终，少阳为阳之终，故其气亦相通而为病。

第三节“阳明所谓洒洒振寒者”至“故头痛、鼻鼽、腹肿也”。解阳明经气的病变。阳明主夏，为二阳，五月是夏之中，阳明亦位于三阳之中也，用五月的阳气来解释阳明之气，其气相通而为病。

第四节“太阴所谓病胀者”至“故曰得后与气则快然如衰也”。解太阴经气的病变。三阴经脉外合三阳经，表里相应，太阴合阳明，故主十一月，与五月相对，而为冬之中也，故其气亦相通而为病。

第五节“少阴所谓腰痛者”至“满则咳，故血见于鼻也”。解少阴经气的病变。少阴合太阳，少阴之气主十月即孟冬月，与正月相对，而为冬之初也，故其气亦相通而为病。

第六节“厥阴所谓㿉疝”至篇末“阴阳相薄而热，故嗌干也”。解厥阴经气的病变。厥阴合少阳，故主三月，与九月相对，三月为春之终也，其气亦相通而为病。

【讲解】

第一节　解太阳经之病变

太阳经病为什么会出现腰臀肿痛的症状呢？十二支记月，正月建寅，太阳为寅，故曰“正月太阳寅，寅太阳也”。“寅”通“演”，“演”与“衍”同义。第一个“太阳”是指自然之三阳（一少阳、二阳明、三太阳），正月属于三阳，十天干十二地支都是从自然界事物发展的顺序来排列的；第二个“太阳”，是指人体六经之太阳，也属于三阳，所以太阳经就被赋予了“寅”的含义。

正月，阳气的生发之气已经有了，但阴气还很盛，阳气还没有盛壮，所以春天有倒春寒的现象，故曰“正月阳气出在上，而阴气盛”。腰臀是太阳经脉所过的部位，之所以发生肿痛，就是阳气尚未强盛而阴气还比较深重的缘故，故曰“阳未得自次也，故肿腰脽痛也”。

太阳经为什么会“病偏虚为跛”呢？正月间，三阳之气已到，东风解冻，但阳气还比较微弱，阴气还比较盛，故曰“正月阳气冻解地气而出也”。这个时期，三阳之气还没有完全稳定下来，阳气还不能完全克制阴气，天气乍温乍寒，人体也会出现时左、时右、时强、时弱的表现，故曰“冬寒颇有不足者，故偏虚为跛也”，三阳经是足经之脉，所以就会出现偏跛，“跛”是走路不稳的样子。

太阳经为什么会有“强上引背”的症状呢？三阳之气即太阳之气，是从头到足而下行的，由于受到寒邪的侵袭，太阳之气逆行与寒气相争，于是颈项腰背出现拘急不舒的感觉，故曰“阳气大上而争，故强上也”。

太阳经为什么会出现“耳鸣”的症状呢？因为太阳经脉的循行沿“睛明”一直到颠顶再到耳上角，若寒邪顺着太阳经脉到达耳上角，阳气与阴邪相争动荡不安，就会出现耳鸣，故曰“阳气万物盛上而跃，故耳鸣也”。

太阳病为什么会“甚则狂颠疾”呢？古文“颠”和“癫”相通，这是因为三阳之阳气大量集中在头上，即“阳尽在上”，“尽”不是完结的意思，而是“全部”的意思。阳气都积聚在上，则下面的阳就少了，下面就以阴气为绝对的主角了，故曰“而阴气从下”。这样一来，就造成了阴阳分布失调，构成“下虚上实”的局面，“故狂颠疾也”。

太阳病为什么会出现“耳聋”的症状呢？“所谓浮为聋者，皆在气也”，“浮”是阳气浮于上，邪气充斥于耳，所以就会出现耳聋。

太阳病为什么会出现“喑”的症状呢？“喑”是太阳经气衰的表现，发音需要有气，气盛则声洪，气衰则音弱，风寒邪气太重伤了太阳经气，风寒邪气闭于经脉则会失音。

再进一步发展，还会出现“内夺而厥，则为喑俳”，不仅讲不出话来，还会无法正常运动，这是因为邪气由阳经影响到了阴经，太阳与少阴相表里，太阳经气虚，肾之经气亦伤，足少阴肾与足太阳膀胱都到足，上面都系于咽喉，所以出现口不能言、足不能行的病变表现，故曰“少阴不至者，厥也”。少阴经气之所以“不至”是因为太阳之气伤，而“不至”是厥逆的根源。

上述的病变表现都是从阴阳的偏盛偏衰来讲的，其主要的论点是，太阳在人体上为三阳，与自然界的三阳之气相应，自然之三阳，具有阳气生发尚未强盛容易受到阴寒之气侵袭的特点，因此人体太阳经之病变也容易出现阳衰阴盛的表现。

不仅限于太阳经，全篇六经都是这样一个观念，即从自然界四时六气的阴阳盛衰来解释人体三阴三阳病变表现。既然是“脉解”就离不开经脉，其中的病症表现都是循着经脉所过而发生的，只要把各经所主之时的特点、意义弄清楚，相应病症表现基本都是经脉的阴阳偏盛偏衰造成的，有了这样一个思路，以下内容大家可以自己去体会了。

此篇主要内容是解释《灵枢·经脉》中的一些问题，叙述了手足十二经脉的病症表现，其精神主要是从四时六气阴阳变化来解释三阴三阳六经的病变，认为三阴三阳六经与自然的四时六气是有联系的，后世注家的解释认为，六气是“本”，六经是“标”，在天之六气影响人体就会出现种种病变。我只讲太阳经的病变表现，剩下的留给大家自学。

【答疑】

问：怎样理解“所谓咳则有血者，阳脉伤也，阳气未盛于上而脉满，满则咳，故血见于鼻也”？

在《灵枢·经脉》中提到了“肾病咳唾而有血”这个症状，《内经》中对阴脉、阳脉受伤后出血的概念是这样的，凡是血往外出的都属阳脉、阳络伤，凡是血往内出的都属阴脉、阴络伤。这里的表现是“血见于鼻”，故曰“阳脉伤也”。“阳气未盛于上而脉满，满则咳”，这是由于阴血之邪入于阳经而致“脉满”，这不是阳脉生理上的脉满，为什么说“阳气未盛”呢？要联系前文来理解，这里讲的是“十月”，“十月”不是阳气盛的时候，故曰“阳气未盛于上”。

问：“少阴者肾也，十月者万物阳气皆伤，故腰痛也”一句中的“十”要不要改做“七”？

新校正说，“十”当依《太素》卷八《经脉病解》改作“七”，我认为不用改，不改也与下文相符。因为“十月”已经进入了肾的季节，初冬阳气藏于内，万物凋零；而“七月”还是阳气比较盛的时候，怎么能说“万物阳气皆伤”呢？“腰痛”也是因为肾的阳气伤，所以还是应该是十月主事。主张改动者无非是想和下面的“万物阴阳不定未有主也，秋气始至，微霜始下，而方杀万物，阴阳内夺”相合，但“七月”是初秋，还不到“方杀万物，阴阳内夺”的程度，像这样阴盛阳衰的景象，正是“十月”的特点。

刺要论篇第五十

【篇解】针刺之法，务在得其要领，故是名“刺要”。本篇所论，着重提出针刺深浅的重要性，浅深得宜刺之则可疗疾，浅深失宜便可招致五脏四时之病，此仅为针刺要法之一，而非其全。全篇以“病有沉浮，刺有浅深，各至其理，无过其道，过之则内伤，不及则生外壅”为主导思想，随即分别叙述“浅深不得，反为大贼，内动五藏，后生大病”的六种情况。全篇可不分章节。

刺齐论篇第五十一

【篇解】“齐”，剂限也，见《一切经音义》；又分段也，见《考声》；又分剂也，见《韵诠》。是知“齐”与“剂”同，具有限剂、分剂之义，即为界限、分界的意思。“刺齐”是说针刺之深浅都是有限度的，针刺时要刺在这个限度之内，故以《刺齐》为名。本篇与《刺要》都是讨论针刺之深浅度的问题，《刺要》主要讨论针刺浅深无剂而发生的种种危害，本篇着重讨论的是把握针刺深浅度的方法。立言之旨既殊，两篇之义亦自各别。全篇可分作二节。

第一节“黄帝问曰：愿闻刺浅深之分”至“刺肉者无伤筋，刺筋者无伤骨”。解释刺齐的概念，并及刺齐之要领。

第二节“帝曰：余未知其所谓”至篇末“过筋中骨也。此之谓反也”。叙述刺齐的方法。

【答疑】

问：怎样理解“刺骨者无伤筋，刺筋者无伤肉，刺肉者无伤脉，刺脉者无伤皮，刺皮者无伤肉，刺肉者无伤筋，刺筋者无伤骨”？

后面《针解》篇云：“义无邪下者，欲端以正也”，“邪”是“斜”之意，意思是针刺时不管深刺、浅刺，都要端正笔直地进针，以无“斜下”为“义”，“义”是“正道”之意，这是进针的基本要求之一，有了这个概念，这句话的精神就可以理解了。如“刺脉者无伤皮”，皮在脉之上，实际的意思是说，凡是进针端正的只是通过皮肤，不会对皮肤造成伤害，若“斜下”就可能会伤了皮肤。另外几句话的意思也是一样的。

刺禁论篇第五十二

【篇解】人体经脉，凡当要害之处，均应禁止针刺，以避其害，故曰“刺禁”，即禁刺也。五脏均为人体之要害，不可妄刺，刺伤多死，故最为禁刺。其他经脉亦有要害之处，误刺而伤之，则视其所伤的轻重而或病或死。如十二经的背俞穴，即所谓“腹深似井，背薄如饼”，是说腹部的经穴刺深刺浅问题不大，但刺背俞穴就要十分慎重，如果妄刺伤及内脏，就可能会有生命危险。总之，凡要害之处，刺之宜审，最好是禁之而勿刺。全篇可分作三节。

第一节“黄帝问曰：愿闻禁数”至“从之有福，逆之有咎”。提出五脏为人体最大的要害部位。

第二节“刺中心，一日死”至“一日半死，其动为呕”。言刺伤脏腑要害部位者多危。

第三节“刺跗上，中大脉”至篇末“液出，不得屈伸”。言刺诸经脉伤及要害后的种种病变。

【讲解】

人体的经脉、经穴有很多是身体的要害之处，在这些要害的部位应该谨慎进针，不要伤及要害。“刺禁”就是“禁刺”之意，但不是说绝对的禁刺，而是说进针一定要谨慎。哪些是要害的部位呢？如十二经的背俞穴，即所谓“腹深似井，背薄如饼”，是说腹部的经穴刺深刺浅问题不大，但刺背俞穴就要十分慎重，如果妄刺伤及内脏，就可能会有生命危险。全篇可分作三节。

第一节　刺禁要害是五脏。

“禁数”是指有多少禁刺的部位，“数”是“多少”之意。五脏是人体最大的要害之处，不能不留意，故曰“藏有要害，不可不察”。下面具体讲解了五脏要害之处，针刺这些要害部位“从之有福，逆之有咎”。

“肝生于左”，为什么这么说？中国传统方位认为，以人坐北向南为正位，那么“左”即东方，是日出的方向，风从东方来是阳风、阳气、生发之气，肝主生发之气，即肝气的疏泄与自然界一样，生发于左，针刺时不能妄动肝的生发之气。“肺藏于右”，右为西方，西方主秋气，即主收敛、下降，所以肺气从右而降，针刺时也不能妄刺而影响了肺的肃降功能。“心部于表”，心为阳中之阳，心位于南，南位于上，阳主上、主外，故言之。“肾治于里”，肾主水位北，北方在下，故言之。“脾为之使”，“使”是“运输”之意，脾寄旺于四季，把水谷精微分运至四脏，故言之。“胃为之市”，胃是容纳水谷的器官，有出有入，好比市场一样有聚有散，故言之。

“膈肓之上，中有父母”，“膈”是指胸膈，“肓”是膈之上心之下的间隙，“膈肓之上”实际上就是指胸膈之上，有一个阴脏一个阳脏，分别是肺脏和心脏，阴脏主血阳脏主气。

“七节之傍，中有小心”，人的脊骨一共有二十一节，“七节”是指从下向上的第七椎，即从上往下数是第十四椎，“小心”是指命门。为什么称“命门”作“小心”呢？因为心属火，命门也是属火，心属阳，命门也属阳，心阳在外，命门之阳在内，心阳是阳中之大阳，故曰命门之阳为“小心”。

上述这些地方都是人体的要害部位，针刺时顺其生理特性之趋势则“有福”，与之相逆则“有咎”，“咎”为“有害”之意。

在这段文字中的“肝生于左，肺藏于右”，往往受到反对者的质疑，认为这是明显的错误。实际上，正如我刚才讲的，这里是用自然现象来寓解肝、肺的功能特性，如果按照这些质疑者的逻辑，那“心部于表”岂不是更大的谬误了吗？难道古人真的认为心脏是在人的体表吗？显然事实不是这样。很多人不了解古人语言文字的特点，不能理解古人的抽象思维，这里涉及的是完全不同的理论体系。

第二节　刺中五脏者多危

此节的一日死、五日死、六日死、三日死、十日死、一日半死有什么意义呢？这也是诸家争论的焦点问题，这关乎脏腑之阴阳，“阳”是矛盾的主要方面，因此若伤了“阳”，其危险性大于伤“阴”，这点在《伤寒论》中也有所体现，要从这个角度来理解所谓生死。比如心为阳中之大阳，伤了心阳，存活的时间就很短，故曰“刺中心，一日死”。肺亦是属阳，是主气的器官，但肺为阳之阴脏，所以相比于心，刺中以后就会缓一些，故曰“刺中肺，三日死”。肝、脾、肾都是阴经，肝是阴中之阳，故“五日死”，与肾和脾相比，生存的时间又要短一点，文献所表达的学术思想无非是强调阳气对人体的重要性，如果把这里的时间定义死了，就失去文献原本的意义了。

刺志论篇第五十三

【篇解】马莳在《黄帝内经素问注证发微》中云：“志者，记也。篇内言虚实之要，及泻实补虚之法，当记之不忘，故名篇。”而高士宗在《黄帝素问直解》中则谓：“本经有《血气形志》篇，血气之立乎外者为形，血气之存乎内者为志。刺志者，得其内之所存以为刺也。如形本乎气，气本乎谷，血本乎脉，而形气、谷气、血脉，有虚实常反之道，得其虚实常反而刺治之，斯为刺志也。”士宗之说虽亦有意义，但以“志”为形气血脉虚实常反之状，毕竟无据而迂远，故仍从马说。全篇可分作四节。

第一节“黄帝问曰：愿闻虚实之要”至“此其常也，反此者病”。言辨别气血虚实，当区分“常”与“反”两个方面。

第二节“帝曰：如何而反”至“脉小血多，此谓反也”。解释血气虚实之反，亦即形气相逆之谓。

第三节“气盛身寒，得之伤寒”至“水浆不入，此之谓也”。言形气所以相反的病因病机。

第四节“夫实者，气入也”至篇末“入虚者，左手闭针空也”。论泻实补虚的刺法。

【答疑】

问：怎样理解“脉小血多者，饮中热也”？

“脉小”应该是血少的脉象，为什么会“血多”呢？所谓“血多”是指血分有邪热，或因饮酒或因饮食不节，热邪伤了血脉的一些表现，故曰“饮中热”，临床可见因血热失血的一些表现。

针解篇第五十四

【篇解】本篇解释了《灵枢·九针十二原》以及《素问·宝命全形论》所言针刺诸法，故名“针解”。与《灵枢·小针解》之解《灵枢·九针十二原》同义，此则解两经的针法，故又有别于《灵枢·小针解》也。全篇可分作五节。

第一节“黄帝问曰：愿闻《九针》之解”至“各不同形者，针穷其所当补泻也”。解释《灵枢·九针十二原》中关于补虚泻实的针法。

第二节“刺实须其虚者，留针阴气隆至”至“欲瞻病人目制其神，令气易行也”。解释《素问·宝命全形论》中的针法。

第三节“所谓三里者，下膝三寸也”至“下廉者，陷下者也”。言取穴之法，但与上下文不属，当属错简。

第四节“帝曰：余闻九针”至“此之谓各有所主也”。解释九针各有所宜，各有所用。

第五节“人心意应八风，人气应天”至篇末“此之谓各有所主也”。此节文献错简太甚，断句且不能，更难作强解也，姑且置之。

长刺节论篇第五十五

【篇解】高士宗在《黄帝素问直解》中说：“《灵枢·官针》篇云：刺有十二节。《刺真邪论》云：刺有五节。长，犹广也，长刺节者，即以病之所在，而为刺之大节，如头痛、寒热、腐肿、积疝、痹病、狂癫诸风，皆以病之所在而取刺之，所以广五节、十二节之刺，故曰长刺节。”《易经·系辞》云：“触类而长之”亦即“推广”之义，故高说可从。此篇文献以刺十二种病自然分节。

第一节“刺家不诊”至“皮者道也”。论刺头痛之法。

第二节“阴刺，入一傍四处”至“发针而浅出血”。论刺寒热之法。

第三节“治腐肿者刺腐上”至“必端内针为故止”。论刺腐肿之法。

第四节“病在少腹有积”至“导腹中气热下已”。论刺腹积之法。

第五节“病在少腹”至“尽炅病已”。论刺寒疝之法。

第六节“病在筋”至“病起筋炅病已止”。论刺筋痹之法。

第七节“病在肌肤”至“诸分尽热，病已止”。论刺肌痹之法。

第八节“病在骨”至“骨热病已止”。论刺骨痹之法。

第九节“病在诸阳脉”至“视分尽热，病已止”。论刺狂病之法。

第十节“病初发，岁一发不治”至“其无寒者以针调之，病已止”。论刺癫病之法。

第十一节“病风且寒且热”至“三日一刺，百日而已”。论刺风病之法。

第十二节“病大风”至篇末“须眉生而止针”。论刺疠风之法。

【讲解】

《灵枢·官针》中云："凡刺有十二节，以应十二经。""十二节"是指十二种不同的针刺手法。《灵枢·刺节真邪》中云："刺有五节。"即针刺有五种不同的治疗方法。"节"在《灵枢》中是指"经穴"而言，如《灵枢·九针十二原》解释说："所言节者，神气之所游行出入也，非皮肉筋骨也。"所谓"刺节"，即为针刺的方法，什么叫"长刺节"呢？《易经·系辞上》中云："引而伸之，触类而长之。""长"是扩大、推广的意思，"长刺节"即指针刺方法不仅限于"十二"种或"五"种，而经推广泛化后有几百种之多。

此篇文献中主要的刺法包括刺头痛、刺寒热、刺腐肿、刺疝、刺痹、刺狂癫、刺诸风等十二种病。《刺节真邪》《官针》是从概述的角度来讨论针刺的方法，这里是针对每一个具体的病来讨论刺法。此篇文献以刺十二种病自然分节。

第一节　头痛刺法

此段文献意思是说，在临床上，有时医者并没有仔细地对患者进行四诊的检查，只是听病人说"头痛"就刺之，也能有一定的疗效，这是因为医者掌握了治疗头痛的针刺方法，尽管其诊法不太讲究，但是其刺法还是很讲究的。在《灵枢》中并不提倡"刺家不诊，听病者言"这种简单化的疗法，《灵枢》提倡的是"凡欲行针者，必先诊脉"。而这里主要是想强调刺法的重要性，是相对而言的。"为藏针之"是指深刺的方法，深到什么程度呢？"刺至骨病已"，只有深刺至骨才可收到疗效，进针时针只穿过皮和肉，对其不能有任何损害，如果针法不好，还没有到骨，先把皮、肉伤了，就算刺至骨，疗效也不会好。"皮者道也"就是说皮和肉只是通道而已，不能损伤它。

第二节　寒热刺法

"阴刺"的"阴"是个错字，应该是"扬"字，大家可以查《灵枢·官针》中有一种刺法为"扬刺"，是十二种刺法之一。文曰"扬刺者，正内一，傍内四，而浮之，以治寒气之搏大者也"，这里的"入一傍四处，治寒热深专者"与《灵枢》"扬刺"是一个意思。《灵枢·官针》中也有一种刺法叫作"阴刺"，但是和这里的"阴刺"又不是一个意思。"入一傍四处"的意思是，治疗时选取一个主穴，在其周围选四个副穴。

如果寒热邪气深在者，就要"刺大藏"，即刺五脏，五脏是最深的部位了。怎样刺呢？迫者近也，是指人之体表与五脏最靠近的经穴，"背俞穴"是最靠近五脏的经穴，这解释了"刺大藏"实际上就是指刺背俞。为什么呢？因为背俞穴是每个脏之精气所会聚的部位，故曰“藏会”。

选穴后，不管刺数多寡，一定要达到“腹中寒热去”的效果方可。“与刺之要”是什么呢？即针刺之要理是什么呢？“发针而浅出血”，出针的时候不能伤及皮肉，如浅刺般不得出血。

第三节　腐肿刺法

“腐肿”即指疮疡，疮疡一般都是“腐”在内而“疮”在外，疮疡的刺法可以直接刺在疮疡的腐烂处，但是要视疮疡的大小来决定刺之深浅。疮疡大者可以浅刺，多刺以出血为效，使热毒得以排泄，疮疡小者深刺。也就是说疮疡面积大，红肿热痛，这是疮痈在阳分，治疗起来比较容易；相反地有一种疮很小，表面上看创面不大，溃不出脓，这种疮疡病邪很深，针刺时也要深刺。“必端内针为故止”，刺这种小疮的时候，进针要非常准确，不深不浅，以获得“内针”针感为效。

第四节　腹积刺法

治疗少腹有积，可以选皮髓以下的穴位，如冲门、天枢、归来等穴位，多为阳明经、少阴经的穴位。也可以选“刺侠脊两旁四椎间”的穴位，相当于厥阴经的腧穴。还可以“刺两髂髎季胁肋间”，“髂髎”就是“居髎”穴，季胁肋间是“京门”穴所在之处，这些穴位都可理气导滞，这里的腹积是气的积聚，治疗气积通常选一些可以引导经气输转的穴，达到气行聚散的目的，故曰“导腹中气热下已”。

第五节　寒疝刺法

寒疝“病在少腹”的治疗，选“刺少腹两股间”，即从阳明经、太阴经去考虑选穴。还可以刺“腰髁骨间”，也就是从太阳经脉选穴，或者再宽泛一点，选择少阳经穴位。“刺而多之”，留针时间可长一些，以达到得气为准，针下要有种热感，寒邪才能够被驱散。

第六节　筋痹刺法

筋痹症见“筋挛节痛，不可以行”，治疗要“刺筋上”，即刺筋膜，要刺得恰到好处，筋膜在肌肉之间，故曰“刺分肉间”，但深浅要合适，不能刺到骨头，刺到筋膜之气发扬起来，针下有一种热的感觉了，病就会好。

第七节　肌痹刺法

寒湿肌痹“病在肌肤”，怎样治疗呢？“刺大分小分”，“大分小分”是指大大小小的肌肉；不管是刺“大分”还是刺“小分”，都要多行针而深刺，故曰“多发针而深之”，针下要有热感为效，因为这是寒湿邪气导致的痹证，故曰“以热为故”。并且“无伤筋骨”，若“伤筋骨”，疾病就会演变为“痈”，故曰“痈发若变”，或者是发为其他的病变，这要看病人的体质了。“诸分尽热”，不管刺“大分”还是“小分”，一定要让其都发热，这样才能达到祛除寒湿的目的。

第八节　骨痹刺法

寒气导致的骨痹，要深刺至骨，但不要伤及脉肉，“其道大分小分”是指针刺会穿过大小不同的肌肉，但是不要伤及这些肌肉，骨中的阳气调动起来，骨热病已。

第九节　狂病刺法

狂证“病在诸阳脉”，有众阳狂、众阴癫的说法，即狂证是阳热邪气致病，属于热邪之气在阳分。“且寒且热”是说发狂病人的症状，邪气扰乱了营卫之气的缘故，“诸分且寒且热”是解释“且寒且热”的。阳邪在阳分这是实证，所以要“刺之虚脉”，意思是刺阳经至脉虚的程度，把阳经盛邪之气祛除出去，即“实者虚之，虚者实之”的概念，这里的“虚”不是虚实之虚，是指祛邪。“视分尽热病已止”，“分”是指阳分，阳分不热了，病情就得到控制了。

第十节　癫病刺法

阳盛为“狂”阴盛为“癫”，癫病一年一发者，或一月一发者都不好治，因其病根深在，病来得慢去得也慢；而一月四五发之频发者，其病邪浅在，即病来得快去得也快。治疗癫病要“刺诸分诸脉”，此处“分”“脉”应该是指刺阴分、阴脉。

“其无寒者以针调之”，这句话与《甲乙经》中的有些不一样，《甲乙经》中是“其尤寒者以针调之”，这两种表述都解释得通。究竟是“尤”还是“无”，就很难说了，若从“调”字来理解，“无寒”者可能要更合适一些，“尤寒”者就不能再用“调”了，而要用补法才合适。

第十一节　风病刺法

伤于风有寒有热，发热、汗出，一天发作几次，是风邪在表病邪浅在，所以要浅刺，络脉在表，故曰要“先刺诸分理络脉”。若刺络脉以后，仍有汗出、寒热，这就不是一般的伤风感冒，要从内风方面去考虑，需要调理气血，要“三日一刺，百日而已”。风有内风、外风的区别，刺有刺络、刺经之别。

第十二节　大风刺法

“大风”是指麻风病，这是风毒所致，要“刺肌肉”“刺骨髓”，需“汗出百日”，也就是说要经过长期的治疗，风毒慢慢排泄出去，“须眉生而止针”。

皮部论篇第五十六

【篇解】文中云：“凡十二经络脉者皮之部也。”又云：“皮有分部，脉有经纪。”可知所谓“皮部”，即指十二经络散布于皮下，各有循行之部位也。所以篇中还说“欲知皮部，以经脉为纪者，诸经皆然。”脏腑在内，皮肉在外，而经络介于其间，为之联系。脏腑之血气可由经络而达于皮肉，而六淫邪气亦可由经络自表而及于里，故知经络在皮之分布，则脏腑气血之盛衰、六淫邪气之出入，皆可得而知矣。全篇可分作二节。

第一节“黄帝问曰：余闻皮有分部”至“凡十二经络脉者皮之部也”。叙述十二经脉在皮之分部。

第二节“是故百病之始生也”至篇末“而生大病也。帝曰：善”。叙述病邪可由经络而渐次及于脏腑，而脏腑之气亦因之而及于皮部也。

【讲解】

什么是“皮部”呢？即“皮有分部”之意，是指三阴三阳在体表的分布，因此“皮部”可以理解为十二经脉循行于皮肤的部位，故曰“欲知皮部，以经脉为纪”。就人体而言，脏腑内在，皮肤外在，全靠经脉、络脉为之联系。如何从体表而知内脏呢？要通过经脉的分布及其临床表现来了解。经脉的性质不同，有属寒水的、有属风火的，外邪性质也有不同，有属湿的、有属燥的，于是脏腑之气的盛衰、六淫邪气的性质都可以通过“皮部”来分析，因为“皮部”是经脉在人体体表的分布。全篇可分作二节。

第一节　十二经在皮之分布

“阳明之阳，名曰害蜚”，“害蜚”即是“阖扉”，“害”应该是“阖”字之误，单扇门叫作“扉”，在三阳经中，阳明介于太阳、少阳之间为二阳，所以阳明为阖扉，阳明性质为主阳之中、阳之里，与其他两阳之气相接，所以阳明病变多表现为阳气盛，症见大热、大渴、大汗等症状，这是“害蜚”的意思。“上下同法”，“上下”是指手足经而言，在《甲乙经》中“上下”前面有“十二经”三字。

“少阳之阳，名曰枢持”，“枢持”在《甲乙经》里面作“枢杼”，“枢杼”即“枢轴”，少阳为“枢”，既可以出于表又可以入于里，因此《甲乙经》里的“枢杼”比这里的“枢持”好理解，“枢持”可以诠释为少阳“主持枢机”。“络盛则入客于经，故在阳者主内，在阴者主出，以渗于内，诸经皆然。”络在外、经在内，邪气初犯人体，从络脉入于经脉，故曰“络盛则入客于经”；经脉也有阴阳之分，病邪首犯阳经，若没有被及时驱除、消灭，就会进一步深入于内，故曰“阳者主内”；“在阴者主出”，“出”是指出经脉，病邪由络脉传入经脉，要再传变，就从经脉而出，进入内脏，“主出”是这个意思。把前后文联系起来，是说病邪从皮表的络脉到经脉再深入到脏腑，其中少阳处在表里之枢的位置。

“太阳之阳，名曰关枢”，太阳是主“开”的，这里的“关枢”怎样理解呢？《素问·阴阳应象大论》中云“阳者，卫外而为固也”，卫气主人体卫外功能，这里的“关”是“固”之意，固卫于外就是“关枢”的意思，只能从这个意义来理解。

“少阴之阴，名曰枢儒”，这个“儒”也不好理解，有人认为“儒”应该是“臑”字，那“枢臑”又是什么意思呢？少阴本主“枢”，“臑”是指少阴经脉在体表循行的部位，“臑”是肌肉丰富的部位，肌肉又厚又软的部位刚好是少阴循行的部位，所以“臑”应该看作肌肉，而“儒”在这里就不好理解了。

“心主之阴，名曰害肩”，“心主之阴”是指厥阴经，“害”应该是“阖”字之误，厥阴经是三阴经之“阖”，“肩”字怎样理解？我认为还是要从部位来考虑，厥阴经脉抵于腋下，即厥阴气盛抵于肩之下，那么就是跟少阴的“臑”是一个意思，都是指部位而言的。

“太阴之阴，名曰关蛰”，“蛰”应该怎样理解呢？太阴是三阴的第一关，“蛰”和“槷”是一个意思，“槷”是指门上的闩，即现在所谓的“锁”，古人是用“门闩”来形容太阴阴气盛。

经脉的性质不同，有属寒水的，有属风火的，外邪性质也有不同，有属湿的，有属燥的，于是脏腑之气的盛衰、六淫邪气的性质都可以通过“皮部”来分析，因为“皮部”是经脉在人体体表的分布。

第二节　皮部与脏腑的联系

此篇文献最难理解的就是第一节中三阴、三阳的这几个名词，这里最后一句“故皮者有分部，不与，而生大病也”的“不与”也很难理解，《甲乙经》中作“不愈”，还是《甲乙经》的意思表达得准确。

研究古代文献，需要查阅许多可作参考的文献，掌握的资料越多，思路就越开阔，才有办法去理解一些难懂的文句，为讲《内经》，我在备课时对此深有体会，所以大家在研究的时候也要尽可能多地占有资料，要进行横向的、纵向的穿越，在比较中去领会、去取舍。

经络论篇第五十七

【篇解】本篇主要在辨识阴络与阳络的区别。深在者近经脉为阴络，并与之同一气候。浅在者远经脉为阳络，便无定色。若见青黄赤白黑诸色，则为寒热病变之色。故吴崑易篇名为“经络色脉诊”。开篇云“夫络脉之见也，其五色各异，青黄赤白黑不同”，是指病色而言，略如后文所解，因常人之络固不见五色也。全篇文字简短，论题集中，无须分章节。

气穴论篇第五十八

【篇解】人体全身之腧穴，皆为经气出入之所，故名曰“气穴”。论中谓气穴总数为三百六十五穴，查自“藏俞”至“五里”，实计只三百五十七穴。全篇可分作二章，章下分节。

第一章“黄帝问曰：余闻气穴三百六十五”至“针之所由行也”。

章意：总叙三百六十五气穴。

第二章“帝曰：余已知气穴之处”至篇末“内解泻于中者十脉”。

章意：分叙孙络、溪谷、血络之会。可分作三节。

第一节“帝曰：余已知气穴之处”至“无问所会。帝曰：善”。言孙络的功用、主病，以及对孙络的刺法。

第二节“愿闻溪谷之会也”至“微针所及，与法相同”。言溪谷的功用、主病、治法，大者为“溪”，小者为“谷”。

第三节“帝乃辟左右而起”至篇末“内解泻于中者十脉”。补叙血络之会，古人凡刺血络，总要刺之血出。

【讲解】由于文献年代已久远，可查的资料又不多，经穴的数量到现在还没有统一的意见，除《内经》提出经穴的数目之外，杨上善的《黄帝明堂经》中的经穴也不全，比较可靠的是《黄帝内经太素》所附的《内经明堂》一卷，还有就是《备急千金要方》中的记载，这些都是比较早的文献，宋代的《铜人针灸经》穴位也不全，到目前为止，我还没有发现记载的经穴数目刚好是三百六十五穴的文献。本篇分叙孙络溪谷血络、孙络、溪谷的功用、主病、治法及刺血络之法的应用。古人凡是刺血络，都是要刺之出血的。

气府论篇第五十九

【篇解】马莳在《黄帝内经素问注证发微》中云："气府者，各经脉气交会之府也。故有言本经，而他经之穴入其中者，止论脉气所发所会，不以本经别经为拘也。其穴有多少，亦不拘于本经故耳。"且马莳皆以手足三阳经合任脉、督脉、冲脉而言，以三阳为脉府，故其脉气所发之穴，以"气府"名之。此篇内容按经自然分作十节。

第一节"足太阳脉气所发者七十八穴"至"委中以下至足小指旁各六腧"。叙足太阳经气府。

第二节"足少阳脉气所发者六十二穴"至"膝以下至足小指次指各六腧"。叙足少阳经气府。

第三节"足阳明脉气所发者六十八穴"至"三里以下至足中指各八腧，分之所在穴空"。叙足阳明经气府。

第四节"手太阳脉气所发者三十六穴"至"肘以下至手小指本各六腧"。叙手太阳经气府。

第五节"手阳明脉气所发者二十二穴"至"肘以下至手大指次指本各六腧"。叙手阳明经气府。

第六节"手少阳脉气所发者三十二穴"至"肘以下至手小指次指本各六腧"。叙手少阳经气府。

第七节"督脉气所发者二十八穴"至"至骶下凡二十一节，脊椎法也"。叙督脉气府。

第八节"任脉之气所发者二十八穴"至"目下各一，下唇一，龂交一"。叙任脉气府。

第九节"冲脉气所发者二十二穴"至"夹脐下旁各五分至横骨寸一，腹脉法也"。叙冲脉气府。

第十节节"足少阴舌下"至篇末"夹脐下旁各五分至横骨寸一，凡三百六十五穴也"。叙三阴以及手足诸鱼际亦有脉气所发，统名之四气府，固不限于三阳经也，惟"三百六十五穴"数，终嫌不确。

【讲解】“气府”是指经脉之气交汇的地方，有的在本经交汇，有的在他经交汇，这就是“气府”与“气穴”的区别。气穴都是本经的，气府与他经有交叉而不限于本经。从前面的内容来看，主要是讲手足三阳经和任脉、督脉、冲脉。三阳是六腑，所以三阳经的脉气所发之处就叫“气府”。此篇所言“经穴”还是前面讲经穴的概念，不同的是，“气府”是可以跨属多条经脉的，如太阳经气府也可以是少阳经、阳明经的气府。

骨空论篇第六十

【篇解】“空”同“孔”，“骨空”骨节间之孔穴也。骨为肾所主，故全篇以发挥少阴肾经之气布于骨孔为主，其与太阳经相表里，病则邪从太阳经之孔穴而入；肾主水，骨为全身关节，病则水不行而关节废；肾藏精，髓充骨，病则骨髓空而寒热起。凡此三者，无不关于肾气之虚损也，故文献最后提出“温灸”之法以补其虚。全篇可分作三章，章下分节。

第一章“黄帝问曰：余闻风者百病之始也”至“渐者上侠颐也”。

章意：言少阴属肾主骨，与太阳为表里，太阳主皮肤，少阴主骨髓，任、冲、督脉皆起于少阴而合于太阳。任脉起于中级之下，冲脉起于气街并少阴之经，督脉起于少腹之下骨中央，凡此皆起于少阴也。任冲之血淡渗皮肤，督脉之经行于脊背，凡合于太阳也。故全章主要讨论风伤太阳及于任、冲、督诸脉的病症和刺法。可分作三节。

第一节“黄帝问曰：余闻风者百病之始也”至“不足则补，有余则泻”。言风伤太阳经脉骨空的病变表现和治法。

第二节“大风颈项痛，刺风府”至“八髎在腰尻分间”。风邪渐入筋骨的种种病症及其刺法。

第三节“鼠瘘，寒热，还刺寒府”至“其病上冲喉者治其渐，渐者上夹颐也”。言风伤任、冲、督脉的病症和刺法。

第二章“蹇膝伸不屈治其楗”至“踝上各一行，行六穴”。

章意：言少阴主骨，骨病则屈伸不利、机关废弛、水气不行，并提出治水之俞五十七穴。可分作二节。

第一节“蹇膝伸不屈治其楗”至“胭上为关，头横骨为枕”。言关节不利诸病症及刺法。

第二节“水腧五十七穴者”至“踝上各一行，行六穴”。言治水肿之五十七穴。

第三章“髓空，在脑后三分”至篇末“数刺其腧而药之”。

章意：少阴属肾，精髓渗灌骨空，荣于经脉、精髓不濡于骨空，则水邪犯于经脉，故论髓空以及灸治之法。可分作二节。

第一节“髓空，在脑后三分”至“无髓孔，易髓无空”。言诸髓空。

第二节“灸寒热之法，先灸项大椎”至篇末“数刺其腧而药之”。言诸灸法。

【讲解】全篇谈风伤太阳任督及冲脉、风邪渐入筋骨的种种病症及其刺法。重点讨论少阴肾，如卫气的运行，昼行于阳二十五周，每循行一周都要入少阴肾，再从少阴肾出发行第二周，这就是说太阳寒水之气要以少阴肾为基础，即阳水要以阴水为基础。以及关节不利诸病症治法，治水肿之五十七穴，骨空病症及温灸之法。

【答疑】

问：如何理解“督脉者，起于少腹以下骨中央，女子入系廷孔（其孔，溺孔之端也）”？

这里所说“督脉”的循行路线与现在的认识不一样，就这段来看，督脉也行于腹，从少腹直上。查《灵枢·五音五味》篇，里面说“冲脉，任脉，皆起于胞中，上循背里，为经络之海”，这样看来任脉循于背脊。从这两处文献来分析，王冰对此的注解值得一看：“然任脉、督脉、冲脉者，一源而三歧也，故经或谓冲脉为督脉也。……是则以背腹阴阳别为名目尔。”王冰看到的资料比我们早得多，王冰的意思是任脉和督脉没有绝对的分别，本来就是一条经脉，只是因为循行于腹和背的不同而有不同名称而已，与古代的文献不同，今天把督脉和任脉割裂开，把二者分得这么绝对是现在的概念，而从《素问》和《灵枢》的文献来看，督脉腹背皆有，就是“一源而三歧”，根据古文献的记载，这句话就容易理解了。

水热穴论篇第六十一

【篇解】论中言“水俞”五十七穴，“热俞”五十九穴，并之故名为“水热穴论”。治水之俞穴与治热之俞穴各有不同，何以并而言之？高士宗在《黄帝素问直解》中解释云：“少阴属肾主水，阳气内虚，则水聚为肿，而有水俞之五十七穴。人伤于寒，寒盛则热，热气内逆，而有热俞之五十九穴。水为阴，寒亦为阴，寒盛则生热，是水俞热俞，皆本于少阴之气化，而为少阴之所主，故各有当刺之穴也。”本篇指出“本在肾，末在肺”是水肿病机之要。言水病之本在肾，风邪亦可成为水肿病的诱因，治水肿病的水腧五十七穴，水病、热病的四时之刺。全篇可分作三章，章下分节。

第一章“黄帝问曰：少阴何以主肾”至“水之所客也”。

章意：从肺与肾气行水治的生理，提出聚水为肿的病机，从而发挥“水俞”五十七穴之治。可分作三节。

第一节“黄帝问曰：少阴何以主肾”至“胕肿者，聚水而生病也”。“本在肾，末在肺”是水肿病机之要。

第二节“帝曰：诸水皆生于肾乎”至“本之于肾，名曰风水”。水病之本在肾，而风邪亦可成为水肿病的诱因。

第三节“帝曰：水腧五十七处者”至“皆藏之阴络，水之所客也”。言治水肿病的水腧五十七穴。

第二章“帝曰：春取络脉分肉”至“春不鼽衄。此之谓也”。

章意：合言水病、热病的四时之刺。

第三章“帝曰：夫子言治热病五十九腧”至篇末“岐伯曰：夫寒盛则生热也”。分析热腧五十九穴所治之不同。

【答疑】

问：怎样理解“春取络脉分肉……夏取盛经分腠……秋取经俞……冬取井荥”？

春夏秋冬为什么要取不同的部位来治疗水肿病呢？春取络脉分肉，络脉、分肉都是浅在之部位，这说明病邪在表，对在表之邪浅刺就可以了。盛经、分腠，是指肌肉的部位，盛经是指阳经，意思是夏天阳热多，病邪在阳分，针刺时就要刺阳经的分腠，使病邪外出。“经俞”比络脉、分腠都要深入，秋天阳气下降，病邪逐渐深入，相应的针刺的部位也要深一些，有的用“五输穴”理论解释为经穴、输穴，意思还是一样的。冬取井荥，按照《难经》的解释，井穴应冬，荥穴应春，取这两个穴意思是以水生木，从内向外之意。四时与邪之深浅有一定的关联，但临床上还是要以患者的表现为主要依据，对这段话的理解还是要注重其表达的主要思想，即刺之深浅取决于邪之深浅。

问：怎样理解“肾俞五十七穴，积阴之所聚也，水所从出入也”？

这里的“肾俞”是指治水肿病的五十七个经穴，因为这些腧穴都可以治肾水，故曰“肾俞”。因此，此“肾俞”不同于背俞穴之“肾俞”，此“肾俞”为

治肾水之腧穴也。

“积阴之所聚”是指阴水积聚而发为水肿，这种水肿可以选用水腧穴来治疗，经治疗后水肿就可以消散，故曰“水所从出入也”，即水气流通了，水肿就消散了。这句话要这样来理解。

调经论篇第六十二*

【篇解】所谓“经”是指人体的十二经脉。人体内之五脏六腑，外之三百六十五节、三百六十五穴，都是通过“经”来联系的。其之所以能气血周流，全赖大小经脉贯注其间，故论中提出了“守经隧”的理念，以保证气血从体表皮肤到体内脏腑之间往来不断。也正因为人体有“经脉”这样一个通路系统，所以当发生病变时也能传导邪气，如风、寒、暑、湿、燥、火等邪气可以从表而入达脏腑，五脏六腑的病变，气血神形志之有余不足，亦无不影响到经脉。无论从生理方面理解，还是从病理方面理解，“经脉”在人体都是很重要的一个组织系统。从生理方面讲，要保持人体经脉的通畅，使其维持正常生理功能；从病理方面讲，可以通过调理经脉，使其畅通无阻，改变病变状态。病变虽多，不外阴阳、表里、寒热、虚实诸端，阳病治阴、阴病治阳、虚则补之、实则泻之、以寒治热、以热治寒、表者勿内、里者勿外等诸法，是中医学治疗疾病之大法。而诸法之运用，亦唯有赖经络以彰其效，这就是“调经论”的意义所在。全篇可分作七章，章下分节。

第一章“黄帝问曰：余闻《刺法》言”至“是故守经隧焉”。

章意：人体的结构包括气、血、形、神、志等五方面，五者之间，统以经脉为其通调之要道，故欲察其病变，必须以“守经隧”为首要。

第二章“帝曰：神有余不足何如”至“邪所乃能立虚”。

章意：分述气、血、神、形、志的虚实病症，以及相应的针刺治法。此章可分作五节。

第一节“帝曰：神有余不足何如”至“移气于不足，神气乃得复”。论神之虚实的病症表现及刺法。

第二节“帝曰：善。有余不足奈何”至“真气乃相得”。论气有余、不足的病症及刺法。

第三节“血有余不足奈何”至“无令恶血得入于经，以成其疾”。论血有余不足的病症及刺法。

第四节“帝曰：善。形有余不足奈何”至“卫气得复，邪气乃索”。论形有余、不足的病症和刺法。

第五节“帝曰：善。志有余不足奈何”至“无中其经，邪所乃能立虚”。论志有余、不足的病症和刺法。

第三章“帝曰：善。余已闻虚实之形”至“九候若一，命曰平人”。

章意：认为虚实病证的病机、虚实证的发生，不外乎气、血两个方面，故曰：“气血以并，阴阳相倾。”

第四章“夫邪之生也”至“则血冱气去，故曰虚矣”。

章意：从临床的具体表现来讨论虚实病变，或从外感论，或从内伤论。

第五章“帝曰：经言阳虚则外寒”至“其脉盛大以涩，故中寒”。

章意：讨论由于阴阳的盛衰而引发的以寒热为特征的虚实病变。

第六章“帝曰：阴与阳并”至“远气乃来，是谓追之”。

章意：讨论调治经气虚实的补泻刺法。

第七章“帝曰：夫子言虚实者有十”至篇末“必谨察其九候，针道备矣”。

章意：论调治十二经脉的大法。

【讲解】

第一章　关于守经隧的理论。

临床上分析和认识病变，首先要认识经脉，故云：“是故守经隧焉。”“经”就是通达全身的经脉，“隧”是深藏于人体内的通路，“守”是遵循之意，意思是说无论分析什么样的病变，都离不开“经隧”的理论知识。

“刺法”是古代的一个文献，《刺法》中说“有余泻之，不足补之”，什么是有余？什么是不足呢？“有余”包括五个方面，“不足”也包括五个方面。问曰：具体是哪些方面呢？“有余”为实，“不足”为虚，气、血、神、形、志都有虚实之别，“凡此十者”其病变表现是不一样的，故曰“其气不等也。”

人体的结构这样复杂，有精，有气，有津，有液，有四肢，有九窍，有五脏，有十六部，有三百六十五节，可发生的病变难以计数，在这复杂的病变中“皆有虚实”，“有余有五，不足亦有五”之说能概括吗？人体的结构虽然很复杂，但是可以掌握其关键的、核心的内容，这就是“五脏”，故曰“皆生于五藏也”，从五脏切入来认识复杂的人体及其各种病变就简单多了。如今天生物科学已经发展到了分子水平，还能分析下去吗？肯定还能分析下去，但任何复杂的问题都有纲目的关系，关键的是要掌握“纲”这个要点，纲举目张嘛。

中医学认识人体之纲在五脏，为什么呢？“夫心藏神，肺藏气，肝藏血，脾藏肉，肾藏志，而此成形”，五脏各有不同的功能，神、气、血、肉、志构成人体，这不单纯是个物质的概念，还包含有功能的概念，由于功能不同，所“藏”就不一样。

“志意通，内连骨髓，而成身形五藏”，“而成身形五藏”这句话在这里就不够简洁了，《甲乙经》作“而成形”三字。“志意”属功能，“骨髓”是人体深在的部位，意思是说人体的结构再复杂、再深邃，而各自的功能是构成人这个形体的关键，有功能才成为五脏，没有功能就不成为五脏。

五脏是人体的核心、基础，故曰“五藏之道”，“道”是指生理、病理的一般规律，不论在医学领域，还是在哲学领域，“道”都是指“规律”而言，因为事物的运动和发展都是有规律的，人类才可以认识，“五藏之道”是指五脏的活动规律。为什么说五脏之道“皆出于经隧”呢？因为五脏六腑的联系是靠经脉来实现的，三阴经、三阳经有规律地遍布于人体周身，就像是人体各个组织器官间的通路，“以行血气”，维持五脏六腑的生理状态。经脉不和就会导致“血气不和”，气血不和则“百病乃变化而生”，不管是内伤还是外感，种种病症都由此而产生，“是故守经隧焉”，所以我们要维持经脉的畅通。

人体的结构总不外气、血、神、形、志五个方面，认识人体结构要抓住“五脏”这个关键，而认识“五脏”要以认识“经脉”为基础。这是全篇的概说，强调了经脉理论的重要性。

第二章　气血神形志之虚实

第一节　神之虚实及治法

问曰：神有余为实，神不足为虚，在临床上的表现如何呢？所谓“神有余”是指心火亢盛，心属火嘛，心为阳中之太阳，阳气太过亢盛，神志会反常，症见“笑不休”，这是心火亢盛的表现之一。《灵枢·行针》中说“多阳者多喜”，阳气亢盛，或见笑不休，或见发狂。所谓“神不足”是指心阳衰，在神志上的表现是“悲”，与“笑不休”相反，人的阳气不足，神志就不得舒展，表现为悲伤、忧郁。

“邪客于形”的“形”是指表，“洒淅”是恶寒的一种状态，即毫毛收缩而恶寒，这是常见的表证症状，“未入于经络”，即外邪只是在手少阴心经所主的皮部。“故命曰神之微”，“神”是指手少阴心经，外邪对少阴心经的伤害很轻，故曰“神之微”。这个很轻的外邪并无大碍，故曰“血气未并，五藏安定”，就是说外邪基本上没有伤及经脉之血气，更没有伤及脏气。这话的意思是说病变总是从轻到重、从表入里，当然临床上也有“直中”的病变，那是一些比较特殊的情况。与前面的“神有余则笑不休，神不足则悲”的表现比较起来看，前面讲的是病邪深入的情况，后面讲的是病变浅在的情况。

问曰：“补泻奈何”？对神之虚实怎样治疗呢？首先要认识脏腑的生理作用和特性，心、肝、脾、肺、肾的重要性还是有区别的。如主神志的“心”，在人体上不是一般的器官。《素问·灵兰秘典论》中认为“心者，君主之官也，神明出焉”“主明则下安”“主不明则十二官危”。《灵枢·邪客》中说：“心者，五藏六腑之大主也。”由此看来，“心”在五脏中是很重要的一个器官。当然，即使是再重要的器官，一旦发生病变，治疗原则还是一样的。

“神有余”者当泻，如何泻心之邪实呢？这就要谨慎了。“则泻其小络之血”，要从小络入手，浅刺使其稍微出点血，让邪气有出路就行了；“出血勿之深斥”，切不要刺深、刺大了，所谓“斥”，是指用粗针且手法要摇大针孔，这是一种泻法，如治疗狂证、阳明实证等，不仅深刺，还要摇针，这叫“开斥”；但对心之“神有余”者不能这样治疗，邪“无中其大经”，不能刺经而只能刺络，更不能用“开斥”之泻法，只能浅刺。这样就可以达到泻神之有余的目的，“神气乃平”，神气会逐渐平复。

“神不足者”当补，如何补呢？“神不足”是心气虚，治疗时要看“虚络”之所在，“虚络”要在手少阴心经的循行路线中去观察，这叫“视其虚络”；“按而致之”，“致”是“得气”的意思，“之”指少阴经的气血，即在手少阴经的经脉上反复地按摩，使其经气活跃起来，因为虚证气血都偏少；少阴经脉不易观察，经过按摩后经脉可以看清楚了，然后“刺而利之”，使气血在经脉中流畅地运行；但是“无出其血”，即只能致气不能出血；“无泄其气”，血出气即泻，所以不能使其出血；这样“以通其经”，使经脉通畅无阻；“神气乃平”，少阴经的经气才能平复。总之浅刺、按摩，只能致其气，不能泄其气，更不能伤其血，这就是“神不足”的补法。

问曰：“刺微奈何？”什么叫“刺微”呢？“微”与前面所云“神之微”的“微”是同意，是指外邪轻度伤及手少阴之经，由于病情轻浅，邪气不重，可以首选“按摩”之法，“勿释”是说按摩的时间要长一些，反复地按摩以振奋手少阴经脉的气血；“着针勿斥”，可以用针，但不能用泻法，因为“神之微”嘛；把不足部位的气血调动起来，这叫“移气于不足”，怎么移？就是通过按摩、著针使之得气，正气振奋起来了，邪气就跑掉了，这就是不泻之泻，即扶正祛邪；“神气乃得复”，“神气”就是心气，少阴心经之气就会逐渐恢复。

这里有三个要点：神有余，泻其小络，勿深斥；神不足，按而刺之，以通其经；刺微，按摩勿释，移气于不足。所谓的“调经”不外这么几个方面，从方法学的角度来理解，在临床辨证处方时也要体会这个精神，要认识到“心”在五脏中的重要性质，并要了解如何调治其虚实，这个学术思想是有临床意义的。

第二节　气之虚实及刺法

问曰：“有余不足奈何？”这里是问为什么有余、不足都可以造成喘、咳、上气呢？“有余”者是由于肺气不能清肃，或因有痰、或因有热、或因有饮，使肺气上逆而引发的。“不足”者的基本病机同样是肺气逆，只是肺气虚弱，特别是肺肾不足的情况下，喘、咳、上气的程度比实证还要严重。比如心肺两虚、心肾两虚的喘、咳、上气，就比实证严重得多。所以对喘、咳、上气要从具体情况来分析。

“不足则息利少气”，“息利”是什么意思？一般来说，喘、咳、上气总伴有呼吸不利，气往上涌，而“息利”不是说呼吸没有障碍，而是感觉呼吸道是空畅的，气不够用，气息不能接续，一句话需要好几口气才能讲完，这叫“息利”，即“少气”，特别是肾亏时常见这种表现。

“血气未并，五藏安定，皮肤微病，命曰白气微泄”，这是言疾病的转归，与神之虚实的机理是一样的，下面的血有余不足、志有余不足、形有余不足，都是这样一个体例。意思是说，若气血还没有出现偏盛偏衰，五脏就还比较稳定，“皮肤微病”就是“卫气微病”，肺主卫气、肺主皮毛嘛。这是种轻度的感冒，“命曰白气微泄”，“白气”指肺气，这是肺气最浅在的病变，还谈不上虚实，只是感觉到有点不舒服，也不发烧，也不恶寒。由此来看，肺气病有三种情况：一是“不足”，一是“有余”，一是“气微泄”。

问曰：“补泻奈何？”对肺的病变怎样进行补泻呢？人体的肺气是非常宝贵的，肺主宗气属上气海，人体一切的动力都来源于宗气，所谓“肺主卫气”，也是指宗气能推动卫气。因为原本卫气并不源于肺，卫气出于下焦，营气出于中焦，宗气出于上焦嘛，但卫气、营气的运动均源于宗气的推动，人能够说话、发声，都是有宗气推动的缘故，所以宗气被称为人体的“动气”。这个理论说明由肺所主之宗气是不可能“有余”的，所谓“气有余”是指燥、寒、风、火、痰、湿等犯肺的实邪而言，治疗要“泻其经遂”之邪。归纳治肺气有余的治疗原则有三：第一“无伤其经”，第二“无动其血”，第三“无泄其气”。这是说治疗“气有余”，不能损伤肺的正气，不要过度治疗。至于气“不足”者，“则补其经隧，无出其气”，对肺气虚者要用补法，补其经脉。“无泄其气”与“无出其气”，还是有点区别的，“无泄其气”是说在祛邪时不要误泻了肺气，“无出其气”是说在补气的同时不能放出了正气。

问曰：“刺微奈何？”对“气微泄”怎样调理呢？“刺微”可以理解为调理肺气。在未进针以前，要对手太阴肺的经脉反复地进行按摩，即“按摩勿释”，按摩有温养肺气、振奋肺经气血的作用；“出针视之”，按摩后这才把针拿出来准备进针；并要告诉病人“我将深之”，意思是要诱导病人精神集中起来；实际上刺微之刺是不需要也不能深刺的，因此真正要进针的时候“适人必革”，“革”是改变之意，改变为浅刺，这里进行了一个心理诱导，目的是让病人精神集中于针刺上；“精气自伏”，“精气”是指人之正气，人体的正气才能够安伏下来；正安邪就会乱，故曰“邪气散乱，无所休息”，邪气散乱无所可藏；“气泄腠理，真气乃相得”，邪气从腠理排泄出去了，真气得其所聚而人体恢复正常。从这句话中可以体会到，“刺微时”都要认真和慎重到这种程度，若是泻有余、补不足之刺则更可以想见了。

第三节　血之虚实及刺法

问曰：“血有余不足奈何？”血之有余、不足的病变表现怎样呢？“有余则怒，不足则恐”，从这句话来看，这里的“血”指的是“肝”，肝藏之血，血有余就是肝气亢，神志表现为“怒”，“怒”是因肝的疏泄太过。“不足则恐”，“恐”是与“怒”相反的表现，“恐”是由于肝阳不足，是肝之升发之气不够的缘故。这里插一句，有人说“肝无虚证”，这个说法是不全面的，肝怎么能说没有虚证呢？“肝阳不足证”还是很常见的，“肝血虚证”更不用说了。《金匮要略》还有“肝虚则用此法，实则不在用之”的提法，桂枝汤就是温肝阳最好用的方子。

“血气未并，五脏安定”，是说肝没有什么大的病变，只是肝的细小络脉有“外溢”之象。“外溢”用现在的语言解释就是毛细血管有充血的现象，“溢”是“满”之意，满溢于络，可由此推断“经有留血”。深在的经脉有留滞之血，“留血”不等于“瘀血”，是两个概念。

问曰：“补泻奈何？”对肝有余、肝不足、肝经留血怎样治疗呢？“血有余”是肝之邪气有余，要泻肝经的邪气，故曰“泻其盛经”。“盛”是指邪气盛，或是风邪，或是热邪，或是寒邪，要想泻其“盛经”，就要“出其血”，即放血疗法，血不出邪就不能散。

血“不足”者，要“视其虚经”，即要仔细观察经脉虚的程度；“内针其脉中”，然后进针；“久留”是说留针的时间要长一些，要等待经脉中的正气聚于针下，直到针下有得气感；“视脉大”，观察经脉不像进针时那么虚弱了，“脉大”是得气的结果；“疾出其针”，这时迅速出针，补法用针是徐进疾出，进针要缓而出针要快；“无令血泄”，重要的是不能出血。

问曰：“刺留血奈何？”经有留血如何用针呢？“视其血络”，“血络”是指“孙络”而言，首先要观察孙络之血充斥到什么程度；根据具体情况，再“刺出其血”，把孙络中的血放一点出来；“无令恶血得入于经”，不要让孙络中的病邪流入到大经脉里面去；避免“以成其疾”，邪入经脉就会引发病变。

以上刺肝要注意三点：肝气实，要泻其盛经出其血；肝气虚，要补其虚经，留针而无令出气；肝经留血，刺孙络血出，且不能使恶血流入大经。

第四节　形之虚实及治法

问曰：“形有余不足奈何？”临床上如何分析形之“有余”和“不足”呢？“形”在这里是指肌肉而言，肌肉是脾之合，所谓形有余、形不足，就是脾有余、脾不足，可理解为脾胃有余、脾胃不足。脾有余属实证，临床表现首先是“腹胀”，是脾虚中焦滞而不运的缘故。其次是“泾溲不利”，“泾溲”有的注家诠释为小便，这不够准确，“泾溲”是指大、小便而言，“泾”是小便，“溲”包括大便在内，如《史记·扁鹊仓公列传》中有“大小溲”之说，大溲是大便，小溲是小便，所以“泾溲不利”即是指大小便不利。如脾有余，症见腹胀、腹泻、大小便不利，这是脾胃有余，多为湿邪、热邪所致的缘故。脾不足属虚证，脾气不足则“四肢不用”，四肢为诸阳之本，脾气虚了中焦阳气不能达于四肢，所以四肢的运动失常，轻则发沉，重则痿弱，这都是“不用”的表现。

“血气未并，五藏安定”是指脾既无虚证也无实证；只是“肌肉蠕动”，即肌肉不自主地抽动；“命曰微风”，就是风邪克制脾土的现象，肌肉抽动是风象，《素问·阴阳应象大论》中讲“风胜则动，热胜则肿，燥胜则干，寒胜则浮，湿胜则濡泻”，“动”是风的特征，“肌肉蠕动”是脾气不足的虚象，因为有“动”的特征故称为“微风”。

问曰：“补泻奈何？”对脾有余、脾不足、脾微风怎样进行补泻呢？脾有余总是湿热盛，与脾相对的阳经是胃经，故曰“形有余则泻其阳经”，使邪气从阳明而出之意，胃是脾之表嘛；“不足则补其阳络”，在外之络是“阳络”，在内之络是“阴络”，意思是脾不足就要补其气，“阳络”在外接受天阳之气嘛。

问曰：“刺微奈何？”“微风”如何治疗？“刺微”即调和经气之意。脾病刺微要浅刺分肉间，故曰“取分肉间”；既不要伤其经，也不要伤其络，故曰“无中其经，无伤其络”；“卫气得复，邪气乃索”，卫气恢复了，邪气自然就消退。

针刺之法，不是刺“络”就是刺“经”，不要有凡“刺”即“伤”的概念，如深刺至骨，要穿透皮肤、肌肉，甚至要穿过筋膜才能到骨，是不是“刺骨”就一定会伤皮、伤肉、伤筋呢？不是的，所谓“伤”与“不伤”，刺到位就是“不伤”，刺不到位就是“伤”，这也是相对的概念。

第五节　志之虚实及治疗

问曰：“志有余不足奈何？”这里的“志”不是广义的，广义的“志”是指五脏所主之神志，这个“志”是狭义的，是指肾藏之志，因此志有余、志不足就是言肾有余、肾不足，其临床表现如何呢？肾有余常见腹胀、飧泄等表现，是肾阳虚而阴寒邪气盛的缘故，即肾阳虚不能克制阴水，火不能生土，脾肾阳虚，所以引发飧泄、腹胀，属于阳虚阴盛证。肾“不足则厥”，“厥”是“厥冷”之意，即四肢厥冷。这是肾有余、肾不足两方面的表现。若肾脏没有太大问题，只是骨节有所异常，“动”是指其病变表现，比如骨节痛、骨节酸、骨节弱等，这个“动”与前面几个“微”的意思相同。

问曰：“补泻奈何？”对肾有余、肾不足、骨节动怎样治疗呢？有人说肾无实证，这个认识也不全面，肾主水，肾病往往表现为阴寒水气重，这就是肾之实，就需要“泻然筋血”，“然筋”是穴名，即“然谷”穴，在两脚内侧，是少阴肾经的经穴，肾有余可以取“然谷”穴刺之出血。“不足则补其复溜”，“复溜”也是肾经的经穴，补“复溜”即是补“肾气”，因为“复溜”是五输穴中的“经穴”，是少阴经气汇聚的地方。

问曰：“刺未并奈何？”“未并”是指“骨节有动”的情况，“血气未并，五藏安定”嘛，意思是肾没有出现明显的虚实之证，只是“骨节有动”，如何调理？“即取之”，属少阴肾病就取少阴经脉之穴，这“即取”的意思，意思是不要取其他经脉的穴，病在骨嘛，就刺少阴经；“无中其经”，但不要伤及经脉之气；这样“邪所乃能立虚”，“邪所”是指邪气之所在，“立虚”，邪气很快就消弱了，所谓“邪所”就像“阿是穴”一样，哪里不舒服就刺哪里。“骨节有动”属于局部的病变，这个病不在肾脏本身。

第三章　虚实病机基本原理

问曰：所谓“虚实之形”已如上述，但不知这些虚实之证是怎样发生的？其病机是什么？“气血以并，阴阳相倾，气乱于卫，血逆于经，血气离居，一实一虚”，这是讲虚实证形成的一般性机理。“并”前面已经多次遇到，意思都是一样的，是指偏盛、偏衰的病态，或是气偏盛，或是血偏盛；“倾”是倾斜之意，是不平衡的病态；“并”与“倾”是相互对待的，就阳气、阴血两方面而言，出现了“并”的一面，就必然有“倾”的一面；一旦发生了并、倾之变，则“气乱于卫，血逆于经”；“经”与“卫”是内外、表里的关系，卫气行于经脉之外，营血行于经脉之中，若这一平衡被打破了，就会造成“血气离居”；于是出现了“一实一虚”，“并”则“实”，“倾”则“虚”。也就是说，平衡状态的破坏是虚、实产生的根源，所谓维持身体的健康，就是维持人体阴阳的平衡。当然，平衡总是相对的，没有绝对的平衡。

如惊狂、炅中、善怒、喜忘等病变，就是气血盛衰表现在阴阳上下等各方面的病症表现。“血并于阴”是血盛于阴经，属“重阴”，病邪偏盛在阴经，会影响到肝，则发为“惊”。“气并于阳”是气盛于阳分，属“重阳”，邪气盛于阳经，会影响到阳中之阳的心，则发为“狂”。如果“血并于阳，气并于阴”则相反，是阴邪盛于阳分，阳邪盛于阴分，“乃为炅中”，“炅”是“热”之意，“中”是“遭受”之意，阴阳俱热即所谓“炅中”。“血并于上，气并于下，心烦惋善怒”，“上”是指上焦，“下”是指下焦，“血并于上”是阴邪侵犯上焦，“气并于下”是阳邪偏盛于下焦，阴邪侵犯上焦，心火妄动，所以“心烦”，阳邪偏盛于下焦会影响到肝，所以“善怒”，这是因为血气所影响的脏不同，表现出的症状也不一样。“血并于下，气并于上，乱而喜忘”，“血并于下”是说阴气盛于下而不升，“气并于上”是气盛于上而不降，不升不降而阴阳离散，所以神志昏“乱”而“喜忘”，昏乱、喜忘都是神志方面的问题，只是程度不同而已。

问曰：“血并于阴，气并于阳，如是血气离居，何者为实？何者为虚？”由于气血的倾并盛衰，致使阴阳平衡失常，究竟哪种情况属实？哪种情况属虚呢？意思是说，“离居”只是表达了人体阴阳平衡关系被破坏的情况，并没有反映出虚实的理念。血、气在生理上都有“喜温而恶寒”的特性，所以血、气需要保持适当的温度；若“寒则泣不能流”，血寒、气寒的结果是气血循环障碍，血气滞而不畅；若“温则消而去之”，只要恢复了适当的温度，滞而不畅的状况就会消失，气血循环就会恢复正常；所以，气盛则血虚、血盛则气虚，即阳盛则阴虚、阴盛则阳虚，“并”即实，“倾”即虚嘛。

问曰：“血并为虚”“气并为虚”，是不是就没有“实”了呢？什么是虚实呢？答曰：“有者为实，无者为虚。”“有者”指“并”而言，“气之所并”“血之所并”都属“有”，表现出来的就是实证；“无者”指“倾”而言，虚、实是相互对待的，没有实就无所谓虚，没有虚就无所谓实。《素问·通评虚实论》中云：“邪气盛则实，精气夺则虚。”“盛”即“并”，就是“有”，为“实”；“夺”即“倾”，就是“无”，为“虚”。《素问·至真要大论》中讨论病机时亦云：“有者求之，无者求之，盛者责之，虚者责之。”“有者为实”，如有风、有寒、有热、有湿，“有”总是反映邪气的一方面；“无者为虚”，如无气、无血、无精、无液、无神，“无者”总是反映正虚的一方面。《内经》中“有”是指邪气而言，“无”是指正气而言，临床辨证的关键要找到有、无之所在。

“故气并则无血，血并则无气”，这是从正邪关系的角度来讲的。“气并”是说气分的邪气盛了，必然要损伤到血，这就是“无血”；“血并”是说血分的邪气盛了，必然要损伤到气，这就是“无气”。“今血与气相失，故为虚焉”，《甲乙经》作“今血与气相失，故为虚实焉”。由于血、气的相对平衡状态被破坏了，虚、实之证由此而产生，就是不补这个“实”字，这里的“虚”也是指虚、实两个方面而言的。

“络之与孙脉俱输于经”，“络”“孙”均为经络学中的“络脉”，比“络”还小的络脉称为“孙络”，“络之与孙”都是“经”的分支，它们能把气血输送的经脉中去。若血与气中的邪气均盛，这就是不折不扣的实证，即阴阳俱盛，故曰“血与气并，则为实焉”。

人体的气机运动是有上有下的，只上不下则为“逆”；若“血之与气并走于上”，即气血逆上，“则为大厥”，人会突然仆倒，不省人事，这种病名“大厥”；“厥则暴死”，即所谓昏厥、暴死；若“气复反则生”，如果上逆的气血慢慢平复则有生机，“反”是“返”之意，上逆之气血降下来了，就会有生还之机；“不反则死”，若气血逆而不降，预后则凶。由此可见“血与气并”的情况，比起前面单纯气并、血并来是更为严重的病变，临床治疗上也更加困难。

问曰：“实者何道从来？虚者何道从去？虚实之要，愿闻其故。”实证是怎样发生的？虚证又是怎样消除的？虚实之要领何在？虚实的形成还是离不开经脉这个因素，从经脉来讲，阳气、阴血都与“腧会”有关，“腧会”是指经脉上的穴位，之所以阳经可以联通到阴经，阴经可以联通到阳经，这种交会沟通的功能就是通过“腧会”来实现的。阴经、阳经的相互配合实现了十二经脉的循环秩序，每条经脉既是个体，又是整体的一部分，正因为这样的生理关系，当发生病变后，就可以产生“阳注于阴”“阴满之外”的病变。所谓“阳注于阴”，是说外来的邪气可以从阳经而进入到阴经，因此在外的六淫之邪不只是伤及三阳经，也会伤及到三阴经；所谓“阴满之外”，是说入于阴的病邪也可以外出到阳经，即“满”于阴经之邪可以从阴经到阳经而出于“外”，因为阴经、阳经是贯通的。所以人体要维持阴经、阳经的相对平衡，只是相对的平衡而不是绝对的平衡，故曰“阴阳要匀”，“匀”是“平衡”之意。阴阳平衡了，这样阴经阳经、阴气阳气、阳气阴血才能够充斥于人体的全身，故曰“以充其形，九候若一”，即不管哪个部位脉搏摸上去都是一致的，如头上的脉搏、颈上的脉搏、手上的脉搏、脚上的脉搏都是一样的，或曰一致的。“九候若一”说明气血的匀平和谐状态，在上、中、下三部摸到的脉象都是一致的、协调的，这种状态之人被称作“平人”，即正常人。

此章进一步阐明虚、实之证是因于相并、相倾，相并、相倾是“阴阳匀平”的反面，这是发生虚实病变的一般性、基础性病机。

第四章　虚实证之临床表现

病邪是如何进入人体而引发疾病的呢？“夫邪之生也，或生于阴，或生于阳”，这里的阴、阳是指表、里，有的邪气从表而入，有的邪气从内而生。哪些邪是从表而入的呢？“其生于阳者，得之风雨寒暑”，风、雨、寒、暑等六淫之邪是从表而入的。哪些邪是从内而生的呢？“生于阴者，得之饮食居处，阴阳喜怒”，内伤者，得之于生活起居、喜怒情志等因素，这些都属于内伤的范围。“得之风雨寒暑”的“暑”字，从后面文献的内容来看，应改作“湿”字，因后面没有谈及“暑”的问题，但也可以理解为暑多夹湿，这句话是说发病的一般性病因。

问曰：风雨之伤人奈何？风雨属外邪，外来之邪总是由表而里逐渐深入的，按照经络学说其邪传导之序，“孙脉”在人体的最外层，其次是“络脉”，然后是“大经脉”。当“血气与邪并客于分腠之间”时，脉象“坚大”，是由于外界的风雨邪气与经脉之气相并之故，邪客于分腠之间，充满在经脉里面，“故曰实”，这就是前面讲的“有”。临床表现怎样呢？“实者外坚充满，不可按之，按之则痛”，这就是实证在临床上的表现特征，如感冒风寒，症见头痛、身痛，或者关节痛，而且这种疼痛的特点是“不可按之”，拒按属实、喜按属虚嘛。

问曰：“寒湿之伤人奈何？”寒湿伤人首先表现为皮肤腠理不能收敛，即皮肤经常是润涩的，由于“皮肤不收”，寒湿之邪才得以进入体内；又出现“肌肉坚紧”，这是因为寒主收敛、寒主拘引的缘故；肌肉坚紧而使营血冱滞不畅，即“荣血冱”。寒湿邪气之所以能侵入，体表之卫气必虚，故曰“卫气去，故曰虚”，这个“虚”是指卫气的防护功能弱了。“虚者聂辟气不足”，“聂辟”是“积渐”之意，即慢慢地累积起来的意思，卫气衰弱了，日积月累，人体之气越来越虚；而这种卫气去、阳气虚的人，其临床表现特征是喜温喜按，按摩可以振奋卫气的功能，故曰“按之则气足以温之”；穿暖一点，多按摩，人会感到舒服，“故快然而不痛”。这就是虚证的表现，与实证在临床表现截然不同。

问：“阴之生实奈何？”内伤之实证是怎样产生的呢？前面讲的虚、实还都属阳证的范畴，风雨伤人、寒湿伤人，都是外感于阳分，相对内伤来说属阳证之虚实表现，“阴之生实”是指内伤之实证。首先是情志内伤，如“喜怒不节则阴气上逆”，喜怒均属情志，“阴气”是指脏腑之气，情志不节“阴气”就要上逆。人体气机之上下也处于相对平衡的状态，若“上逆则下虚”，气逆于上，则下焦之阳就虚了，故曰“下虚则阳气走之”；于是形成下虚上实之势，“故曰实矣”。这个实证是由于脏腑之气上逆而造成的，为虚实并见之证，上实则下虚的原理，与前面的“并”“倾”的原理是一致的。

问曰：“阴之生虚奈何？”内伤的虚证是怎样产生的呢？还是以情志伤为例。“喜则气下，悲则气消”，悲、喜过度，心、肺之气受到伤害，“消”则经脉空虚，这是虚证的关键。情志损伤只是病因之一，还可“因寒饮食”等其他因素。“寒气熏满”，“熏满”两个字在这里很费解，寒气怎么能熏满呢？《甲乙经》作“寒气动藏”，这个意思比较准确。情志伤、寒饮伤，损伤了脏气；于是“血冱气去”，五脏的血流不畅，气伤损消，均因于寒，寒则凝所以“血冱”。寒为阴邪易伤阳气所以“气去”；“故曰虚矣”，虚证就是这样发生的。

归纳虚实证辨证要点：内伤，以饮食起居不节、情志不调为多见之病因；外感，多源于风、寒、暑、湿、燥、火等六淫之邪气；外感有虚有实，内伤也有虚有实；外感之实，是因邪气的存在，外感之虚是由于正气的虚弱；内伤的实多指血气之逆，内伤的虚是指气血的亏少。

第五章　寒热病机基本原理

问曰：“经言阳虚则外寒，阴虚则内热，阳盛则外热，阴盛则内寒，余已闻之矣，不知其所由然也。”病寒热的原因是什么呢？“由”是缘由、原因之意。为什么阳虚则外寒？人体之“上焦”是指肺、皮毛、表等部位，上焦大部分是指表而言，因为上焦卫气通行于皮毛，是肺所主之宗气的功能之一，故曰“阳受气于上焦”，这个“阳气”是指卫气，卫气是因上焦的宗气推动而行于肌表。卫气有“温皮肤分肉”的作用，护卫人的体表不受外邪之侵扰。“今寒气在外”，“寒气”指外界的寒邪、风邪等。寒邪侵入于表，影响到上焦而失通畅，肺之宗气不能推动卫气通达于表，于是“上焦不通”。肌表的卫气少了，失其宣发作用，风寒邪气“独留于表”，表失温养而出现“寒栗”，如临床伤风感冒的“恶寒”。此即所谓“阳虚则外寒”，“阳虚”是指卫气虚，“外寒”是指表寒，《伤寒论》中说“太阳病，或已发热，或未发热，必恶寒”，就外感证而言，有一分“寒”就有一分“表”。

问曰：为什么会“阴虚生内热”？这里所言“阴虚生内热”，与临床常见的“阴虚阳亢”是两回事，这个“阴”是指太阴脾，包括胃，是说太阴脾虚而产生的内热。因为脾主肌肉，脾气虚了不能充实形气，故曰“形气衰少”。脾不运水谷精微之气，于是“谷气不盛”。脾气散精上归于肺，脾不能升举，胃就不能下降，于是“上焦不行，下脘不通”，即谷气既不能上走，也不能下行，在中焦停滞起来。积而生热，于是“胃气热”；热气上熏“胸中”，这就是脾虚生“内热”的基本原理。临床上所用的“甘温除热”之法就是针对这种热证的，即“补中益气汤证”。补中益气的目的是升清，只要脾气能升，胃气就能降，胃热就会消散。特别要强调的是，这里的“阴虚”不是指下焦肝肾阴虚，依据是“形气衰少，谷气不盛，上焦不行，下脘不通，胃气热，热气熏胸中”的叙述，这很明显是中焦的病变，是李东垣的补中益气汤证。李东垣自己讲补中益气汤证，还没有这里讲得这么清楚。

问曰：为什么“阳盛生外热”呢？这个“外热”与前面那个“外寒”基本原理是相同的，是外感病的前后两个阶段。外感一般多是先“恶寒”后“发热”，“外寒”是“恶寒”阶段，“外热”是发热阶段。“阳盛生外热”是由于“上焦不通利”，肺气不能宣发，表现为“皮肤致密，腠理闭塞”，于是“玄府不通”，即汗孔不开而无汗。汗不出，“卫气不得泄越”而生热，“故外热”。“玄府”可以理解为汗腺，“玄”是“黑”“水”之意，“玄府”就是汗液通行的地方。皮肤紧缩，汗孔不通而无汗，体内的热气不得外散，“故外热”，临床表现为“发烧”，如“麻黄汤”之表实证。由此看来，所谓“阳盛”是指由外邪而引起的卫气闭郁证。若是寒邪引发，要用辛温解表法，若是热邪引发，要用辛凉解表法。这种“外热”与前面的“外寒”都是临床上外感热病的主要表现，也可以认为是对恶寒、发热不同病机的解释，即用“阳虚”来解释恶寒，用“阳盛”来解释发热。

问：为什么会“阴盛生内寒”呢？里寒证是怎样发生的呢？是由于阴寒之邪气上逆，故曰“厥气上逆”。“寒气积于胸中而不泻”，寒气不能排泄到体外。寒气多必然导致温气少，故曰“不泻则温气去”，“温气”是指胸中之阳气，如心之阳、肺之卫、肺之宗气等，都是“温气”。胸中的寒气越来越多，胸中的阳气越来越少，于是“寒独留”。寒气留滞于胸中，“血凝”而“脉不通”，故脉象“盛大以涩”。“脉盛大”是寒邪充斥之象，包括临床所见的紧脉，或浮而紧，或弦紧，重按之还有涩象，这是由于寒盛血凝，脉不通畅之故。这是“中寒”证，是内生的寒证，是由阳衰阴盛造成的，特别是下焦的阳气虚少，阴寒邪气上逆，上焦的阳气受到伤害，所以就出现一派阴寒证的表现。所谓的“阴盛生内寒”的实质是“阳虚”。

第六章　经气虚实证的治法

问曰：“阴与阳并，血气以并，病形以成，刺之奈何？”“并”前面已经讲过了，是指阴并阳倾、气并血倾所造成的虚实之病变，如何治疗呢？还是要从调经气入手，要看病在哪一经，是在三阴经还是在三阳经，故曰“刺此者取之经隧”。如何取经隧呢？要辨气血之虚实，病在阴血就取穴于营分，病在阳气就取穴于卫分，这是“取血于营，取气于卫”的意思。属血实就泻阴，属血虚就补阴，属气实就泻阳，属气虚就补卫。“用形哉”是说首先要观察患者的形体，是高是矮，是胖是瘦，身强身弱？治疗方法要取决于患者的具体情况，经穴是有分寸的，人的形体影响循经取穴的位置。同时还要结合四时气候的情况，是春季，是秋季，是夏季，是冬季？春夏秋冬四时阴阳不同，从而决定是用多针还是用少针，是取高位还是取低位，是深刺还是浅刺，故曰“因四时多少高下”。也就是说，空间、时间与患者的病情密切相关，要把患者与时空的关系考虑好了，然后再论“多少高下”。

问曰：“血气以并，病形以成，阴阳相倾，补泻奈何？”究竟如何补、如何泻呢？治疗实证要用泻法，“泻实者气盛乃内针”，“气盛”即邪气尚盛，乘邪气盛时进针，具体刺法是患者吸气时马上进针。于是“针与气俱内”，针和气同时进入体内。“以开其门，如利其户”，“如”是“而”之意，“开其门”是说进针后把针孔摇大，使邪气容易出来，通畅无阻而利其户。“针与气俱出”，是说待患者呼气时出针。吸气进针，呼气出针，这是针刺的泻法，这样做则“精气不伤”，即不伤正气。“邪气乃下”，即邪气则衰，“下”是指病邪减退之意。“外门不闭，以出其疾”，补法出针后要用手指在针穴处按摩一下，这叫“闭”，“不闭”是指出针后不用手指按摩，使体内的病邪好出来；所以要“摇大其道，如利其路”，这就是“大泻”之法。“必切而出”，“切”就是切合、切中之意，取经得当、选穴得当、针法得当均为“切”。于是“大气乃屈”，强盛的病邪才会被折服。

问曰：“补虚奈何？”如何补呢？“持针勿置”，是说医生手里拿着针时要把全部的精力贯注在这根针上，“勿置”不要拿着针跟没有拿针一样漫不经心。“以定其意”，要认真定夺该如何进针，决定后迅速进针，这是“定意”的意思，不能心中无数。“候呼内针，气出针入”，待患者呼气时迅速进针，越快越好。“针孔四塞”，是说针眼不能大，越细越好，使针的周围没有一点点空隙，所以手法就要快。“精无从去”，这样正气就不会被消耗。“方实而疾出针”，“方实”是指针感，指下的针感觉得气了，就快速出针。怎样出针呢？“气入针出”，待患者吸气时出针。这样便“热不得还”，“热”是指人体的阳气而言，意思是使正气充斥在当前的穴位上。“闭塞其门”，出针后要在针孔这个地方按摩一下，把针孔封闭好。“邪气布散，精气乃得存”，调动起体内的正气，邪气就会消散，邪气消散精气就得以保存。“动气候时”，“动气”是说针刺调动起正气，即指针感；“候时”是说正气还没有调动起来，要等候针感的出现，即留针，如《素问·离合真邪论》所说“如待所贵，不知日暮”，不管天有多晚，也要像等贵客一样等候，因为虚证较重的人针感来得很慢。“近气不失，远气乃来”，是说要耐心地等候针感，离得近的正气来了不会丢失，离得远的正气还会不断地补充过来。“是谓追之”，这是引《灵枢·九针十二原》所言，原文是“追而济之”，是讲补法，是说人体的阳气离得再远也要把它引导过来调济之，简曰“追之”。

第七章　十二经脉调治方法

问曰：人体有十二经脉，若病也都有虚有实，如何把五脏和十二经脉结合起来进行调理呢？换句话说，出现虚实病变怎样选择经脉？怎样选择穴位？这些和五脏又怎样统一起来认识呢？五脏与六腑一表一里，于是就构成了十二经脉系统，故曰“五藏者，故得六腑与为表里”。十二经脉都会出现虚实之证，要观察病是在五脏还是在六腑，病在五脏取三阴经，病在六腑取三阳经，是虚证就用补法，是实证就用泻法，故曰“经络支节，各生虚实”。“其病所居，随而调之”，“居”是指脏腑、经脉而言，在脏治脏，在腑治腑，在阴经治阴经，在阳经治阳经，随其病之所在而调治之。

具体怎样调治呢？“病在脉，调之血；病在血，调之络；病在气，调之卫；病在肉，调之分肉；病在筋，调之筋；病在骨，调之骨”，这段话字面的意思比较清楚，不需要做过多的讲解。提示两点：一是，疾病的发展总是从表入里、从轻到重，有个过程，有个秩序，治疗一定要及时，才会收到较好的疗效；二是，调络、调卫、调分肉、调筋、调骨是指一般的刺法而言，遵守的都是“其病所居，随而调之”的原则。

另外有种情况就不一般了，而要“燔针劫刺其下”，这是指病邪深在的情况，特别是阴寒邪气盛时，要用“燔针劫刺其下”，“下”是深刺之意。不仅深刺，还要用燔针，所谓“燔针”是在针柄上加上艾卷烧，温热之气通过针体传入人体内，这是治疗陈寒痼疾的一种针法。“及与急者”，“急”是指虚寒之邪来得迅猛的一些临床表现，如泄泻、疼痛等属虚者，可用燔针的办法，针法、灸法并用，总之“燔针”多用于虚寒证、里寒证。

“病在骨，淬针药熨”，病在骨不仅要用“燔针”还要用“淬针”的方法，所谓“淬针”是把针烧得通红，要趁针红的时候下针，这个手法要求快刺，现在还有不少医生在用。病在骨要淬针，刺过后还要加药熨，特别是慢性的寒湿痹证，这种方法是常用的。

“病不知所痛，两跻为上”，有些顽固的痛证，患者自己都说不清到底是哪里痛，但是痛得很厉害，那么首先选择两跻脉，从阴跻、阳跻脉入手治疗。是阴证刺阴跻脉，是阳证刺阳跻脉。为什么呢？在病情不确定的情况下，通过跻脉可以覆盖三阴、三阳脉，从阳跻脉可以治三阳脉的病，从阴跻脉可以治三阴脉的病，治疗后患者说得清是哪里痛了，说明邪退病转了，这时可以直接选择相应的经脉进行治疗，不再选择跻脉了，这是一种针刺法。

“身形有痛，九候莫病，则缪刺之。”“身形有痛”往往是病在络，病不在经，从三部九候的脉搏看没有什么问题，就是身体有些不适，这里痛、那里痛，就要用“缪刺”法。所谓“缪刺”法，是交互刺的一种方法，即左病刺右，右病刺左，属刺络法的一种；凡是“缪刺”都是刺络。“痛在于左而右脉病者，巨刺之”，缪刺、巨刺原则上没有分别，都是左右刺，所不同的是，巨刺可以刺经，缪刺只能刺络。

“必谨察其九候，针道备矣”，针刺法的运用总要察其三部九候，意思是要诊断明确，只有诊断明确了才能选择最适合的方法。是巨刺，还是缪刺，是治跻脉，还是治其他的什么脉，是用淬针，还是用燔针，是用补法，还是用泻法？只要掌握基本的原则，就可以用针了，此即“针道备矣”。

【答疑】

问：神、气、血、形、志之有余、不足，是否与虚实病机一样都遵循邪正消长的机制？

第一章中说：“神有余有不足，气有余有不足，血有余有不足，形有余有不足，志有余有不足”，这与第三章中讲的虚实病机是一样的，讨论的都是邪、正关系，都遵循邪正消长的机制。“有余”总是邪气的问题，“不足”总是正气的问题。《内经》对虚实的概念是明确的，即“邪气盛则实，精气夺则虚”，“精”属阴“气”属阳，精气是人之正气所在，所谓“虚”，不是阴虚就是阳虚，是指人的正气而言。神不足、气不足、血不足、形不足、志不足都是正气不足；神有余、气有余、血有余、形有余、志有余都是指邪气有余，即神之邪气盛，气之邪气盛，血之邪气盛，形之邪气盛，志之邪气盛。凡是“有余”是指邪气不是指正气，比如说人的体格健壮，“健壮”不等于是“有余”，这不能称为“实”，邪气有余才是“实”。虚、实是指正、邪而言的，用“虚”来表达正气的情况，用“实”来表达邪气的情况，这是中医学病机理论中的基本概念。

问：“帝曰：阴虚生内热奈何？岐伯曰：有所劳倦，形气衰少，谷气不盛，上焦不行，下脘不通，胃气热，热气熏胸中，故内热”，其中的阴虚是指什么？

这里的“阴虚”不是“阴虚阳亢”的概念，这个“阴”是指太阴脾土，从

"有所劳倦，形气衰少，谷气不盛"的描述中就可得出这个结论，意思是脾气虚弱不能运化，致中焦水谷之气虚弱，脾土在中影响了上下。如正常情况下，脾气散精上归于肺，脾虚谷气不盛，能供给上焦的就少了，故曰"上焦不行"，上焦不行就会导致"下脘不通"，不行、不通最终导致了胃腑不通，腑以通为用嘛，于是积而为热，胃中之热上熏于胸中，于是"内热"产生。所以这里的"内热"是由中焦脾胃虚而引起的，属于津气两伤的燥热，水谷精微少了，阳气也少了，于是便燥热，阳明是燥金之腑嘛。这种"热"要用甘温之法才能除去，用甘温之气味来振奋脾阳，大量增加水谷精微之气，才能解除这种燥热，这正是补中益气汤证，所谓"甘温除大热"之证。"大热"并不是说体温达到40℃或者更高才叫"大热"，这种热一般体温都不会很高，属于低热，之所以称"大热"是指内伤发热的严重性和复杂性，不像外感邪气所致的发热那样单纯，在临床上，这种气虚的发热比较多见。总之，气虚发热与阴虚发热二者不能混淆。

问：如何理解"气血以并，阴阳相倾，气乱于卫，血逆于经，血气离居，一实一虚。血并于阴，气并于阳，故为惊狂。血并于阳，气并于阴，乃为炅中。血并于上，气并于下，心烦惋善怒。血并于下，气并于上，乱而喜忘"？

"并"是偏盛的意思，"气血以并"是说气血的某一方偏盛，"阴阳相倾"是说阴、阳的某一方有所倾斜，是指阴阳失衡。"气"为阳，"卫"亦为阳，所以"气乱于卫"；血为阴，经亦为阴，所以"血逆于经"。意思是气血偏盛偏倾，二者相互影响是非常密切的，乱于卫者会影响到经，逆于经也会乱于卫。某一方偏盛另一面就会偏倾，于是"血气离居"，气血本应是相对平衡、相对协调的，"离居"是指气血平衡被破坏了，故曰"一实一虚"。这是从宏观的层面来讨论气血的偏盛偏倾，所以下文有"气之所并为血虚，血之所并为气虚"二者的病变是相互影响的。

气血偏盛偏倾有不同的临床表现，惊狂、炅中、善怒、喜忘等病变，就是气血盛衰表现在阴阳上下等各方面的病症表现。

"血并于阴，气并于阳，故为惊狂。""血并于阴"是血盛于阴经，属"重阴"，病邪偏盛在阴经，会影响到肝，则发为"惊"；"气并于阳"是气盛于阳分，属"重阳"，邪气盛于阳经，会影响到阳中之阳的心，则发为"狂"。

"血并于阳，气并于阴，乃为炅中。""血"本在阴，若是"血并于阳"，即是说血盛于阳分，在表、在外；"气"本在阳，若是"气并于阴"，即是说阳在里。这两种情况，一个热在外，一个热在里，用此来说明气血的关系。

"血并于上，气并于下，心烦惋善怒。""上"指胸膈之上，是指上焦；"下"

是指胸膈之下，是指下焦。“血并于上”即血分的邪气盛于上，阴邪侵犯上焦，则会伤心，故见“烦惋”；阳气盛于膈下，阳邪偏盛于下焦，即为阳邪动于肝，故见“善怒”。这是因为血气所影响的脏不同，表现出的症状也不一样。

“血并于下，气并于上，乱而喜忘。”血为阴，下也为阴，是说阴气盛于下而不升，故曰“血并于下”；气为阳、上亦为阳，“气并于上”，气盛于上而不降，则会阴阳离散，所以神志昏“乱”而“喜忘”，昏乱、喜忘都是神志方面的问题，只是程度不同而已。

这段文字的基本意思就是这样，总之是为了说明气血相互间的关系。

缪刺论篇第六十三

【篇解】缪，错也，即交错之意，所病之处与所刺之处，适相交错也。马莳在《黄帝内经素问注证发微》中云：“邪客于各经之络，则左痛取右，右痛取左，与经病异处，故以缪刺名篇。据《灵枢·官针》篇第三节，则巨刺亦左取右，右取左，特有经穴、络穴不同耳。”经脉之病，常以病因于左而痛楚在右，病因于下而痛楚在上，缪刺之，正是求因而刺之法也。全篇可分作三章，章下分节。

第一章“黄帝问曰：余闻缪刺”至“其痛与经脉缪处，故命曰缪刺”。

章意：解释“缪刺”的概念，言病有左右移易，刺必左右缪刺。

第二章“帝曰：愿闻缪刺奈何”至“不能饮者灌之，立已”。

章意：分言诸经诸病的缪刺。可分作十八节。

第一节“帝曰：愿闻缪刺奈何”至“病新发者，取五日已”。言刺足少阴之络。

第二节“邪客于手少阳之络”至“此新病数日已”。言刺手少阳之络。

第三节“邪客于足厥阴之络”至“左取右，右取左”。言刺足厥阴之络。

第四节“邪客于足太阳之络”至“右取左，如食顷已”。言刺足太阳之络。

第五节“邪客于手阳明之络”至“右取左，如食顷已”。言刺手阳明之络。

第六节“邪客于臂掌之间”至“十六日十四痏”。言刺手厥阴之络。

第七节“邪客于足阳跻之脉”至“如行十里顷而已”。言刺足阳跻之络。

第八节“人有所堕坠”至“善悲惊不乐，刺如右方”。言刺足厥阴、足少阴之络。

第九节“邪客于手阳明之络”至“左刺右，右刺左”。言刺手阳明之络。

第十节“凡痹往来行无常处者”至“十六日十四痏，渐少之”。言随痛所在求其络而缪刺之。

第十一节“邪客于足阳明之经”至“左刺右，右刺左”。言刺足阳明之络。

第十二节“邪客于足少阳之络”至“不已，复刺如法”。言刺足少阳之络。

第十三节“邪客于足少阴之络”至“左刺右，右刺左”。言刺足少阴之络。

第十四节“邪客于足太阴之络”至“左刺右，右刺左”。言刺足太阴之络。

第十五节“邪客于足太阳之络”至“刺之旁三痏，立已”。言刺足太阳之络。

第十六节“邪客于足少阳之络”至“以月死生为数，立已”。言刺足少阳之络。

第十七节“治诸经刺之所过者”至“左取右，右取左”。言耳聋、齿龋、引痛、齿唇寒痛等之缪刺。

第十八节“邪客于手足少阴太阴”至“不能饮者灌之，立已”。言刺手足少阴、手足太阴、足阳明等五经之络。

第三章“凡刺之数”至篇末“此缪刺之数也”。

章意：言经刺与缪刺的区别。

【讲解】

第一章　缪刺的概念

古人对病变观察非常仔细，发现病有左右移易，如病变表现在身体左侧，但其病位却是在右侧，有时脚下的病是因为头部的病变引起的，所以在治疗时也要交叉治疗，采用“缪刺”的方法。

第二章　诸经缪刺法

刺足少阴之络、刺手少阳之络、刺足厥阴之络、刺足太阳之络、刺手阳明之络、刺足太阳之络、刺手厥阴之络、刺足厥阴、刺足阳跻之脉、刺足厥阴足少阴之络、刺手阳明之络、随痛所在求其络而缪刺之、刺足阳明之络、刺足少阴之络、刺足太阴之络、刺足太阳之络、刺足少阳之络、耳聋、齿龋、引痛、齿唇寒痛等之缪刺、刺手足少阴、手足太阴、足阳明等五经之络。

四时刺逆从论篇第六十四

【篇解】天有六气四时，人有六经五脏，其气相通，常有有余不足之变，变生而治之以针刺，则必以察四时阴阳之盛衰影响于经气之虚实而刺之，合则为

“从”，反则为“逆”，故名“四时刺逆从”。如春刺经脉，夏刺孙络，长夏刺肌肉，秋刺皮肤，冬刺骨髓，刺之从也；不知四时之经，正气内乱，中伤五脏，刺之逆也。从则吉，逆则凶。全篇可分作四节。

第一节“厥阴有余病阴痹”至“涩则病积时筋急目痛”。分叙六经经气有余、不足的脉症。

第二节“是故春气在经脉”至“除其邪则乱气不生”。分叙经气与四时适应之常态。

第三节“帝曰：逆四时而生乱气”至“正气不乱，精气不转”。叙逆四时而刺的诸种病变。

第四节“帝曰：善。刺五藏”至篇末“则依其藏之所变候知其死也”。刺伤五脏的病变表现和预后。

标本病传论篇第六十五

【篇解】本篇前半论“标本”，后半论“病传”，故名“标本病传”。标本者，先后之谓也，先病为本，后病为标，病有先后标本之不同，治也有先后标本之各殊，究以治本为主。病传者，疾病之传变也，循以五行之次，相克之气而传则甚，相生之气而传则轻。在《灵枢》中，分别有《灵枢·病本》《灵枢·病传》两篇，其中《灵枢·病传》只讨论了五脏如何相传，但没有提到病症，没有这篇文献完整。全篇可分作三节。

第一节“黄帝问曰：病有标本”至“不知标本，是谓妄行”。言病有标本，刺有逆从。

第二节“夫阴阳逆从标本之为道也”至“先小大不利而后生病者治其本”。言标本逆从，治有先后。

第三节“夫病传者，心病先心痛”至篇末“及至三四藏者，乃可刺也”。论相克之传多主死，相生之传始可刺。

【答疑】

问：“病发而有余，本而标之，先治其本，后治其标；病发而不足，标而本之，先治其标，后治其本”，这里的“标”“本”的概念是什么？

这里的标、本是从邪正强弱来讨论的，《内经》中标、本的概念涉及邪正强弱（邪强为本正弱为标）、先病后病（先病为本，后病为标）、六气六经（六气为本，六经为标）、病与医（病者为本，医者为标）等内容，这些概念都要清楚。

“病发而有余”是指邪气强，邪气强为什么要先治本后治标呢？有余之邪必然会侵害其他的脏器，有可能由本病之强而影响他病之标，如肝气过亢，不仅会克脾土，而且还会反侮肺金，甚至还可以影响其他的器官，这种情况就要先泻有余之肝气，其他脏器的病变也就迎刃而解了。

“病发而不足，标而本之”，脏气不足的病变，不仅是本身的不足，还会受其他脏器的影响，比如肾气虚，必然会有其他脏器加之于肾而产生病变，这种情况就要先扶肾气。再如肾气不足的水气上泛，单纯治水效果肯定不好，一定要先扶助肾气，这就叫作“标而本之，先治其标，后治其本”。肾气不足为标，其他脏器加之的病变为本，后治其本。

天元纪大论篇第六十六

【篇解】天体中存在着变化无极的元气，“元”有“无限大”的意义，虽其至大，但却有规律可纪，即宇宙是在有规律地运行着的。规律为何？五运六气是也，故全篇旨在阐明何为五运六气。甲己土，乙庚金，丙辛水，丁壬木，戊癸火，五运也；子午君火，丑未湿土，寅申相火，卯酉燥金，辰戌寒水，巳亥风木，六气也。讨论五运阴阳之理；五运六气上下相临，阴阳相错，而变由中生；五六相合、上下周纪之理，最后阐明十干化运、十二支化气的规律。甲子立而运气见，是为天元之纪，因以“天元纪”名篇。全篇可分作三节。

第一节“黄帝问曰：天有五行”至“上下相召而损益彰矣”。讨论五运阴阳之理。

第二节“帝曰：愿闻五运之主时也何如”至“阴阳相错，而变由生也”。言五运六气上下相临，阴阳相错，而变由中生。

第三节“帝曰：上下周纪，其有数乎”至篇末“藏之金匮，署曰天元纪”。先言五六相合、上下周纪之理，最后阐明十干化运、十二支化气的规律。

五运行大论篇第六十七

【篇解】天之五运，土主甲己，金主乙庚，水主丙辛，木主丁壬，火主戊癸。地之六气，子午君火，丑未湿土，寅申相火，卯酉燥金，辰戌寒水，巳亥风木。是五运与六气，无不由于五行之所化生。天地之大，人物之众，皆本于运气以化生，亦无不禀五行之常以化生，故知天地五行之常与变，即可知人体脏腑气血之常与变也，这就是此篇文献的基本精神。全篇可分作五章，章下分节。

第一章“黄帝坐明堂，始正天纲”至“不以数推以象之谓也”。

章意：统言五运六气各分阴阳。

第二章“帝曰：愿闻其所始也”至“道之所生，不可不通也”。

章意：言五气经天，化生五运。

第三章“帝曰：善，《论》言天地者”至“仰观其象，虽远可知也”。

章意：述司天在泉六气六步，左右上下运行的规律。司天在上，在泉在下，司天有左右的间气，在泉也有左右的间气。

第四章“帝曰：地之为下否乎”至“寒胜则地裂，火胜则地固矣”。

章意：论地之六气的变化及其特性。

第五章从“帝曰：天地之气”至篇末“寡于畏也。帝曰：善”。

章意：天地之气影响人的诸多变化。可分作七节。

第一节“帝曰：天地之气”至“然后乃可以言死生之逆顺”。言天地之气对人的影响。

第二节“帝曰：寒暑燥湿风火”至“酸伤筋，辛胜酸”。言风木之气对肝的影响。

第三节“南方生热，热生火”至“苦伤气，咸胜苦”。言火热之气对心的影响。

第四节“中央生湿，湿生土”至“甘伤脾，酸胜甘”。言湿土之气对脾的影响。

第五节“西方生燥，燥生金”至“辛伤皮毛，苦胜辛”。言燥金之气对肺的影响。

第六节“北方生寒，寒生水”至“咸伤血，甘胜咸”。言寒水之气对肾的影响。

第七节“五气更立，各有所先”至篇末“寡于畏也。帝曰：善”。运气与疾病的基本规律。

【讲解】

第一章　五运六气各有阴阳

这里的“明堂”就广义来讲，是最高领导者理政事的地方，就是现在的办公室、办公厅，里面分设有很多部门，与经络学说中的“明堂”不是一个意思，但经络学说中的“明堂”是从这里引申出来命名的，中医学在人体上的很多部位的名称都是从自然、社会现象中引申过来的，“明堂”就是其中之一。

第二章　五气经天化生五运

古代的天文学，把天体分作四个星系，每个星系有七个宿，一共二十八宿，参见图1五气经天化五运图。天体分为东南西北四方：东方是苍龙星座，包含角、亢、氐、房、心、尾、箕七个星宿；北方是玄武星座，有斗、牛、女、虚、危、室、壁七个星宿；西方是白虎星座，有奎、娄、胃、昂、毕、觜、参七个星宿；南方是朱雀星座，有井、鬼、柳、星、张、翼、轸七个星宿。二十八宿和四方星座的概念明白了，这段文献就好理解了。大家可以参看图1“五气经天化五运图”，这张图几乎就是在解释“甲己”为什么化土（即图中“黅天”所指之范围），“乙庚”为什么化金（即图中“素天”所指之范围），“丙辛”为什么化水（即图中“玄天”所指之范围），“丁壬”为什么化木（即图中“苍天”所指之范围），“戊癸”为什么化火（即图中“丹天”所指之范围），这是据天之四方星座二十八星宿的方位来确定的。《内经》是这样的意思，至于后世运气学家的解释，则有很多不尽相同的观点。

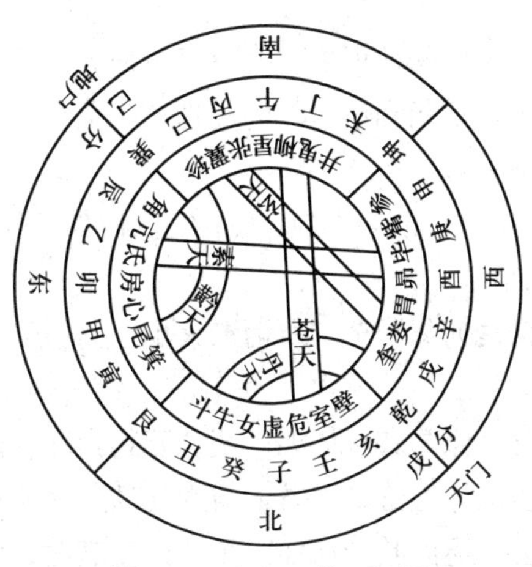

图1　五气经天化五运图

【答疑】

问：怎样理解“天地之变，无以脉诊”？

天地之气有常有变，正常之气影响人体则可以从脉象中反映出来，而变化之气是突然发生的，不像常气那样有规律，要想凭脉象来诊断就不容易了，这

是“无以脉诊”的意思。意思是说，要灵活地掌握运气学说，尤其在临床应用上不要僵化。

六微旨大论篇第六十八

【篇解】天道“六六之节”的理论，已在《素问·六节藏象论》中揭其大纲，本篇再就其所述之旨以析其微，故名“六微旨大论”。篇中对六气的标本中见、亢害承制、二十四步、上下定位等阐发无遗，确是论六气的专篇。全篇可分作四章，章下分节。

第一章“黄帝问曰：呜呼远哉！”至“脉其应也”。

章意：言“天道”的内容，主要是有关“六气”。可分作三节。

第一节“黄帝问曰：呜呼远哉”至“此因天之序，盛衰之时也”。以“天道”发问，为以下六气的讨论作铺垫。

第二节“帝曰：愿闻天道六六之节盛衰何也”至“本标不同，气应异象”。言六气之序，以及标本中见的相互关系。

第三节“帝曰：其有至而至”至“物生其应也，气脉其应也”。言六气的盛衰。

第二章“帝曰：善。愿闻地理之应六节气位何如”至“所谓二火也”。

章意：言六气的生化承制和运与气的加临。“生化”是六气的相生关系，“承制”是六气的相制关系。可分作二节。

第一节“帝曰：善。愿闻地理之应六节气位何如”至“害则败乱，生化大病”。叙六气的生化承制。

第二节“帝曰：盛衰何如”至“所谓二火也”。叙运与气加临规律及其与疾病的关系。

第三章“帝曰：善。愿闻其步何如”至“万物由之，此之谓也”。

章意：言六气分步推算方法，以及人与六气的联系。可分作三节。

第一节“帝曰：善。愿闻其步何如”至“谨候其时，气可与期”。言天气与地气之合以成岁气。

第二节“帝曰：愿闻其岁”至“巳酉丑岁气会同，终而复始”。详叙六气之序及推算的方法，六气的步数是按照一天的时刻来计算的。

第三节“帝曰：愿闻其用也”至“万物由之，此之谓也”。言六位之合于人体，即天有司天、在泉、左右间气，人体上也一样。

第四章“帝曰：何谓初中”至篇末“与道合同，惟真人也。帝曰：善”。

章意：言六气盛衰之变化，源于升降出入之运动。可分作二节。

第一节“帝曰：何谓初中”至“升降相因，而变作矣”。言初气和中气的升降。

第二节“帝曰：善。寒湿相遘”至篇末“与道合同，惟真人也。帝曰：善”。言出入升降运动为六气生化之源。

【讲解】“六”即指天以“六六为节”而言，“微旨”是对其进行精细的分析之意。

第一章　六气与天道

第二节　六气之序标本中见

“标”是在下之气，“本”是在上之气，“中”是表里之经。陈修园对《伤寒论》六经的解释基本就是运用这个理论框架来阐述的。

第二章　生化承制与加临

第一节　六气之生化承制

文中“显明”是指东方日出，即以东方为坐标开始计算。所谓“退行”者，古天文学家以日月五星各于其本天缓缓东行，以东行为“进”，西行为“退”也。所谓“治”是指相生关系，“生治”与“承制”是五行对立统一的两个方面，不能说相生是正常的相制是不正常的，这种概念是错误的，有“生”有“制”才是正常的。王履在《医经溯洄集》中解释说“承尤随也”，即相制也是正常的现象，一旦正常的相制被打破了，则会出现相克的现象，这才是病理的变化。

第二节　运气加临之病变

文中云：“帝曰：其贵贱何如？岐伯曰：天符为执法，岁会为行令，太乙天符为贵人。”对这段叙述我们要理解其精神，所谓执法、行令、贵人，都属岁气太过的年份，下面说“中执法者，其病速而危；中行令者，其病徐而持；中贵人者，其病暴而死”，是指这三种年份病邪伤人的特点，只要理解了岁气太过的年份都容易发生亢盛的病变就可以了，不必像这里说的这样刻板拘泥。

第三章　六气六步与人体

第一节　天地之合以成岁气

所谓“六十度”是指六十天。文中云“天气始于甲，地气治于子，子甲相合，命曰岁立，谨候其时，气可与期”，是讲岁气是怎么推导出来的，是由天干、地支相合推算出来的，“甲子年表”的功能之一，就是可用来推算岁气。

第四章　盛衰与升降

第一节　气之初中升降

文中云："初凡三十度而有奇，中气同法"，这里的"度"是指时间概念的"天"，"三十度而有奇"就是三十天而有奇，六气的一步是六十天八十七刻半，把这六十天八十七刻半一分为二，每一部分就是三十天又四十三刻，前三十天又四十三刻就是"初气"，后三十天又四十三刻就是"中气"。为什么要分初、中呢？答曰"所以分天地也。"实际上就是分阴阳，前半为"阳"后半为"阴"，阳主"进"阴主"退"，阳"升已而降"，阴"降已而升"。例如人的一生，前半生为阳主进，身体一天天壮实，后半生为阴主退，从四十岁以后身体就逐渐走下坡路。这段主要是讲，六气的每一步又要分前后两步，前步主"进"后步主"退"，还是阴阳的概念。

第二节　六气生化之源

六气为什么能够产生无穷的变化，其根源就在于升降出入的运动。"成败倚伏生乎动，动而不已则变作矣"，这句话内含着深刻的辩证法思想，事物"成败倚伏"的现象，是由于事物不停的运动所产生的。下面一问一答要点有二：事物的运动是永恒的，没有一种事物没有升降出入的运动，这是事物不断变化的原因；事物升降出入的运动和变化，不过是有"化有小大，期有近远"的区别而已。

气交变大论篇第六十九

【篇解】气交，即《素问·六微旨大论》所谓"上下之位，气交之中"的意义。天上地下，气相交变，凡岁运之太过不及、四时之德化政令、星象之吉凶善恶，皆由之而生。人位于气交之中，无不受其影响，亦正如《素问·六微旨大论》所言，"气交之分，人气从之"也。全篇可分作七节。

第一节"黄帝问曰：五运更治"至"所谓治化而人应之也"。言人位于气交之中，必须上通天文下知地理，始能适应其生化之变。

第二节"帝曰：五运之化"至"上应荧惑、辰星"。言五运太过与病变的关系。

第三节"帝曰：善。其不及何如"至"其谷不登，上应岁星"。言五运不及与病变的关系。

第四节"帝曰：善。愿闻其时也"至"寒暑彰其兆，此之谓也"。阐发四时胜复气之常与变。

第五节"帝曰：夫子之言五气之变"至"而物由之，而人应之也"。言四时五气之灾变。

第六节“帝曰：夫子之言岁候”至“其应一也，故人亦应之”。言五星动变，人亦应之。五星者即木星、火星、土星、金星、水星。

第七节“帝曰：善。其德化政令之动静损益皆何如”至篇末“非斋戒不敢发，慎传也”。推论胜气复气之机，德化政令不能相过。

【讲解】

第四节　四时胜复之常变

“复气”总是发生在“胜气”之后，若无太过、不及曰常运，一旦发生太过、不及就有胜复的问题，属于气交变之一。

如“木不及”，金气就会来克木，假使金不克木，木气还是会有“鸣条律畅之化”，即时节有规律地运转，惠风和畅、枝木条达，尽管木气不足，但金气没有因此而克制木气，木气还是可以发挥其主生发调畅的作用，到了秋天，气候也是会很正常的，故曰“秋有雾露清凉之政”，“政”是“主事”之意，五运六气各有其政。反之，若有胜复之气来袭，金气胜而克木，春天就会表现出一派凄凉肃杀的景象，故曰“春有惨凄残贼之胜”，这是秋气的胜气导致的，有胜则有复，秋气亢盛必然会受到木之子火气的报复，此火气就是“复气”，所以夏天就会是一派“炎暑燔烁”的景象。此胜复之气表现在疾病方面，结果是“其眚东，其藏肝，其病内舍胠胁，外在关节”，“东”是指木，“眚”是“灾祸”之意，首先受到损伤的是肝，“胠胁”是肝的经脉所过的地方，筋膜之气汇聚于关节，所以也会出现关节的病变。

下面的火、土、金、水之不及，都是这样来分析的。最后强调，五运之政要保持平衡，这是气之常也。

第五节　四时五气之灾变

德化政令属常态，有变有灾属反常之态，人与物相对而言，物之常与变都会在人体上有所反映。

【答疑】

问：怎样理解“白露早降，收杀气行，寒雨害物，虫食甘黄，脾土受邪，赤气后化，心气晚治，上胜肺金，白气乃屈，其谷不成，咳而鼽，上应荧惑、太白星”？

这段是讲阳明燥金之气上临，“白露早降，收杀气行，寒雨害物”都是秋金气盛的表现，与后面的“虫食甘黄，脾土受邪”怎么联系呢？金气盛的另一

个方面必然是火衰不能制金，火不能生土，即火衰会导致土衰，所以会有“虫食甘黄，脾土受邪”的现象出现，“甘”是土之味，“黄”是土之色，“虫”属阴气，人在这种情况下就会脾土受邪。有胜就有复，金气盛火就来复，所以有“赤气后化”。“上胜肺金，白气乃屈”，金受到克制以后燥金所主的谷即水稻不成熟，临床上的反应是“咳而鼽”，是肺气受伤的表现。

问：怎样理解“复则收政严峻，名木苍雕，胸胁暴痛，下引少腹，善大息，虫食甘黄，气客于脾，黅谷乃减，民食少失味，苍谷乃损，上应太白、岁星”？

这段是讲土衰木亢的机理和表现。这里的“复”是指金气来复；“收政”就是“金政”的意思；“名”是大、壮之意，金气来复后大木都会“苍雕”，反映在病症上就会有“胸胁暴痛、下引少腹、善大息”等肝胆病的表现。“虫食甘黄，气客于脾，　谷乃减，民食少失味”，是火土之气不足的表现；金胜木衰就会见“苍谷乃损”，“上应太白、岁星”，属金的太白星变强了，而属土的岁星变弱了。主要掌握好金木水火土五行的关系，这些就都好理解了，不管有多复杂，无非是五行相生相克、胜气复气几个方面。

问：怎样理解“夫德化政令，灾眚变易”？

后面文曰：“德化者气之祥，政令者气之章，变易者复之纪，灾眚者伤之始，气相胜者和，不相胜者病，重感于邪则甚也”，这里非常好地解释了“夫德化政令，灾眚变易”的意思。

问：怎样理解“肖者瞿瞿，莫知其妙，闵闵之当，孰者为良，妄行无征，示畏侯王”？

这句话的意思是，对于天文气象的研究，很难得有几个人是有真才实学的，真正具有这种学问的人很难得，而正因为如此，一些对天文学一知半解的人经常发表一些无稽之谈，没有什么根据的言论就叫“妄行无征”，这种人往往还要糊弄别人，甚至欺骗侯王，侯王信以为真，就发号施令于百姓，因此这样的人危害是极大的。这实际上就是在批评那些说话不负责任的人，没有其他深层的含义。

五常政大论篇第七十

【篇解】高士宗在《黄帝素问直解》中云：“木火土金水，有平气，有不及之气，有太过之气，皆其常也。天气制于上，运气主于中，万物化生，五虫孕育，有盛有衰，是其政也。五运根中，六气根外，化不可代，时不可违，皆为五常之政，故以名篇。”“政”犹“事物”也，五运回薄常行不息，无穷的事物因之以为终始，是为“五常政”。

五运之常不是孤立存在的，要受到六气的影响，如司天之气制于上、运气主乎中，因此尽管有平气、太过、不及，会因受到天气的作用而有所变化。如虽“运”为不及之年，但天气为太过之势，于是这一年就不一定表现为不及；如“运”为太过而天气不及，可能会发生“运”与“气”均太过的变化，也可能发生“运”与“气”均不及的变化。如今年，火太过，为太乙、天符年，三合为治。百物化生、五虫孕育，也是有盛有衰的，这都是“常政”。“政”是五运六气在自然界的表现，不仅反映在气候方面，还反映在人、物等各方面，“五常政”的内容不是空洞的，而是非常丰富的。“五运根于中，六气根于外，化不可代，时不可违”这些都是“常政”，意思就是五运六气的运行是大自然的普遍规律，是不以人的意志为转移的。这篇文献是讨论“五运”在“六气”的影响下发生的种种变化。全篇可分作六章，章下分节。

第一章“黄帝问曰：太虚寥廓”至“则所胜同化。此之谓也”。

章意：论五运之平气与太过、不及。可分作三节。

第一节“黄帝问曰：太虚寥廓”至“藏而勿抑，是谓平气”。论五运之平气。

第二节“委和之纪，是谓胜生”至“甚者复甚，气之常也”。论五运之不及。

第三节“发生之纪，是谓启陈”至“则所胜同化。此之谓也”。论五运之太过。

第二章“帝曰：天不足西北”至“乃可以知人之形气矣”。

章意：论五运之气化有因地而异者。可分作二节。

第一节“帝曰：天不足西北”至“可使平也，假者反之”。言四方地气之异。

第二节“帝曰：善。一州之气”至“乃可以知人之形气矣”。言一州地气之异。

第三章“帝曰：善。其岁有不病”至“味乃咸，行水减也”。

章意：论五运受制于司天的平气。

第四章“帝曰：岁有胎孕、不育”至“不足以言生化。此之谓也”。

章意：论五运之眚，见于五虫。

第五章“帝曰：气始而生化”至“气专则辛化而俱治”。

章意：论在泉六化，见于五味五谷之异。

第六章“故曰：补上下者从之”至篇末“必养必和，待其来复。此之谓也。帝曰：善”。

章意：据运气的盛衰确立治法。

【讲解】

第一章　五常政的内容

研究“运气学说”一定要有平气、太过、不及这三个基本的概念。所谓“平气”，即木曰敷和、火曰升明、土曰备化、金曰审平、水曰静顺；所谓“不及”，即木曰委和、火曰伏明、土曰卑监、金曰从革、水曰涸流；所谓“太过”，即木曰发生、火曰赫曦、土曰敦阜、金曰坚成、水曰流衍。

第二章　五运因地而异

五运之气化表现因地域的不同也会各有不同，所以不能机械地理解，《内经》中所言五运六气的规律多指黄河流域，因为中国古代文化发源于黄河流域。可分作二节。

第一节　四方地气之异

“天不足西北”是指西北地域的阳气不足，所以“左寒而右凉”，即整个西北偏于寒凉。“地不满东南”是说东南地域的阴气不足，所以“右热而左温”，即东南与西北比较其温度要高得多。这些都是正常的现象，正如《素问·六元正纪大论》中云“至高之地，冬气常在；至下之地，春气常在”，故曰“阴阳之气，高下之理，太少之异也”，这准确地反映了整个中国的地貌和气候特点。“东南方，阳也，阳者其精降于下，故右热而左温”，这是解释东南方为什么会温热。“西北方，阴也，阴者其精奉于上，故左寒而右凉”，这是解释为什么西北寒凉。“是以地有高下，气有温凉，高者气寒，下者气热。故适寒凉者胀，之温热者疮，下之则胀已，汗之则疮已，此腠理开闭之常，太少之异耳。”正因为地域高低、寒热之异，在人体的病变表现也各异：因气候寒冷，则皮毛收引腠理收缩，阳气多盛于内而不达于外，病则多外寒内热，易发“胀”的病变；因气候温热，腠理常开，经常出汗，皮肤容易感染，则好发为疮痈；“胀”有轻有重，“疮”也有轻有重，故曰“太少之异也”。这里表达的意思是，虽然五运六气有一般的规律，但是不能离开地域、地貌来认识。

“帝曰：其于寿夭何如？岐伯曰：阴精所奉其人寿，阳精所降其人夭。”“阴精所奉”是指高寒地带，人多阴精有余，阴精不虚则阳亦能够秘藏于内，所以人能长寿。“阳精所降”是指温热地带，阳气多盛，阳气宣发太过极易受损，阳气受伤阴精也不能固藏而泄露，所以说东南低洼温热之地，人不仅成熟早衰老也早，寿命相应会缩短。

这里的“同病异治”与我们现在的概念不一样，实际上是“异病异治”。西北之地病多寒固于外而热郁于内，治疗就应该散其外寒而清其内热，此即“西北之气散而寒之”，“散”是散其外固之寒，“寒”就是清其内郁之热。东南之地病多热盛于外而寒生于中，所以治疗时就要收其发散太过的阳气，阳气发散排泄太过则会出现寒气生于中，所以就要温其中，此即“东南之气收而温之”。“所谓同病异治也”，意思是说，西北之人、东南之人同样都会生病的，但是治疗的方法不同，因此这里实际上是“异病异治”的概念。

西北气寒，而病要治以寒凉，这是为什么呢？因为其气寒凉，所以人们会多吃热炙的东西，所生之病多见内热，所以要治以寒凉。“行水渍之”是散外寒的方法之一，因为西北之人腠理收敛，体内的热气不容易散发，所以就要解其外寒，助其热散。东南气候温热，人多喜欢吃寒凉之物，则易寒从中生，所以要治以温热来除其内在的寒凉，加强其内在的阳气，使阳气固护于中。

天气地气，有阴有阳、有升有降，所病完全不能离开阴阳升降的环境，治疗的方法一定要与天地之气相合，即要遵循天地阴阳升降的规律，这样便“可使平也”。若寒热为假象者，就要反过来治疗，即所谓顺治，寒者以寒、热者以热之类。

第三章　五运受制司天

此章是讲，五运之气不论太过或不及，因受制于司天之气的克制而可能成为平气，这是讲“运”与“气”的关系。

第四章　五运眚见五虫

五运之损，五虫的生长和发育就会受到影响，但是人类这种高级动物与自然界其他的生命不同，人是“根于中”的，人的体内存有高级的生命功能，被称作“神机”，比其他生命的适应能力要强得多。“根于外者”是指一般的生命而言，这种根于外的生物完全依靠于五运六气，运气不正常即很难生存。这里把自然界的生物分成这样两类来认识是非常有道理的，人就是和其他的动物不一样。

第六章　运气指导治疗

文中云“化不可代”，许多医家解释“化”为“造化”之意，认为“造化”代表自然的力量，自然有不可抗拒的力量，人在自然界面前毫无作为，人对自然的变化毫无能力。这样的解释太过消极，失去了现实意义。我认为，“化不可代”是指五运六气的相生相制的变化是不能错乱的，自然界的运动变化是有规律的，要认识这些客观规律，不能试图去改变这些规律，而“代”是主观的意识不是客观的反映，要充分掌握五运六气的基本规律，而不能取代之，这样就有积极的意义了。

“时不可违”，是说要适应春、夏、秋、冬四时的规律，不能把冬季当作夏季，也不能把夏季当作冬季，反自然界之规律即曰“违”。

我认为上述两句话这样来理解比较好，之所以要掌握五运六气的规律，是要用之来预防或应对因运气不正常发生的种种病变，太过有太过的治疗方法，不及有不及的治疗方法，怎么会是完全无能为力的呢？这段文字中提出的很多治疗方法都是很可取的。

【答疑】

问：文中云："东南方，阳也，阳者其精降于下，故右热而左温。西北方，阴也，阴者其精奉于上，故左寒而右凉。"《素问·阴阳应象大论》云："东方阳也，阳者其精并于上，并于上则上明而下虚，故使耳目聪明而手足不便也；西方阴也，阴者其精并于下，并于下则下盛而上虚，故其耳目不聪明，而手足便也。"二者说法是矛盾的，应该怎样理解？

《素问·阴阳应象大论》讨论的是阴阳病理状况，而这里《素问·五常政大论》是讲阴阳上下运动生理状况，二者不仅不矛盾，而且相得益彰更能说明问题。正因为"阳者其精并于上"，所以强调"阳者其精降于下"，在上的阳精是要下行的，反之即为病态；正因为"阴者其精并于下"，所以这里强调其运动的形式即是"阴者其精奉于上"，反之即为病态。

从保健养生的角度来分析"阴精所奉其人寿，阳精所降其人夭"，是说有足够的阴精来奉养之人，其阳气固藏于内不容易外泄，所以其人长寿，而居住在温热低洼之处的人，其腠理疏松，阳精不能内固，所以"阳精所降其人夭"。

六元正纪大论篇第七十一

【篇解】《素问·天元纪大论》中云："厥阴之上，风气主之。少阴之上，热气主之。太阴之上，湿气主之。少阳之上，相火主之。阳明之上，燥气主之。太阳之上，寒气主之。所谓本也，是谓六元。"六气皆天元一气之所化，一分为六，故曰"六元"。论中以"六元"而正六十岁之纪，司天在上，在泉在下，化运在中，阳年为太，阴年为少，太主太过，少主不及。其中有化有变，有胜有复，有用有病，不同其候。故名"六元正纪"。"六元"是指厥阴风木、少阴君火、太阴湿土、阳明燥金、少阳相火、太阳寒水。所谓"本"，是说六气为自然界的六种元气。这篇文章主要是从"六十甲子"论来分析六元气的主岁规律，所以名"正纪"，司天在上、在泉在下、阳年主太过、阴年主不及等，这些都是"纪"，六十年当中，六气是有纪可循的。因此认识了风、寒、暑、湿、燥、火等六气在六十年中司天在泉、太少相生之纪，才会了解自然变化的规律。全篇可分作三章，章下分节分，节下分段。

第一章“黄帝问曰：六化六变”至“无赞其复，是谓至治”。

章意：论六十年之六气各纬之以五运，而出现天符、岁会等气化之应见。可分作八节。

第一节“黄帝问曰：六化六变”至“数之可数者，请遂言之”。言辨识六十年气运的方法。

第二节“帝曰：太阳之政奈何”至“反是者病，所谓时也”。论逢辰、逢戌年为太阳司天之政，凡此壬辰、壬戌、戊辰、戊戌、甲辰、甲戌、庚辰、庚戌、丙辰、丙戌等十年，皆主太过之岁。

第三节“帝曰：善。阳明之政奈何”至“乱天地之经，扰阴阳之纪也”。论逢卯、逢酉年为阳明司天之政，凡此丁卯、丁酉、癸卯、癸酉、己卯、己酉、乙卯、乙酉、辛卯、辛酉等十年，皆主不及之岁也。

第四节“帝曰：善。少阳之政奈何”至“反是者，病之阶也”。论逢寅、逢申年为少阳司天之政，凡此壬寅、壬申、戊寅、戊申、甲寅、甲申、庚寅、庚申、丙寅、丙申等十年，皆主太过之岁也。

第五节“帝曰：善。太阴之政奈何”至“此其道也，反是者病也”。论逢丑、逢未年为太阴司天之政，凡此丁丑、丁未、癸丑、癸未、己丑、己未、辛丑、辛未、乙丑、乙未等十年，皆主不及之岁也。

第六节“帝曰：善。少阴之政奈何”至“此其道也，反是者病作矣”。论逢子、逢午年为少阴司天之政，凡此壬子、壬午、戊子、戊午、甲子、甲午、庚子、庚午、丙子、丙午等十年，皆主太过之岁也。

第七节“帝曰：善。厥阴之政奈何”至“此之道也，反是者病”。论逢巳、逢亥年为厥阴司天之政，凡此丁巳、丁亥、癸巳、癸亥、己巳、己亥、乙巳、乙亥、辛巳、辛亥十年，皆主不及之岁也。

第八节“帝曰：善。夫子之言可谓悉矣”至“无赞其复，是谓至治”。分别叙述应与时、数与位，以及气化、治法等。又可分作四段。

第一段：“帝曰：善。夫子之言可谓悉矣”至“非气化者，是谓灾也”。此言应时。

第二段：“帝曰：天地之数”至“位明气月可知乎，所谓气也”。此言数位。

第三段：“帝曰：余司其事”至“病形有微甚，生死有早晏耳”。此言气化。

第四段：“帝曰：夫子言”至“无赞其复，是谓至治”。此言治法。

第二章“帝曰：善。五运气行主岁之纪”至“必谨察之。帝曰：善”。

章意：论六十年中的五运，仍贯以六气，并阐述五运郁发的种种病变。可分作二节。

第一节“帝曰：善。五运气行主岁之纪”至“流散无穷，此之谓也”。分叙六十年五运主岁之纪，及其六气的上下见。

第二节“帝曰：善。五运之气，亦复岁乎”至“春气常在，必谨察之。帝曰：善”。论五郁之发的病变。又可分作四段。

第一段：“帝曰：善。五运之气”至“不及者其数生，土常以生也”。辨五运郁发之时，“时”是指太过之运、不及之运而言。

第二段：“帝曰：其发也何如”至“生化收藏，政无恒也”。辨五运郁发之象，“象”包括自然之象和人体之象。

第三段：“帝曰：水发而雹雪”至“征其下气而见可知也”。辨五运郁发之象有异，“异”是指兼见的气象，如水兼土象，土兼风象，风兼金象，金兼火象，火兼水象也。

第四段：“帝曰：善。五气之发”至“必谨察之。帝曰：善”。辨五运郁发之时有差，非时之差，其复化亦有先后，同时亦提到四时常气之差。

第三章“黄帝问曰：五运六气之应见六化之正”至篇末“非斋戒不敢示，慎传也”。

章意：总论气化正变的应象，以及正化相制之理、变化相胜之数，而以治法结之。可分作三节。

第一节“黄帝问曰：五运六气之应见六化之正”至“随气所在以言其变耳”。叙六气应象的十二变。可分作九段。

第一段：“黄帝问曰：五运六气之应见六化之正”至“时化之常也”。言时化之常。

第二段：“厥阴所至为风府”至“司化之常也”。言司化之常。

第三段：“厥阴所至为生”至“气化之常也”。言气化之常。

第四段：“厥阴所至为风生”至“德化之常也”。言德化之常。

第五段：“厥阴所至为生化”至“布政之常也”。言布政之常。

第六段：“厥阴所至为飘怒大凉”至“气变之常也”。言气变之常。

第七段：“厥阴所至为挠动”至“令行之常也”。言令行之常。

第八段：“厥阴所至为里急”至“病之常也”。言病变之常。

第九段：“凡此十二变者”至“以言其变耳”。总结以上十二变，实际上是九变。

第二节“帝曰：愿闻其用也”至“其差可见。此之谓也”。言六气之相制以成其用，以及运先气从之理。

第三节“帝曰：善。《论》言热无犯热”至篇末“非斋戒不敢示，慎传也”。言治法之宜忌。

【讲解】

第一章　六化六变胜复淫治

第一节　先立其年以明其气

辨识六十年气运的方法，即“先立其年，以明其气，金木水火土运行之数，寒暑燥湿风火临御之化”，意思是说，要先知道每一年的甲子年是什么，以甲子之“干”推断“运”，以甲子之“支”推断“气”，运、气的关系是推断六十年气候变化的关键。

第二节　太阳司天太过之岁

先看壬辰、壬戌年，其气运次序是“太阳，太角，太阴”。“太阳”是指寒水司天；“太角”是阳木，阳木是逢壬年的中运；“太阴”是指湿土在泉。因此壬辰、壬戌年的气运特点是，太阳司天，太角中运，太阴在泉。

“其运风”是指太角而言，太角为阳木嘛。“其化鸣紊启拆，其变振拉摧拔，其病眩掉目瞑”，是指风之化、变、病的表现。从这一年运的顺序是，“太角（初正），少徵，太宫，少商，太羽（终）”，这里有个太、少的关系，太少的关系总是阴阳相生，其规律是“太生少”“少生太”；前面讲过五运规律，是按照相生的次序运行的，初运是木，二运就是火，火为徵，所以“太角”生“少徵”，即阳木生阴火，这是“太生少”关系；少生太，所以“少徵”生“太宫”，即阴火生阳土；照此次序，太宫生少商，即阳土生阴金；少商生太羽，即阴金生阳水。这就是一年的初运、二运、三运、四运、终运。凡是壬辰、壬戌年份，其五运的规律就是始于“阳木”而终于“阳水”。这里标记的“初”和“终”都是记的主运，变动的都是客运。“太角（初正）”的“初”还有个“正”字，意思是主运、客运都始于太角，意为得四时之正。

再看戊辰、戊戌年，其气运次序是“太阳，太徵，太阴”。太阳是指寒水司天；中运是太徵，因为戊癸化火，戊火属于阳火，所以称“太徵”；太阴湿土在泉。“同正徵”意思是本年火运太过，但有司天之太阳寒水之气来约制，火就不会太过而变得平和，所以这年就不是太过之年，同于平气之年。“其运热，其化暄暑郁燠，其变炎烈沸腾，其病热郁”，这年是火热之气郁于中，而司天为水又有热，所以炎热沸腾。戊辰、戊戌年运的顺序是，“太徵，少宫，太商，少羽（终），少角（初）”，戊为阳火，所以这一年的运始于太徵，太徵生少宫即阳火生阴土，少宫生太商即阴土生阳金，太商生少羽即阳金生阴水，少羽生少角即阴水生阳木，依次就为太徵、少宫、太商、少羽、少角。初运在少角后面，因为主运总是始于木，终运总是终于水。

甲辰、甲戌年，其气运次序是“太阳，太宫，太阴”。太阳寒水司天；中运是太宫，因甲己化土；在泉是太阴湿土。“其运阴埃”，“埃”是指尘土，土主阴。“其化柔润重泽，其变震惊飘骤，其病湿下重”，“柔润重泽”是湿土之气的表现，土运太过风气乘之，所以就会“震惊飘骤”，土运太过多病湿重。年运的次序是“太宫，少商，太羽（终），太角（初），少徵”，简言之即阳土生阴金、阴金生阳水、阳水生阴木、阴木生阳火，依次为太宫、少商、太羽、太角、少徵，这是客运。从主运来看，太角是初运，太羽是终运。这里的“同天符”的问题，在前面讨论“三合为治”的时候讲过了。

庚辰、庚戌年，其气运次序是“太阳，太商，太阴”。太阳寒水司天；中运是太商，庚化金，且为太过，所以中运为太商；太阴湿土在泉。中运是金气，主秋，所以“其运凉”。“其化雾露萧飔，其变肃杀凋零，其病燥背瞀胸满”，“雾露萧飔”是秋气浓厚的表现，金气太盛火气乘金，所以就出现了一派肃杀凋零的景象，其病燥背瞀胸满，“满”是“闷”之意，肺金受病就会出现肺失宣降的表现。这年的客运次序是“太商，少羽（终），少角（初），太徵，少宫”，主运还是不变，初运是少角，终运是少羽。

丙辰、丙戌年，其气运次序是“太阳，太羽，太阴”。太阳寒水司天；太羽即寒水，水为中运，故其运“寒”；太阴湿土在泉。“其化凝惨凓冽，其变冰雪霜雹，其病大寒留于溪谷”，这是一年的化、变、病的表现。这年的客运次序是“太羽（终），太角（初），少徵，太宫，少商”，主运还是不变，初运为太角，终运为太羽。

以上是寒水司天、湿土在泉的十年，这十年有木火土金水的五运，主运不变，客运变化，运和气遵循阴阳相生相制关系，后面的五十年都是一样的，我就不讲解了。

子、丑、寅、卯、辰、巳、午、未、申、酉、戌、亥等十二年，共有六个阳年、六个阴年，阳年都主太过，阴年都主不及。“凡此太阳司天之政，气化运行先天”，这是指凡阳年就“先天”而至，即时节还没到而运气就先到了；相反，后面的文献中提到了“后天”，就是指不及之年，即时节已到运气后到。运气中“先天”“后天”就是这样的意思。

“天气肃，地气静，寒临太虚，阳气不令，水土合德，上应辰星镇星”，“辰星”是水星，“镇星”是土星。“其谷玄黅”，“玄”是指司天的寒水，水色为玄，“黅”即是指在泉的湿土，土为黄色，即“黅”。“少阳中治”，即是指三之气。“时雨乃涯”，“涯”是“到”之意。

下面分别讲了初之气、二之气、三之气、四之气、五之气、终之气，这五运之气的变化，这些文字都不难懂，就不细讲了。

“故岁宜苦以燥之温之”，以上这十年寒水司天、湿土在泉，湿宜燥，寒宜温，“必折其郁气”，即泻其有余，“先资其化源”，即补其不足。“抑其运气，扶其不胜，无使暴过而生其疾，食岁谷以全其真，避虚邪以安其正”，五谷有不同的属性，称为“岁谷”。“适气同异，多少制之，同寒湿者燥热化，异寒湿者燥湿化，故同者多之，异者少之”，“适”是斟酌、适当的意思，“气”是指司天、在泉之气，因其“多少”的不同而进行治疗。“用寒远寒，用凉远凉，用温远温，用热远热，食宜同法”，“远”是“避免”之意，寒水之气要慎用寒性药物，岁气之凉要慎用凉性药物，前面的“寒凉温热”是指用药而言，后面的“寒凉温热”是指岁气而言，意思是用药不要犯运气，虽然不是绝对的，但这些理论是有临床意义的。“有假者反常，反是者病，所谓时也”，“假”指反于常态的时节，如夏天应热反凉等，出现反常的气候人容易生病。

治病一定要考虑司天、在泉气运的大环境。这后面讲的五十年，每一个十年后面都有这么一段话，这是为了告诉我们如何在辨证论治的时候把气运的因素考虑进去。后面的五十年分别是阳明司天、少阳司天、太阴司天、少阴司天、厥阴司天所主的十年，分别是此章的第三、第四、第五、第六、第七节。

第八节　应时数位气化治法

第一段：言应时。“夫子之言可谓悉矣，然何以明其应乎？”所谓“应”是指岁气所应，如少阴司天君火为应，厥阴司天风木为应。“夫六气者，行有次，止有位，故常以正月朔日平旦视之，睹其位而知其所在矣。”司天、在泉之气都是有各自的次序，故曰“行有次”；六气也有各自的方位，故曰“止有位”；要想观察一年主气、客气的太过与不及，可以在这一年正月初一的清晨来观察其天气如何，观察这一天阴阳晦明及气候的正常与否，就可以看出这一年的气候正常与否。古人很重视阴历元旦这一天的气候。

第二段：辨数位。“天地之数”是指司天、在泉，一年的司天、在泉有终有始。“位明”是指上下左右之位，司天于上有左间、右间之位，在泉于下也有左间、右间之位，司天、在泉的定位是看“三之气”所在之位，“三之气”即司天之气，司天之气定位了其余的也就可以定位了。

下略。

第二章　五运六气五郁之变

第一节　五运六气

我只讲解甲子、甲午岁气运，后面的内容自然也就明白了。甲子、甲午之年，中运是“土”，故曰“中太宫土运”，且属太过之阳土，因为“甲”属阳土。岁支是子、午者为少阴君火司天，故曰“上少阴火”，相对应地就是阳明燥金在泉，故曰“下阳明金”。“热化二”，“二”是少阴君火的生数，这是指司天之气而言；“雨化五”，“雨化”就是湿化，“五”是土运的生数，这是指中运而言；“燥化四”，“四”是阳明燥金的生数，这是指在泉之气而言。“所谓正化日也”，这里的“日”就是指前面的二、四、五等数。“其化上咸寒，中苦热，下酸热，所谓药食宜也。”“上咸寒”，司天寒水之气为病，要用咸寒之性味来治之；中运是土，湿土太盛，要用苦热之性味治之；在泉燥金之气为病，要用酸热之性味治之，“酸”可以收敛金气，“热”是因为火能胜金。

六十年一个甲子轮回，每岁的规律都是这样表述的，文中出现的“数”，不是“生数”就是“成数”，按照五行学说的理论，一、二、三、四、五是生数，六、七、八、九、十是成数。这些“数”实际上代表的是木、火、土、金、水的概念。

第二节　五郁之变

这一节有辨五运郁发之异和辨五运郁发之差两个主题。

在辨五运郁发之异中，兼见其相反之气，是两个极端的表现，这是刘河间“火极似水，水极似火”学术思想的依据。如“水发而雹雪”，这是出现了“土”的迹象，水本来是流动的，但是水变成雪、冻成了雹，就比土还坚韧，这是土克制水之故。“土发而飘骤”，“飘骤”是“风”象，本来是土气盛，却出现了风的迹象，这是木克制土之故。“木发而毁折”，“毁折”是“金”的气象，这是金克制木之故。“金发而清明”，“清明”是“火”的气象，这是火克制金之故。“火发而曛昧”，“曛昧”是“水”的气象，这是水克制火之故。

前段讲本气盛出现的本气病变，但在临床上还会出现相克制之气的病变，其原因就是“气有多少，发有微甚，微者当其气，甚者兼其下，征其下气而见可知也”，是说病变严重者，在其本气病变的基础上还会兼见克气的表现，这是“甚者兼其下”的意思，凡如此者，便知不是一般的郁气了。

辨五运郁发之差，是讲五发之气是有时差的，差数最多为三十度，基本上是在六气分管的两个月之内，由此而造成了先天、后天的气象变化，“先天”是指先天气而至，“后天”是指后先天而至。

另外，五运六气的变化还要受到地势高低的影响，这些也属于常气之差，故文献曰：“故至高之地，冬气常在，至下之地，春气常在，必谨察之。”

第三章　气化正变相制相胜

文中“终为”是指下沉之气，意思是有“生”就有“克”，这都是正常的现象。极端天气虽不属正化，但也是正常现象。“令行”就是行令，比如厥阴之气到了，其他的气都要受厥阴之气的支配，这就叫作“令行之常”。所言四种病变之常都是六气所至出现的不同病变表现，可以归纳起来理解，因此所言“十二变”实际上是言“九变”。

【答疑】

问：怎样理解“郁积而发，待时而作也”？

凡是“郁积而发”都是“太过”之因，“待时”是指郁积到了一定的程度，即待到郁气多了的时候就会表现出来。

问：怎样理解“岐伯曰：夫六气之用，各归不胜而为化。故太阴雨化，施于太阳；太阳寒化，施于少阴；少阴热化，施于阳明；阳明燥化，施于厥阴；厥阴风化，施于太阴。各命其所在以征之也”？

这是讲五运的司化，一般来说是从胜制之气来司化的。如“太阴雨化，施于太阳”，即是因土能胜水；“太阳寒化，施于少阴”，即是因水能胜火；“少阴热化，施于阳明”，即是因火能胜金；“阳明燥化，施于厥阴”，即是因金能胜木；“厥阴风化，施于太阴”，即是因木能胜土。四时六气都有次序，这是讲六气的克胜之气。

问：“帝曰：六位之气盈虚何如？岐伯曰：太少异也，太者之至徐而常，少者暴而亡”的“六位”是指什么？

“六位之气”是指甲子年轮中的六个阳年和六个阴年，阳年为“太”，阴年为“少”，“太”者属盈，“少”者属虚。阳年本气盛，所以发病反而“徐而常”，而阴年发病反而会“暴而亡”，这体现了人体正气衰与不衰与疾病的关系。逢阳的年尽管其邪气重，但人体正气不衰，所以其发病病情缓和；逢阴的年份本气大衰，所以发病暴而亡。在临床上不管病邪的轻重如何，一定要看人体正气的强弱程度，内在的因素才是发病的决定因素。

至真要大论篇第七十四*

【篇解】所谓“真要”即“精要”，略谓全篇的内容极为精微而切要，与《素问·天元纪大论》所谓“谨奉天道，请言真要”之意同。此篇文献，首先从人与自然的关系切入，从宏观的角度阐明了天、地、人、物之间的气化问题，为全篇之纲要。其次极为详尽地分析了天、泉、胜、负诸变化的证治，其中主要内容涉及六个方面。包括：天地之位、胜负之机、内伤外感、五味补泻、治有标本、五味先后。次之又提出病机十九条，并将五味阴阳之用、有毒无毒之辨、方剂大小之制、逆之从之之理、寒之热之之义等，贯通于其间。总而言之，此篇文献对辨证论治做了较全面的论述，辨证不外乎内外之虚实，论治不外乎五味之补泻，确是一篇至精且要的宏文巨作。全篇可分作五章，章下分节。

第一章“黄帝问曰：五气交合”至“流散无穷，此之谓也”。

章意：讲自然界天、地、人、物之气化，这是辨证论治理论之所本。此章可分成三节。

第一节“黄帝问曰：五气交合”至“乃可以言盈虚病生之绪也”。明天化、地化是诸多病变之所在，略及五味以言治。

第二节“帝曰：厥阴在泉而酸化”至“正者正治，反者反治”。言天地合气，物化其中，故物化之气味，足以调治内外淫胜的病变。

第三节“帝曰：夫子言察阴阳所在而调之”至“流散无穷，此之谓也”。从调治方法引申到切脉应象，这里的“切脉”，是讲在气运中如何切诊寸口之少阴脉，而知“平脉”是辨证必备的知识。

第二章“帝曰：善。天地之气，内淫而病何如”至“归其所宗，此治之大体也”。

章意：分叙司天之气、在泉之气、胜气、复气所主的病证和治法，为六气辨证立法。此章可分作六节。

第一节“帝曰：善。天地之气”至“以辛润之，以苦坚之”。分叙六气在泉的病证和论治大法。

第二节“帝曰：善。天气之变何如”至“佐以甘苦，以咸泻之”。分叙司天六气的病证和论治大法。

第三节“帝曰：善。邪气反胜”至“治以咸冷，佐以苦辛”。分叙司天在泉反胜之变，即四间气反胜对人体的影响及其论治之法。

第四节“帝曰：六气相胜奈何”至“佐以辛酸，以咸泻之”。分叙六气相胜之病证，及其论治大法。相胜者得位而侮它，非反胜也。

第五节“帝曰：六气之复何如”至“佐以甘辛，以苦坚之”。分叙六气之复的病证，及其论治大法。

第六节“治诸胜复，寒者热之”至“归其所宗，此治之大体也”。总结胜、复之气影响下的诸病证及治则，即热之、寒之、清之、温之、收之、散之、润之、缓之、耎之、坚之、补之、泻之等十二种治法。

第三章“帝曰：善，气之上下何谓也”至“开发腠理，致津液通气也”。

章意：阐明司天、在泉之胜复的原理，以及主气、客气的区别，“以名命气，以气命处，而言其病”是其大要。可分成三节。

第一节“帝曰：善，气之上下何谓也”至“皆如复气为法也”。把人体与司天、在泉联系起来，司天在上，在泉在下，对人体的认识也有分上下的必要。此节的具体内容不可拘泥，但体现了一种认识方法。

第二节“帝曰：胜复之动”至“以平为期，此其道也”。言“胜气”是太过之气，“复气”也是太过之气，故两者俱能病人。

第三节“帝曰：善。客主之胜复奈何”至“开发腠理，致津液通气也”。分辨主客气胜复的病症，及其论治大法。所谓主胜者内伤也，客胜者外感也，故以内伤为逆，外感为从。

第四章“帝曰：善。愿闻阴阳之三也何谓”至“资以所生，是谓得气”。

章意：是从脉法与制方的角度讨论辨证论治。辨证需娴于脉法，论治必定要精于制方。可分作三节。

第一节“帝曰：善。愿闻阴阳之三也何谓”至“治反其本，得标之方”。论制方之法，制方之要在于求本，处方分奇偶、大小、缓急，目的都是为求本。

第二节“帝曰：善。六气之胜”至“为万民式，天之道毕矣”。言“六气之胜”的病机和脉象，及标本之病证与诊法，盖本为胜而复为标，但胜复又各有标本，皆为病气传变之事。

第三节“帝曰：胜复之变”至“资以所生，是谓得气”。言胜气、复气的脉象和治法，尤其偏重于复气一面。

第五章“帝曰：善。夫百病之生也”至篇末“气血正平，长有天命”。

章意：讨论了病机、方制、药性气味、治法等问题，以总结辨证论治之要义。可分作五节。

第一节“帝曰：善。夫百病之生也”至“而致和平，此之谓也”。言论治必先辨证，而辨证的要点在分析病机，故叙病机十九条，而为辨证之大法。

第二节“帝曰：善。五味阴阳之用何如”至“适事为故”。论内外调治的基本法则，属“论治”范畴，以五味阴阳调其内，以有毒、无毒及制方大小治其外。

第三节“帝曰：何谓逆从”至“中外不相及，则治主病”。阐明“微者逆之，甚者从之”之义，凡治病之逆从，均尽乎于此。

第四节“帝曰：善。火热复”至“气增而久，夭之由也”。申明“寒者热之，热者寒之”之义，阐明寒热之治，而以五味之“所喜功”为归宿。

第五节“帝曰：善。方制君臣何谓也”至篇末“气血正平，长有天命”。如何掌握药物的性味来配制方剂。

【讲解】

第一章　万物之气化关系

什么叫“气化”？古人认为“气”是物质体，所见之物质是由“气”构成的，看不见的物质也是由“气”构成的。也就是说“气”看得见或看不见，这个物质都是客观存在的。“气”是运动和变化的，无穷运动、变化的“气”，就叫作“气化”。在人类的视觉中，宇宙间看起来是空空洞洞的，实际都充满了“气”的物质，“气”是很细微的物质体，这些物质体在有规律地运动、变化。本篇文献首先讨论了天、地、人、物的气化关系，通过对天、地、人、物气化的发挥，引申出辨证论治中的根本问题，其目的是要求医者要具备这样的宇宙观和认识论，由此可见辨证论治的理论体系是建立在人和自然统一的关系上的。

第一节　气与运及病生之绪

此节是全篇的概述，涉及五运六气的内容，意思是如何运用运气学说的理论知识于辨证论治。

问曰：“五气交合，盈虚更作，余知之矣。六气分治，司天地者，其至何如？”所谓“五气”是指“五运”，即用五行学说来阐述一年四时的基本特征；“交合”是“配合”之意；“五气交合”，是指五运和六气的交合，“运”与“气”相互作用的关系就是“交合”的基本概念，在《素问》的《天元纪大论》《五运行大论》《六微旨大论》《气交变大论》《五常政大论》《六元正纪大论》等六篇文献中已有介绍；运、气的关系表现为“盈虚更作”，“盈”是太过，“虚”是不及，五运、六气都有太过、不及的两个方面，“更作”是相互影响的、反复发生的意思，这是因为五运、六气都有阴阳属性，阳为太过，阴为不及；六气司天、六气司地（即“在泉”）的具体表现是怎样的呢？“至”是主持、管理的意思，如厥阴风木司天即为厥阴风木之气至，阳明燥金司天即为阳明燥金之气至。

所提出的这个问题可不是个小问题，是关乎天地的“大纪”，故曰“天地之大纪，人神之通应也。”这里的“天地”是指司天、在泉而言，六气司天、在泉，关系到一年气候变化的大规律，故曰“大纪”。这里略解释一下，每一气的司天、在泉要主管一年，司天之气管上半年，在泉之气管下半年，一年的气候变化基本是司天、在泉之气所决定的，故曰“天地之大纪”。“神”是指事物变化无穷之“神明”，指左右自然界变化的未知领域，也可以理解为泛指六气的变化，司天之气、在泉之气的变化与人类是相通的，人存在于自然界，生理、病理都与六气的变化密切相关，就看人能不能适应，适应者健不适者病，这是“人神之通应”的基本精神。

问曰："愿闻上合昭昭，下合冥冥奈何？"上合、下合是指司天、在泉而言，人神通应，上合于天、下合于地嘛。"昭昭"是"明明白白"之意，是说天上的日、月、星、辰、风、云、雷、雨等种种的现象和变化，在一日昼夜间或一年四季时都在变化，这些变化都是清清楚楚的。"冥冥"是指自然界潜移默化的物质变化，如春天来了，不见其所养而物自长，冬天到了，不见其所藏而物自亡，这就叫"冥冥"，尽管人眼看不见细微的变化，但自然界的万物时时刻刻在不停地变化着。上合司天、下合司地（在泉）的变化是怎样发生的呢？答曰："此道之所主（任老读作'生'），工之所疑也。"上合昭昭、下合冥冥之理，这当中都是有规律的，故曰"此道之所生"，其道在天地上下之间也。"工"是指人，"疑"是不清楚、疑惑之意，是说人对大自然运动规律的认识是很有限的，绝大部分的规律都还没有被认识。

问曰："愿闻其道也。"究竟司天、在泉的规律是怎样的呢？先看看六气司天是怎么回事。什么是"六气"？古人用十二地支来代表六气运行的符号。子、午，为少阴君火之气的符号；丑、未，为太阴湿土之气的符号；寅、申，为少阳相火之气的符号；卯、酉，为阳明燥金之气的符号；辰、戌，为太阳寒水之气的符号；巳、亥，为厥阴风木之气的符号。在《素问·六节藏象论》中提到过"六六之节"，这也是其内容之一。为什么要这样搭配呢？王冰有个"对化"说，可参见图2六气正对化说图解。今天暂不讲解，大家知道用十二地支配成六对符号来表示六气这种方法就行了。例如，今年是"戊午"年，"戊"是天干符号，"午"是地支符号，若从六气来看，逢"子"逢"午"都是少阴君火司天。

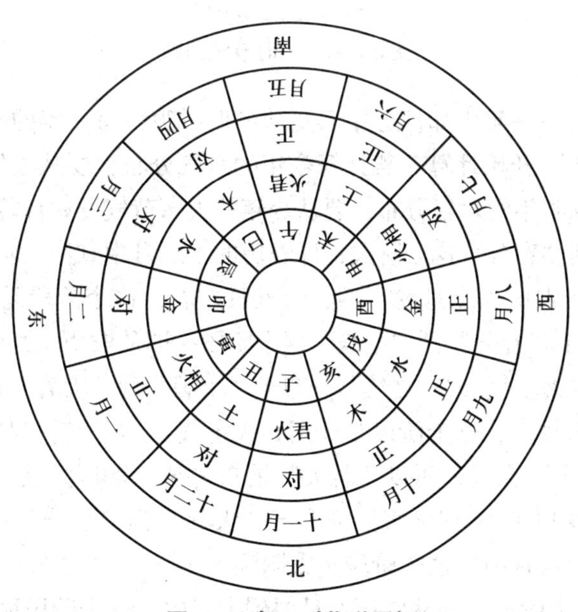

图2　六气正对化说图解

六气在一年中是分成六步来运行的，六气中有主气、客气的区分，“主气”包括少阴君火、太阴湿土、少阳相火、阳明燥金、太阳寒水、厥阴风木，此六气分主于一年四季之中，可参见图 3 六气主时节气图解。其规律是：“初之气”是厥阴风木；“二之气”是少阴君火；“三之气”是少阳相火；“四之气”是太阴湿土；“五之气”是阳明燥金；“六之气”是太阳寒水。这是相对固定不变的秩序，故称作“主气”，主气的秩序符合五行相生的关系，即木生火，火生土，土生金，金生水，水生木。

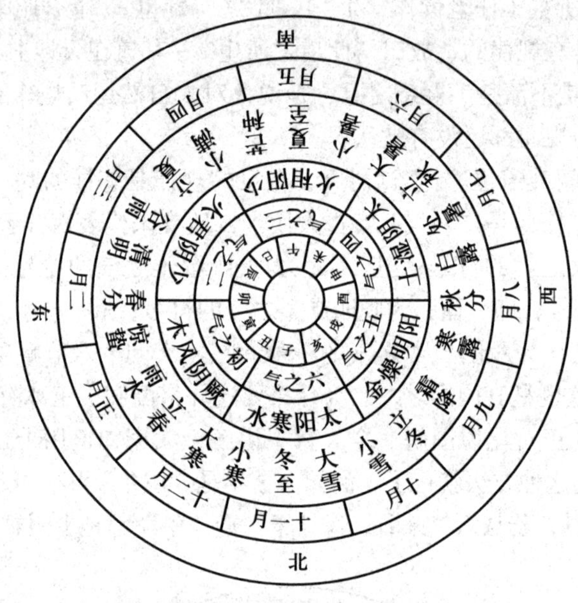

图 3　六气主时节气图解

这六步之气在一年中如何分主春夏秋冬四时呢？每一年的六气分布都是从头一年的“大寒”开始计算。若计算今年的六气分布，要从去年的大寒节气开始计算，若计算明年的六气分布，要从今年的大寒节气开始计算。“初之气”分布于“大寒”到“春分”这个阶段，即农历的十二月中到第二年的二月中，“大寒”一般都是在农历十二月的十四、十五日左右，这个阶段是厥阴风木主气。“二之气”分布于“春分”到“小满”这个阶段，即从农历二月中到四月中，这个阶段是少阴君火主气。“三之气”分布于“小满”到“大暑”这个阶段，即从农历四月中到六月中，这个阶段是少阳相火主气。“火”气有君、相之分，“君火”在前，“相火”在后，所以“君火”是二之气，“相火”是三之气，这也是不能改变的推算规则。“四之气”分布于“大暑”到“秋分”这个阶段，即从农历的六月中到八月中，这个阶段是太阴湿土主气。“五之气”分布于“秋分”到“小雪”，这个阶段，即从农历八月中到十月中，这个阶段属阳明燥金主气。

"六之气"分布于"小雪"到"大寒"这个阶段，即从农历十月中到十二月中，这个阶段是太阳寒水主气。一年六气的分布最终交会于"大寒"，一年的周期结束。这就是六气分主于一年之气的计算方法，每一步是六十天多一点，不到六十一天，确切的是 60 天零 87.5 刻。"主气"计算方法年年如此，亘古不变，之所以称为"主气"，意思是居于主位而不动。古人将 1 天按 100 刻计时，用今天钟表的 24 小时来换算，1 天只有 96 刻，还剩下 4 刻，因此古人 1 刻钟比现行的 1 刻钟略长一点，1 天要长出 4 刻的时间。

上面讲的是六气中的"主气"，均匀地分主于 24个节气，每年总是在"大寒"交汇，年年如此没有改变。什么是"客气"呢？客气与主气相反，是不固定的。岐伯说："厥阴司天，其化以风；少阴司天，其化以热；太阴司天，其化以湿；少阳司天，其化以火；阳明司天，其化以燥；太阳司天，其化以寒。""司天"就是指"客气"主事而言。客气包括司天之气、在泉之气，也分作六步运动。可参见图 4 司天在泉左右间气图解。

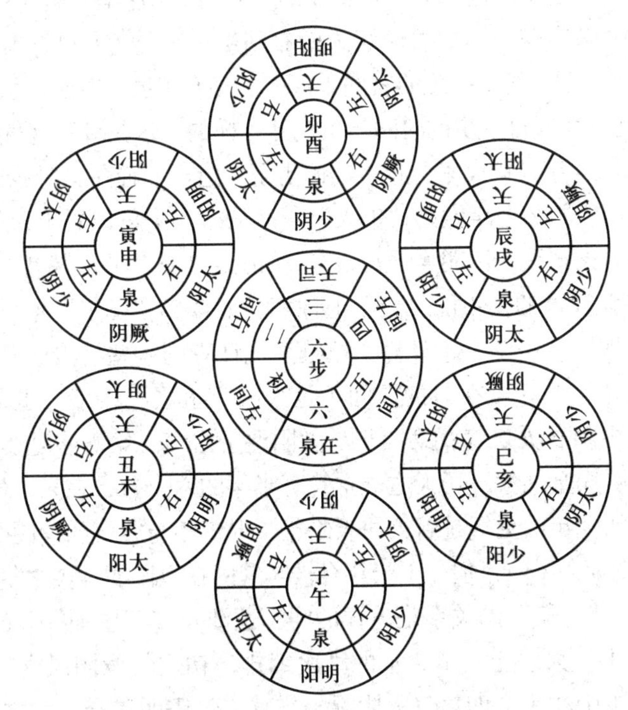

图 4　司天在泉左右间气图解

图 4 中间这个"圈"是周围六个圈的图例，看懂中间这个圈，周围这六个圈的内容就容易懂了。客气也分六步计算，所以图例中间写有"六步"字样。"司天"在上，"在泉"在下。司天、在泉之气总是相对的：如司天是三之气，

在泉就是六之气，初之气是在在泉的左方称“左间”，二之气在司天的右方称“右间”，三之气是司天本身，四之气在司天的左方称“左间”，五之气在在泉的右方称“右间”，六之气是在泉本身。因此这张图被称作“司天在泉左右间气图”，又作“司天在泉四间气图”。“司天”在上，有两个“间气”，“在泉”在下，也有两个“间气”。

“客气”的计算方法总是从在泉的左间开始计算，也分作六步，这与“主气”的算法大不一样。其秩序是先三阴后三阳，如“初之气”是厥阴风木，“二之气”是少阴君火，“三之气”是太阴湿土，“四之气”是少阳相火，“五之气”是阳明燥金，“六之气”是太阳寒水。三阴三阳都是按照一、二、三的顺序，即厥阴是一阴，少阴是二阴，太阴是三阴，少阳是一阳，阳明是二阳，太阳是三阳。这就是客气循环的规律。在每一年中，客气的司天、在泉、左右间气等，都是互为对应的。“司天”与“在泉”相对，在上的“左间气”与在下的“右间气”相对，在上的“右间气”与在下的“左间气”相对。从图4可以看出，“司天”之前的第二位，就是“在泉”的“左间气”，每年的“客气”都从这里开始计算。其顺序是：初之气（在泉的左间）、二之气（司天的右间）、三之气（司天本身）、四之气（司天的左间）、五之气（在泉的右间）、六之气（在泉本身）。而每一步仍然是60天又87.5刻，客气每一步的时间与主气是一样的。这是计算客气的基本方法。

举例，比如今年是“戊午”年，前面讲了，逢子、逢午都是少阴君火司天之年（对化理论），那么今年就是“午火”年。从图4中可以看出，午火年的客气分布是“少阴君火司天、阳明燥金在泉”。所谓的“少阴司天阳明在泉”，是从甲子年号的地支上计算的，不能从天干上计算，如今年“戊午”年，不能从“戊”字上计算，要依据“午”字来计算，这是客气计算的一些特点。其计算方法是：第一步从“大寒”开始（在泉的左间）是太阳寒水之气；第二步是厥阴风木之气；第三步是少阴君火之气；第四步是太阴湿土之气；第五步是少阳相火之气；第六步是在阳明燥金之气。司天之气主管上半年的六个月，在泉之气主管下半年的六个月。比如今年的主气是君火司天之年，上半年与客气的少阴君火司天之气相重合（气候特征一样），但在下半年会被客气的在泉阳明燥金之气影响。

“主气”与“客气”的关系是怎样的呢？这涉及“客主加临”的概念。前面讲了，主气以木、火、土、金、水的秩序编排，初之气厥阴风木，二之气少阴君火，三之气少阳相火，四之气太阴湿土，五之气阳明燥金，六之气太阳寒水，每年如此，亘古不变。现在要把客气的司天、在泉、左右间气叠加到主气上去，看它们会有怎样的关系。可以参见图5六气客主加临图解。

以今年“戊午”年为例：第一步，主客关系是水与木，主气是厥阴风木，客气是太阳寒水；第二步，主客关系是木与火，主气是少阴君火，客气是厥阴风木；第三步，主客关系是少阴君火合少阳相火，主气是少阳相火，客气是少阴君火；第四步，主客关系均为太阴湿土，主气是太阴湿土，客气也是太阴湿土；第五步，主客关系是火与金，主气是阳明燥金，客气是少阳相火；第六步，主客关系是金与水，主气是太阳寒水，客气是阳明燥金。从所发生的关系来分析，若为“相生”关系那就比较好，若为“相克”关系就可能有问题。

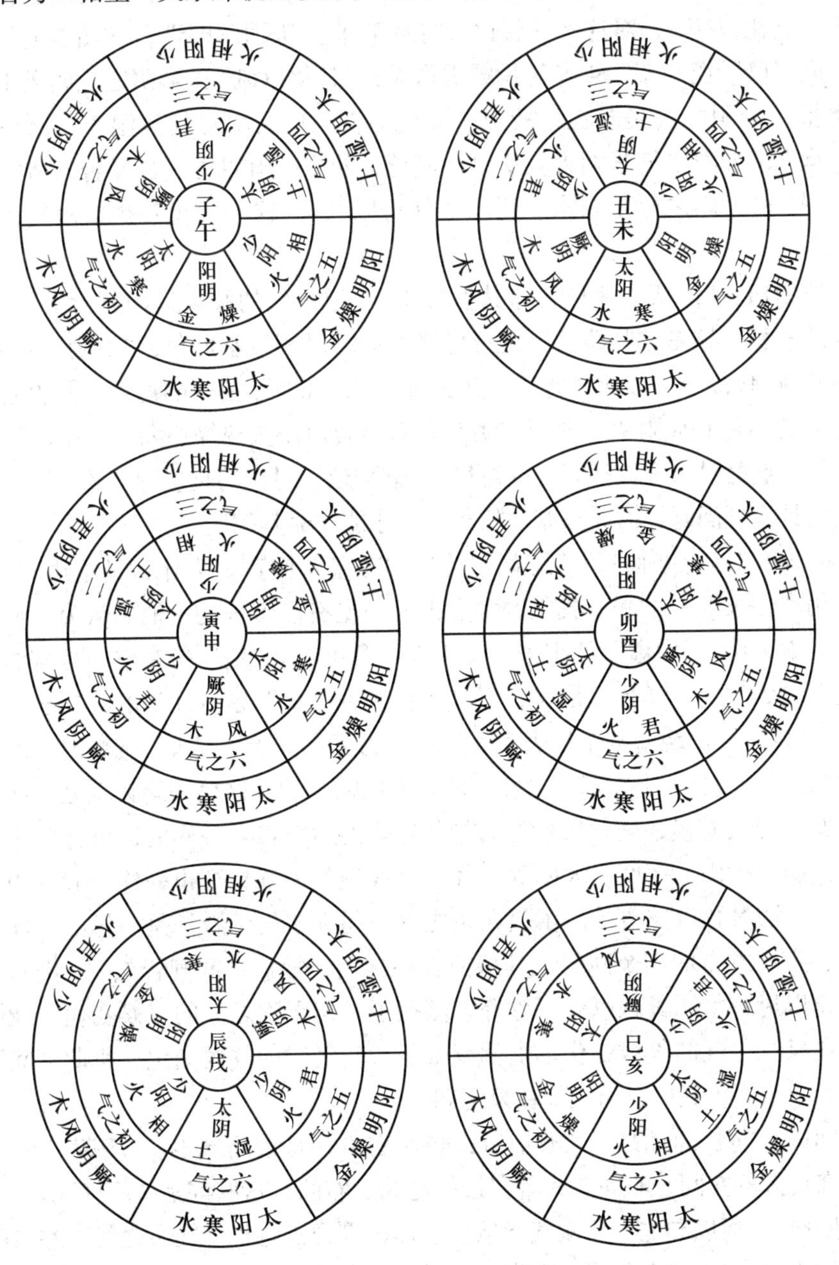

图 5　六气客主加临图解

明年是“己未”年，那就要依据“未”来计算，今年是“火”司天“金”在泉，明年就是“土”司天“水”在泉。由于客气每年都是变化的，因此主客的关系每年一定是变化的。总之变与不变的规律充满于大自然之中。

有了这些基本知识，“岐伯曰：厥阴司天，其化以风；少阴司天，其化以热；太阴司天，其化以湿；少阳司天，其化以火；阳明司天，其化以燥；太阳司天，其化以寒”，对这些话就比较好理解了。“厥阴司天”，从图5上可以看出，逢“巳”逢“亥”年客气是厥阴司天；“其化以风”，厥阴之气属风木。以此类推，少阴之气是君火，所以“其化以热”；太阴之气是湿土，所以“其化以湿”；少阳之气是相火，所以“其化以火”；阳明之气是燥金，所以“其化以燥”；太阳之气是寒水，所以“其化以寒”。这个“化”是指六气的性质而言。

岐伯曰：“以所临藏位，命其病者也。”把运气的知识运用到对人体生理、病理的解释，这是“临藏位”的意思，例如“厥阴”临肝位，“少阴”临心位，“太阴”临脾位等。如此才能“命其病者也”，如今年是少阴司天，君火旺，会不会或是不是心火内盛？即用三阴三阳六经合风湿火热燥寒六气，来归纳病变的规律，这就是“命其病者”的意思。“临藏位”讨论的是生理问题，“命其病”讨论的是病理问题，因此只有“临藏位”才能“命其病”。

问曰：“地化奈何？”“地化”是指“在泉”而言。为什么又不用“司地”而要用“在泉”一词呢？关于这一点古人还是有点道理的。他们认为“地”存在于太虚之中，“太虚”即宇宙，从宇宙的角度看，“地”是在空中悬着的，古人没有提到“地”是什么形状，但是他们知道“地”是在辽阔的太空之中悬浮着的，“六气”围绕着整个地表上下运行，为了有别于“司天”的状况，所以不叫“司地”而是叫“在泉”，“泉”是居于地之下的。这里是问在泉之气如何认识呢？“司天同候，间气皆然”，在泉与司天的内容是一样的，也分厥阴、少阴、太阴、少阳、阳明、太阳等六气，所代表的大气特征也一样，如厥阴其化以风，少阴其化以热等等。不仅在泉之气与司天之气的特征是一样的，即天之左右、泉之左右的四个间气，其特征也一样的，故曰“间气皆然”，仍然是厥阴其化以风，太阴其化以湿，等等。懂得了“司天”之气的气候变化，就懂得了“在泉”之气的气候变化，也就懂得了“间气”的气候变化。所谓“间”是指在天地之间，或曰在司天、在泉之间。

问曰：“间气何谓？”“岐伯曰：司左右者，是谓间气也。”所谓“左右”，是指在司天的左间、右间，或者在泉的左间、右间，这些都是“间气”。

问曰：“何以异之？”六气皆然，怎样区别司天之气、在泉之气、左右间气呢？岐伯曰：“主岁者纪岁，间气者纪步也。”“主岁”是指司天之气、在泉之气而言，“司天”主上半年，“在泉”主下半年，司天、在泉主管一年的气候变化，故曰“纪岁”。“间气”不主岁，只管一年中的某个阶段，故曰“纪步”，一步也是 60 天又 87.5 刻。这就是司天、在泉、间气的区别，也是“客气”大不同于“主气”的地方。

问曰：“岁主奈何？”六气主岁的情况具体是怎样的呢？“厥阴司天为风化，在泉为酸化，司气为苍化，间气为动化。”因为司天、在泉、间气穿插于每一时段（每一步）中，于是客气的每一步都有这样三化。厥阴的三化是：司天为“风化”，在泉为“酸化”，间气为“动化”。意思是说，厥阴之气属风木，厥阴司天其化以“风”，厥阴在泉其化以“酸”，厥阴间气其化为“动”。风、酸、动都是厥阴风木的特性所在，或曰本质特征所在。“司气为苍化”不是“六气”的内容，而是“五运”的内容，是指年运是“厥阴风木”之年，“苍”是风木之色，厥阴主风、主酸、主动，其色主苍。所以这里所谓“四化”，是从运、气的总体上讲的，从“客气”来讲只有三化。

涉及“五运”，就介绍一下有关的内容，可参见图 6 五运主运图解。前面讲的主气、客气都是以“地支”为符号来表达的，而五运与地支毫无关系，是以“天干”为符号来表达的，即甲、乙、丙、丁、戊、己、庚、辛、壬、癸。推算五运的基本规律是：甲、己属土运；乙、庚属金运；丙、辛属水运；丁、壬属木运；戊、癸属火运。不难看出，五运是把十天干配成五对来表达的，一般称作甲己化土、乙庚化金、丙辛化水、丁壬化木、戊癸化火。而且还有阴干、阳干之别，甲、乙、丙、丁、戊属阳干，己、庚、辛、壬、癸属阴干，阳干主“太过”，阴干主“不及”。如今年是“戊午”年，年运属火，戊癸化火，而

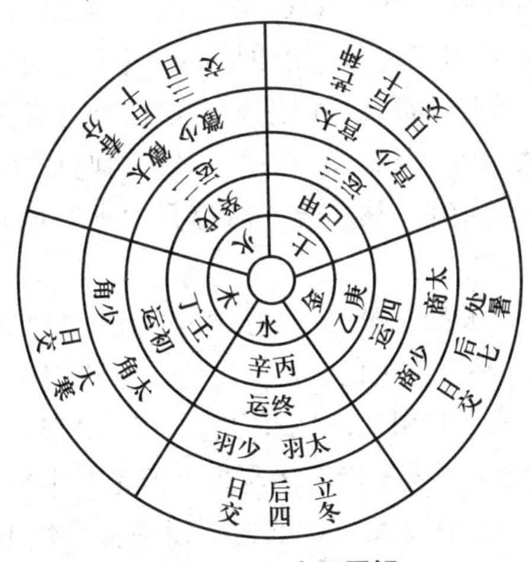

图 6　五运主运图解

且是“阳火”，同时又逢客气是少阴君火司天，两“火”相遇天气肯定会很热，今年有段时间就相当热，南方中暑死了不少人，福建、上海、广州有半个月够紧张的，这就是火气太过。

五运也分主、客，有主运、客运之别，主运与客运如何推算？可参见图6五运主运图解。主运是以木、火、土、金、水的秩序排列的，是依据五行相生的秩序，木生火，火生土，土生金，金生水，分主于一年中的五个季节。第一步，“运”也是从大寒时节开始计算，具体要看是在大寒时节的哪一天哪个时刻交会，就从交会的那个时刻起开始计算木运；第二步，在春分后的第十三天起计算火运，木生火嘛；第三步，从芒种后的第十天起计算土运；第四步，从处暑后的第七天起计算金运；第五步，从立冬后的第四天起计算水运。年年如此，计算方法不变，这叫“主运”。主运的每一步是73天零5刻，比六气的每一步时间要长一些。

“客运”是以每年的“中运”为“初运”开始计算，所谓“中运”就是统管这一年的运，比如今年是“戊午”年，就从“戊”开始计算，明年是“己未”年就从“己”开始计算。所谓“中”，是“运”位于司天、在泉之中的意思，所以统管一年的运都称为“中运”。客运就是从“中运”起算，所以客运是变化的，主运年年是从“木运”开始，不随天干甲子的变化而变化，这是主运、客运的不同点。但客运、主运的秩序都是依照五行相生的秩序，均分五步计算，这是它们相同之处。因此前面所谓“司气为苍化”，是指五运而言。

“少阴司天为热化，在泉为苦化，不司气化，居气为灼化。”少阴司天，就为“热化”，今年就是这种情况，逢午年嘛；少阴在泉，即为“苦化”，“苦”是“火”之味，“苦化”是“热化”的另一种形式；“不司气化”这是指五运，不是指的六气，如何理解“不司气化”？这个问题出在君火的概念上，认为少阴君火可以主管所有的“运”，用通俗的话来说，不是说不管，而是统统都管，所谓“不司”就是“都司”的意思，这也是对君火的一种解释。“居气为灼化”，“居气”是指“间气”，不称“间”而叫作“居”，也是因为是君火缘故，“君”与众不同嘛。热、苦、灼都是“火”的特征，即少阴之气主火热。

以此类推，以下“司气为黅化”“司气为丹化”“司气为素化”“司气为玄化”都是指五运而言。“黅”为黄色，是土之色；“丹”为红色，是火之色；“素”是白色，是金之色；“玄”是黑色，是水之色。以上六气中的“司气”者都是指五运之气，不是讲六气，两者不能混淆起来。但是其中每气的意义没有什么不同，木、土、火、金、水意义无论在五运中还是在六气中，意义都是一致的。如水主寒，五运的水主寒，六气的水还是主寒；木主风，五运的木主风，六气的木还是主风。再比如“在泉”都用“味”来解释，“司天”都用“气”来解释，这是因为阴阳属性的关系，但是性质还是一样的。如太阳之气，司天寒化，在泉咸化，间气藏化，“寒”是水之气，“咸”是水之味，“藏”是水之用，气为阳，味为阴，区别还是有的，但本质还是水的性质。

最后一句是总结前面的内容，前面先讲主气司天，后面讲客气司天、在泉、左右间气，还兼讲五运，把这些问题交代清楚了，最后还是归结到辨证论治上来。文曰“故治病者，必明六化分治”，“六化”是指六气之化，“分治”是指六气分别所主，如木主风、主动，水主寒、主藏等。“五味五色所生，五藏所宜”，用五运来分辨五味、五色，如木味酸，色青，木主肝脏等，这些属性及其关系要掌握。六气分治和五运味、色、脏的关系都掌握了，“乃可以言盈虚病生之绪也”，“盈虚”即“虚实”之意，“盈”是太过，“虚”是不及，五运有太过、不及，六气也有太过、不及，总是要从太过、不及来分辨虚实。例如今年火运太过，那么疾病的发生与火运太过会有一定的关系。“之绪”的意思是说，面对复杂的疾病，要运用运气的理论知识缕出头绪来。从五运六气来讲，主气、客气、主运、客运等，这些都是“绪”，而五脏六腑要与运气之绪发生联系，这也是“绪”，如此来研究疾病，分辨病之虚实。

第二节　天地合气物化其中

在大自然中，万物随着天地气化而变化，天地气化物在其中，因此物之气味所偏，可以用来纠正风寒暑湿燥火六气之所偏，这是中医药治病的基本原理。我的体会是：天地之合气，物化在其中，要掌握不同的物化规律来辨证论治。

问曰：若是厥阴风木在泉，即下半年风木之气盛，某些植物、药物受到风气的影响而变为“酸”味，故曰“厥阴在泉而酸化”；“先余知之也”，这个道理通过前面的解释已经懂得了；“风化之行也何如？”具体会有些什么表现呢？

以“厥阴”为例子来说明。所谓“风行于地”就是说风气在泉，“于地”是“在泉”之意，即风气盛行于下半年；下半年所有事物发生以“风”为其特征，故曰“所谓本也”。六经与六气的关系是标本关系，六气为“本”六经为“标”，这是中医学的基本概念，在天之六气是万物之本，就人体而言，不管是生理还是病理，都要源于这个“本”，而“本”源于当时的主气。厥阴如此，少阴、太阴、太阳、少阳、阳明等都如此，故曰“余气同法”。如太阴在泉，湿行于地，“湿”即所谓“本”也，其余几气可以类推。

“本乎天者，天之气也，本乎地者，地之气也。”“本乎天者”，是指司天而言，司天之气主上半年；“本乎地者”，是指在泉而言，在泉之气主下半年。“天地合气，六节分而万物化生矣。”司天在上，在泉在下，天气要下降，地气要上升，上下相互交合，故曰“天地合气”。《素问·六微旨大论》篇说“人之居也”，人之居也就是物之居也，万物居于天上地下之间，“六节分而万物化生矣”，“六节”是指六气而言，万物由此而变化，抽象一点说是春生、夏长、秋收、冬藏，具体一点说，是甘化、苦化、咸化、风化、湿化、燥化，等等。某些事物受到主气的影响，某些事物受到客气的影响，某些事物受到主运的影响，某些事物受到客运的影响，而主气、客气、主运、客运各自的禀赋不一样。中药学的药性理论强调药物所秉之气，就是这个道理，或禀金之气，或禀水之气，或禀火之气，是药物在气交之中而化生的秉性。

“谨候气宜，无失病机，此之谓也”，是说辨证时有必要了解气运的变化规律，这样才能更准确地认识病机的本质，辨别是属火、属热、属风、属寒？再进一步分析是有余，还是不足？从而分析病机是寒证、热证、虚证、实证。

问曰：“其主病何如？”是问“五味”的主病如何，即酸化、苦化、甘化、咸化、辛化等五味之化，其各所主病是什么？

“司岁备物，则无遗主矣。”所谓“司岁”是指每年气运的运动规律，“运”有司岁之运，“气”有司岁之气，应不同气运而万物具备，这就是“司岁备物”的意思。如得风之气则酸化，得湿之气则甘化，得寒水之气则咸化，得暑热之气则苦化，得燥之气则辛化，万物之备是应司岁之气而化生的，也就是说酸、苦、甘、辛、咸五味是由五运六气所化生的，万物生长，由于五运六气的变化而有收缺的不同。天人相应，具体到人体的藏象，酸味入肝，甘味入脾，咸味入肾，苦味入心，这就与治疗联系起来了，如咸之味总是性寒者多，可用以泄热；苦之味性热者多，也可用以泄热；甘之味性温者多，可用以补虚，等等，“则无遗主矣”，总有适应病情的药物而不会有遗漏。这是说，药物的四气五味是完备的，只要能掌握其规律，无病不治也，这就是“司岁备物，则无遗主”的意思。

问曰：“先岁物何也？”万物的生长，总会有些是突出的，如今年的棉花长得特别好，或者今年小麦长得特别好，这都叫“先岁物”。即自然气候的某种状态，很适应某些作物的禀赋而长势非常好，这就叫“岁物”。如风木气盛之年，酸味之物就会长势很好，君火气盛之年，苦味之物就长得好，作为医生还要了解气运与物种的关系。下文解释“先岁物”，是“天地之专精也”，所谓“天地之专精”，是指物种所接受的司天、在泉之气与己之禀赋非常适合，所以发育得壮实、良好。这一认识对药材的种植、培育是有指导意义的，因为不同的气运会影响药植的生长发育，这也是药材有优劣好坏之分的原因。

问曰：“司气者何如？”“司气”是指上文中五运之气，即“厥阴司天为风化……司气为苍化”“少阴司天为热化……不司气化”“太阴司天为湿化……司气为黅化“少阳司天为火化……司气为丹化”“阳明司天为燥化……司气为素化”“太阳司天为寒化……司气为玄化”等。五运所主之气怎样呢？前面讲的“天地之专精”，是指六气而言的，“天地”是指司天、在泉，所以这里又进一步问五运之司气又是怎样的？即问五运对自然界生物的影响是怎样的？其原理与主岁的司天、在泉之气是一样的，所以岐伯曰：“司气者主岁同，然有余不足也。”所谓“司气者主岁同”，如土运之年对属性为“土”的生物非常有利；但还是有阳年、阴年之别，阳年是太过之年，阴年是不足之年，如甲、己都属土，甲属阳，己属阴，甲土之年主土气太过，己土之年主土气不足，有如俗称之大年、小年。

问曰：“非司岁物何谓也？”“非司岁物”与“岁物”相对，即指与主岁之气不相适应之物种。答曰：“散也，故质同而异等也，气味有薄厚，性用有躁静，治保有多少，力化有浅深，此之谓也。”“散”即不是“专精”之品，对药物来说即指药性差一点的药物，“散”物不是“岁物”，属四个间气的物类，司天、在泉都是主岁的，一个主上半年，一个主下半年，四间气也会影响万物的生长，在其影响下其物类为非专精之物，被称作“散物”，散物也有所秉，仍具酸、苦、甘、辛、咸、寒、凉、温、热、平等气味特征，但其力较弱，“故质同而异等也”，“气味有薄厚，性用有躁静，治保有多少，力化有浅深”是对“质同而异等”的解释。即同样的气、同样的味，但有“薄厚”之分；性格就有“躁静”之别，厚者主躁，薄者主静；“治保”，“治”是“治疗”之意，“保”是“保养”之意，有些药物用于调养，有的药物用于治疗，无论调养还是治疗都有“多少”之别；其“力化”也有浅有深，“力化”是指功效而言。厚薄、躁静、多少、浅深的差别，即“异等”的具体内容。

问曰：“岁主藏害何谓？”一年中的司天、在泉之气对于人体五脏的影响是怎样的？答曰：“以所不胜命之”，意思是说其影响主要表现在“所不胜”方面。比如今年火气盛，对水虚或火旺之人就很不利，这是因为火热伤耗阴精，火热将更加助长火势；再如厥阴司天，上半年风木旺，对脾虚的人就不利，“脾”对风木来说是“所不胜”的一方，即脾虚不抵风木的克制。“则其要也”，“要”即指关键所在。“所不胜”不能片面地理解为只是“相克”的关系，如今年火旺，阴虚的人还是有“所不胜”的问题，火气越亢精气越伤嘛。总之五行生克乘侮的理论是理解运气与人体关系的关键所在。

问曰：“治之奈何？”答曰：“上淫于下，所胜平之，外淫于内，所胜治之。”“淫”是指太过为害，“上淫于下”，“上”指自然界之太过的六气，即风寒暑湿燥火之邪气，“下”指人体三阴三阳六经，在天之六气淫于人体的六经；“外”是指地气的五味，太过之五味伤及五脏，这叫“外淫于内”；无论是“上淫于下”，还是“外淫于内”，这些都以“所胜”治之。比如火气太过伤及水脏之阴精，就治之以寒，寒能胜火；若湿气太过而伤及脾胃，便治之以燥，燥能胜湿嘛。因此这里的“所胜”是指五味之气而言，气运之影响于人体主要是“所不胜”的问题，就要以“所胜”来治疗，如以寒治热、以热治寒、实则泻之、虚则补之，等等，这些都是“所胜”的治法。据此可知，“所不胜”是指人体的病理状况，“所胜”是指治疗的原则和方法。

问曰：“平气何如？”“平气”不是在泉之气，也不是司天之气，是指四间气而言，这和平之气对人体有没有影响呢？当然是会有影响的，只是影响不那么明显或激烈罢了。“岐伯曰：谨察阴阳所在而调之，以平为期，正者正治，反者反治”，是说具体还是要看阴阳偏盛偏衰的情况，要看四间气是属少阴、属太阴、属厥阴、属阳明、属太阳、属少阳？病于人体是属阳证、属阴证、属寒证、属热证？根据具体情况进行调理，这就是辨证论治。主岁之气是如此，不主岁的间气也是如此。总之“以平为期”，“平”是“恢复”之意，病变好转、身体恢复就达到目的了。“正者正治，反者反治”，这是治疗的原则，不管是外感还是内伤，也不管寒热虚实，都要依照这个原则进行治疗。“正者”是指阴阳、寒热、虚实等病理特征鲜明者，虚则补之、实者泻之、以寒治热、以热治寒，这是“正治”之法，即所谓逆治法。“反者”与“正者”相反，虚实夹杂、真假相间者，比如有些外热实质是内寒，外热是个假象，那就要热因热用，内为实证外有虚象，虚象是假，就要实因实用，临床上虚因虚用、寒因寒用、热因热用、涩因涩用、通因通用，等等，这些都叫“反治”，“反”与正治法相反，即所谓“从治法”。寒因热用、热因寒用、涩因通用、通因涩用，属正治法；热因热用、寒因寒用、涩因涩用、通因通用等是反治法。

第三节　南北政与寸口脉象

问曰：“夫子言察阴阳所在而调之，论言人迎与寸口相应，若引绳小大齐等，命曰平，阴之所在寸口何如？”“论言”之“论”，是指《灵枢·禁服》这篇文献，其中有这样几句话：“寸口主中，人迎主外，两者相应，俱往俱来，若引绳大小齐等，春夏人迎微大，秋冬寸口微大，如是者名曰平人。”这里概略地叙述了《灵枢·禁服》中的这句话。“人迎”脉是颈动脉，“寸口”脉是手动脉，一个在颈部，一个在手腕部，不在一处，但两者之间的搏动是相应的，就像被同一根绳牵动一样，人迎动寸口也动，而且“小大齐等”，即人迎脉大寸口脉也大，人迎脉小寸口脉也小，如是者称作正常脉象，我想了解的是阴脉与寸口的关系是怎样的？

答曰：“视岁南北，可知之矣”，这涉及运气中“南北政”的概念，意思是要看五运六气中是“南政”主岁？还是“北政”主岁。什么叫南政、北政？黄道以南的天体叫“南政”，黄道以北的天体叫“北政”，若用图来表示，南政在上，北政在下。“黄道”是什么概念呢？古代的天文学家包括现在的天文学家还是有“黄道面”的称谓，是地球围绕太阳公转的轨道平面与天体相交的大圆。从地球的角度看，“黄道”就是太阳运行的轨迹，是以赤道为中心南北摆动的一个面，这个“面”是太阳运行周天的一个大环，被称作“黄道”，一年一个周天。

古人把天体分为子、丑、寅、卯、辰、巳、午、未、申、酉、戌、亥十二个方位，可参见图7南北政分宫次星土图。其中有六个方位在黄道以南，另有六个方位是在黄道以北，一年中太阳在黄道运转，经春夏秋冬四季完成一个周天，即所谓“移光定位正立而待”。“移光”是指太阳在不同位置发射出的光，一年中它是不断变化的；光移到“未”就是“未位”，光移到“申”就是“申位”，光移到“酉”就是“酉位”，这叫“定位”；人背朝北面向南，左东右西，东南西北四个方位就可确定下来，子、丑、寅、卯、辰、巳、午未、申、酉、戌、亥的方位随之而定，这就叫“正立而待”。黄道以南为南政，黄道以北是北政，这个概念就叫“南北政”。所谓“政”是“管理”之意，上面亥、子、丑、寅、卯、辰六个方位主事的时候就是南政，下面巳、午、未、申、酉、戌六个方位主事的时候就是北政。

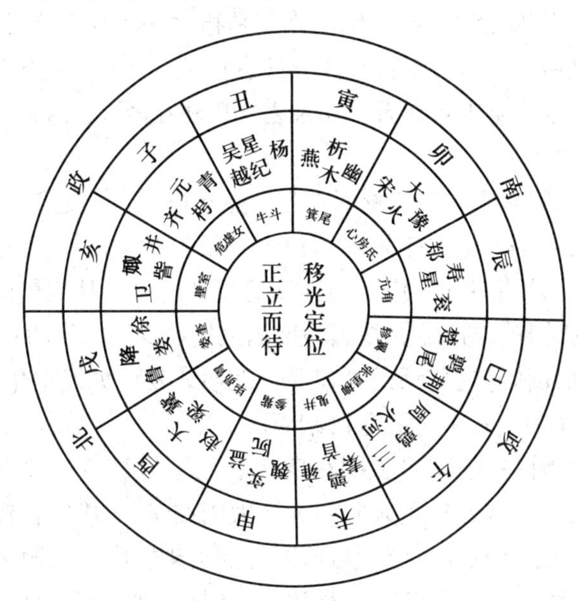

图7 南北政分宫次星土图

对“南北政”的这种解释，是我个人的一点体会。古代注家解释“南北政”有两种说法：一种认为“南政”是指甲、己两个年份，其余八年都是北政；还有一种认为戊午年是南政，除戊午年而外其余都是北政，因为戊午化火，火属南方。这两种说法颇难解释，我是根据这篇文献的具体内容来认识“南北政”的。根据《易经》所分南北来看，南、北是对待的，也不可能出现两个南政八个北政的情况。另外，如果戊癸化火是南政，那么子午的君火又该属什么政呢？所以我不能接受这两种解释。我综合《内经》中的相关内容，在1959年撰写的《五运六气》中提出了我对“南北政”的解释。这里说“视岁南北，可知之矣”，是提出南北政之年来诊断少阴脉，关于这一点我在临床上体会不多，这个问题可以当作一个研究课题来考虑，大家还可以通过临床实践来研究。

南北政与少阴脉的关系是怎样的呢？“北政”在下，所以说是“在泉”，反之“南政”在上，即为“司天”，可见“南北政”归根结底还是司天、在泉的问题。许多注家都认为是甲、己二年为南政是从五运来讲的，这里完全没有这样的概念。“南北政”是基于天体的十二宫的认识，天体有十二个方位，几千年来天体的南北分位是科学家们共识的，这种认识不是基于五运的。就切脉而言，“尺”主司天，“寸”主在泉，凡是“北政”之年，司天之气要从尺脉脉象反映出来，在泉之气从寸脉脉象反映出来，应该有这样的规律。

“北政之岁，少阴在泉，则寸口不应。”“少阴在泉”是指逢“酉”之年，如癸酉、乙酉、丁酉、己酉、辛酉，这五年是阳明司天、少阴在泉，“酉”在北方。所谓“不应”不是说少阴之脉不来，是指这一年少阴之脉极其沉细而伏，少阴之脉气极其微弱，这一点古代注家的意见是一致的。这句话的意思是，北政之岁，如逢酉年，是少阴在泉，在泉之气反映在两寸，故两寸出现沉伏而弱的脉象。

“厥阴在泉，则右不应。”“厥阴在泉”是指逢“申”之年，如壬申、甲申、丙申、戊申、庚申等，这五年是少阳司天、厥阴在泉，“申”也在北方，属北政。“则右不应”是指右寸不应。为什么是“右”呢？从六气的分布来看（可参见图3六气主时节气图解），是因为厥阴之气在少阴之气的右方。右寸不应，即右寸的脉沉细而伏。这句话的意思是，北政之岁，如逢申年，是厥阴在泉，在泉之气反映在右寸，故右寸脉象沉细而伏。

“太阴在泉，则左不应。”“太阴在泉”是指逢“戌”年，如甲戌、丙戌、戊戌、庚戌、壬戌等，这五年是太阳司天、太阴在泉。“戌”在赤道之北，属北政。“则左不应”是指左寸不应。与前同样的道理，因为太阴之气在少阴之气的左方。三阴的秩序是一厥阴、二少阴、三太阴，少阴是居两阴之间的，所以右是厥阴，左是太阴。少阴在泉则寸口不应，这个“寸口”就是指左右两个寸部，因为少阴居中嘛，而太阴、厥阴在其左右。左寸不应，即左寸的脉沉细而伏。这句话的意思是，北政之岁，如逢戌年，是太阴在泉，在泉之气反映在左寸，故左寸部脉象沉细而伏。

至此，这里所言少阴在泉、厥阴在泉、太阴在泉，主要就是指逢酉年、逢申年、逢戌年，这三个年都是在黄道之北，属于北政之年。以上是北政的十五年，下面分析南政的十五年。南北是相对的，即是相反的。北政之岁，尺脉主司天，寸脉主在泉，所说的都是三种寸脉之象。而南政之岁，寸脉主司天，尺脉主在泉，与北政相反，凡逢南政之年，那么司天之气就会影响寸脉，在泉之气影响尺脉。北政之年是从在泉之气来看，南政之年是从司天之气来看。

“南政之岁，少阴司天，则寸口不应。”“少阴司天”是指逢“子”之年，如甲子、丙子、庚子、戊子、壬子等，这五年是少阴司天、阳明在泉，“子”属南政嘛。“寸口不应”与前一样是指两个寸部的脉象，即两手的寸脉沉细而伏。

“厥阴司天，则右不应。”“厥阴司天”是指逢“亥”之年，如乙亥、丁亥、己亥、辛亥、癸亥等，这五年是厥阴司天，“亥”亦属南政。“则右不应”，这个“右”是指右寸，则右寸不应，即右寸脉沉细而伏。

“太阴司天，则左不应。”“太阴司天”是指逢“丑”之年，如乙丑、丁丑、己丑、辛丑、癸丑等，这五个年都是太阴司天，太阳在泉，“丑”亦属南政。“则左不应”，这个“左”是指左寸，即左寸脉沉细而伏。

以上就是南政、北政之年对脉象的影响，由此看出“南北政”还是应该从十二地支来解释，不应该从十天干的五运来解释，以黄道划分，按照天体的南北，分为南政、北政。然后与少阴在泉、厥阴在泉、太阴在泉、少阴司天、厥阴司天、太阴司天相配合，可以得到一个比较合理的解释。依据南北政的司天、在泉之气来观察少阴脉的变化，实事求是地说我在临床上没有多大的体会。这种方法，在张景岳的文献中也有所解释，在一些时行病中可以一用，这可以作为一个研究课题来研究，我这里只是介绍南北政相关的一些概念。黄道以南就是南政，黄道以北就是北政；凡逢酉年、申年、戌年是北政之年，凡逢子、亥、丑年是南政之年；北政之年，是以在泉之气来体会少阴之脉；南政之年，是以司天之气来体会少阴之脉的。

总之“诸不应者，反其诊则见矣”，“不应”与前意思一样，不论是司天之气还是在泉之气，都会在手少阴脉之寸口有所反映，其规律已如上述，北政之年观察的是在泉之气应于寸口的情况，南政之年观察的是司天之气应于寸口的情况，南北政是相反的，这是“反其诊则见矣”的意思。

问曰：“尺候何如？”以上都是从寸部观察的少阴寸口之脉，那么尺部脉的反映又怎样呢？答曰：“北政之岁，三阴在下，则寸不应；三阴在上，则尺不应。”“三阴在下，则寸不应”这两句话就是重复上面的少阴在泉、厥阴在泉、太阴在泉的情况，即北政之岁在泉之气对三阴之脉的影响。“三阴在上，则尺不应”，“三阴在上”是指厥阴、少阴、太阴司天之气；“则尺不应”，若少阴司天两尺之脉沉细而伏，厥阴司天右尺之脉沉细而伏，太阴司天左尺之脉沉细而伏。“尺”与“寸”是相对来讲的，三阴在泉反映于“寸”，三阴司天反映在“尺”，而其左右是一样的。

“南政之岁，三阴在天，则寸不应。”这两句话就是重复上面的少阴司天、厥阴司天、太阴司天的情况，即南政之岁司天之气对三阴之脉的影响，这个道理上面也讲过了。“三阴在泉，则尺不应。”南政之岁，少阴在泉、厥阴在泉、太阴在泉之气影响少阴脉象，则尺脉沉细而伏，即少阴在泉两尺不应，厥阴在泉右尺不应，太阴在泉左尺不应，与北政相反。

“左右同”，左寸右寸、左尺右尺是相同的。如北政之岁三阴在下，则寸不应，三阴在上，则尺不应，寸不应的左右关系与三阴在泉是一样的；如南政之岁三阴在上则寸不应，三阴在下则尺不应，尺不应的左右关系与三阴司天是一样的。

“故曰：知其要者，一言而终，不知其要，流散无穷。此之谓也。”南北政的理论知识看起来好像很复杂，但抓住要点还是很容易理解的，其要有二。第一，南政、北政的划分是以黄道为界的，黄道以南是南政，黄道以北是北政，用其来表示时间，黄道以南的六个地支属于南政之年，黄道以北的六个地支属于北政之年，这是要点之一；第二，南政、北政是相对的，北政之岁，尺主司天、寸主在泉；南政之岁，寸主司天、尺主在泉，这是要点之二。这两点即所谓“要者”，如逢酉年北政是少阴在泉，逢申年北政是厥阴在泉，逢戌年是太阴在泉。理解了要领“一言而终”，复杂的问题就变得简单了。“不知其要”，没有掌握主要精神，则“流散无穷”，概念不清则得不出要领，简单的事情就变得十分复杂而难以理解。“此之谓也”，道理就是这么个道理。究竟临床上实际应用情况怎样？我刚才申明了我的体会不多，但是什么是“南北政”大家要理解。

以上就是第一章第三节的文意。从“调治”而引申到“切脉”，主要是切少阴脉，至于说为什么要切少阴脉？为什么要强调南政、北政之司天、在泉？由于我的体会不多，所以我也讲不好这个问题，但是我基本上同意张介宾的解释，他认为是“阳道实”“阴道虚”的关系。阳常有余，阴常不足，故曰：阳道实，阴道虚。少阴是人的先天之本，观察病变的根本有没有动摇是很重要的。一般来说，少阴之气总是不足的，所以张介宾认为不论南政北政，在复杂的病变当中，要抓先天，要抓少阴，要看先天之本动摇没有。我还是同意他这个见解的，人体不外乎就是个先天、后天问题，有的重视先天，有的重视后天，而这里在讨论五运六气与人的关系，基本上属于先天的内容，分析病变不要忽略了人体先天之本。这是张介宾的学术观点，从天人相应的认识出发，这一认识还是很有道理的。

第二章　气运与疾病治疗

第一节　在泉之气的辨证论治

问曰：“天地之气，内淫而病何如？”“天”是指司天，“地”是指在泉，“淫”是“侵害”之意，“内淫”是指六淫邪气自外而入于内，即言司天、在泉的六淫之气自外侵入于人体内而发生的病变、病证是怎样的呢？

先看厥阴在泉之气对人体的病理影响。“厥阴在泉”之岁是指逢寅、逢申年，气候特征是少阳相火司天、厥阴风木在泉。厥阴为“风淫所胜”，那么寅年、申年的下半年应该为风木之气所胜。由于“风淫所胜”于是“地气不明”，“地气”是指土之气，土湿之气被风淫之气所克胜，所以“不明”，“不明”是“不振作”之意。从自然界来看，中土之气失去了正常状态，于是“平野昧”，到处是雾蒙蒙、昏沉沉的，尘土风扬，一派混昧之象。“草乃早秀”，“秀”是“成熟”之意，草木早熟是风气旺而升发之气太过之故。从人类的疾病来看，风木之气太过，脾土受到损害，于是“民病洒洒振寒，善伸数欠”，伸、欠都是气不舒的表现，在《灵枢·经脉》篇里记载“洒洒振寒，善伸数欠”，这是阳明胃病的症状；“饮食不下，鬲咽不通”，是肝气上逆、胃气不降之故；“食则呕，腹胀善噫”，“噫”读作“易”音，这是一般文学书的读法，在中医书上没有这种读法，应该读作“嗳”，即指打饱嗝，是胃气不降的表现，正因为“腹胀”才会“善噫”，尤其是饮食后特别明显，噫出来的是所吃东西的气味，古人称之为“饱食息”，即饱食以后的气息；“身体皆重”也多见于太阴脾土病的表现；为什么会“心痛支满，两胁里急”？这与厥阴经脉的循行部位有关，因为厥阴肝脉贯肝布胁肋；“洒洒振寒”，这不是太阳表证之恶寒，是阳明经病的恶寒表现，如《伤寒论》的白虎汤证就有“恶寒”，阳明主肌肉，更何况阳明经脉主表，所以在发热初期是可能出现恶寒的；“得后与气，则快然如衰”，是说矢气后腹胀缓解，身上感觉痛快了许多，就是因为脾土运化功能减弱，气郁在里腹气不通的缘故。以上即厥阴在泉之风气所胜影响的病证表现，主要表现在“木”和“土”的关系方面。

少阴在泉之气对人体的病理影响。“少阴在泉”之岁是指逢卯、逢酉年，气候特征是阳明燥金司天、少阴君火在泉。少阴君火胜为“热淫所胜”之年。从自然界的现象来看，“焰浮川泽”，“川泽”是水，即水之上有火焰，也就是火热胜于阴处，所以“阴处反明”，阴处不暗反明，于是“蛰虫不藏”，“蛰虫不藏”这四个字应该出现在这个地方，阴气胜阳在内则蛰虫藏于内，现在是阳气胜故蛰虫不藏，比如今年立春早，气候早暖，生物的活动就早，冬眠的微生物也早早活动起来了。从人类的疾病表现来看，气分有热，故“腹中常鸣”；火性炎上，故“气上冲胸”；气逆所以“喘不能久立”；热邪在经脉，故“寒热皮肤痛”，凡病在经脉大多有寒热皮肤痛的表现，前面“洒洒振寒”之阳明经的恶寒症也都与经脉的分布有关；热邪重，于是“目瞑、齿痛、䪼肿”，“目瞑”即目昏、目暗，“䪼肿”是两眼眶肿，即目肿；“恶寒发热如疟”是阴阳相争的缘故，阴胜则寒，阳胜则热；“少腹中痛腹大”，是热在下焦的表现。以上，寒热皮肤痛、气上冲、喘而不能久立等，是火热刑金的表现；眼睛发黑、怕阳光、齿痛、目肿等，是热邪乘阳明经的表现。这些症状在临床不一定会同时出现，这里对病变表现的描述，对如何把握少阴经热胜的表现很有启发性，把少阴经与其关联的脏腑联系来辨证是临床常用的方法。

太阴在泉之气对人体的病理影响。太阴在泉之岁是逢辰、逢戌之年，气候特征是太阳寒水司天、太阴湿土在泉。从自然现象来看，“太阴”属湿土，湿土胜草长得好，故曰“草乃早荣”；“岩谷”是指土气最胜的地方，即高岩深谷，“埃”是指土湿邪气重，“湿淫所胜，则埃昏岩谷”，是说整个岩谷里充满了土湿之气；“黄”是土气主色，“黑”是水湿的主色，“黄反见黑”是说阴寒水湿太重了；“至阴之交”，是补充说明“黄反见黑”的原因，脾属“至阴”，肾也属“至阴”，土也胜，水也胜，两个“至阴”相交，所以“黄反见黑”是至阴之交之故。再从临床上看，患者出现这一系列的症状体征，民病饮积、心痛是寒湿太过损伤心阳之故；“浑浑焞焞”是描述听力下降、耳鸣的表现；出现耳聋、嗌肿、喉痹，在《灵枢·经脉》中也有此话，说的是三焦的证候，这些症状的出现，说明湿邪弥漫于三焦；“阴病血见，少腹痛肿，不得小便，病冲头痛”，这些是湿邪化热的现象，湿邪重而得不到清除，湿就要化热，湿热阻滞所以少腹肿痛、不得小便，湿热之气往上逆而头痛；“目似脱，项似拔，腰似折，髀不可以回，腘如结，腨如别”，这些症状在《灵枢·经脉》中是指膀胱经的病，项、腰、髀、腘、腨等部位，即从颈、背到腿的外侧，这是膀胱经的循行部位，是土湿淫胜克制膀胱寒水之故，土湿重于是睛胀如脱，脖子像受了伤一样活动受限，腰像折断一样不能动，骨关节不能弯曲，膝盖结滞不通，腓肌像不是自己的一样，这些都是水湿严重的表现。通过这一系列的症状表现可以看出，水湿过胜，可引发脾土、三焦、膀胱、肾等诸多脏器的病变，因此临床上对水湿进行辨证就要从这些方面去联系。

少阳在泉之气对人体的病理影响。少阳在泉之岁是逢巳、逢亥年，气候特征是厥阴风木司天、少阳相火在泉。从自然现象来看，厥阴风木司天一定是少阳相火在泉，故曰“火淫所胜”；火淫所胜“则焰明郊野”，到处像火焰明烧一样炎热；“寒热更至”是说气候时寒时热，这也是少阳的特点之一，温度越高，寒水越降，天气热极了就会下雨，雨过放晴又是大热天，寒了热、热了寒，反复地出现。从民病方面来看，为什么会“注泄赤白”？“赤”是血分有热的表现，“白”是气分有热的表现，下痢有赤有白，说明热邪已经伤及血分了，甚至还会出现“血便”；“溺”一般读作“腻”音，但在医书中常读作“尿”；“少阴同候”，意思是少阳之热是这样，少阴之热的表现也是这样，无非是有君火、相火的区别，但热象总是大同小异的。由此可知，前面讲的“少阴在泉”的那些表现可不可以在“少阳在泉”时出现呢？完全是可以出现的，当然一个是“表”，一个是“里”，还是有不一样的地方。

阳明在泉之气对人体的病理影响。阳明在泉之岁是逢子、逢午之年，气候特征是少阴君火司天、阳明燥金在泉。从自然现象来看，阳明在泉是以燥金之气胜为特点的，即所谓“燥淫所胜”；自然界中“霧雾”为同类，“雾”轻“霧”重，“清”是清冷之意，“瞑”是昏暗之意，因雾重成霧之故，雾暗如霧、清冷瞑晦这是金气的特性，清肃之气旺。从临床表现来看，“民病喜呕，呕有苦，善太息，心胁痛不能反侧，甚则嗌干面尘，身无膏泽，足外反热”，这在《灵枢·经脉》中是指足少阳胆经的病变表现，这说明金邪太胜而伤及肝胆，金克木，肝是阴木，胆是阳木。口苦、善太息、心胁痛不能反侧，甚则面有尘、身无膏泽、足外反热，这是足少阳胆经的病变表现，这是金气克阳木；嗌干、面尘是厥阴肝经的病变表现，金气克阴木。

太阳在泉之气对人体的病理影响。太阳在泉之岁是逢丑、逢未之年，气候特征是太阴湿土司天、太阳寒水在泉。从自然现象来看，太阳是寒水之经，故曰“寒水淫胜”；寒水胜“则凝肃惨栗”，“凝肃”是寒的特性，寒主收引。从临床表现来看，“病少腹控睾，引腰脊，上冲心痛，血见，嗌痛颔肿”，这些症状是膀胱与肾的病变表现，属寒水自伤，即膀胱和肾之阳气不足，影响到少腹、睾丸、心、腰脊、嗌、颔等部位发生病变，太阳是多血少气之经，所以还会有出血表现，“血见”要具体分析，是见于上？还是见于下？

以上是三阴在泉之气、三阳在泉之气淫胜的情况，六气淫胜不外两个方面：一是淫胜自伤，伤及本经、本脏、本腑；二是淫胜他伤，气胜而伤及他经。无论是自伤还是他伤，都不外阴阳、表里的关系，或者五行胜制的关系。

问曰：“治之奈何？”怎样治疗呢？“诸气在泉”，即指三阴三阳在泉之气的影响，均按照以下的方法治疗。

“风淫于内，治以辛凉，佐以苦，以甘缓之，以辛散之”，这是讲治“风”的原则。风气胜要“治以辛凉”，“辛”是金之味，风木旺要以金气来克胜之；风动往往火随之也动，所以在用辛凉的同时，还要佐以苦，“苦”可以泻热；辛散、苦泻容易伤脾胃之气，所以要用“以甘缓之”，何况风木克脾土，用“甘”固脾土益其津气，因为辛散、苦泻太过会伤津、伤气。总之风木太胜主要用辛散去息风，但完全去散是不行的，还要用甘缓之药，肝脏最怕的是“急”，肝气亢、肝风动都是“肝急”的表现，所以要用“甘缓”，如具有代表性的方子是“芍药甘草汤”，苦甘相继以针对经脉痉挛、少腹拘急诸症，其治疗原则是甘缓其急、辛散其风。这一点要求大家要深刻理解，这关系到临床上如何治风？以辛为主，以苦甘为佐，这是治疗的原则，在临床上用成方也好，不用成方也好，只要掌握这个原则，可以自拟组方。

“热淫于内，治以咸寒，佐以甘苦，以酸收之，以苦发之”，这是讲治“热”的原则。寒与热的关系是水、火关系，要用水之味、水之性来治火，“咸”是水之味，“寒”是水之性，这是热病的基本法则，还要佐以甘、苦，“甘”可以泻虚热，“苦”可以泻实热。所谓“甘温除大热”是治疗虚热，虚热要用甘寒之药，以寒为主而佐以甘，“甘”可以益气升津，所谓虚热多伴有津伤、气虚，因此“甘”有利于去虚热、虚火；“苦”有利于治湿热、实火，比如黄芩、黄连、黄柏、黄栀子等，都是苦味药，都具有泻火的功效，用于实火、实邪。若是虚热用这些苦味药就不合适了，凡是苦味药，既有泻火的一面，又有伤津的一面，凡是苦味药都带燥性，比如大黄、黄连、黄芩都带燥性，燥性伤津嘛，温热学家之所以用苦味药那么谨慎就是这个道理。所以“佐以甘苦”就要分虚实，虚佐以“甘”，实佐以“苦”，虚用“甘寒”，实用“苦寒”。“以酸收之，以苦发之”，“收”是指收虚火、虚热，“发”是指发实火、实热。如虚阳外炎、虚阳上逆，要用“酸”味药来敛之，比如“五味子”就属于这种药，浮阳于外，用收敛使之入于内，所以用“酸”来收之；如是实热、实火，就用“苦”去泻、去发，泻火之药大家都较熟悉了，像“山栀子”这类的药，凡是郁火、郁热，就要用“栀子”这类的苦药来发、来散，散发郁积之热。

“湿淫于内，治以苦热，佐以酸淡，以苦燥之，以淡泄之”，这是讲治“湿”的原则。湿气胜，以苦、热药为主，“苦”能燥湿，比如苍术就是苦温的药，大能燥湿，所以用苦热药治寒湿是基本的治法。湿证有寒湿、湿热之分，寒湿一定要苦热药、苦温药，温性才能够散寒嘛，所谓热性、温性是不同程度而言。可“佐以酸淡”，“酸”有酸收、酸泻之分，治湿要用“酸泻”之药，不能用“酸收”之药，比如“米醋”是酸泄的，临床报道喝醋可以排泄胆道蛔虫，“山楂”也是酸泻药，冠心病用山楂以其酸泻来通营。酸收的药如五味子、枣仁等，对湿邪来说，只宜酸泄，不宜酸收。“淡”味药有渗湿的功能，如茯苓、白术、苡仁等都属淡渗药，能够渗湿。渗湿与泄湿、排湿不一样，“渗湿”是使湿邪慢慢地分解出去，所以治湿要用酸淡，“淡”有利于窍，属于利窍药，所谓“利窍”就是指其排泄湿邪而言，茯苓、泽泻、苡仁都有这种作用。“以苦燥之，以淡泄之”，“苦”可以燥湿，“淡”可以渗湿。“苦寒”药可不可以用呢？那就要看是不是湿热证，若湿而化热，就不宜用“苦热”了，而要用“苦寒”药，“苦”以燥湿，“寒”以胜热。

“火淫于内，治以咸冷，佐以苦辛，以酸收之，以苦发之”，这是讲治“火”的原则。火热胜要治以“咸冷”，“冷”即“凉”之意，“咸”是水之味，凉、咸是水之性。“苦”可泻热、泻火，实火要用苦寒药泻之，郁火要用苦辛药散之。“以酸收之，以苦发之”，这个治法与治“热淫于内”是一样的，虚火用酸收，实火用酸泻，也就是说相火、君火都有虚实需要辨别，虚实不同治疗的方法也不同。

“燥淫于内，治以苦温，佐以甘辛，以苦下之”，这是讲治“燥”的原则。燥气胜要用“苦温”药，这是总的原则。燥证要区别“凉燥”和“温燥”，从气运来讲，七、八两个月，半前为温燥季节，八月下旬后转入凉燥的季节，“苦温”可用于治凉燥。如是温燥就要“佐以甘辛”，这里说的“辛”与前面的“辛散”又不一样，“辛”也有两种性格，有的“散泄”有的“辛润”，如“知母”和“黄柏”的性格不一样，“知母”是辛润的，黄柏是苦燥的，若用于泻相火，知母不仅泻相火，还能养肾阴，所以知母、黄柏用法是不同的。燥淫于内，治以“甘辛”是其常法，要用辛润之药，若是外燥，就要用霜桑叶等辛平之药，也带有散性，总之治燥不能大散，即使是外感燥盛也不能用大量的辛散药，因为燥邪伤津，再用大量的辛温药去“散”，不利于治燥，大温、大辛都是不合适的，大苦也不合适，苦味主燥，甘露饮、清燥救肺汤就是两个以“润”为主的典型方剂。所以这里提出的苦、温、辛的治燥之法，需要结合临床准确把握，用好辛润、甘温、甘润、甘缓之药，是治燥邪基本的原则。

“寒淫于内，治以甘热，佐以苦辛，以咸泻之，以辛润之，以苦坚之”，这是讲治“寒”的原则。寒水邪气胜，要“治以甘热”，即用甘温药，“温”与“热”是不同程度而已，轻则“温”，重则“热”，寒邪气胜，不管是虚证、实证都适于用甘热、甘温之药，这是主要的、基本的治法。“甘”是土之味，土能克制水，而“热”以胜寒，所以“寒淫于内”要“治以甘热”，把“土”气扶起来以治寒“水”，以阳热之气来散阴寒之邪，这是“治以甘热”的意思。“佐以苦辛”，“苦”是火之味，所以用以治寒，但“苦”味药性寒者较多，所以这里“苦”要理解为“苦温”，如“苍术”这种苦温药是可以用的。这里提出了“辛润”，“辛润”只适应于虚寒证，我认为“辛润”应该放到“燥淫于内”的论述中比较合适，燥淫于“辛润”更需要强调。“以苦坚之”的“苦”指火性之味而言，只能这样来理解，除苦温、苦热药外，苦寒药是不适合寒邪之证的。寒属水性，肾是水脏，所以用“咸”味药、用“苦”味药，这是从五行理论来讲的，从药学理论的角度来看，一般的“苦味”药是不适合治疗“寒淫于内”的。

第二节 司天之气的辨证论治

从运气理论来说，司天之气主上半年气候，在泉之气主下半年气候，但具体对人体的影响，司天之六气与在泉之六气是没有什么分别的，如司天之风气与在泉之风气对人体的影响是一样的，掌握了这个精神，以下的内容就用不着详细地讲解了，只解释一些生僻的词语和难以理解的地方。但需要强调的是，大家在自学的时候，对文献中提出的每一个症状都要认真地思考，要联系地进行分析，这对临床辨证技能的掌握大有好处。

问曰："天气之变何如？"这个"天"是指司天六气，司天之气的变化对人体病理的影响具体是怎样的呢？

厥阴司天之气对人体的病理影响。其中的"太虚"是言太空，太空满是尘埃，天昏地暗，这是风气太过的表现；"云物以扰"，云在动，物在动；风为阳邪，主升发，风木主温，由冬寒而化为春温，故曰"寒生春气"；风阳之气渐强，水流而"不冰"。从《灵枢·经脉》的记载来看，当心而痛（即胃脘痛）、饮食不下、舌本强、食则呕、腹胀、溏泄瘕、水闭等，这些都是足太阴脾的病变表现，这要从肝与脾的关系来考虑，是木胜土的缘故，所以说"病本于脾"，即风木克制了脾土。"冲阳绝，死不治"，这是从风木克制脾土的角度来讲的，"冲阳"是足阳明胃经的经穴，风气旺而冲阳脉绝是很不好的现象，预示胃土这个后天之气将要断绝，临床上叫作"无脉证"。若寸口无脉，但是冲阳脉还在，还是可以想些办法的；如果"冲阳"也无脉，临床上确实没有几个能救治的。在临床上"人迎"可以诊，"冲阳"可以诊，这两处的脉都代表后天之脉。将这许多的症状综合起来分析，可以发现这里完全没有提到风气本身的病变，风气胜肝风自身也会有病变表现的，所以大家要意识到这样一点，这样来认识就比较全面了。

少阴司天之气对人体的病理影响。其中"怫热"是指郁热，热气太过郁积不散叫"怫热"；"胕肿"就是"浮肿"。所记述的少阴司天这些病症表现，主要是少阴心和太阴肺的病变表现，火热刑金嘛，故曰"病本于肺"。其中还有手阳明大肠的病变表现，因为肺与大肠相表里，阳明大肠也属燥金。"尺泽绝，死不治"，"尺泽"是手太阴肺脉之穴，如果肺气伤至尺脉都摸不着的程度，那病情就严重了。

太阴司天之气对人体的病理影响。太阴司天而湿气旺，"沉阴旦布"的"旦"是指白天，意思是白天像夜晚一样阴阴沉沉的。"雨变枯槁"，水湿邪气太过，庄稼长不好而枯槁，这些都是阴盛阳衰的表现。"心如悬"是心发空的一种感觉，好像心被悬吊起来了一样。所述的病变表现，有的属于足太阳膀胱经的病变，有的属于足少阴肾的病变，肾和膀胱相表里嘛。肾与膀胱都属“水”，太阴胜则土克水，土气太旺而伤肾水，所以说“病本于肾”。这种情况往往由于阳虚引发，阳若不虚水湿旺不到这个程度。“太溪绝，死不治”，“太溪”是足少阴肾脉之穴，“太溪”脉绝，说明肾阳虚到极点，是土湿邪气胜极的表现。

少阳司天之气对人体的病理影响。相火淫胜，火要克金，所以“金政不平”，“金政”是指秋金之气，是指秋金时节火热邪气流行，“平”是“正常”之意。所描述的这些病变表现基本上是太阴肺金的问题，火热克太阴肺金，所以说“病本于肺”，是火气伤了肺津、肺气之故。“天府绝，死不治”，“天府”是手太阴肺脉之穴，“天府”脉绝，说明肺气虚到极点，是少阳相火邪气胜极的表现。

阳明司天之气对人体的病理影响。阳明司天而燥淫胜，“晚荣”是指草木迟迟长不起来，“晚生”是“迟生”之意，木之晚荣、草之晚生都是燥热太过之故。“鹜溏”是极稀的粪便，即粪便中夹有水，不是一般的溏泻；“痤”是皮肤上的小疖子，疮比痤要大，痈比疮更大，这些皮肤疮肿是燥热邪气轻重不同的表现，甚则为“痈”，其次为“疮”，轻者为“痤”。这里所记述的病变表现，均为少阳胆、厥阴肝的病变表现，阳明燥金之气胜，金克木，所以说“病本于肝”。在临床上肝与胆的关系要掌握，比如胸胁痛、两胁疼痛，是责于少阳胆，还是责于厥阴肝？这取决于是外感还是内伤，外感胁痛一定要考虑少阳胆，内伤胁痛一定是考虑厥阴肝，这是由经脉的表里关系所决定的。“太冲绝，死不治”，“太冲”是足厥阴肝脉之穴，“太冲”脉绝，说明肝气伤到极点，是阳明燥金邪气胜极的表现。

太阳司天之气对人体的病理影响。太阳司天是寒淫胜，“寒气反至”的“反”是“反常”之意，太阳司天应该是寒气主事，但不是正常的寒气，是反常的、过剩的寒气。“水且冰”是描述反常之寒气胜的物候。“炲”是煤烟发黑的颜色。这里所记述的病变表现，在《灵枢·经脉》中都是手厥阴心包络的病变表现，水克火嘛，水气盛则火气衰。为什么还有痈疡、呕血、血泄、面赤这些表现呢？这要从水与火的关系来认识，往往是寒邪太胜，火热郁于体内不能散发，临床可以见到“寒火积胸证”，不要只认识到是“寒”，“寒”克制了“火”，但“火”并没有消失，相反地，“火”郁积于内，要出现种种热证的表现，于是外寒内热证就出现了。寒水克制心阳，心阳不能宣通，以至于影响到血分、气分，于是出现这些病症，故曰“病本于心”。“神门绝，死不治”，“神门”是手少阴心之穴，“神门”脉绝，说明心阳伤到极点，是太阳寒水邪气胜极的表现。

“所谓动气知其藏也”，“动气”是指前面所列举冲阳、尺泽、太溪、天府、太冲、神门，这些可以诊到脉动的部位，通过“动气”的状况，可以了解相应脏器的情况，这是“所谓动气知其藏也”的意思。

第三节　间气反胜的辨证论治

什么是“反胜”？或者是司天之气不足，或者是在泉之气不足，司天左右两个间气或在泉左右两个间气，就要反过来胜司天或胜在泉，这就叫“反胜”。从五行关系来看，“反胜”是基于五行的“相克”理论，包括了“乘”（过克）、“侮”（反克）两种关系。总之这里的“反胜”是对左右四间气而言的。

问曰：“邪气反胜，治之奈何？”遇到“反胜”气候影响的病证如何治疗呢？

风气反胜燥金的证治。“风司于地”是说厥阴风木在泉，为逢寅、逢申年。“清反胜之”，“清”是指燥金之气，若在泉风木之气不及，正常的金、木相克关系发生改变，清金之气过克风木之气。用什么来泻反胜之清金之气呢？“治以酸温”，“酸”可以增长风木之气，以扶木抑金，“温”属火性可以治清金之气，火能胜金嘛，所以要用“酸温”。“佐以苦甘”，“甘”可以缓肝之急，“肝苦急，急食甘以缓之”嘛，“苦”是火之味，可针对“金”之清气。“以辛平之”，用“辛”去补肝气之不足，辛散主升发，可以助长风木之气，使“清金”之气趋于平和。

寒气反胜君火的证治。“热司于地”是指少阴君火在泉，为逢卯、逢酉之年。若君火之气不及，则“寒反胜之”，水克火嘛，水寒之气过克君火之气。“甘”是土之味，土能治水嘛，寒水之气有余就用土来治水，又“热”可治寒，故曰“治以甘热”。“苦”是火之味，可以治“寒”，寒得“苦”而温，寒得“辛”而散，所以要“佐以苦辛”。“以咸平之”，“咸”是水之味，咸能泻水，“水”胜用咸来泻之，使寒水之气趋于平和。

热气反胜湿土的证治。“湿司于地”是指太阴湿土在泉，为逢辰、逢戌之年。若湿气在泉不及，则“热反胜之”，即阴湿之气不及，阳热之气反胜于它。“治以苦冷”，“苦冷”可以抑制火热之邪气。“佐以咸甘”，“咸”性下走，能抑制火热炎上之性；“甘”能够补土，土湿不足嘛，用“甘”补之。“以苦平之”，“苦”指苦寒而言，用苦寒药来平熄火热之气，使阳热之气趋于平和。

寒气反胜相火的证治。“火司于地”是指少阳相火在泉，为逢巳、逢亥之年。若相火不足，则“寒反胜之”。水寒之气反胜，要“治以甘热”。这与上面“热司于地，寒反胜之”的治法是一致的，热司于地、火司于地，无非是君火、相火的不同，性质都属“火热”。

热气反胜燥金的证治。“燥司于地”是指阳明燥金在泉，是逢子、逢午之年。

燥金之气不足，则“热反胜之”。火热克金，就要“治以平寒”，这里强调不要用“大寒”而要用“平寒”。“佐以苦甘”，“苦”寒泻火，“甘”为土之味，培土生金，以缓燥金之不足。“以酸平之”，“酸”味药物，无论“酸收”还是“酸泻”都有利于调解过胜的热邪，使其趋于平和。

热气反胜寒水的证治。“寒司于地”是指太阳寒水在泉，是逢丑、逢未之年。寒水不及，则“热反胜之”。热太过，就要“治以咸冷”，以抑制火邪。“佐以甘辛”，火伤津，以“甘”补之，“辛”能散郁火。“以苦平之”，苦寒可以泻火，使其趋于平和。

总之不管哪一个间气反胜在泉之气，其治法是以“和”为目的，“以和为利”就是以达到体内平和为最佳状态，故以上最后都有“平之”二字，能够恢复平和状态，恢复其正常状态，没有太过，也没有不及，这就达到治疗的目的了。以上这些治疗在泉之气不足左右间气反胜的方法，总不外是要相互牵制，遵循的是阴阳、五行克胜关系，只要掌握这个原则就容易理解这些文字了。

问曰：“其司天邪胜何如？”假使司天之气不足，左右间气反胜于司天的情况又是怎样呢？其“反胜”的原理，司天、在泉基本是一个样，只是年份不一样。风木司天，是逢巳、逢亥之年；君火司天，是逢子、逢午之年；湿土司天，是逢丑、逢未之年；相火司天，是逢寅、逢申之年；燥金司天，是逢卯、逢酉之年；寒水司天，是逢辰、逢戌之年。其治法与反胜在泉之气的治法是一样的。

其中有一点需要注意，即“湿司于地，热反胜之”“湿化于天，热反胜之”，按照五行理论，湿不足是土气不足，应该是风木之气反胜，为什么说热反胜之呢？“风”为阳邪，有风火相煽的说法，即风气胜无有不兼火的，故曰“热反胜之”。从全文来看，如果说是“误”，没有足够的证据，因为前前后后都是这样认识的，若是“错”，会是某一处错，不会错得如此一致，所以还是把“风木”当作“相火”对待了，风木亢盛，无有不相火亢盛的，这一认识是符合临床实际的。

第四节　六气相胜的辨证论治

什么是“六气相胜”呢？“六气”是指司天、在泉、左右四间气，“相胜”是六气之间经常发生的互有强弱的状况，司天、在泉、间气的强弱变化会改变相互间的胜制关系，只要某气一弱，马上就会受到其他气的胜制，这叫“六气相胜”。

问曰：“六气相胜奈何？”六气相生的病变表现都是什么呢？

风木气胜的表现。“厥阴之胜”是风木气胜。风邪太过，临床可见耳鸣、头眩，因肝经汇于头部的颠顶，耳鸣、头眩是风气内动的现象；风木伤胃土，中焦胃土隔拒，所以“愦愦欲吐”；木太过胃土虚寒，所以“胃鬲如寒”；“大风数举”是说肝风内动，“数举”是反复发作之意；“倮虫”在五行中属土，如蚯蚓之类都属“倮虫”，风气旺，风克土，倮虫不滋，即其繁殖受到影响。这是描述风气旺土气衰的自然景象。病变表现如下：“胠胁气并”，“胠胁”是肝之经脉循行的部位，邪气聚于胠胁，“气并”是指肝的邪气并聚；“化而为热，小便黄赤”，在前面提到过，肝风动最易化热，肝木自带相火嘛，所以极易化热，于是“小便黄赤”；受到肝气冲逆的影响，故“胃脘当心而痛”，《伤寒论》《内经》中有不少“心”字都当“中”字讲；“两胁”是肝经循行的部位，肝气上逆，两胁撑胀，故曰“上支两胁”；临床上把吃什么泻什么的表现叫作“飧泄”，并伴有“肠鸣”，甚至于还“注下赤白”，说明肝邪动血了，也是肝木克制脾土的病变表现；“鬲咽不通”仍然是肝邪伤了胃肠的缘故。

以下的病证表现，希望大家自己去分析，分析的方法前面已经谈过了，或依据经脉的循行分布，或依据五行生克的关系，或依据脏腑的特性和联系，只要掌握了这些理论知识，相信大家都可以分析得有道理，我就不详细讲解了。

君火太过的表现。“少阴之胜，心下热，善饥，脐下反动，气游三焦，炎暑至，木乃津，草乃萎，呕逆躁烦，腹满痛溏泄，传为赤沃。”“脐下”是少阴的部位，“赤沃”是指或大便下血，或小便带血，这是心经火急妄行的缘故。

湿土气盛的表现。“太阴之胜，火气内郁，疮疡于中，流散于外，病在胠胁，甚则心痛热格，头痛喉痹项强，独胜则湿气内郁，寒迫下焦，痛留顶，互引眉间，胃满，雨数至，燥化乃见，少腹满，腰脽重强，内不便，善注泄，足下温，头重足胫胕肿，饮发于中，胕肿于上。”正常情况是火生土，土气胜往往是火气衰造成的，即火气不能生土，土湿之气反侮木火之气而使“火气内郁”，火气不能宣发而郁积于内的情况临床上常见，即外寒内热证，或者是外湿内火证，于是“疮疡于中”，内脏会生疮疡，或胃痈，或肺痈，或肠痈。

相火过胜的表现。“少阳之胜，热客于胃，烦心心痛，目赤欲呕，呕酸善饥，耳痛溺赤，善惊谵妄，暴热消烁，草萎水涸，介虫乃屈，少腹痛，下沃赤白。”少阳是相火，相火过胜，火不仅不生土反而胜制脾土。“介虫”在五行中属“金”，火气胜制金虫，属金的虫就繁殖不起来了，这也是金气衰的表现。“下沃赤白”与“赤沃”同义，临床表现为“赤白痢”。

金气旺胜的表现。“阳明之胜，清发于中，左胠胁痛溏泄，内为嗌塞，外发㿗疝，大凉肃杀，华英改容，毛虫乃殃，胸中不便，嗌塞而咳。”“清”是指“金”这个属性，秋金之气是阳明燥金之气。“毛虫”在五行中属“木”，金气旺胜制木气，毛虫繁殖不起来了。

寒气太过的表现。寒气太过，不该结冰的时节水却成冰，故曰“非时水冰”，这就是“凝溧”的意思。“羽乃后化”，“羽”是指羽虫，即长鳞毛的虫，“羽虫”在五行中属“火”，太过的水寒胜制火气，羽虫发育繁殖被推迟了，就是火气不足的表现。“隐曲”指腹泄，历史上许多注家把“隐曲”解释为房事，这是没有根据的，水寒气胜出现“腹泄”是临床常见的病变表现。此段记述多是太阳经脉的病变表现。

以上就是六气之胜影响下的病证表现，不论司天、在泉、间气，只要之间的关系出现“胜制”（相乘）的表现，就要发生“胜气”的病变，或者“所克”的病变。

问曰：“治之奈何？”六气相胜出现的病证如何治疗呢？

厥阴之胜的治则。“厥阴之胜”是木旺土衰，所以就要“治以甘清”，用“甘”补土，而“清”秋金之气可以平木；“佐以苦辛”，“苦”可泻木火，“辛”可散风邪；“以酸泻之”，用“酸泻”之气去泻过旺的木气。

少阴之胜的治则。“少阴之胜”是火气胜，要用“辛寒”散火，用“苦咸”泻热，“甘泻”是泻“虚火”。

太阴之胜的治则。“太阴之胜”是湿气胜，所以要“治以咸热”，“咸”能润下，引湿气从下排出，“热”能燥湿；“佐以辛甘”，“辛”能温土，“甘”能补土；“以苦泻之”，“苦”为火味故多燥，以燥胜湿。

少阳之胜的治则。“少阳之胜，治以辛寒，佐以甘咸，以甘泻之”，治则与前面“少阴”的意思是一样的。阳明之胜的治则。

“阳明之胜”是燥金之胜，要“治以酸温”，燥金之胜的病变主要表现多与肺和肝有关，“酸温”可润燥缓肺，或泻肺补肝；“佐以辛甘”是补土培金之意，用于燥金之虚；“以苦泄之”，“苦”应理解为苦寒之意，用于燥金之热。

太阳之胜的治则。“太阳之胜”是水胜火衰，就要“治以甘热”，用甘温补土以治水；“佐以辛酸”，“辛”可散寒，“酸”指酸泻以利水；“以咸泻之”，用“咸”引水下行，从下排出。

第五节　六气之复的辨证论治

什么是“六气之复”？“复”是报复、回复之意，与“胜制”相对。“复气”实质还是“胜气”的问题，因为气胜才有报复、回复的资本，复气与胜气的区别仅在有“前后”之别，胜气在前而复气在后，仅此而已。复气与胜气是分不开的，即有“胜”就有“复”无“胜”则无“复”，事物都是相互对待的，这就是“六气之复”主要精神所在。

问曰：“六气之复何如？”前面讨论了六气之胜，现在再讨论六气之复，讨论就比较全面了，故曰“悉乎哉问也！”

厥阴之复的病变表现。“厥阴之复”是说厥阴风木先被燥金胜制（相乘关系），之后报复燥金（反侮关系），即风木之气反侮燥金而胜制湿土。于是“少腹坚满，里急暴痛”，“少腹”是厥阴肝经的循行部位，所以会出现少腹坚满、里急、暴痛；“偃木飞沙”，是描述大风把树吹倒、飞沙走石的状况；“倮虫不荣”，“倮虫”在五行中属土，风大就要胜制土，所以倮虫就繁殖不起来；“冲阳绝，死不治”，“冲阳”是胃脉之穴，若肝气强伤及胃气，病情就加重了。

少阴之复的病变表现。“少阴之复”即君火之气胜，是少阴君火先被寒水胜制（相乘关系），之后报复寒水（反侮关系），即君火之气反侮寒水而胜制燥金。“介虫不福”，“福”是“安”之意，“介虫”在五行中属“金”，火克金，故介虫不安。“天府绝，死不治”，“天府”是肺经之穴，若火旺伤及到肺，肺气绝，病情就加重了。

太阴之复的病变表现。“太阴之复”即湿土之气胜，是太阴湿土先被风木胜制（相乘关系），之后报复风木（反侮关系），即湿土之气反侮风木而胜制寒水。“鳞”指水湿中生长的鳞虫，鳞虫见于陆地，说明水湿太过。“窍泻无度”的“窍”是指前、后阴，水湿太重，前后阴不能约束，“无度”是指泄泻次数多。“太溪绝，死不治”，“太溪”是肾经之穴，土克水，土气太胜会伤及先天之肾水，若到了这个程度病情就加重了。

少阳之复的病变表现。“少阳之复”即相火过胜，是少阳相火先被寒水胜制（相乘关系），之后报复寒水（反侮关系），即相火之气反侮寒水而胜制燥金。“介虫乃耗”，是说属金的介虫就不能正常生长发育。“尺泽绝，死不治”，“尺泽”是肺经之穴，火克金，若火旺伤及肺，肺气绝病情就加重了。

阳明之复的病变表现。“阳明之复”即燥金之气过胜，是阳明燥金先被君火胜制（相乘关系），之后报复君火（反侮关系），即燥金之气反侮君火而胜制风木。“清气大举”是燥气大举；“毛虫乃厉”，“厉”是“受病”之意，“毛虫”是属木之虫，金旺克木，毛虫受病；“太冲绝，死不治”，“太冲”是肝经之穴，燥金胜制肝木，病情就加重了。

太阳之复的病变表现。“太阳之复”即寒水之气过胜，是太阳寒水先被湿土胜制（相乘关系），之后报复湿土（反侮关系），即寒水之气反侮湿土而胜制君火。“厥气上行”，“厥气”是寒水之气，“上行”是厥逆；“羽虫乃死”，属火的羽虫就不能正常生长发育；“神门绝，死不治”，“神门”是心经之穴，水气过胜制心火，病情就加重了。

以上是六气之复影响下的病证表现，由此可以看出，“复”与“胜”影响下的病证表现，其病机基本上没有什么区别。

问曰：“治之奈何？”六气之复引发的病证如何治疗呢？

“厥阴之复，治以酸寒，佐以甘辛，以酸泻之，以甘缓之”，这是对厥阴之复的治法。“酸”可泻风木之气，“寒”可治风木之相火，所以要“治以酸寒”；“辛”可散肝，风过胜土用“甘”补土，故曰“佐以甘辛”；风过肝急，故曰“以甘缓之”。

“少阴之复，治以咸寒，佐以苦辛，以甘泻之，以酸收之，辛苦发之，以咸耎之。太阴之复，治以苦热，佐以酸辛，以苦泻之，燥之，泄之。少阳之复，治以咸冷，佐以苦辛，以咸耎之，以酸收之，辛苦发之。发不远热，无犯温凉，少阴同法。阳明之复，治以辛温，佐以苦甘，以苦泄之，以苦下之，以酸补之。太阳之复，治以咸热，佐以甘辛，以苦坚之。”这些前面都讲过，大家完全可以自己来完成分析。

第六节　胜复之气的治疗原则

“各安其气”是指风木、君火、相火、湿土、燥金、寒水等六气既不太过也无不及；“必清必静”是指没有任何干扰，如六气规规矩矩的按照六步运行，很有规律、很有秩序；“病气衰去，归其所宗”，上面这些治疗方法无非就是达到这么个目的，“所宗”是各有“所主”“所司”之意，如肝主风木、心主君火、脾主湿土等，从六经来讲，太阳主寒水、厥阴主风木等，这是“所宗”的意思；“此治之大体也”，“大体”是指治疗的大原则。

解释一下，“抑者散之”的“抑”是“瘀积”之意，故要“散之”；“坚者软之”，临床上见到的积、聚、包块等，都属“坚者”，故要“软之”；“脆者坚之”的“脆”是“脆弱”之意，故要“坚之”，如气虚补气，血虚补血，脾虚补脾，都是“坚之”的方法。

第三章　胜复气与主客气

第一节　司天在泉与人体结构

问曰：“气之上下何谓也？”“气”就是指六气，六气有上下之分，司天之气在上，在泉之气在下，这在人体上是怎样体现的呢？也可以说司天、在泉之六气与人体的关系是怎样的呢？

“身半以上”是指上半身；“其气”是指三阴、三阳之气；阳气有三，阴气也有三，故曰“其气三矣”。按照经络学说，六经分手足，手之六经在上，包括手三阴经、手三阳经，这是“其气三矣”的意思。“天之分也”，指手之六经在上而言。“天气主之”，就像自然界司天之气主上半年一样，人体的手六经与司天之气相应。

“身半以下”是指下半身；“其气”也是指三阴、三阳之气；阳气有三，阴气也有三，故曰“其气三矣”。按照经络学说，即指足之六经，包括足三阴经、足三阳经。“地之分也”是指足之六经在下而言。“地气主之”，就像自然界在泉之气主下半年一样，人体的足六经与在泉之气相应。

“以名命气”，如“三阳”是“名”，即命之曰一阳、二阳、三阳；一阳是少阳相火之气，二阳是阳明燥金之气，三阳是太阳寒水之气，这就是“以名命气”的方法。“以气命处”，如三阳之气行于背，三阴之气行于腹，三阳之气行于人体外侧，三阴之气行于人体的内侧，行走在手的是手经，行走在足的是足经，就是“以气命处”的方法，“处”是指部位。在此基础上再谈病的问题，故曰“而言其病”，如足太阳膀胱经从头到足循背、夹脊而行，故太阳经病常见有头痛、恶寒、发热、项似拔、腰似折、腘如结、腨如别等一系列的病变表现。总之，每一经都有其循行的部位、特殊的性质、所属的脏器、关联（相互表里）的其他经脉，在此基础上才能“言其病”。这种认识疾病的方法在中医学中是有普遍性的。

“半，所谓天枢也”，“半”一个字单独成句，是指人体上下的分界部位，被称作“天之枢”。在自然界中，司天在上，在泉在下，中间还有“五运”，即上下六气之间有“五运”，所以“运”又统称为“中运”，见于上下之间。人体也是这样，在上下之分的交界之处，是人体的枢纽所在，人体肚脐旁两寸有个“天枢”穴，就是这样命名的。从肚脐以上为人的上半身，肚脐以下为人之下半身，人之身半就是所谓“天枢”也。《素问·六微旨大论》中云：“上下之位，气交之中，人之居也。故曰：天枢之上，天气主之；天枢之下，地气主之；气交之分，人气从之。”意思是说，天上地下有位，即司天在泉有位，天气要下降，地气要上升，人在气交之中，人即为“天枢”，这里用“天枢”一词来认识人体之“半”。

“故上胜而下俱病者”是指上盛则下虚之证，是在上的胜气侵犯在下之位。自然界也一样，司天之气胜，就要克制在泉之气，反过来在泉之气胜，就要克制在上的司天之气，故曰“下胜而上俱病”。总之“上”影响“下”者，其病在于“下”，所以“以地名之”；由“下”而影响“上”者，其病在“上”，所以“以天名之”。人体上下的关系是互为影响的，上下虽然悬殊，而上下的关系是非常密切的。

六气中所谓“胜至”是指过胜之气猖獗之时，如厥阴风木之气胜时、太阳寒水之气胜时、阳明燥金之气胜时等。“报气屈伏而未发也”，“报气”就是前面讲过的“复气”，即报复之气的意思；复气尚在“屈伏”时，是指复气还没有能发作的阶段，这个阶段只能见到“胜气”，不能见到“复气”；比如寒水之气克制少阴君火，当其寒水之气胜的时候，只看到寒水之气而看不到少阴君火的表现，所谓“胜至”就是指这个阶段。“复至则不以天地异名”，“复至”是指复气发作阶段，不管是司天之气还是在泉之气，不管是在上还是在下，对“复至”与“胜至”是没有本质区别的，故曰“复至则不以天地异名”。“皆如复气为法也”，意思是说都要遵照治疗原则进行治疗。这几句话是在阐明“胜气”和“复气”的关系：当只有“胜气”而不见“复气”的时候，为“胜至”，这时“报气屈伏而未发”；当“复气”出现，而先于它的“胜气”不见的时候为“复至”，这时是胜气屈伏而未发；因此复气、胜气的区别不是以天地、上下来区分的，故曰“不以天地而异名”，只是以先后而异名，先至者为胜气，后至者为复气。

第二节　胜复之气致病与治疗

问曰：“胜复之动，时有常乎？气有必乎？”胜复之气的发作在时间上有没有规律？“常”是“规律”之意，“必”是“必然”之意，胜复之气发作的规律是不是必然的？

“时有常位，而气无必也”，这句话给运气学说的理论作了个基本的评价。司天在上、在泉在下、左右间气，这是“时有常位”的一种现象；一之气厥阴风木、二之气少阴君火、三之气太阴湿土、四之气少阳相火、五之气阳明燥金、六之气太阳寒水，也是“时有常位”的一种现象；春夏秋冬的循序规律，也是“时有常位”的一种现象；“气”有主气、客气之分，“主气”主一年二十四个节气，分六步运行，一步六十天多一点，这也是“时有常位”；“客气”包括司天、在泉之气，分六步运行，也是“时有常位”。也就是说，“时有常位”是指胜复之气的发作是有时间规律的，但是司天之气、在泉之气、左右四间气不是必然出现的，故曰“而气无必也”。

为什么说这句话给运气学说的理论做了个基本的评价呢？因为这句话的意思是说，万物都是有规律可循的，但这些规律不是机械地推算可得的，不是说必然如此，俗话说天有不测风云嘛，人类的认识相对万物的变化来说是非常有限的，这是“而气无必也”的意义所在，任何规律都是有时空局限的。如古人认为“至高之地，冬气常在，至下之地，春气常在”，高寒地带雪一年四季都不溶化，怎样去算一之气、二之气、三之气？像东南沿海一带一年四季气温都很高，又怎样去计算呢？“运气学说”发源在黄河流域，这些地区一年二十四个节气的气候变化非常明显，其规律就又不同了，所以看问题一定要辩证地去看。

“帝曰：愿闻其道也”，请把这个道理给解释解释吧。“初气终三气”是指上半年司天之气，即从初气、二气到三气，故曰“天气主之”；胜气在前，所以天主之气是“胜气”，这是一般规律，故曰“胜之常也”。“四气尽终气”是指下半年的在泉之气，即从四气、五气到六气（终气），故曰“地气主之”；复气在后，所以在泉之气是“复气”，这是一般规律，故曰“复之常也”。这里的胜、复也不能机械地理解，所谓“前后”也是相对的，在泉之气也可以在前呀，先有在泉之气胜，后有司天之气复，也是可以的。“有胜则复，无胜则否”，意思是说“复气”取决于“胜气”，有“胜气”便有“复气”，没有“胜气”便没有“复气”。

问曰：“复已而胜何如？”复气过后，胜气又来了，是怎样一种情况呢？答曰：“胜至则复，无常数也，衰乃止耳。”从理论上来说，胜复之气的反复是“无常数”的，直到复气衰竭，不可胜为止。《素问·五常政大论》中云：“微者复微，甚者复甚”，是说胜气微则复气也微，胜气甚则复气也甚，复气完全决定于胜气。“复已而胜，不复则害，此伤生也”，“复已而胜”这是符合规律的，若胜而不复了，反而不好了，有胜有复是正常生态，胜而不复就不正常了，故曰“此伤生也”。

问曰：“复而反病何也？”胜气致病可以理解了，复气致病是什么道理呢？答曰：“居非其位，不相得也。”“位”是指运气的六步之位，是说“复气”不一定正好出现在自身所主的时节，如厥阴之复，不一定出现在厥阴主事的那六十多天，也可能出现在阳明燥金主事的那六十多天中，也可以出现在太阴湿土主事的那六十多天中，这叫“居非其位”。因此也就“不相得也”，即气候一反常态了，该热不热、该冷不冷。“大复其胜则主胜之，故反病也”，这是从主、客之气来讲的，由于主客之气“不相得”，若客气“大复其胜”，复气盛过必衰，“则主胜之”，最后导致“主气”又胜，所以“复气”也会使人病。“所谓火燥热也”，这是举例，以火热之胜复为例，火为君火，热为相火，这是六气中的两个“火”，按照胜复的规律推算，或是“寒水”之气先胜“火热”之气复之，或是“火热”之气先胜“燥金”之气复之，当然土湿、风木等，都有这样的胜复关系。

关于“胜复”的理论归纳起来有四个要点：第一，胜气在前，复气在后；第二，胜复循环没有定数，胜气微复气就微，胜气甚复气就甚；第三，胜气、复气都会致病，致病的特点遵循五行生克规律；第四，胜气、复气都是太过之气，不是不足之气。

问曰：“治之何如？”如何治呢？治疗胜气所致病证的方法，要依据其胜气的强弱而定，故曰“夫气之胜也，微者随之，甚者制之。”若胜气微小，就要随其微小的程度而治，如证无大热，就不要用大苦大寒的药，要用平气药来“随之”；若胜气“甚者”，如为高热、陈寒之证，就不能“随之”了，而要“制之”，大热要用大寒药，大寒要用大热药，那才能“制”，以寒制热、以热制寒嘛。治疗复气所致病证的方法也是一样，也要依据其复气的强弱而定，故曰“气之复也，和者平之，暴者夺之。”“和者平之”与“微者随之”是一个意思，“暴者夺之”与“甚者制之”是一个意思。

因此，“皆随胜气，安其屈伏，无问其数，以平为期，此其道也。”“皆随胜气”的“胜气”包括“复气”在内，“复气”的实质也是一种“胜气”。总之，治疗胜复之气致病的原则是一致的，要视病势的强弱而定，即随胜复之气的深浅、轻重不同而不同。“安其屈伏”是治疗的目标，“屈伏”是顺服之意，就是说病情平稳了、安定了。“无问其数”，不管治疗多少次，总之是要“以平为期”，这就是治疗胜复之气致病的理论、方法，故曰“此其道也”。

第三节　主客气之胜制与治疗

此节涉及“客主加临”的内容。什么是“客主加临”？把“主气”与“客气”综合起来分析一年气候变化的规律，叫“客主加临”，即把客气六步运行的规律加载于主气六步运行的规律中，这样来进行综合地分析，推算一年气候的变化。主气、客气的关系表现在病证上主要包括两个方面，或者是主气胜客气，或者是客气胜主气。结合临床来看，主气胜多见于内伤，客气胜多见于外感，主胜的病证重，客胜的病证轻，所以主胜为“逆”，客胜为“从”。

主气、客气究竟如何“加临”的呢？依据“主气”概念，其所主六气的时节是不变的，初之气厥阴风木，二之气少阴君火，三之气少阳相火，四之气太阴湿土，五之气阳明燥金，六之气太阳寒水，这个秩序分主于一年二十四个节气中，这个顺序是不变的。“客气”则不然，司天、在泉之气所主的六步运行规律是变化的，每年都不一样，十二年一个轮回。“客气”如何加临于“主气”呢？先根据一年甲子代号的五行属性确定六气特征（客气），然后将此特征加临在主气的“三之气”这个位置上，这样一年气候的六步运行秩序就基本确定了。举例来说，比如今年是“午戊”年，“午”年是君火司天，就把“少阴君火”加临在“三之气”上，于是从前面的图5六气客主加临图解可以看出这样的客主关系：第一运，也就是第一步，在司天的前二位，是寒水和风木的关系；第二步是风木与君火的关系；第三步是君火和相火的关系；第四步是两个湿土的同气关系；第五步是相火和燥金的关系；第六步是燥金和寒水的关系。这个顺序体现的关系并不是最终的结果，运气学说认为还要受到司天、在泉之气各主半年的影响，司天、在泉之气必然要与主气之六气发生联系来影响这一年的气候。

仍以今年为例，今年是午戊年，逢“午”是君火司天、燥金在泉，把司天之气加临之后，客主关系是这样的：第一步，基础的关系是“水生木”，故风木之气旺盛，又受到少阴君火司天的影响（木生火），风木中含有相火就更旺了；第二步，基础的关系“木生火”，故君火之气旺盛，又受到少阴君火司天的影响（同气相加），少阴君火更加旺盛；第三步，基础的关系是君火、相火相遇（同气相加），又受到少阴君火司天的影响后，少阳相火更加旺盛。由此看来，今年上半年的火热之气是特胜特旺之势。下半年燥金在泉其客主关系为：第四步，基础的关系是两个湿土相遇太阴湿气胜，土生金，又受到燥金在泉的影响，燥金之气会旺盛；第五步，基础的关系是火克金，阳明燥金之气会衰减，受到燥金在泉的影响，燥金之气的衰减有限；第六步，基础的关系是“金生水”，太阳寒水之气会旺盛，又受到燥金在泉的影响，寒水之气会更加旺盛。这就是“客主加临”的基本秩序，其关系包括相克、相生、同气。

问曰：“客主之胜复奈何？”“客”是指天地之六气，即司天、在泉之气及四个左右间气，“主”是指二十四节气中按照木、火、土、金、水的秩序排列的六步主气，主客之间的胜复关系怎样来理解呢？是客气胜主气？还是主气胜客气？答曰：“客主之气，胜而无复也。”客气每年的秩序变动很大，主气的秩序年年一样，因此客气强就要胜主气，但对气候的影响不大，因为客气是变化的，相克、相生都是一过性的，从这个角度来说，主客之间没有胜复关系，即胜复关系不出现在客主加临的关系中，而只出现在客气之间，故曰“客主之气，胜而无复也。”

问曰：“其逆从何如？”从客主相胜的关系来看，何为逆？何为从？答曰：“主胜逆，客胜从，天之道也。”主气胜制客气是“逆”，因为主气有固定的秩序，主若胜就会较长期地克制客气；客气胜制主气是“从”，因为客气的秩序是变动的，过了这一步就变化了。“天之道也”，自然界六气主客之间运动的规律就是如此。这句话讲了两个问题：第一，胜复之气是限于客气范围的，不出现在主客的关系之间；第二，就主客之间有相互胜制的关系而言，主胜为“逆”，客胜为“从”。

问曰：“其生病何如？”主客之间胜制关系对病证的影响会怎样呢？

厥阴司天致病的情况。“厥阴司天”是逢巳、逢亥年，上半年的三步均受到风木之气的影响。客胜，是指能胜制主气厥阴风木、少阴君火，少阳相火的“气”，也就是要看“厥阴风木司天之气”与主气厥阴、少阴、少阳这三步的关系。参照图5六气客主加临图解，司天之气是“风”，主气的第一步也是“风”，风木之气旺盛相火就易妄动，所以出现耳鸣、掉眩的病变表现，为风热之象；厥阴风木之气上逆形成木侮金之势就会出现咳嗽，故曰“甚则咳”；这是客气胜，木气上逆，风邪太过的缘故。主胜，是指木火之势，从图5中可以了解到，主气的第一气是“木”，第二气是“君火”，第三气是“相火”，一“木”两“火”，主气的木火之气要胜过厥阴风木的司天之气，就会现“胸胁痛”，胸胁是心包的部位，是君火的部位；“舌”为心之苗，少阴心经脉系于舌本，故“舌难以言”，是风火严重影响少阴经所主之窍的缘故。

少阴司天致病的情况。“少阴司天”是逢子、逢午之年，上半年的三步均受到君火之气的影响，是以司天的君火之气加临于主气厥阴风木、少阴君火、少阳相火之上。客胜，火木之气胜，上焦火热会特别重，出现颈项强、肩背瞀热（“瞀热”是“闷热”之意）、头痛、少气、发热、耳聋、目瞑等表现，甚则胕肿、血溢、疮疡、咳喘，这些都是上焦少阴君火旺盛的表现。主胜，仍然是木火之象，是心肝二经的问题，出现心热、烦躁，甚则胁痛支满等。

太阴司天致病的情况。“太阴司天”是逢丑、逢未之年，上半年的三步均受到湿土之气的影响，即司天湿土之气加临于厥阴风木、少阴君火、少阳相火等主气之上。客胜，加之主气的风火，于是湿热之气会旺盛，所以出现头面浮肿、气喘的表现，这是湿热在上的缘故。主胜，是木火之气胜，风热加之太阴湿土，所以出现胸闷、腹满、食后头晕目眩、头脑不清爽昏昏沉沉的，这些是湿热的典型表现。

少阳司天致病的情况。“少阳司天”是逢寅、逢申之年，上半年的三步均受到相火之气的影响，是司天的相火之气加临于厥阴木火、少阴君火、少阳相火等主气之上。客胜，相火旺盛，所以出现丹胗、丹熛疮疡、呕逆、喉痹、头痛、嗌肿、耳聋、血溢这一系列的火热证的表现，“瘛疭”是邪热伤筋出现的抽搐症。主胜，木火相加，出现胸满、咳喘，甚出血、手热等热在上焦的表现。

阳明司天致病的情况。“阳明司天”是逢卯、逢酉之年，上半年的三步均受到燥金之气的影响，是司天的燥金之气加临于厥阴风木、少阴君火、少阳相火等主气之上。金居火位，客不胜主（火客金），所以这里没谈客主之胜。“清复内余”，“清”是指燥气，燥气有余，出现咳嗽、衄血、嗌塞、心膈热、咳不止等表现；“白血者死”，“白血”是指从肺经来的血，是燥金之气损伤肺气的情况。

太阳司天致病的情况。“太阳司天”是逢辰、逢戌之年，上半年的三步均受到寒水之气的影响，是司天的寒水之气加临于厥阴风木、少阴君火、少阳相火等主气之上。客胜，寒气胜制火气，所以出现胸中不利、流清涕、感寒即咳嗽的表现。主胜，风火之气胜，寒水瘀积在内，所以出现气管中有痰鸣音，痰湿不除之象。

后面讲的是在泉之气致病的情况，其原理与司天之气致病是一样的。如“少阴在泉，客胜则腰痛，尻股膝髀腨胻足病，瞀热以酸，胕肿不能久立，溲便变；主胜则厥气上行，心痛发热，鬲中，众痹皆作，发于胠胁，魄汗不藏，四逆而起”。“少阴在泉”是逢卯、逢酉之年，下半年的三步均受到君火之气的影响，是在泉的君火加临于太阴湿土、阳明燥金、太阳寒水等主气之上，客胜、主胜的表现无不与此有关。司天是与厥阴、少阴、少阳的关系，在泉是与湿土、燥金、寒水的关系，其规律遵循五行之相生相克。因此后面的内容不一一讲解了。总之，这种对客气与主气关系的认识是机械的，“客胜”一般是指外感而言，“主胜”一般都是内伤而言。

问曰：“治之奈何？”答曰：“高者抑之，下者举之，有余折之，不足补之，佐以所利，和以所宜，必安其主客，适其寒温，同者逆之，异者从之。”这些都是治疗的原则。

问曰：“治寒以热，治热以寒，气相得者逆之，不相得者从之，余以知之矣。其于正味何如？”这里提出了一个“正味”的概念，具体内容包括风木之气的正味、热火之气的正味、湿土之气的正味、燥金之气的正味、寒水之气的正味。

“木位之主，其泻以酸，其补以辛”，这是讲治风木之气的正味。治风木之气的正味一是“辛”一是“酸”，用“酸”来泻，用“辛”来补。“酸”为什么能泻风木之气呢？这要从风木本气的性质来分析，风木之气主升散，所以要治以“酸收”，这里的“酸”指“酸收”而言，反其性而行之即属于泻法，故曰“泻以酸”。为什么说“辛”是补法呢？因为“辛”味有升散之性，可助风木之升散，顺其性而助之即属于补法，故曰“补以辛”。“酸泻”是抑制木气升散，“辛补”是协助木气升散。

“火位之主，其泻以甘，其补以咸”，这是讲治热火之气的正味。“甘”味为什么能泻火？《素问·藏气法时论》中云“甘以缓之”，因为火性炎上，火之气升、火之性烈，而“甘”味性缓，“甘”可缓火性之烈，一反火之升烈之性，反其性而行之属于泻法，故曰“其泻以甘”。“咸”对火来说为什么可以补呢？“咸”是水之味，用水来软化火之烈性，使其不要过分炎烈，另外火为阳，阳存于阴中，“咸”是阴之味，阴虚火亢，阴足火软，所以说“其补以咸”。总之，用“甘”缓火之性，用“咸”养火之性。

“土位之主，其泻以苦，其补以甘”，这是讲治湿土之气的正味。“土”的特点是湿，“苦”能燥湿，反其性而行之属于泻法，故曰“其泻以苦”。“甘”是土之味，“甘”能养土，故云“其补以甘”。

“金位之主，其泻以辛，其补以酸”，这是讲治燥金之气的正味。“金”之性收敛，“辛”之味主散，与“金”之气相反，反其收敛之气而散之，故曰“其泻以辛”。“酸”是指酸收，酸收之气有助于“金”的收敛下降之性，故曰“其补以酸”。

“水位之主，其泻以咸，其补以苦”，这是讲治寒水之气的正味。“水”性为寒，寒主收引，寒则凝聚，“咸”是水之正味，其性能软坚，与凝聚相反，反其寒性而行之为泻，故曰“其泻以咸”。“苦”性能坚，“苦”能助水以坚，故曰“其补以苦”，“苦”之所以燥湿就是取其能坚之性。“苦”与“咸”其性相反，“咸”能软坚，“苦”能燥坚。

综上所述，对“正味”可以得出这样一个概念：所谓“泻”是反其性而行之，如散与收、升与降、凝聚与软化，这个理论与以寒治热、以热治寒、胜者逆之等是一致的；所谓“补”是顺其势而助之，如散与升、收与敛、降与肃、坚与燥等。正味的理论知识是有临床意义的，不管遣药也好、制方也好，若要“泻”总要反其势而行，若要“补”总要助其势而用。

下面“厥阴之客，以辛补之，以酸泻之，以甘缓之。少阴之客，以咸补之，以甘泻之，以咸收之。太阴之客，以甘补之，以苦泻之，以甘缓之。少阳之客，以咸补之，以甘泻之，以咸耎之。阳明之客，以酸补之，以辛泻之，以苦泄之。太阳之客，以苦补之，以咸泻之，以苦坚之，以辛润之，开发腠理，致津液通气也。”这些是对“正味”理论具体运用的讲解，有了“泻”与“补”的概念，可随三阴、三阳客气的变化具体运用。大家可以自己试着来分析。

第四章　娴脉法与精制方

第一节　制方之要在于求本

问曰：“愿闻阴阳之三也何谓？”阴阳各有三,三阴为厥阴、少阴、太阴，三阳为少阳、阳明、太阳，三阴三阳是根据什么来划分的呢？答曰：“气有多少，异用也。”“气”是指阴阳之气，而阴气、阳气是相对而言的，不是绝对平均的，这是“气有多少”的意思，多则盛少则衰，这是“异用也”的意思。基于“气有多少”的认识，所以把“厥阴”称为一阴，把“少阴”称为二阴，把“太阴”称为三阴，把“少阳”称为一阳，把“阳明”称为二阳，把“太阳”称为三阳，三阴三阳有多有少，其用不一。

问曰：“阳明何谓也？”“少”即少，“太”即多，那么“阳明”怎样理解呢？答曰：“两阳合明也。”“阳明”介于太、少之间，“两阳”是指太阳、少阳，两阳之气合于阳明。

问曰：“厥阴何也？”什么是厥阴呢？答曰：“两阴交尽也”。“厥阴”介于太阴、少阴之间，“两阴”是指太阴、少阴，两阴之气尽交厥阴。“两阴交尽”从字面意思是太少二阴都尽于厥阴，阴尽则阳升，这是厥阴风木之气的基本活动规律，因此在《伤寒论》中，厥阴病有寒厥、热厥之分。寒厥者“厥”多

“热”少，阴不尽则阳不升，是阳不能回复之象；热厥者“厥”少“热”多，阴尽则阳回，是阳气回复之象。所谓“两阴交尽”就是指这两种情况而言。

问曰：“气有多少，病有盛衰，治有缓急，方有大小，愿闻其约奈何？”三阴三阳之气有多有少，多则盛少则衰，所以病也就有盛衰，治疗就有缓有急，制方有大有小，问这其中的要点是什么呢？“约”是“概要”之意。答曰：“气有高下，病有远近，证有中外，治有轻重，适其至所为故也。”“高”是指司天在上之气，“下”是指在泉在下之气；“近”指新病，“远”指旧病；“中”属里证，“外”属表证；病证不同，治疗也就不同，故曰“治有轻重”。总的原则是“适其至所为故也”，“适”是“恰当”之意，“所”是指病之所在，意思是治疗要求做到恰到好处，如病在“表”处方要能治其表；病在“上”处方要能治其上，病在“里”处方要能治其里，这叫“适其至所”，“故”是“缘故”之意，意思是说，之所以能“适其至所”，就是因为找到了病之根源，抓住了病之本质的缘故，若没有找到所以然之故，治疗就不会取得“适其至所”的效果。

“大要”是古代一部医学文献的名称。《大要》云方剂有奇、偶之分，“君一臣二”为三，为奇数之制；“君二臣四”为六，为偶数之制；“君二臣三”为五，是“奇之制”；“君二臣六”为八，是“偶之制”。奇、偶表达的是阴阳概念，“奇”属阳，“偶”属阴，阳走上、透表，阴走下、入里。若病在表、在上，属“近”，就用“奇”方，病在阳嘛；病在里、在下，属“远”，就用“偶”方，病在阴嘛。从临床用药来分析，奇方多为轻而缓的一类方子，偶方多为重而急的一类方子。病在上属新病者，病在阳分，可以用轻而缓的方药来处理；病在里属久病者，病在阴分，可以用重而急的方药来处理，故曰“近者奇之，远者偶之”。“汗者不以奇，下者不以偶”，王冰注解认为这里的奇、偶用颠倒了，应该是“汗者不以偶，下者不以奇”，他认为，汗药不以偶方，因为气不足以向外发泄；下药不以奇制，因为药毒攻而致过。我认为应该按照王冰这个注解改过来，若“汗者不以奇，下者不以偶”，与“近者奇之，远者偶之”的意思就不相符了。“补上治上制以缓”，要用奇方，“近者奇之”嘛；“补下治下制以急”，要用偶方，“远者偶之”嘛。具体如何用药呢？“急则气味厚，缓则气味薄”，气味厚的药偏于下走，如厚朴、大黄、芒硝是气味厚的药；气味薄的药偏于上走、透表，如麻黄、桂枝是气味薄的药。即阴急之病，用气味厚重的药，阳缓之病，用气味薄轻的药。能不能制好缓方、急方，关键在掌握药之气味的厚薄；能不能用好缓方、急方，关键要有气味薄者上走、气味厚者下走的认识，故曰“适其至所，此之谓也”。

“病所远”是指病灶深在，如下焦之病深在肝、肾，或者邪在膜原之病，都属“病所远”。药之气味是要通过中焦才能到达病所的，药之气味怎样才能顺利达到“病所”呢？“食而过之”，意思是可以通过饮食来调节让药之气味保持并通过中焦而到达病所。如病邪在下，病灶深在，用药应该食前服，即空腹服药，隔少许时间再进饮食；如果病在上，病灶浅在，用药应该食后服，吃饭以后隔一个短时间再吃药。“食而过之”，即指通过饮食的调理，而使药性气味在远、在近、在上、在下都能发挥作用而达到治疗之目的。“无越其制度也”，只要不违反这种服药的方法、原则，就可以使药之气味达到病所。在临床上，丸药、膏脂药、汤水药的用法又不一样。要求急效者，以汤水药为主；要求缓效的，为巩固疗效者，或用膏脂药，或用丸药。治外感的方子，如桂枝汤、银翘散、桑菊饮等，这些都要求速效，所以用汤、散、饮等方法服用。这其中都含有“食而过之”的理论知识。

所谓“平气之道”，这里是治疗的意思，寒者热之、热者寒之、实者泻之、虚者补之，这都是“平气之道”，这里的“平气”与运气学说中的“平气”是两个不同的概念。“近而奇偶，制小其服也；远而奇偶，制大其服也”，这是讲方之大小，不是讲方之奇偶。病“近”者，无论奇、偶，总应该制小方；病“远”者，无论奇、偶，都要制大方。病近用奇方，病远用偶方，这个原则前面已经讲过了，这里是在强调方之大小而已。

怎样是大方？怎样是小方呢？“大则数少，小则数多”，意思是说，方之大小不取决于药味的数上，大方的药味可以少，但数少而量重，小方的药味可以多，但数多而量轻。“多则九之，少则二之”，九、二都是从“数”来讲的，没有从“量”上来讲。大方是数少量重，因为量重才专，如大承气汤、小承气汤都是三四味药，但分量不能轻，这样力量才能专。小方数多量轻，如银翘散、桑菊饮等，都有八九味药，或十多味药，但分量轻，轻则散而不专。九之、二之是最多、最少的意思，“九”是极数，最多，超过九又为一了，对组方来说“二”也是极限之数，最少，至少要有个君、臣或主、次的区别吧，不要理解为小方就只能是九味药，大方就只能是二味药。

制方用药要灵活，不能死守“近者奇之”“远者偶之”之说。“奇之不去则偶之”，是说若“奇方”不效就用“偶方”，“是谓重方”是奇方、偶方交互使用的意思。“偶之不去，则反佐以取之”，若制“偶方”不能去病，要进一步考虑用“反佐”的方法以取之，例如寒证应该用热药，但是病人出现隔拒热药的情况，于是在热药里面加少量的凉药作引导，或者热药凉服，这是“反佐以取之”的方法，寒病用寒药、热病用热药、温病用温药、凉病用凉药，这些也都属于“反佐以取之”的方法。“所谓寒热温凉，反从其病也”，“反”者表面上看用药与病相从，实质性用仍是相反的，如热药凉服，实际药性还属热的，只是凉服的方法与寒证相从而已，所谓“反从其病”，是通过这个“反”去引导机体接收药物的性味。在临床上是能遇到这种情况的，如寒证拒热药，虚证拒补药，实证拒攻药等，凡遇这种情况都要用“反佐以取之”的方法，“反从其病”来引导。

问曰：“病生于本，余知之矣。生于标者，治之奈何？”这里所谓的本、标，是指病之先后，或曰本质和现象，先病者为“本”（即本质），后病者为“标”（即现象），如人先伤于寒而病为热，伤寒是“本”，发热是“标”。对于这种“标”之病如何治疗呢？答曰“病反其本，得标之病”，病有标、本之别，辨证要寻找病之“本”，即病之根源所在，如“发烧”是个临床表现，是个体征，要根据发烧的情况，反求其发烧的病机，这是“病反其本”的意思。如外感可以有发热表现，内伤也可以有发热表现，阴虚可以发热，阳虚也可以发热，伤风可以发热，伤寒也可以发热，所以要辨证来求其本源，就能“得标之病”了，譬如就知道“发热”究竟是什么性质的了，这就叫“病反其本，得标之病。”临床辨证就要有“病反其本，得标之病”的功夫，要从临床表现出的现象分析出病机的本质。“治反其本，得标之方”，是说找到了病的病因、病机，就要从“本”而治，据“本”制方，缓解或解决病痛，这就是“得标之方”。例如阳虚发热，知道阳虚、气虚这个本质，于是就用补中益气汤，补中气而退热，这就是“治反其本，得标之方”的例子。再如阳虚发热、阴虚发热、伤风发热，这三个“标”热的本质是不一样的，所用方药也就不一样了。凡治病总要反求其“本”，即分析出其病的性质，从“本”而治疗，因此“病反其本，得标之病，治反其本，得标之方”这话的意思很重要，中医临床就要有这种功夫。

第二节　胜复标本与辨诊法

问曰：“六气之胜，何以候之？”胜气，即过胜的邪气，怎样来辨六淫致病之候呢？“乘其至也”，还是要通过临床表现来辨别，是风气胜？还是寒气胜？还是燥气胜？如“清气大来，燥之胜也，风木受邪，肝病生焉”，“清”是指清肃之阳气，阳气清肃下降，这是“燥之胜”的表现；燥气胜就会影响“风木”，金克木嘛，所以“肝病”就随之而生。下面的“热气大来”“寒气大来”“湿气大来”“风气大来”等，是列举火气之胜、水气之胜、土气之胜、木气之胜的辨证依据，主要是依据五行关系来辨证的。总之是“所谓感邪而生病也”，“邪”是指“胜气”，感胜气而生病，如感燥气胜生肝病、感热气胜生肺病、感寒气胜生心病、感湿气胜生肾病、感风气胜生脾病是也。

“乘年之虚，则邪甚也；失时之和，亦邪甚也；遇月之空，亦邪甚也。”这是解释燥气胜、热气胜、寒气胜、湿气胜、风气胜的原理。前面讲过五运的规律是甲己化土（土运）、乙庚化金（金运）、丙辛化水（水运）、丁壬化木（木运）、戊癸化火（火运）；五运又有阳运、阴运之分，阳运主太过，阴运主不及；如逢己、逢庚、逢辛、逢壬、逢癸属阴为不及之年，如逢甲、逢乙、逢丙、逢丁、逢戊属阳为太过之年。所谓“乘年之虚”是从五行关系来分析的，若今年是阴土年（逢已年），又赶上厥阴风木司天，风木过胜弱土而为邪；若今年是阳土年（逢甲年），又赶上厥阴风木司天，尽管有木克土的关系，但阳土可以抵抗风木，使风木不会过胜阳土而成邪。总之“胜气”问题，还要结合“岁气”来分析，这是“乘年之虚，则邪甚也”的意思。“失时之和，亦邪甚也”，前面是从“年运”来分析，这里是从“时节”来分析。“时”是指一个季节，分析这个季节的主气、客气关系，客、主协调即“时之和”，客、主不协调，相互有克胜，这就是“失时之和”，“失时之和”的胜气为病也是很厉害的。“遇月之空，亦邪甚也”，是从月亮的圆缺来分析的，每月的二十几号到三十号是“月空”的时候，假使胜气而逢月空的时候，这种邪气致病也是很厉害的。反过来说，若年运不虚、时气和、月满，邪气虽胜但要好得多。乘年之虚、失时之和、遇月之空，从这三个自然条件可以分析出邪气甚否。

“重感于邪，则病危矣；有胜之气，其必来复也。”假使说邪气胜而逢年之虚、逢失时之和、逢月之空，人在这种条件下感邪，即为“重感于邪”，“则病危矣”。胜气要结合多方面因素来分析，要从年、从季、从月来分析。有一点是肯定的，即“有胜之气，其必来复也”，有胜气必然就有复气，有胜则有复，无胜则无复，胜甚则复甚，胜微则复微。

问曰：“其脉至何如？”胜复之病的脉象是怎样的呢？答曰：厥阴脉弦、少阴脉钩、太阴脉沉、少阳脉大而浮、阳明脉短而涩、太阳脉大而长。三阴三阳的脉象都是由阳气的盛衰来决定的，其规律是“至而和则平，至而甚则病，至而反者病，至而不至者病，未至而至者病，阴阳易者危。”“至而和”的脉象是种什么状态呢？如“少阴之至其脉钩”，这个“钩”的脉象平和而不过，是少阴的正常脉象。“至而甚”的脉象则相反，如少阴脉象过分地“钩”，脉象洪大有力，这是邪气盛的表现，属少阴之病脉。“至而反”是指出现相胜制的脉象，如金气胜而出现肝木的弦脉，木侮金了，这是“至而反”的脉象。“至而不至”的脉象是不及的表现，即时气已到脉象还未出现，如厥阴之脉不弦、少阴之脉不钩、太阴之脉不沉、少阳之脉不大而浮、阳明之脉不短而涩、太阳之脉不大而长，这些都是内伤气虚的表现。“未至而至”是指胜气还没有到，而相应的脉象出现了，这是太过的表现。以上至而平、至而胜、至而反、至而不至、未至而至，这些脉象所反映的是患者的体质，或曰基础状况，分析病情时要把病性和患者体质结合起来分析，这也是中医辨证的一个特点，不能抛开人的体质单看病性。所谓“阴阳易者危”，是说不管胜气至也好，复气至也好，若阴阳颠倒了，即阳证出现阴脉，阴证出现阳脉，阴阳严重失调，这种病情预后就不好了，故曰“阴阳易者危。”

问曰：“六气标本，所从不同奈何？”风、寒、暑、湿、燥、火六淫致病有标本之别，在临床辨证时，什么情况下从标？什么情况下从本呢？答曰：“气有从本者，有从标本者，有不从标本者也。”六淫致病，临床辨证基本有三种类型：从本、从标、不从标本而从中。问曰：“愿卒闻之。”具体的情况是怎样的呢？

前面讲过“六气”为本、“六经”为标的理论，少阳之气是相火，少阳之经属阳，太阴之气是湿土，太阴之经属阴，也就是说少阳、太阴的本、标是一致的，故曰“少阳太阴从本。”少阴之气是君火，从热而化，而少阴经脉属阴，这是阴从乎阳，少阴本、标不一致，本为君火，标为少阴。太阳之气是寒水，从寒而化，太阳经脉属阳，这是阳从乎阴，太阳本、标也不一致，本为寒水，标为太阳。正因为少阴、太阳的标本不一样，或从乎本，或从乎标，即少阴有从阳化的也有从寒化的，太阳有从寒化也有从热化的，少阴从热化是从其“本”化，少阴从寒化是从其“标”化，太阳从寒化是从其“本”化，太阳从热化是从其“标”化，故曰“少阴太阳从本从标。”阳明、厥阴既不从标也不从本，而“从乎中也”，“中”指中气。阳明之气是燥金，从燥而化，阳明经脉属阳，阳明与太阴有相表里关系，表为阳明里为太阴，所以阳明往往从太阴之中气而化，即燥金从湿土之化。厥阴之气是风木，从风而化，厥阴经脉属阴，厥阴与少阳有表里关系，表为少阳，里为厥阴，所以厥阴往往从相火之化，木气从相火之化。也就是说，阳明“本”是燥金，“标”是阳明经，“中”是湿土；厥阴“本”是风木，“标”是厥阴经，“中”是少阳，故曰：“阳明厥阴不从标本从乎中也。”“故从本者化生于本，从标本者有标本之化，从中者以中气为化也”，这是对上述的总结，即少阳、太阴从本，是从其本气之化；少阴、太阳或从标或从本；阳明、厥阴既不从标也不从本而从中，阳明从湿土之化，湿土属中气，厥阴从相火之化，少阳相火也属中。这个理论在运气学说中有所体现，在《伤寒论》的研究中，特别是陈修园和张志聪的相关论著中强调了这个理论。这在临床上是有一定意义的，其原则就是少阳、太阴从本，少阴、太阳从本从标，阳明、厥阴不从标本从乎中。

问曰：“脉从而病反者，其诊何如？”脉与证不相符时怎样诊断？答曰：“脉至而从，按之不鼓，诸阳皆然。”阳病见阳脉即是“脉至而从”。“按之不鼓”是重按无力的脉象，意思是说看上去像是阳脉，如脉浮、脉洪、脉大等，但稍一重按而“不鼓”，这样的脉象是阴脉，这就是“病反”之脉，即脉与证不相符。“诸阳皆然”，阳证就该见实脉，阳证而反见虚脉，即都是反脉。

问曰：“诸阴之反，其脉何如？”与诸阳相反，其脉象又如何呢？答曰：“脉至而从，按之鼓甚而盛也。”阴证见阴脉属正常脉象，但要注意的是，初切之脉象沉虚，但重按之非常有力，这是阳脉、实脉而不是虚脉、阴脉。“从”即阳证见阳脉、阴证见阴脉，脉与证相符；“反”即阳证见阴脉、阴证见阳脉，脉与证不符。

什么是“逆取而得者”？热证用寒药、寒证用热药，这就是“逆取而得者”，逆其病势而得，这叫“逆取”。例如，若真寒、真热，则寒者热之、热者寒之；若真虚、真实，则虚者补之、实者泻之。什么是“从取而得者”？是指从其假象而取之，例如，若为假热真寒则反而用热药，若为真寒假热则反而用寒药，这就是“从取”，一般来说“从取”者都属于假寒、假热、假虚、假实，表面现象是假的，还是要针对病之本来治疗。“逆取而得”是正治法，正治为“顺”；“从取而得”是逆治法，顺其表象而治为“逆”。

懂得了标本关系，掌握了标本的治疗方法，临床上就不会发生什么意外了，故曰“知标与本，用之不殆，明知逆顺，正行无问，此之谓也。”“殆”是“危险”之意，对标本一致的病就逆取而得，对标本不一致的病则顺取而得，像这样掌握了逆治、顺治的方法，准确地施治就不会发生意外事故。不掌握标本、逆顺的理论知识，不仅不能取得疗效，反而扰乱了脏腑、经脉正常的运行规律，故曰“不知是者，不足以言诊，足以乱经。”

“粗工嘻嘻，以为可知，言热未已，寒病复始，同气异形，迷诊乱经。”“粗工”是指不下功夫的医生，“嘻嘻”是指不懂装懂的样子，自以为标本顺逆的理论知识很简单，而于实践中诊断不明确疗效就不好，如辨为“热”证，但寒药不但没有起作用，反而出现了“寒”的表现，这说明辨证错误，临床上的情况是非常复杂的，同一个病因可以引发不同的病证。如同为风木之气致病，但有太过、不及之分，有外感、内伤的不同；同是寒水之气致病，也有阴水、阳水之别；同为火热之气致病，尚有真假虚实的区别。所以“同气”是有“异形”的，不能简单化，需要明辨阴阳虚实；“迷诊”是指诊断不清楚、不准确，“乱经”是指把藏象的正常状态搞乱了。

“夫标本之道，要而博”，“要”是要领、概要的意思，“标本”的理论总结起来很简单，不外标、本、中三种情况，但其涵盖内容却很广博。只有掌握了“标本”的理论知识和方法，才能把握百病之要害所在，故曰“小而大，可以言一而知百病之害。”运用“标本”理论可以简化认识事物本质的过程，如三阴三阳不外就是标与本的问题，故曰“言标与本，易而勿损”，“勿损”是不破坏事物规律性的意思，如从标、从本是不能颠倒的。能够洞察标本，就能调治诸气，故曰“察本与标，气可令调。”“明知胜复，为万民式”，掌握了胜、复的关系，就可以“为万民式”，“式”是“模式”之意，是说标本、胜复这些理论能适应万病之模式，如凡六气致病都可分标、本、中之模式。“天之道毕矣”，这些都是“天之道”的基本内容。

第三节　胜复气致病的诊治

问曰：“胜复之变，早晏何如？”“早”是“速”之意，“晏”是“迟”之意，意思是说胜气、复气有迟、有速，其具体的情况是怎样的呢？“所胜者”指胜气；“胜至已病”是指胜气致病，如厥阴风木之气胜而致病；“愠愠”是说病在潜伏中或病之初期；“复已萌也”，这是指复气早至的情况，如风木所胜之病还在潜伏中或病之初期，而复气已经开始活动了；“所复者”指复气；复气一般是“胜尽而起”，即胜气过后复气才开始；“得位而甚”，复气主事的时候即为“得位”；自然六气的基本规律是，胜微则复少，胜甚则复多，胜和而复和，胜虚而复虚，故曰“天之常也。”

问曰：“胜复之作，动不当位，或后时而至，其故何也？”这是问胜复之晚至的情况，胜气已经过去了，而复气还没有到，这是什么原因呢？六气的发生和变化是有盛有衰、有早有迟的，故曰“夫气之生，与其化衰盛异也”，早至是因胜复之气强，迟至是因胜复之气弱。寒冬、暑夏、温春、凉秋四时的变化无非是阴阳盛衰而已，故曰“寒暑温凉盛衰之用，其在四维。”所谓“四维”可以从两个方面理解：一是指寒暑温凉在四季的变化，此“四维”是指春夏秋冬；二是指一年的四个季月，即每个季度的第三个月，如三月是春之季月，六月是夏之季月，九月是秋之季月，十二月是冬之季月，这是运气学说的“四维”。运气学说认为，若为太过之年，季月之气会很旺盛，若为不及之年，季月之时还没到，其气就衰了。“故阳之动，始于温，盛于暑；阴之动，始于清，盛于寒”，这是运气之规律，春天阳气刚刚启蒙其势尚衰，到了夏天阳气旺盛起来其势为盛，秋天凉意渐起其势为衰，到了冬天寒气旺盛其势为盛，春夏秋冬无非是阴阳二气盛衰的作用所为。《大要》认为，“春之暖”是“夏之暑”的基础，“秋之忿”是“冬之怒”的基础，事物总是积渐而发展的。春夏秋冬这一年明显的季节变化，其规律是温归之于春，暑归之于夏，凉归之于秋，寒归之于冬，各有归属，故曰“斥候皆归”，“斥候”是“大候”之意。从春之温，便知阳气在上升，可以推知到夏之暑热，从秋之凉便知阳气开始衰降，可以推知冬之寒冷，故曰“其终可见，其始可知。”

问曰：“差有数乎？”这种差别的现象是不是可以推算出来呢？答曰：“又凡三十度也。”“三十度”就是三十天，即差分不出一个月，意思是春夏秋冬的气候有早有晚，早晚均不会超过三十天。

问曰："其脉应皆何如？"气候的变化对人的脉象有影响吗？"差同正法，待时而去也"，"差"是指阴阳变化、阴阳的差分，"正法"是指自然的规律，意思是人体之阴阳变化与天地之阴阳变化是相适应的，凡是事物总是循序渐进的，总是有规律可循的，一年四季的变化也反映在人体经脉的盛衰方面。"《脉要》曰：春不沉，夏不弦，冬不涩，秋不数，是谓四塞。""《脉要》"是古代文献之一；春脉"不沉"，是指春脉应该带有"弦"象，春脉之弦是由"沉"而变化为"弦"的，因为春由冬来，水生木嘛；夏脉"不弦"，是指夏天的脉应该有"洪"象，夏脉如"钩"嘛，夏之洪脉应该由"弦"而变化为"洪"的，因为夏由春来，木生火嘛；秋脉"不数"，是指秋脉应该有"浮数"象，秋脉如"毛"，秋之浮脉是由"洪"变化为"浮数"的，因为秋由长夏来，土生金嘛，毛、浮数都属秋脉；冬脉"不涩"，冬天的脉应该带有"涩"意，冬之涩脉是由"数"变化为"涩"的，因为冬由秋来，金生水嘛。这几句话应该这样来理解："沉"是春"弦"的基础，"弦"是夏"洪"的基础，"洪"是秋"数"的基础，"数"是冬"涩"的基础。正常脉象都是顺应四时变化而变化，如果不沉而弦、不弦而洪、不洪而数，不数而涩，没有了差分，这都是"四塞"的脉象，这些不正常的脉象是突变而不是渐变，渐变才是万物和谐的变化规律。

"沉甚曰病，弦甚曰病，涩甚曰病，数甚曰病"，这就是没有差分的脉象，无论是否属正常脉象，太过了就是病脉。"参见曰病"，"参见"是指脉气杂乱无章的现象。"复见曰病"，是说脉象本已随时节改变后又回复到原来的脉象，这也是病脉。"未去而去曰病"，是说节气还没有变化而脉象却已经变化了，这也是病脉。"去而不去曰病"，节气已经变化了而脉象没有随之改变，这还是病脉。"反者死"，"反者"是指相克之脉，如春天得秋天脉就属"反者"，金克木嘛，夏天得冬脉也是"反者"，水克火嘛，凡表现出相克的脉象都意味着病情严重了。

"故曰：气之相守司也，如权衡之不得相失也。""守"指六气恪守六步运化的规律；"司"指主事的气候特点，如太阳司寒水、阳明司燥金等就是各有所司；若六气在一年二十四个节气的阴阳变化中能有守、有司，则"权衡之不得相失也"，"权衡"是指天平，意思是说六气各有所守、有所司，其气既不太过也无不及而平衡协调。

"夫阴阳之气，清静则生化治，动则苛疾起，此之谓也。""阴阳之气"的平衡协调是至关重要的，"清静"是指安定、平稳的状态，阴阳处在"清静"的状态下，才能有"生化"的功能，该盛者盛，该衰者衰，事物变化而"治"，"治"是正常之态，如彼春之暖为夏之暑，彼秋之忿为冬之怒，阳之动始于温盛于暑，阴之动始于清盛于寒，这些都是“治”的一种状态。“动”是“乱”之意，或太过，或不及，春不沉，夏不弦，冬不涩，秋不数，这些就是“动”，是指阴阳失调的状态，于是疾病就发生了，故曰“动则苛疾起”。

问曰：“幽明何如？”阴盛为“幽”，阳盛为“明”，阴阳两者极盛是什么情况呢？答曰：“两阴交尽故曰幽，两阳合明故曰明，幽明之配，寒暑之异也。”“幽”“明”是两个极端的现象，“两阴交尽”就得寒，“两阳合明”就得暑，寒、暑是两极表现，故曰“幽明之配，寒暑之异”，幽则寒，明则暑。

问曰：“分至何如？”“分”是指春分、秋分两个节气，“至”是指冬至、夏至两个节气，问什么称作“分”和“至”呢？答曰：“气至之谓至，气分之谓分，至则气同，分则气异，所谓天地之正纪也。”冬至一阳生，夏至一阴生，是“气至”的现象，所以称作“至”。“冬至”是阳气至，天气一天天见长；“夏至”是阴气至，天气一天天变短。春分、秋分是一年中阴阳相对平均的时候，昼夜平分一样长短，所以称作“分”。夏至后天气渐渐变热，夏与热“气同”，冬至后天气渐渐变寒，冬与寒“气同”，故曰“至则气同”。春分、秋分的昼夜一样长短，春分后白天渐长夜晚渐短，秋分后白天渐短夜晚渐长，变化是相反的，故曰“分则气异”。天地阴阳的这些变化规律是自然界正常的变化，被称作“天地之正纪”，“纪”是“规律”之意，“正”是“正常”之意。春分、秋分、冬至、夏至、立春、立夏、立秋、立冬是一年阴阳关键的节气，在这八个节气中，二“分”二“至”是变化最明显的时节。

问曰：“夫子言春秋气始于前，冬夏气始于后，余已知之矣。然六气往复、主岁不常也，其补泻奈何？”运气学说讲六气分六步，“初之气”是始于“立春”前的十五天，“四之气”始于“立秋”前十五天，所以言“春秋气始于前。”“三之气”始于“立夏”后第十五天，“终之气”始于“立冬”后第十五天，所以说“冬夏气始于后。”这些都已经清楚了，但是运气六步之气运行中，客气年年都是变换的，今年是厥阴风木为初之气，明年就不是了，今年是厥阴风木司天，明年就不是了，往复、主岁是变化的，那么在治疗疾病时如何运用补泻呢？

治疗要根据司天、在泉“上下所主”的情况来具体分析。“上”是指司天主上半年，“下”是指在泉主下半年，要具体分析司天、在泉之气的特点；“随其攸利”，“攸”当“所”讲，即随其所利；具体怎样做呢？“正其味”，如风气的正味是泻以酸、补以辛；“则其要也”，这是关键所在；“左右同法”，“左右”是指“上下”的左右，即司天、在泉的左右间气，间气主事也是一样的。

“大要曰：少阳之主，先甘后咸；阳明之主，先辛后酸；太阳之主，先咸后苦；厥阴之主，先酸后辛；少阴之主，先甘后咸；太阴之主，先苦后甘。佐以所利，资以所生，是谓得气。”《大要》文献所说与前面“正其味”的认识基本是一致的，就不重复了。

“佐以所利，资以所生，是谓得气”，意思是说要在“正味”理论的指导下来进行补泻的治疗。“佐以所利”，意思是治疗太过之气，要在正其味的基础辅佐有利的药味。“资以所生”，意思是治疗不足之气，要用能资其化源的药味，如木不及要资水，火不及要资木等，“资”是“助”之意。“是谓得气”，了解六气致病的基本原理和特性，掌握其治疗的基本原则和方法，这就是“得气”。

第五章　辨证论治之要义

第一节　辨证重病机分析

问曰：疾病虽然很复杂，但从病因、病机来归纳不外乎风、寒、暑、湿、燥、火几个方面，区分内伤、外感是其要点，除“暑”没有内生而外，其他都有外感与内伤的区别。“风寒暑湿燥火之化之变”，其“化”多指大自然正常之规律，如春天风气旺、冬天寒气盛、夏天暑气盛等，这属于“化”的范畴；其“变”是指太过、不及的反常变化，风寒暑湿燥火常有太过、不及的变化。所有这些都会反映于疾病之中，所以辨证首先是要考虑内、外、虚、实的问题。“经言”的“经”是指当时的一个古籍文献，《经》中提出的泻实、补虚的方法。“锡”是“赐”之意，把《经》之理论方法给予一些“方士”，但是这些医生用这些方法治病也没有取得“十全”的疗效，即有的用之有效，有的用之无效，没有取得“要道必行，桴鼓相应”的效果，“要道”是指泻实、补虚治疗理论和方法，“必行”意思是把这些理论和方法应用于临床，“桴鼓相应”是疗效十分明显的意思。“拔刺雪污”引自《灵枢·九针十二原》，是说医生治病“犹拔刺也，犹雪污也”，病如“刺”如“污”，医生治病就是“拔刺”，就是“雪污”。“工巧神圣”说的是四种不同手段及不同程度的治疗方法和疗效，最高是“圣”，第二是“神”，第三是“巧”，第四是“工”，正如《难经本义·序》中所云：“望而知其病者谓之神，闻而知者谓之圣，又问而知之谓之工，至于诊脉浅深，呼吸至数，而后能疗者，得巧之道焉。”综合这句问话的意思就是：要想让医生掌握泻实补虚的治疗方法，在临床上拔刺雪污，取得桴鼓相应的疗效，达到神圣工巧的水平，应该怎样做呢？

不能简单理解“盛者泻之，虚者补之”，立法是否恰当取决于辨证的准确，而辨证的关键在于“审察病机”，因此要在病机的分析上下功夫。“机”是指病变的机制，可以理解为是中医的病理学，从病因到发病，再到病理变化，直至临床出现的病变表现，这一过程就是“病机”。“无失气宜”，“气”包括了人体生理、病理多方面的概念，从脏腑来说有五脏之气，从病因来说有风寒暑湿燥火之气，准确反映生理、病理实际情况的辨证即所谓“气宜”。“审察病机，无失气宜”是辨证的关键所在，是论治的基础。

问曰：“愿闻病机何如？”非常想了解有关病机的知识，如何分析病机呢？下面讲解了常见的一些病机，这些病机的分析可归纳为两个方面，一是从脏腑来分析，二是从六淫来分析。以下是具体内容，我归纳为“病机十九条”。

第一条“诸风掉眩，皆属于肝”和第五条“诸热瞀瘛，皆属于火”，可以放在一起来分析。“掉”“眩”是临床上两种病症表现；“掉”是“振颤”之意，如“真武汤证”的“振振欲擗地”，即浑身振颤、站立不稳；眩，就是眩晕。从病因来讲这属由“风”引发的疾病，因风而“掉”“眩”；从病位来讲，属于“肝”的病变，肝属风木嘛。“瞀”是“瞀冒”之意，也是眩晕一类的表现，即头上好像裹了很多层东西一样，所以“眩”与“瞀”是不同程度的眩晕表现，因热而瞀“皆属于火”，“火”是指胆火。“眩”是肝风，“瞀”是胆火，把这两条结合在一起分析，即肝风、胆火上逆而冲于头目，可以造成眩晕或瞀冒。“头”为清阳之府，无论是胆火上炎干扰清阳，还是肝风上逆干扰清阳，都可以造成这眩晕和瞀冒的病变表现。对临床辨证来说，仅仅定位在肝风、胆火还不够，还要辨虚、实。肝风，是虚风？还是实风？胆火，是虚火？还是实火？辨出虚实后还要区别阴阳上下，属阴虚？还是属阳虚？是下虚上实？还是上虚下实？假使眩晕、瞀冒属实证，还要分析是否兼有痰邪，临床上风、火、痰、涎都是眩晕、瞀冒的常见病因。于此，才能基本概括眩晕或瞀冒的病机。课堂上讨论不了临床的全部问题，我仅就“瞀”属火、“眩”属风的问题再深入分析如下。

肝风内动引起的“眩晕”以虚风证为多见，所谓“虚风”就是风之虚证。虚风眩晕在临床上有如下特点：时好时坏，日重夜轻，喜静恶动，不耐劳作。这是肝虚的表现，肝虚升发之气不足，肝升发的是少阳之气、清阳之气，清阳之气不能上养是其病机。临床上可用黄芪四物汤来治疗，我一般用“黄芪四物”加升麻、菊花、钩藤，升麻可助肝之升发，菊花、钩藤为佐药，可平息风阳缓解“眩晕”，“黄芪四物”是根本，四物汤养肝，黄芪、升麻可助长升发之气。

胆火引发的“眩晕”（瞀冒）多为实证。火盛则风生，火亢则风动，风乘火势，火借风威，这些都是说“风”与“火”的关系，临床常见高热可引发抽搐，抽搐是“风”的表现。火热风动出现头晕、瞀冒，临床往往伴有头痛、耳鸣、头面潮红等阳热亢动的表现，这种患者性情急躁、睡眠不好、梦多、口干、口苦、舌红等。肝胆风火相煽是其病机，属实证。这种情况可以考虑用“龙胆泻肝汤”，泻胆火、平肝风；我用龙胆泻肝汤时常用“玉竹”换“当归”，玉竹、当归都养肝阴，但当归辛温不适合于火盛风生的病变；龙胆泻肝汤里还有“木通”，用“石决明”换木通，因为风火伤津，所以不用“木通”是避免津液再伤。

总之，治疗“眩晕”要辨虚实，虚证用黄芪四物汤，实证用龙胆泻肝汤，符合实火应泻、虚火应养的原则。治疗实火，临床常用泻心汤，火性上炎，所以用大黄、黄连、黄芩之类导火下行。治疗虚火，最理想的是用甘露饮这类的方子去养，甘露饮中有二冬、二地、石斛、茵陈等。

“眩晕”虽属肝风，还要辨血分、气分之别。若偏于血分，还应考虑用丹栀逍遥散这类的方子，既要养肝，又要用丹皮、栀子来清风热。若偏于气分，就要考虑用戊己丸来平肝熄火，戊己丸就是黄连、吴茱萸、白芍三味药，这是专门平肝的方子。临床的眩晕、瞀冒，常可见于内耳性眩晕、脑动脉硬化眩晕、高血压眩晕、贫血性眩晕、神经衰弱性眩晕，对这些眩晕都可从肝胆来辨虚实，从风火两方面来考虑。

“振掉”是经脉不能约束引发的一种病变表现，经脉的重要作用是维持人体支架的平稳、自如，经脉失去约束功能就会出现“振掉”的表现。这里认为“诸风掉眩皆属于肝”，“眩”属于肝可以理解，“掉”也属于肝就不一定了。从临床上看，有的属于肾阳虚证，如真武汤证，其病机是肾阳虚衰，阳气不能充沛于肌肉经脉之间，而引发“振掉”的表现，所以用真武汤温肾阳，这里的“振掉”绝不是肝的问题。还有的是因为脾湿生痰，痰滞于经脉，经脉不能约束而发生“振掉”。还有的属于气血两虚证，特别是心经气血两虚，不能营养经脉，也要发生“振掉”。所以“振掉”不能全属于肝，但有属于肝的，因为肝主筋膜之气，筋膜不能约束人体，同样要发生“振掉”，而且“振掉”是肝风内动的现象。

由肝引发的“振掉”有如下几种情况。如肝热盛而风动要“振掉”，动摇是风之象，属肝热动风证，可以考虑用“泻青丸”，这是钱乙《小儿药证直诀》中的方子，处方中用山栀子、大黄、龙胆草来清肝，用当归、川芎来养肝，用羌活、防风去息风，其功效是泻木息风，针对的是肝经郁火引起风动证。再如因肝阴虚而风动也会出现“振掉”，这是阴不能养肝出现的风动，属虚风证，即六味地黄丸证，用六味丸来养肝，最好是加用龙骨、牡蛎去镇惊息风。泻青丸证是火动风生，所以用羌活、防风散之，此证是阴虚而风动，只能用六味丸来养，用龙骨、牡蛎镇之，这是第二种情况。再如肝风动而脾胃虚也会出现“振掉”，这是肝木克制脾土出现的风动，往往出现在营养不良的人群中，属脾虚肝风证，那就要用六君子汤加当归、白芍、钩藤等来治疗，用“六君子”来培土，用当归、芍药、钩藤养血息风，这是第三种情况。再如肝血虚而风动也会出现“振掉”，这是血不能养肝出现的风动。这里没有阴虚，阴虚而风动往往有体温波动的表现，血虚风动一般不伴有体温问题。这是血虚风动证，要考虑用定震丸来养血息风，定震丸以四物汤为基础，只是用的是生地、熟地，再加天麻、秦艽、防风、细辛、全蝎等，这是第四种情况。

总之，“振掉”属于肝者，要分肝火盛、肝血虚、肝阴虚、肝阳亢等不同情况，要这样分辨才能满足临床需要。振掉、眩晕都要辨肝之虚实。

第二条“诸寒收引，皆属于肾”。“收引”是指经脉拘挛的病变，从临床上看，拘挛表现多属精虚血少，其病机是津液不足、营血亏虚不能濡养经脉，引发经脉挛缩。这里说的“寒”，是指虚寒，是精虚血少之寒。为什么说“皆属于肾”呢？因为肾藏精，血需要依靠精的不断供给，假使肾能维持精血充足，经脉能得以濡养，就不会发生拘挛了。这样看来，拘挛属于寒、属于肾之说，是指虚证，属内寒病变。有没有因外寒而引起的拘挛呢？从临床上看，因外寒而引起的经脉拘挛还是有的，但还是由于营卫之气先虚，而又遭受外寒，而引发经脉拘挛。因此“诸寒收引，皆属于肾”涉及两方面的病机：一是精血不足之虚证，一是营卫气虚而遭受外寒。由外寒而引起的拘挛，临床上用五积散，五积散辛温，能温经和营，多用于风湿、寒湿等证。若是营卫气虚的风湿证，包括现在的关节炎病，可以考虑用羌活胜湿汤。若是肾之精血不足的虚证拘挛，可以用金匮肾气丸去温肾。临床上还有营卫气虚、风寒湿三气合至的痹证拘挛，可以考虑用续断丹（出自《证治准绳·类方第五册·挛》），处方中川续断、川萆薢、牛膝、杜仲、木瓜都是温养肾之精血的药，处方药性温散，牛膝、萆薢、木瓜还可去风湿。

第三条“诸气膹郁，皆属于肺”和第八条“诸痿喘呕，皆属于上”，把这两条结合起来分析。“膹”是指呼吸不利，是气郁积不通的表现，即肺气不宣而出现气喘，“喘”与“膹”没有什么分别，“上”是指“肺”，肺在上焦嘛。气喘，是临床上的常见症，风、寒、燥、火四大邪气都可以使人病“喘”，皆属于肺，辨证要分虚实。

风寒实证之喘。风寒之邪通过皮毛而入于肺，肺失宣发、肃降，所以气膹郁而喘，肺郁而不能宣发、肃降是其病机所在。要治以辛散，用辛散去宣通肺气，临床上常用的定喘汤（出自《摄生众妙方》）就是属于这类的方子，处方有麻黄、杏仁、桑白皮、黄芩、半夏、苏子、款冬花、白果、甘草等几味药。麻黄、杏仁宣肺，桑白皮、苏子、半夏、黄芩降气，一宣一降，适用于风寒阻肺之喘，还可用于慢性气管炎的急性发作。定喘汤加一钱半的“地龙”效果也很好，这源于叶天士“久病入络”的认识，慢性支气管炎的急性发作，往往是由感冒引起的，在处方中加用地龙，取其能入络而通经活络的功效。如果是老年性的喘病，或气管炎病久者，用麻黄效果不好的，可以考虑用参苏饮来辛温宣肺定喘。以上是风寒实证之喘，临床还会兼有风寒表证的现象。

火热实证之喘。临床表现的特点是时好时坏，犯病时表现很严重，不犯时与正常人一样，这是火热实喘的一个特点；还有的表现为饭后发作，这是火热实喘证的又一个特点，因为饭后胃热增加，马上会影响肺热。肺为清肃之脏，火热在肺，肺失清肃，需要去清肺，最常用的方子就是泻白散（出于《小儿药证直诀》），甚至可以用麻杏石甘汤（出于《伤寒论》），这都是治疗火热犯肺的好方子。特别是麻杏石甘汤，对于体温高的患者，效果非常好。

肝肺气逆之喘。这种“喘”在临床上的表现特点是呼吸迫促，没有痰，喉头有声，好像是“痰鸣音”，实际不是，属无痰而有声者。这是气逆证之实喘，气郁积于气道内是其病机所在，这种气逆多为肝气犯肺引起，肝气上逆，气郁于上焦，上焦的肺气不能清降，即所谓“诸气膹郁”。治疗肝肺气逆证之喘临床上有两种方法，一是用“开散”的方法，一是用“润降”的方法。常用的方子四磨饮（出自《济生方》），这是行气降逆；或者用七气汤（出自《太平惠民和剂局方》），人参、官桂、半夏、甘草、生姜等五味药，这是润降的方子；或者用苏子降气汤（出自《备急千金要方》），该方散而降。“气逆”就要降逆，气下行了肺气就宣通了，这是治疗气逆证的基本方法。

水饮犯肺之实喘。这种喘临床多见，表现为喉头痰鸣音十分明显，有痰、心悸、怔忡是患者明显的感觉，还有的出现头面浮肿。肺为娇脏，不管有形之邪还是无形之邪，只要有感，肺就会有所反应，更何况是水饮之邪！水饮集聚于肺，肺气不通，肺气上逆，就会出现喘。水饮犯肺需要祛除水饮，一般常用的方子是导痰汤，这是“温胆汤”（出自《三因极一病证方论》）加枳实、天南星；还可以用小青龙汤（出自《伤寒论》），若要温散而涤饮，小青龙汤是最理想的。

以上从实证来分析的，“诸气膹郁”可从实证考虑，包括今天的气管炎、支气管炎偏于实证者，总不外这么四个方面。虚证的喘，一般来说总不外乎两个方面，一是脾肺的问题，二是肝肾的问题。虚喘与实喘的临床表现不同，虚证的喘一般病程都比较长，十年、八年不等，最少也要有一两年的病史，积渐而成。虚喘病人最突出的表现是“气短”，与实喘气郁、气壅不同，虚喘即使不活动也会上气不接下气，稍微活动量大点喘则加剧。脉搏、神色方面也会有相应的表现。

首先讨论虚喘的脾肺病机。脾为肺之母，一定程度上肺气虚不虚取决于脾，前面已经讲过这个问题，脾气散精上归于肺嘛，若脾不散精给肺，肺的精气就没了来源，所以临床上治疗虚证的喘，首先要资其化源，即治肺先要治脾。这样治法的疗效还是比较高的，因为毕竟是中、上二焦的问题，只要把脾气扶起来了，脾能不断地散精于肺，临床疗效是肯定的。但是，这种情况也要分有热、无热，有的脾肺虚证有热象，有的脾肺虚证无热象。若脾肺气虚有热象者，可以考虑用生脉散（出自《医学启源》）来滋精保肺；无热象的可以考虑用宇宙散（整理者按：出处不详），就是黄芪、人参、白术、百合、百果、干姜、桔梗、贝母这八味药，黄芪、人参、白术、干姜补脾，白果、百合、桔梗、贝母润肺，虽然只有八味药，但是方意非常清楚。为什么叫宇宙散？是指肺在上如天，脾在其下如地，“宇宙”泛指天地而言。对无痰、无饮、无热纯虚证的喘，“宇宙散”是理想的方子。

其次讨论虚喘的肝肾病机。肝肾属下焦，肺与肝肾有什么关系呢？肺主气而肾为气之根，就呼吸而言，肺主“出”肾主“纳”，即肺主呼气肾主吸气。气不下降，不能深呼吸，呼吸浅表，这是肾不能纳气的表现。肾是气之根，肺气要根于肾；肝是肾之子，肝木需要肾水养涵；肾亏了肝就要亢，肝气亢逆，肺气就更不下降。所以下焦肝肾对上焦肺的影响是比较直接的，特别是慢性支气管炎的后期，十有八九都关乎肾，即关键不在肺而在肾。肾虚气不能纳，肝气逆肺气不能降，气不能归根，浮散而喘。对这种虚喘的治疗难度比较大，一般来说要用纳气归源法，要让肾能够纳气，最常用的方子是桂附八味丸，或者是都气丸（出自《症因脉治》）、七味丸（出自《冯氏锦囊·杂症》）等，假使阳虚而带有水饮者，就用真武汤（出自《伤寒论》），这些都是摄纳元阳的方子，元阳伤了，阳气不能归根，就要纳气摄元。

总之，喘证单辨在“肺”是不够的，“诸气膹郁皆属于肺”，“诸痿喘呕皆属于上”，这只是喘证的一个方面，需辨虚实，要结合中焦、下焦来辨证，这样才能说基本上掌握了喘证的辨证。

在这条病机中还提出了“郁”的病机，朱丹溪非常重视“郁”的问题。丹溪学派，包括后来的戴原礼，都特别重视郁证。什么是“郁”呢？该升的不能升，该降的不能降，该散的不能散，该化的不能化，这些都是“郁”的病机。朱丹溪提出了“六郁”，即气郁、血郁、湿郁、痰郁、火郁、食郁，越鞠丸（出自《丹溪心法》）就是针对这六郁而创制的。凡是不升、不降、不散、不传化等，都是郁证的主要病机，这个概念在《内经》中就已经有了。从明代以后对“郁”的认识有所发展，大家在临床上都有体会，郁证最多见的是情志问题，甚至“郁证”已经超出了呼吸异常的表现而多指情志异常，《内经》中的郁证是指气郁、食郁，气郁中又包括木郁、土郁、水郁、火郁、金郁等运气的五郁，而情志郁在《内经》里没有被单独提出来，朱丹溪所说的“六郁”也不包括情志郁，从明代以后逐渐提出了情志郁。如果是朱丹溪提出的六郁证，就用越鞠丸（出自《丹溪心法》）加减，一般习惯于用越鞠丸加木香、香附；至于情志的郁证，一般会用逍遥散（出自《太平惠民和剂局方》）加减，需要具体分析属于什么样的情志郁结。现代医学诊断的神经官能症、神经衰弱、抑郁症、更年期综合征等，都有情绪抑郁的表现。中医学所谓的思郁、怒郁、忧郁等情志的郁积，主要责之肝、脾，这里说“诸气膹郁皆属于肺”，这个“肺”只是强调了“气”的方面，其他方面就包括不了了，之所以“喘”，就是由于气郁积不散，临床确有这种郁证。现在所说的“郁证”包括了情志方面的问题，甚至是强调情志的问题，但对“诸气膹郁”一般注家都认为是肺气郁，这也是有道理的，应该说情志的郁证是中医学郁证中的一种。

第四条“诸湿肿满，皆属于脾”和第十六条“诸病胕肿疼酸惊骇，皆属于火”，把这两条放在一起讨论，因为这里主要讲“水肿”的病机。水肿的病机是怎样的呢？“皆属于脾”，这个认识基本是对的，脾属湿土，湿土不运，聚而成肿。但从临床看，“脾”不能概括水肿的全部病机，水肿病机涉及肺、脾、肾三脏的功能，即上中下三焦都要联系起来分析。水肿是水道不通调的缘故，脾气散精上归于肺，肺气才能通调水道，《素问·灵兰秘典论》中讲“肺者，相傅之官，治节出焉”，“治节”就是指肺通调水道的功能，气行水行嘛。脾不能运化，也要影响水道的通调。肾为水脏，肾司启闭，也会影响水道的通调。总之，肺的“治节”功能失调，脾的“运化”功能失调，肾的“启闭”功能失调，都可以发生“水肿”的病变。这里有个要点，即水肿不能只关注“水”，还要从“气”来考虑，肺之治节是气的作用，脾的运化也是气的作用，肾的启闭还是气的作用，所以“水肿”的关键在于“气”。临床辨“水肿”，要从上、中、下三焦来分辨虚实，“诸湿肿满皆属于脾”只是其中之一，“诸病胕肿疼酸惊骇皆属于火”，也只是病机之一种而已。实热也可以引发水肿，临床属于火热水肿者不多见，远远不能概括今天临床上所有水肿的病机。

先讨论“水肿”病有关脾的病机。临床水肿属于脾者，以脾阳不运为多见，脾阳虚不能运化水湿，水气聚而为肿，治以实脾饮（出自《重订严氏济生方》），方中主要的三味药是白术、附子、干姜，用来温脾，补土以制水，这是虚证水肿的辨治。如果是实证水肿，往往是湿郁化热，脾湿不化、郁而成热，湿热泛滥于经脉发为水肿，临床上可用湿脱饮子，化湿热行水，用桑白皮、泽泻、赤小豆、椒目、大腹皮、槟榔等，这些都是化热行水、分利湿热的药。

再讨论火热致肿的病机。这种“热”是内生之火，热从内逼迫水外溢而现浮肿，这是大青龙汤证（方出《伤寒论》），要用开魄门的方法，发汗以泻水。

若热郁于下焦而水不利者，这是蒲灰散证，蒲灰散（见《金匮要略·消渴小便不利淋病脉证治》）就是两味药，香蒲草（烧灰）和滑石，这是清以利之的方法，即清下焦热以排水邪。大青龙汤证是热在内，蒲灰散证是热在下，如果火热在气分，气滞而水不行，也可以引发水肿，这是舟车丸证，要用舟车丸（出自《景岳全书》）来疏气泄热以利水，不过这个方子一般都用丸剂，忌用汤剂，因为这里面有黑牵牛、芫花、甘遂、大戟等药，所以一般只做成丸药，丸药分量小，药性较缓而不会伤及正气，行水此药有效。

第五条“诸热瞀瘛，皆属于火”。“瞀”前面已经分析过了，这里讨论“瘛”的病机。什么是“瘛”？“瘛”即“瘛疭”，就是抽搐，俗称抽筋。“瘛疭”是不是皆属于火？这个“火”该如何来辨？这要从临床的实际出发来分析。“抽搐”多见于暴病，即突然发作，体温居高不下就会引发抽搐，这属于“火”，多由于风痰、肝火郁于经脉，属实证。若是经大汗以后，或是大病之后，尤其是妇女产后，或大失血以后，出现抽搐，这是由于气血、津液两伤，经脉失养造成的，这是虚证的抽搐。因此“诸热瞀瘛皆属于火”只是部分“抽搐”的病因。即使是属于火热引起的“抽搐”，临床也还要进行分辨，若是心火上炎的抽搐，多伴有神昏、脉搏有力，这是属于君火不利，要泻心火，临床常用导赤散（出自《小儿药证直诀》）加黄芩、黄连、栀子，过去还用“犀角”，现在不能用了，一般都用“广角”来代替，虽然不如“犀角”效果好，还是可以起些作用的。若是肝热生风的“抽搐”，往往伴有往来寒热的表现，目睛上视、头摆动、脉弦急，这可以考虑用丹栀逍遥散（出自《内科摘要》）加羚羊角、钩藤来清肝息风。《温病条辨》记载：治小儿暑温证，高热突发抽搐，称为“暑痫”，用清营汤，或者用紫雪丹。现在临床上的流行性乙型脑炎、钩端螺旋体感染等，临床表现抽搐伴高烧，多属于心火、肝火、暑火，可以照此辨证。所谓“暑火”，多发于夏秋之季，且有流行性。

第六条“诸痛痒疮，皆属于心”，这是关于疮疡的病机。所谓“疮疡”有广泛的含义，包括痈、疽、疖等疾病。为什么说“皆属于心”呢？因为心主血脉，心为营血之本，痈、疽、疖等均属于血脉的病变，其病机是营血瘀滞。营血瘀滞的病因又是什么呢？最常见的是“火热”，是火热瘀于营分，心主营血，心为阳中之阳脏属火，火热邪气郁滞于营血中，于是引发疮疡，所以说“皆属于心”。在“心”的概念中，“火”和“血”是重要内容。

痈、疽、疖都伴有或痛，或痒的症状，但痛、痒的临床辨证是有分别的。风盛则“痒”，不单纯是“火”，同时还有“风”，就会出现痒；热多则“痛”，因为热邪瘀积，营血流通受阻就会出现疼痛；痛症多实，是热邪郁滞于营血的缘故，治以泻热；痒症多虚，疮疡在溃脓之前，或者脓溃后的生肌阶段，都会出现“痒”的表现；先痒而后痛或者痒多痛少者，是风邪逐渐化热的表现；先痛而后痒者，是实证转化为虚证的表现。总之痛、痒的表现要分辨是风？是热？是虚？是实？这是疮疡辨证的关键所在，这个概念是必须具备的。

从疮疡的局部表现来分析。疮疡按之不陷，疮顶不太热，这说明脓未成；疮按之顶软，疮的部位有热烫感，这说明脓已成；脓未成者宜“消”，脓已成者宜“托”，“消”属攻法，是排除疮毒，“托”属补法，是保护正气。疮疡表现为皮肤的外症，但还是要从内外去分辨，凡疮疡病脉来沉实有力、发热、烦躁、局部红肿，这是毒热在内、在里，应该用疏内的方法，要先疏其内；脉来浮大、浮数、疮肿严重，说明毒已经外散，就要用托里的方法，避免毒气内攻；疮毒尚在发作阶段，处在内外之间，外散还不到时机，内疏又过晚了，在疏通的同时还要调和营气；所以托里、疏通、和营是治疮疡的三法。疏通脏腑，常用犀黄丸（出自《外科证治全生集》）；托毒外走，可用人参败毒散（出自《小儿药证直诀》）；调和营气，可用托里营卫汤（见《证治准绳·疡医卷一·肿疡》）；因此犀黄丸、败毒散、托里营卫汤是治疮疡的三大主方。

总之，痈、疽、疖表现不一样，要具体分析。从病势辨，“痈”病根较深，“疽”属阴毒，“疖”多病在浅表；从虚实辨，痈、疖多实证，疽多虚证；从寒热辨，痈、疖多属火热证，疽多属阴寒证。关于“疽”，其火证很少，有“痈为阳疽为阴”之说，如慢性结核性溃疡，久不溃脓，属阴寒证，其病机不是火有余，而是火不足，要用人参养荣汤（出自《三因极一病证方论》）、八珍汤（出自《瑞竹堂经验方》）之类的方子，要大量补气补血才能解决问题。

第七条“诸厥固泄，皆属于下”，这里提出了厥、固、泄三大症。“厥”即“厥逆”；“固”包括前后阴的病，如便秘、癃闭等；“泄”是“腹泄”。“厥逆”很复杂，可分为两类，一是阴阳之气不相顺接，表现为手脚冰凉，另一是气血败乱，表现为突然昏倒、不省人事。这两种“厥逆”表现完全不一样，为什么说“皆属于下”呢？“下”是指足经而言，即足三阴经、足三阳经，阳虚于足经，特别是三阴经（脾、肾、肝）的阳气不足，阳虚则阴乘，阴寒之气猖獗，这是造成“手足厥冷”的基本病机。至于“昏厥”，总是脏之精气先伤，气血败乱，冲逆而上，特别是肝肾两经，《素问·生气通天论》中讲的煎厥、薄厥属于此类。如“薄厥”就是发之于肝，精血不能养肝，肝阳无所依附，兼以大怒这样的情志激动，于是肝气上逆引发昏厥，肝在下焦嘛。再如《素问·脉解》中说“内夺而厥，则为喑俳，此肾虚也”，肾的真阴、真阳内夺，特别是肾阴虚损，阴不能涵阳，阳气亢逆上越，则为“喑俳”，“喑”是失语，“俳”是瘫痪，这是肾虚之“厥”，肾在下焦。综上所述，厥逆的病机是由于下焦阴阳之气亏损，一般都是阴气亏损而阳气上夺，所以说厥“属于下”。

先讨论“厥”。厥逆的病机如上所述，但“手足厥冷”在临床上有因寒、因热的区分。阳气衰于下则为“寒厥”，表现为脉沉而微，或脉沉细无力，体温偏低，这是四逆汤证（方出《伤寒论》）或附子理中丸证（方出《太平惠民和剂局方》），这要益火之源，以消阴翳；阴气衰于下则为“热厥”，表现为脉沉而滑，脉搏快而有力，喜冷饮，患者怕热、烦躁、便秘，这是肾水枯竭阳盛于外的表现，这是六味地黄丸证（方出《小儿药证直诀》），要壮水之主以制阳光。

辨“昏厥”也有气厥、血厥、痰厥、食厥的不同。“气厥”又要分气虚、气实两种情况。实证气厥，临床上表现为人事不省、形气愤然、气壅堵不畅、口中没有痰涎流出，即所谓的“中气”，这是四磨汤证，四磨汤（出自《济生方》）就是人参、槟榔、乌药、沉香四味药，用之降逆，或用乌药顺气散（见《太平惠民和剂局方·卷一·治诸风》）来顺气调肝降逆。虚证气厥，临床表现为昏厥，形体索然，即人很消瘦、很狼狈的样子，就像极度的营养不良，面青、面黑，脉搏微弱，甚至摸不到脉搏，体温低，这是元气虚脱的表现，要用张景岳的大补元煎（出自《景岳全书》），用大量的人参、山药、熟地、山茱萸、当归、枸杞等，大补元阳。

“血厥”病在血分，分血逆、血脱两大证。血逆之血厥，如妇人月经期间或产后，受到强烈的精神刺激，血从气而逆，这需要先调气，气调血才能顺，可用通瘀煎（整理者按：出处不详），方用当归尾、山楂、香附子、红花、乌药、青皮、木香、泽泻等，香附、乌药、青皮、木香调气，归尾、山楂、红花行血，气行血降，为什么不用“化瘀”而要“通瘀”？因为方中用的是大量走气分的药，乌药降气、青皮降气、香附降气、木香可升可降，泽泻也是下导的药，“通瘀煎”治疗血逆之血厥证是比较理想的。血脱之血厥证，总是出现在大出血以后，气随血脱，患者突然昏倒不省人事，这种情况单纯补血不够，要积极去救“气”，用独参汤是最理想的，用大量的人参把“气”挽救回来，血才能补回来，抢救时为什么要掐“人中”穴，这是“收气”的手法，使气不再脱，还有的灸“丹田”穴，也是一个道理，血脱要先固气。

“痰厥”多出现于脂肪多的人。临床表现为昏厥、喉中痰鸣、口流痰涎、脉来沉滑，这是痰湿阻滞清道的表现，阳气的通道被阻而造成昏厥，这是痰厥的病机。痰厥要用导痰汤（出自《重订严氏济生方》）加竹沥、姜汁，这个时候姜汁是最理想的，生姜挤水冲到汤药里面服用，这是豁痰开窍法。

“食厥”是由于饮食停滞中焦，胃气不行引发的昏厥。食厥多发生在暴饮暴食后，这要用吐法，首先探吐，若能马上吐出来胃气就可以回苏，探吐后可用保和丸（出自《丹溪心法》）加木香、厚朴行气导滞。

综上所述，诸厥属“下”基本可以理解了，不管是阴虚还是阳虚，都是从下而上逆，所以称“厥”，但是痰厥、食厥不一定是“下”的问题，疾病是复杂的，看问题也不能绝对化，对文献的理解也是这样，总是在讨论一般的情况，或者说是大多数的情况，不是讨论特殊的情况，或全面的情况。

再讨论“固”。首先讨论“大便秘结”，这是常见的临床表现，大便秘结不通属于“下”，这好理解，总是大肠的问题嘛，但其辨证也很复杂，常见的有热秘、冷秘、风秘、气秘，总的来说，热秘好治，而风秘、气秘、冷秘治疗的难度还是不小的。

“热秘”是因为热积于里，热伤津液，大便秘结不通，表现为脉数、脉大、腹胀闷。轻者用更衣丸（见《时方妙用·卷下·滑可去着》）润下，或用四顺清凉饮（见《景岳全书·卷五十五·攻阵》）养血清热通便，重者要用三承气（出自《伤寒论》），大承气汤、小承气汤、调胃承气汤分热之轻重使用，泻热攻下。

“冷秘”则毫无热象，以阴寒凝结为病机。要考虑用《金匮要略》方三物备急丸，就是巴豆、干姜、大黄三味药，泻下寒积。“巴豆”这味药用起来比较复杂，一般只能用“巴豆霜”，直接用的副作用太大，会引起剧烈的呕吐，因此剂量不能大，巴豆霜的质量也要辨其优劣，把巴豆霜放在纸上一两分钟，若没有变化表明巴豆霜的质量比较好，若一两分钟后纸上出现油浸的痕迹，这说明巴豆油没有去尽，再用纸覆在药上用力碾压，让纸尽量将油吸走才能用，因为巴豆的副作用主要是巴豆油引起的。还有一种“冷秘”是阳衰湿滞证，多见于老年人，可用半硫丸（出自《太平惠民和剂局方》），方中只有半夏、硫黄、生姜汁三味药。

“风秘”是因为风邪伤肺，由肺传入大肠造成便秘。风气滞于大肠，可以考虑用活血润肠丸（见《证治准绳·类方第六册·大便不通》），就是当归尾、防风、羌活、大黄、麻子仁、桃仁、皂角仁这些药，防风、羌活祛风，大黄、麻子仁、皂角通利，共奏逐风润燥之功。

“气秘”是气不能升降而引发的便秘，临床表现为腹胀、后坠、后重。要用苏子降气汤（出自《备急千金要方》），开肺气通肠道，可加槟榔、枳实，苏子降气汤中升药多，降药不够，所以加槟榔、枳实来助气之升降，气机有升有降了，自然就正常了。

再来讨论“固”的另一种情况，即小便不通，临床叫“癃闭”，是尿道严重障碍，尿液点滴难通的一种病症。癃闭在临床上有气滞、气虚两种类型。

气滞癃闭，发病具暴发性，往往是由于气滞引发，表现为小腹胀闷、尿意频频，病情受情绪影响比较大。气郁滞于下，要采用疏通利窍法，有时也用升提利窍法，即所谓“上窍开下窍利”，临床常用补中益气汤（出自《内外伤辨惑论》）、五苓散（出自《伤寒论》）等方，五苓散靠桂枝升提，补中益气汤靠柴胡升提，升提使气得以宣发，改变下窍气郁的状况。还有种方法就是灸“百会”穴，这也是升提的一种方法，在百会灸七八壮以后，小便通利了。还可以用催吐法，用探吐的办法来通下窍，也属于升提法。

气虚癃闭，是指慢性病的小便不利，表现为尿意频频，解又解不出，或小便点点滴滴，可见于老年人的前列腺炎、前列腺肥大等病，其病机是气虚不能化水。治疗需要滋养化源，要补气、养精，临床常用地黄丸（见《小儿药证直诀·卷下·诸方》）加黄芪来补气养阴，也可用生脉散（见《证治准绳类方·卷一·中暑》引《医录》方）加黄芪来补气养阴，肺气不能治节，小便就不利，所以要用黄芪，若见有化热迹象也可以用黄芪，就是源于“肺主治节”的理论认识。

最后讨论“泄”。“泄泻”从病机范畴看包括的病十分广泛，“泄泻”的临床辨证涉及脾、胃、大肠、小肠、肝、肾等脏腑，大肠、小肠属于“下”，肾、肝也属于“下”，但属于脾胃的泄泻临床也不少见，所以这个“下”不是绝对的。由肝而引起的腹泻，其表现为痛而兼胀，便后腹仍痛，这是肝邪伤及脾胃的缘故。由脾胃而引起的泄泻，表现为腹痛即泻，泻后腹痛缓解，这是消化系统的问题。肝泄要考虑用抑青丸（见《景岳全书·卷五十一·寒阵》）来泻肝，方子简单效果也好，抑青丸就是吴茱萸、黄连两味药，和左金丸（见《景岳全书卷·五十七·寒阵》）的组成一样，但是吴茱萸、黄连的用法不一样，抑青丸是用吴茱萸煎水来泡黄连，泡上一晚上，再把黄连取出另煎。脾泄可以用抑青丸并四君子汤（出自《圣济总录》），用抑青丸泻肝，用四君子补脾。肾引起的泄泻，即所谓的“五更泄”，肾气不固是其病机，要用四神丸（出自《内科摘要》）温纳肾气，肾司二便，肾司启闭，所以要用这几味药来加强肾的收纳功能。小肠泄，表现为小便不通利，甚至还有尿血、小腹疼痛、腹痛即泻等表现，心热下移于小肠火热动于内是其病机，方用导赤散（出自《小儿药证直诀》）加黄芩、白术，用导赤散来泄心之热，用黄芩、白术平复小肠的泄泻。大肠泄，表现为进食即泻、肠鸣、腹痛，大肠气滞是其病机，这是五苓散证，用五苓散（出自《伤寒论》）加木香来治疗，行其气而止泄。

以上所列举的泄泻大部分是针对“下”的，从临床辨证来看，有属于下焦小肠的，有属于下焦大肠的，有属于下焦肝的，有属于下焦肾的，属于脾胃的泄泻也是由肝邪所引发的。从病因方面来分析泄泻，类型就更广泛了，如饮食可以引起腹泻，湿热可以引起腹泻，伤暑可以引起腹泻，风邪也可以引起腹泻，消化不良之宿食也可以引起腹泻，因为这里主要是讨论“皆属于下”的泄泻，故没有涉及这些内容。

第八条“诸痿喘呕，皆属于上。”“喘”在前面已经讲过了，这里就不讨论了，但这里还提出了痿、呕两个症，需要分析一下。

“痿”包括临床痿、躄。四肢瘫废，手不能举，脚不能行，甚至全身的肌肉一天天消瘦、萎缩，这是“痿”；下肢不能动，从表面上看不出有什么异常，就是不能动或者动而无力，这是“躄”。“痿”的意义广泛些，涉及全身的肌肉，“躄”主要是指两腿的肌肉而言。“痿躄”为什么属于“上”呢？《素问·痿论》云：“肺热叶焦，则皮毛虚弱，急薄著，则生痿躄也。”因此燥热伤了肺气而津亏液损是其病机，所以说“属于上”。在《素问·痿论》中还提出治疗痿证要“独取阳明”，为什么呢？肺金是阳明之土所生嘛，“痿”属于“上”，这个“上”是指“肺”，是指上焦肺之气伤、津伤的病证。临床辨“痿”，一是肺热，二是宗气不足，肺热津伤气耗是其病机。肺主宗气，宗气是人体之动气，人的一言一语、一呼一吸、一举一动都靠宗气推动，宗气是动力的来源，宗气伤了就要发生痿弱而不能动。另外人体的营气、卫气通达于周身，而营气、卫气也是由宗气推动的，所以宗气一伤还要间接地影响到营卫的运行，为什么痿证的肌肉会越来越萎缩，这就可以理解了。上焦肺热证，要用甘寒清金法，用“寒”泻热，用“甘”补气生津，可以考虑用喻嘉言的清燥救肺汤（出自《医门法律》），或者再加天冬、石斛这类的药物，滋土润金。对宗气不足、宗气大虚、阳明中土不及者，不仅是肺热的问题，还有宗气虚的问题，可以考虑用四君子汤（出自《圣济总录》）配合黄芩汤（出自《伤寒论》）来治疗。黄芩汤就是四味药，黄芩、党参、甘草、白术，四君子汤并黄芩汤就是四君子汤加黄芩。

“痿”是不是与“下”毫无关系呢？临床上也不能这样说，如湿热下注证之“痿”就与“下”有关，临床上用二妙丸（见《证治准绳类方·卷四·痛痹》引丹溪方）治疗，二妙丸即苍术、黄柏两味药，常用“二妙丸”加牛膝、防己、萆薢、龟板来治疗。湿热下注证特别表现在膝关节或股关节的病变上，往往肌肉没有异常变化，但不能行动，伴有尿黄等湿热下注的表现。再如肾气大虚之“痿”，即虎潜丸证（方出自《丹溪心法》），尤其是一些慢性的痿躄，表现为小腿不能动，用虎潜丸中的血肉之品，如羊肉、虎骨、龟板等，来补肾精、肾气。

总之“痿”如果是属于“上”者，泻火清金这是根本之法，肺气不清就会影响到肝，肝对“痿”还是很有影响的，因为肝主筋膜嘛，所以治痿，另一方面要清火肃肺金，一方面要保护肝气不能伤，肝气伤了不能营养筋膜，肝气不伤脾胃也好呀，脾胃是肺之化源嘛，所以清金火润肺燥既可以益肝又可以保脾胃，遵循肺与脾胃、肝的关系，在临床上辨证论治就更灵活了，遣药制方才更周全。

“呕吐”与“上”的关系又怎样理解呢？这个“上”不是指病位，是上逆的意思。不管是什么原因引起的“呕吐”，总是以胃气上逆为基本病机，临床上辨呕吐也还是从虚、实两个方面来考虑。虚证的呕吐多见于脾胃大伤之后，实证的呕吐，或是因痰饮，或是因寒湿，或是因食滞，或是因胃热，或是因肝气上逆，等等，这些都可以引发呕吐，虚证呕吐的病机比较单纯，实证呕吐病机比较复杂，而临床上往往是虚实夹杂证较为多见。如胃虚又有湿热的呕吐，这是半夏泻心汤证，半夏泻心汤（出自《伤寒论》）是寒热并用，既用黄芩、黄连来清热，又用干姜、人参、甘草、大枣来补胃虚，“半夏泻心汤”的主要作用是燥湿清热，以半夏为主药去燥湿，用黄芩、黄连来清热，用干姜、人参、大枣来温中。如暑热犯胃的呕吐，一般来说是竹叶石膏汤证（方出《伤寒论》），用竹叶、石膏、生甘草来清暑养胃。如肝气犯胃而引起呕吐，可用抑青丸（见《景岳全书·卷五十一·寒阵》），用吴茱萸水泡黄连，用黄连泻火，用吴茱萸平肝，泻火降逆而止呕，黄连有泻火的作用，吴茱萸有降逆的作用，为什么用吴茱萸水泡黄连后不再用吴茱萸呢？因为吴茱萸毕竟是温热性的药物，所以只取其“降”不取其“温”。如胃热夹痰的呕吐，就可用二陈汤（出自《太平惠民和剂局方·卷四·治痰饮》）加黄芪来治疗，用二陈汤涤痰，用黄芩清火降逆。如呕吐伴有小便不通利者，可用张景岳的抽薪饮（出自《景岳全书·卷五十一·寒阵》），“抽薪”是“釜底抽薪”之意，方中有黄芩、黄柏、木通、泽泻、石斛、生甘草、栀子、枳壳这么几味药，方中用黄芩、黄柏、木通、泽泻引火下行。总之，治疗“呕吐”要逆其势而行之，忌用升散的药。

关于“呕吐”，在“诸病水液，澄彻清冷，皆属于寒”条中也谈及，“水液澄彻清冷”是指“呕吐清水”的临床表现，属于胃寒证。但呕吐清水不止限于寒证，也可见于气虚证，也有消化不良的宿食留滞证，也见于痰饮证，还可见于虫证，尤其是寄生虫病者多伴有“呕吐清水”，如蛔虫病等。若是胃寒证的呕吐清水，表现为水入即吐，就考虑用姜附散，就是干姜、川附片两味药。“水入即吐”又被称作“水逆”，这有两种情况，一是五苓散证，一是神术丸证。五苓散（出自《伤寒论》）是靠桂枝来温化寒邪，靠猪苓、茯苓、泽泻引水下行；神术丸（出自《景岳全书·卷五十四·和阵》引《本事方》），伴有大便干燥、食欲减退，主药是苍术，所谓神术就是指“毛苍术”而言，用大量的苍术加芝麻、大枣，苍术可以健脾行水、降逆、燥湿。

第九条“诸禁鼓栗，如丧神守，皆属于火”。这里提出了两个“症”：一是

“禁”，是指“口噤”，即牙关紧闭不开；一是“鼓栗”，是指寒战、战栗。“如丧神守”是说患者口噤、战栗不能控制，自主能力丧失。

“口噤”的病机属于三阳经的病变，因为口、颊、唇周这些部位均有三阳经脉分布，尤其是阳明经环于口唇入于齿龈，与“口噤”关系更密切，或风，或热，或寒，或痰等邪滞三阳，三阳经脉拘急是其病机。这里说“属于火”，应该说“火”是病因之一。临床上的热性病，如“流脑”会出现高烧、口噤，“乙脑”也可见高烧、口噤、抽搐，这种情况属于“火证”的多见。“口噤”属实火者，最好用刘河间的凉膈散（出自《太平惠民和剂局方》），凉膈散通泄三阳热邪，可清、可泻、可散，在表之热可散，在里之热可清、可泻。像流脑、乙脑等的热盛，还没有出现阳明腑实证，可用白虎加人参汤（出自《伤寒论》），要用大量的石膏，可用到四五两，来清热生津，因为高热伤津是经脉拘挛的主要原因，这个方子在治疗流脑、乙脑时是常用方。若高热而又有腑实表现者，如大便不通，几天不解，这是高热伤津腑实于内的病机表现，这要用增液承气汤（出自《温病条辨》）。这是“皆属于火”之“口噤”的辨治，还有些属于血管性的病变，如中医所谓的中风、中痰出现的口噤，就不一定是“火”的问题了，还有其他不属于“火”的情况这里就不讨论了。

“鼓栗”是指周身发抖、毛孔紧缩（皮肤上起鸡皮疙瘩），是一种严重的恶寒表现。如疟疾先寒后热的表现等，《素问·疟论》中的解释是“阳虚而阴盛，外无气，故先寒栗也”，而这里说“皆属于火”，一说“寒”，一说“火”，怎样理解呢？临床上确实有“火郁证”的战栗，火热邪气郁滞于里而不能发散出来，即刘河间所谓的火极似水、热深厥深，这的确属于火，又被称作“寒火证”，外面表现是“寒”内在本质是“火”，这就要考虑用升阳散火汤（出自《脾胃论·卷下·调理脾胃治验》），方中有柴胡、防风、升麻、葛根、羌活、独活、生甘草、人参、白芍等药，用柴胡、防风、升麻散外寒，《素问》上讲“火郁发之”嘛，通过散寒火，“郁”得以发散。“火郁发之”适用于郁于经脉之火，或郁于中上焦之火，若是火郁于中下焦，那就发散不了了，只能考虑用“承气汤”之类的方子，或大承气汤（出自《伤寒论》），或小承气汤（出自《伤寒论》），或调胃承气汤（出自《伤寒论》），或刘河间的三一承气汤（出自《伤寒标本心法类萃》）都可以考虑。由此看来，“鼓栗”属于火者，往往是火郁证，要辨其郁于中上焦还是郁于中下焦，郁于中上焦者散之，郁于中下焦者泻之，“散”用升阳散火法，“泻”用承气法。

第十条“诸痉项强，皆属于湿”。“项强”与“痉”这是两种病，“痉”属于抽搐一类的病变表现，如角弓反张、项背强急、四肢抽搐、两目上视等，这都属痉病一类。痉病的病因这里说“属于湿”，实际痉病的病机一般来说是阴虚血少，“阴”亏“血”也会不足，阴津血液不能营养筋脉是造成筋脉拘挛的病机所在。这可以从《金匮要略》中找到依据，其一说“太阳病，发汗太多，因致痉”，这是发汗过多造成的痉病，汗过津伤筋脉失养是其病机，包括现在医学的“脱水”表现；《金匮要略》又说“夫风病，下之则痉”，是说原本是太阳中风，发热、恶风、自汗，“自汗”是伤津的基础，若再用下法，便使津大伤致“痉”。《金匮要略》上还说“疮家，虽身疼痛，不可发汗，汗出则痉”，“疮家”是指有慢性溃疡的病人，即使这种病人外感时邪也不能用“汗法”来治疗，一发汗就会出现抽搐，因为慢性溃疡会长期消耗津血，再发其汗，会伤津液而致“痉”。从《金匮要略》中对痉病的论述来看，从本质上来说，津伤血少是造成痉病的根本病机。

回过头来再看，这里所谓“属于湿”又怎样理解呢？在《金匮要略》中，痉、湿是归纳在一起的，为什么呢？这是由于湿浊邪气凝滞于筋脉，阻碍了正常津液的输送，筋脉失养，发为拘急、抽搐，出现“痉”的表现，其本质还是津伤血少。在临床上辨湿引发的痉病，要辨其是风湿？还是湿热？

风湿引起的痉病，发病即可见头痛、项强直，进一步发展可见角弓反张、恶寒、发热、肢体酸重、脉浮紧等，这些是风湿邪气滞于筋脉的表现。治疗风湿痉病要排除风湿之邪，可以考虑用李东垣的羌活胜湿汤（出自《内外伤辨惑论》），用羌活、独活、川芎、防风、藁本、蔓荆子、甘草去散湿祛风，这里“湿”是“风”带进来的，所以就要用羌活、独活、防风、藁本去散。还可以用羌活胜湿汤（见《脾胃论·卷上·分经随病制方》）加大量的葛根、芍药，葛根是治疗痉病的特效药，而且要用大剂量，要以“两”计才行，葛根这个药最大的一个作用就是能输送津液，所以在痉病的治疗中，不论内伤、外感的原因，都要用大剂量的葛根。芍药与甘草配合可以缓解痉挛，有些人脚容易抽筋，大剂量地服用芍药甘草汤（出自《伤寒论》），就能够缓解症状，因为这也是风湿痉病的表现，所以要祛风散湿。

热湿引起的痉病，会出现高烧、项背强、手脚拘挛、便秘、腹胀、小便不利、脉弦数有力等表现，是要用增液承气汤（出自《温病条辨》）加葛根、知母、全瓜蒌等来治疗，泻热胜湿的同时还要回生津液，增液承气汤是泻热保津的，大剂量的葛根、全瓜蒌就是为回生津液之用，使津液得以恢复，这种方法在流脑、乙脑的治疗中得到应用，邪热入腑的阶段要用增液承气加葛根、全瓜蒌。

“项强”是什么问题呢？脖子强直活动受限，显而易见是三阳经的问题。颈项这个部位是三阳经脉必过之地，由于邪气滞于三阳经脉，所以出现拘急、强直，特别风湿、寒湿的项强，热湿滞于三阳经也可以造成项强。《伤寒论》中的桂枝加葛根汤证就属风湿证，“项背强几几者，反汗出恶风者，桂枝加葛根汤主之”，方用桂枝汤去祛风，用葛根宣通经脉输送津液，这是治疗风湿之项强。

寒湿的项强，如《伤寒论》中说“太阳病，项背强几几，无汗，恶风，葛根汤主之”，“无汗”这是寒邪束表的表现，“自汗”是风湿袭表的表现，项背强、汗出、恶风，所以这里就用“葛根汤”。葛根汤是以麻黄汤为基础，寒湿在表，所以要用麻黄来散寒。

热湿的项强，表现为项强痛、恶寒、发热、无汗、脉数，葛根汤证脉不数，多表现为脉浮紧，而“脉数”是湿热滞于三阳经的脉象，这是“柴葛解肌汤证”，柴葛解肌汤（出自《伤寒六书》）的作用是散湿清热。

以上是“项强”的三大证，桂枝加葛根汤证、葛根汤证、柴葛解肌汤证，即风湿证、寒湿证、热湿证。

第十一条“诸逆冲上，皆属于火”。“诸逆冲上”是指气逆上冲的症状表现，属于冲逆症，临床上见到的嗳、哕、呃、呕、吐都属于此类，都属于“冲逆”的范围。

“嗳气”表现在饮食后，是脾胃气滞的表现，也有虚实之分。虚证之嗳气，脾胃虚寒是其病机；实证之嗳气，是饮食或痰饮阻滞脾胃气机，或由于火气冲逆而致。这里所说“属于火”，是嗳气的类型之一，这个“火”多指脾胃痰火，可以考虑用二陈汤（见《太平惠民和剂局方·卷四·治痰饮》）加“川黄连”来治疗。二陈汤祛痰，川黄连降火，这是火证的一种情况。若胃中没有痰，也无饮食停滞，是由于下焦肝肾之火冲逆而使胃气不降，表现为嗳气频作，这要用滋肾丸（见《兰室秘藏·卷下·小便淋闭论》）才能解决问题，滋肾丸仅三味药，知母、黄柏、肉桂，又叫“通关丸”，方中的关键药味是肉桂，火热上逆用知母、黄柏容易理解，为什么要用肉桂呢？肝肾之火为水中之火，需要将其归入肾中，所以用肉桂将火安抚在肾水之中，用知母、黄柏滋肾，用肉桂安火，是治疗虚火、相火亢的方法，属“引火归原”的方法之一。一般肾阳弱了而小便不通，又有虚火亢逆的情况，就要用货真价实的肉桂引火归原，滋肾丸治疗此类的小便不利效果很好，主要是肉桂的作用。以上是治火证嗳气的两种方法，一是胃中痰火证，用二陈汤加黄连，一下焦相火冲逆证，用滋肾丸。

“哕”又称“干呕”，也可说是干呕的重症，“哕”不是“呃逆”，患者“哕”起来很痛苦，声音大而长，吐也吐不出什么东西。为什么会“哕”？少阳之气不疏而气机冲逆是其病机。病在少阳就要疏利少阳，若热盛之少阳枢机不利，可用大柴胡汤（出自《伤寒论》），若是热不盛，只是少阳枢机不利，用两味药就可以解决问题，即橘红生姜饮，该方只用橘红、生姜，生姜取汁，用化橘红煎水后，冲入姜汁服用，这是治疗气机不利之哕逆。还有寒热不和的哕逆，要用《外台》的黄芩汤，方用黄芩、人参、干姜、桂枝、半夏、大枣等，这个方子是寒热并用，是仿照泻心汤来制方的。还有湿热引发的哕逆，有湿有热，湿热郁滞于中焦是其病机，可以考虑用黄芩加半夏生姜汤（出自《伤寒论》），方用黄芩、甘草、薄荷、大枣、生姜、半夏等，也是个寒热并用的方子。

“呃逆”俗称“打嗝”，胃气受阻气不能降是其病机，呃逆也有虚实之别。虚证的呃逆，多由脾肾阳虚引起，这种呃逆往往还很严重，一般见于慢性病的晚期，病人表现为呃逆不断，病情很难控制。实证的呃逆，有因于饮食停滞的，有因于气滞的，有因于痰饮阻滞的，也有因于瘀血阻滞的，也有寒湿凝聚阻滞的。这里是说属于火证的呃逆，是指火气冲逆的呃逆，临床表现为呃逆阵发、呃声粗大，伴有口燥、咽干、口渴、舌苔黄，脉有力，胃中有火而阳明燥金火热上冲是其病机，可考虑用安胃饮（出自《景岳全书》）来清降胃火，方用黄芩、川石斛、陈皮、木通、泽泻、山楂、麦芽等药。呃逆也有腑实证，伴有大便闭结不通，表现为腹胀，特别是中下腹胀满，这是阳明燥热极盛之故，属承气汤证，要用承气汤来泻火。

至于“呕吐”就不谈了，前面已经讲过，总之“诸逆冲上，皆属于火”包括嗳气、干哕、呃逆、呕吐而属于火证者。

第十二条“诸胀腹大，皆属于热”与第十五条“诸病有声，鼓之如鼓，皆属于热”两条结合起来讨论，是因为都涉及“胀”这个症状。“胀”是鼓胀病的主要表现，所谓“鼓胀”表现为腹胀、腹大如鼓、四肢消瘦、腹部青筋外露，这些是鼓胀的特征性表现，包括肝硬化腹水，以及腹腔内肿瘤、结核性腹膜炎等疾病。“鼓胀”是怎样的病机呢？《灵枢·胀论》提出“厥气在下，营卫留止，寒气逆上，真邪相攻，两气相搏，乃合为胀”，厥逆之气从下而起，营气、卫气受到厥气的干扰而不能循环，即营卫留滞，寒水逆上，阴寒水湿之邪上逆，正气与邪气相互斗争，于是“两气相搏，乃合为胀。”归纳其病机之要点，关键是病在气分，解决“行气”问题是治疗胀症的关键，因此对水肿，不要仅从“水”来考虑，还要从“气”来考虑，水停是厥气逆、营卫气滞造成的，是阳气不能宣布的缘故，这是鼓胀的基本病机。第十五条说“诸病有声，鼓之如鼓，皆属于热”，“有声”是指“肠鸣”而言，“鼓之如鼓”是说敲击腹部有像敲鼓一样的感觉，这个“胀”与第十二条的“胀”同属实热证，所以说“皆属于热”。实热的“胀”是鼓胀病一种类型而已，不能理解为是鼓胀病机的全部，如是肿瘤、肝硬化见到的鼓胀，其热证还不多见，属于虚证者倒很普遍。

但“鼓胀”还是有阳证、热证的，比如说肝木乘脾证，肝木的相火加之于脾土，在肝木之火热与脾土之寒湿共同作用下，湿热瘀滞于中下焦，就会造成清气不升、浊气不降的情况，升降失常，患者表现出脸色青黄，一派营养不良的现象，腹胀、腹皮青筋暴露、不能食，这要考虑用李东垣的中满分消丸（出自《兰室秘藏》）来治疗。“中满分消丸”是仿“半夏泻心汤”而制方的，此方用药很复杂，包括有六君子汤、四苓汤、泻心汤、二陈汤、平胃散等方义，其功效是行气、燥湿、清热。所谓“中满分消”的“分”是“分化”之意，在祛湿邪的同时祛燥、清热，还有补虚的用意，所以用了六君子汤，用四苓汤泻实，用泻心汤清热，用二陈汤、平胃散和胃气，此方有十几味药，基本用意是用行气、燥湿、清热来分消诸邪。在临床上，不管是癌症还是肝硬化，只要是肝木乘脾、湿邪滞中的腹胀，就可以考虑用李东垣的中满分消法，因为这种“胀”不适合只用攻下法，如用大戟、芫花等来攻下是不合适的。若湿热滞于下焦，而又口干、肠鸣、腹胀、小便不利，可用《金匮要略》的己椒苈黄丸，即用防己、椒目、葶苈、大黄等药。“己椒苈黄丸”用的是前后分消法，大黄是从后分消，葶苈、防己从前分消，湿热滞于下焦证适合用前后分利的方法。若腹胀而无热证表现者，那就不属于这里讨论的范围了，那是理中汤证、健脾丸证，就要用理中、健脾之法。从临床上看，湿热证的腹胀为多见，病位多在肝脾，特别是肝硬化，一定要从肝、脾两方面来考虑，基本是肝强、脾弱这样一个病机，控制肝强、扶持脾弱是治疗的关键。总之，鼓胀病治疗的难度是相当大的。

第十三条“诸躁狂越，皆属于火”。狂越、烦躁，都是神志方面的问题，“越”是反常之意，“狂越”的病人其行为、言语越出常轨，如精神分裂症精神反常的一些表现，从病位来看，总不外心、肝、胆、胃等脏腑，特别是三阳之邪热并而上炎，火盛痰多，痰火涌塞于心窍，神明失去主宰，心主神明嘛，这些认识是符合临床实际的。“狂越”基本属阳证，很少见到阴证的狂越，所以有“重阳则狂，重阴则癫”的说法。在临床上辨“狂”，不单辨“火”，还要辨“痰”，应该从痰、火来分辨。辨痰火有多寡之别，是痰多？还是火多？这关系到立法。

若为上焦湿热的“狂”，如心火上炎、神志紊乱，就可以考虑用生铁落饮（出自《张氏医通》），方用生石膏、生铁落、茯神、玄参、秦艽、防风、龙齿等药，这是清镇法，石膏、玄参是“清”，铁落、龙齿、茯神是“镇”，就是清火、镇摄心神的方法。

若属阳明火热证之狂，是因于胃火，热湿积于阳明腑，有热、有积，因此伴有大便不通、舌苔黄厚，就可以考虑用“大承气汤”来荡涤邪热。这种类型的狂证一般疗效都比较好，只要是“下”通了，患者马上就能安静下来。若是阳明经热，有热而无积，没有腑实的表现，只是无形之邪热，那就可用白虎汤（出自《伤寒论》）凉泻阳明胃经的邪热，要用大剂量的生石膏。

若属心火亢盛证之狂，只是神志错乱、胡言乱语、寸脉数、舌红、无苔，这是牛黄清心丸证，或用“黄连泻心汤”来治疗。黄连泻心汤只有黄连一味药，黄连要用酒炒一炒，这是苦降法，用苦味来降熄君火。

若是痰火两盛证之狂，痰火瘀积于心者，常伴有舌苔厚腻、大便秘结，这种精神分裂的病人表现为不仅“乱说”，而且还“乱动”，行为异常，这要用礞石滚痰丸（出自《泰定养生主论》）来劫痰，若“痰”不去，这种“火”是降不下去的。

临床上常见到的“狂越”基本就是这么几个类型，生铁落饮是清镇法，承气汤是荡涤法，白虎汤是凉泻法，牛黄清心丸、黄连泻心汤是苦降法，礞石滚痰丸是劫痰法。临床上非火的狂证虽然少见，但还不能完全排除，如平素气血两虚体质的人，受到剧烈的精神刺激，而引起气血的郁积，这种情况非“辛开温补”不可，可用孔圣枕中丹（出自《备急千金要方》），辛开兼温补。

顺便说说“躁”，这里的“躁”是“烦躁”之意。“烦”和“躁”是有区别的，“烦”是“烦热”之意，“躁”是“躁动”之意。所谓“烦”，患者自己感觉体内有热而很不舒服，是内热郁积，外表没有什么表现，是患者自我的一种感觉，如心烦意乱；“躁”则不然，患者坐卧不安、手脚躁动，内不静、外不安；“烦热”的病机多属于心肺火郁，“躁动”是下焦肾火躁动不安；所以有“阳烦阴躁”的概念，即“烦热”属阳证，“躁动”属阴证。临床辨“烦躁”，不外乎表、里、虚、实四个方面。

若外邪袭表之躁，表现为少汗，病在表而汗不出，汗不出可以使人烦躁，形成内外皆热之势，患者躁扰不安，这种“烦躁”只要汗一发，表里之热散了，病人就安静下来了。

若里热郁积之躁，这是热邪实于里，里不通可以使人烦躁，表现为大便不通、心烦意乱、坐卧不安、脉躁动，这是承气证，用大承气、小承气法，“下”通了患者就安静下来了。

若火热客于心之躁，热在上焦，患者感觉心烦，且躁动不安，宜用黄芩、黄连、山栀子这类的药为君，夫清心，稍用一点炮姜作引经药，以炮姜的热性为使，避免高热隔拒凉药，使病人迅速安静下来，这就是“热因热用”的顺治法，或者用刘河间的凉膈散（出自《太平惠民和剂局方》），凉膈散治上焦热郁，引热下行。

如果通过发汗、泻下后而烦躁不减，甚至烦躁到要发狂的程度，表现为满面通红、咽干、唇赤，可以考虑用葶苈苦酒汤（出自《证治准绳》）来探吐，葶苈苦酒汤就是葶苈、苦酒、陈艾汁这么三味药，“吐法”即“其在上者因而越之”的方法，这是治疗病在上焦的方法，当降法效果不好时，可因势利导，让邪从上出，这只适合于实证的烦躁。

但有一种“烦躁”与上不同，是由于肾阳上越于外，形成了无根之火，即火不归原证，患者表现为烦躁不安、手足躁动，多见于某些慢性病的晚期，甚至患者燥热不安想找个凉快地方待着，这是附子理中证或四逆汤证，这种“烦躁”绝不是火热的问题，治疗要用一定量的川附片来扶肾阳，要让妄动之阳回归于肾水，如果将这种“烦躁”当作实火证来治疗，就会出大问题，《伤寒论》少阴篇中有四条关于“躁”之死证的论述。“少阴病”本质是肾阳虚证，这种患者出现烦躁、捻衣摸床、惕而不安，这些都是“躁”的表现，在慢性病的后期出现这些表现预后多不良，这是肾阳浮越证，临床上治疗的难度是很大的。

综上所述，“狂越”属于“火”者临床多见，但也有少数属于虚证；“躁”的情况比较复杂，甚至基本不属于“火”，属于“火”者也多为虚实夹杂，轻则伤“津”重则伤“阴”，最严重的是肾阳浮越火不归根，所以“躁”与“狂”差别是很大的。

第十四条“诸暴强直，皆属于风”。“强直”是全身关节僵硬不曲的表现，或者某一部位的关节拘急不柔，这也属于“强直”的范畴。比如说前面讲的“项强”就是局部的强直症，“痉病”中的项背强直、角弓反张也是强直症，中风病的半身不遂也属强直症。这些“强直”总归于筋膜的病变，凡是六淫之邪伤了筋膜，都可以使人强直，这是“强直”的基本病机，所以说“诸暴强直，皆属于风”，因为“筋膜”为肝所主，肝气正常，筋膜是柔软的，肝气不正常，就会发生变动而为“风”，风气可以损伤筋膜之气，发为“强直”。所以这里的“风”有特定的含义，不能理解为六淫邪气中一般的“风邪”，这个“风”要与“肝”的特性、功能联系起来，因此对“强直”病的基本治法是“柔肝息风”。

若是暴发性的“强直”，这往往是由于“外风”引发，如因感冒而引起的中风，这属于“实风”，可以考虑用小续命汤（出自《备急千金要方》）加减来治疗，小续命汤可祛三阴三阳的风邪，是外邪引发中风较常用的方剂，适用于风中经脉证。

若属于虚风的强直，往往是先有肝虚，血不养肝，于是肝风内动，那就要养血息风，有个方子叫滋血通经汤（出自《辨证录》），方用当归、干地黄、黄芩、麦冬、五味子、天花粉、秦艽等，这个方子有柔肝息风的作用，方中用当归、地黄来滋血，花粉、秦艽来通经脉，当归、地黄、天花粉、麦冬、五味子等药，药性柔润，有生津养血之效。

总之“强直”涉及的病很广泛，临床上要具体分析虚、实，实风证可以引起不同的强直，虚风证也可以引起不同的强直，暴发性的往往是外风的问题，慢性发作的一般属虚风者多。因此“诸暴强直”的“风”，首先就要辨是“虚风”还是“实风”，属“内风”还是属“外风”。

第十五条“诸病有声，鼓之如鼓，皆属于热”，讲的是“鼓胀”，前面已经讨论过了，这里不谈了。第十六条“诸病胕肿疼酸惊骇，皆属于火”，这里提出了三个症，胕肿、酸疼、惊骇。“胕肿”就是“水肿”前面已讲过，这里讨论疼酸、惊骇两症。

“疼酸”是指“酸楚”的一种自我感觉，病人感觉很难受而又说不清楚。“疼酸”常常出现在四肢关节，如肩关节、股关节、膝关节等，也可出现在各部的肌肉，内脏很少有这种感觉，这种酸楚难受的感觉到严重时可以出现“抽搐”。酸楚主要是由湿邪引起的，是风湿邪气侵蚀筋膜所引发的一种不快的感觉。而这里说是“属于火”，这个“火”指的是湿积化热之火，这种“火”在临床上也要分几种情况。

如风湿热邪伤卫证，表现为上半身酸楚，如肩关节、腰关节酸楚，基本是阳经的病变，可以考虑用羌活防风汤（整理者按：出处不详），方用羌活、防风、山栀仁、秦艽、荆芥、木通、黄芩，辛散凉解，祛风散热除湿。

若是湿热相搏证，表现为酸楚、身重，可以考虑用李东垣当归拈痛汤（出自《医学启源》），方用茵陈蒿、黄芪、苦参、知母化热，用羌活、苍术、泽泻、防风宣湿，此方有宣湿化热的功效。

若是阴虚火旺证，其酸楚主要表现在下肢关节，特别是膝关节、足关节酸楚，这是朱丹溪的虎潜丸证（方出《丹溪心法》），虎潜丸的主要作用是滋阴降火；若出现肩背酸疼、酸楚的，可考虑用地黄丸（出自《小儿药证直诀》）加鹿角来治疗。“酸楚”除属于“火”的情况外，风邪、寒邪也可以引起关节或肌肉的酸楚感。

“惊骇”“属于火”是从脏腑的性质来认识的。“惊骇”首先是心的问题，心属火，心火要靠“血”来营养，若血不养心，心火就要上炎，心主神明，神不守舍，这是“惊骇”的基本病机。为什么有些人容易受惊，而有些人不容易受惊，这取决于心的神明功能，如与成人比较起来儿童最容易有惊骇表现，这与儿童的生理有关，小孩子的神志比较脆弱，所以容易受惊。治疗“惊骇”要安心神，可从两个方面入手，一是滋养心血，一是清泻心火，亦即养血泻火。在临床上辨心火也有虚实之别，一般来说血虚火扰的情况为多见，最常用的方子就是朱砂安神丸（出自《内外伤辨惑论》），要用大剂量的当归、生地来养血，用黄连泻心火，用朱砂镇心神。

若是儿童惊骇，在治法上与成人有些不一样，因为小孩子的“惊骇”不单是“心”的问题，同时还有肝、胆的问题，肝、胆都是含有相火的器官，小孩子在生长发育阶段，肝、胆之相火最容易动，稍有所惊相火就动，而影响君火不安，所以小孩的“惊骇”往往伴有“抽搐”，如小儿惊风病，惊骇、抽搐、神昏、肢厥，甚至于角弓反张、口噤，这些体征都是由于肝胆不利而引起的，或是由于外风，或是由于内风，都可以引发，这要用甘凉、甘寒的药来清内热、柔肝、息风，如安宫牛黄丸（出自《温病条辨》）是最常用的方子，或《温病条辨》的清宫汤也适用，总是要兼清君、相之火。

“惊骇”多见于实火证，如小孩流脑、乙脑出现的“惊骇”，即“急惊风”等，也多属实证。

第十七条“诸转反戾，水液浑浊，皆属于热”，这里提出两症，一是“转戾”，一是“尿浊”。“转戾”就是“转筋”，经常发生在下肢，“转”是指经脉痉挛，“戾”是指转筋伴有紧痛的感觉。“转筋”是不是都“属于热”呢？《金匮要略》中有治转筋的鸡屎白散，这个“转筋”属于热证，因为鸡屎白是清热润燥的药。但是从临床上来看，“转筋”属热证者并不多见，而属寒证者为多见，往往是受凉、或气虚血少、或津液大伤的人最容易转筋。《灵枢·阴阳二十五人》说：“血气皆少，则善转筋。”也就是说，不论属热、属寒，血气虚少、津伤血燥、筋膜失养是“转筋”的基本病机。若属热邪伤津血燥证，就可以考虑用地黄煎（出自《备急千金要方》），方用生地黄、生葛、玄参养血，用石膏、栀子、犀角清热，用大黄泻火，还有升麻、麻黄等药，此方有养血清热泻火的功效。若属虚寒证，就用四逆汤（出自《伤寒论》）或芍药甘草汤（出自《伤寒论》），“芍药甘草汤”治脚转筋一般的效果是很好的，此方寒甘相济，针对筋脉失养的病机，用大剂量的芍药来养营，为什么要用相同分量的甘草呢？因为甘草有缓急的作用，芍药养营血，甘草缓筋脉之拘急，这样苦甘相济，不论是热证还是寒证，“芍药甘草汤”都是治疗脚转筋必用的方子。

“水液浑浊”是指小便浑浊，“尿浊”临床常见多属热证，但这个“热”也要区分几种情况。若属暑热伤津证，表现为小便颜色深黄（夏天小便颜色都会变深，因为暑热天排汗多，膀胱中尿液少，所以小便颜色就比较深）、尿浊，可用五苓散（出自《伤寒论》）或生脉散（出自《医学启源》），要清暑，要利小便。若属阴火伤津证，小便色深、尿量减少、尿浊，这就要养阴清火，用六味丸（出自《小儿药证直诀》）加麦冬、五味子去养阴清火。若属肝火伤津证，表现为尿频、尿浊，小便时还有不通畅的感觉，甚至出现尿道痛，这是肝火伤筋膜之气，因为肝主宗筋，肝主前阴，这要考虑用六味丸（出自《小儿药证直诀》）加牛膝来养阴柔肝降火，牛膝养阴清火可引火下行，引火从前阴而出。若属胃热伤津证，表现为口淡、口干、尿黄、尿浊，这要用竹叶石膏汤（出自《伤寒论》）来养胃清热。若为膀胱热证，表现为小便不通、小便不利、尿黄、尿浊，那就是滋肾丸证，滋肾丸（出自《兰室秘藏》）方用知母、黄柏、肉桂，清热化气，为什么热证反而用肉桂呢？那是考虑到膀胱的气化作用，重用知母、黄柏，轻用肉桂，由此达到泄热化气的作用。

“尿浊”也有不属热证的时候，甚至尿中出现沉淀物，肉眼即可见，尿呈泔白色，这是所谓的“浊证”，分赤浊、白浊两种情况，属于肝、脾、肾的病变。肾阴虚而膀胱热重的“浊”，表现为排尿不通畅、排尿困难，可以考虑用六味地黄（出自《小儿药证直诀》），但要去掉山茱萸，加萆薢、黄柏等，山茱萸为什么不能用？因为其药性味厚黏滞，所以凡排尿困难者，不管肾阴虚到什么程度，都须谨慎不可轻用。若属脾胃湿热，湿热下注证，表现为尿浊、小便淋沥不净，临床上常用治浊固本丸（出自《医学正传》），方用生甘草、猪苓、茯苓、益智仁、砂仁、黄柏、黄连、半夏、莲心，燥湿清热。若属下焦肝经湿热证，表现为脉数、小便滞涩、尿黄、尿浊，这要用龙胆泻肝汤（出自《医方集解》）。若属心经虚热下注小肠证，就要用清心莲子饮（出自《太平惠民和剂局方》），养心泻火。若为陈年尿浊，病有十年、八年之久，这往往是肾精伤损证，有个方子叫真珠粉丸（出自《景岳全书》），就是黄柏、珍珠、蛤粉三味药，珍珠粉现在药材资源少了，价格昂贵，一般用青黛代替，用琥珀也可以，此方有燥湿泻火之功效。

综上所述，“尿浊”以湿热者为多见，所以治“浊”以除湿清热为基本治法，“尿浊”包括尿检中蛋白阳性，据研究报道，土茯苓有特效，可作参考。总之“水液浑浊，皆属于热”，要辨虚热、实热，虚寒者很少有“尿浊”的情况。

第十八条“诸病水液，澄彻清冷，皆属于寒”。这个“澄彻清冷”是指胃反清水的表现，属于胃虚寒证，这在讨论“呕吐”时讲过了，要注意的是“吐清水”与“反酸”是两码事，“吐清水”不是“反酸”。

第十九条“诸呕吐酸，暴注下迫，皆属于热”。这里提出两个症，一是“吐酸”，一是“下迫”。“吐酸”包括“反酸”在内，严重者在吐酸水后口腔内有酸涩感。“吐酸”总归是脾胃的病变，脾胃湿滞化热是“吐酸”的基本病机。但这个“湿热”也有多种情况，有的是饮食消化不良引起的，有的是水饮停滞中焦引起的，有的是脾胃气虚引起的。从临床上看有两种情况值得警惕：一是素体湿热之人，因饮食不节，或过食辛辣，或过食凉饮，引发热证，这是火热木化，即从酸化，酸为木之味，且为阳木之味，所以出现“吐酸”，这种情况可以考虑用左金丸（出自《丹溪心法》）合二陈汤（出自《太平惠民和剂局方》），二陈汤利湿，左金丸泄肝热；二是湿热久蕴，转化为木盛土衰、肝亢脾虚者，对这种“吐酸”要考虑用左金丸合逍遥散，泻肝培土为治。吐酸还有属于寒证者，在李东垣的《脾胃论》中可以见到相关记载，他认为寒证的“吐酸”，一般是脾虚的病变，临床可用香砂六君子汤（出自《古今名医方论》）治疗。

“暴注”是指“腹泻”，“下迫”是指“里急后重”的症状，里急、后重是两个症状，“里急”是迫不及待想要大便的感觉，“后重”是肛门重坠的感觉，甚至肛门下脱，重坠感明显但大便并不多，这就是“下迫”。那么“下迫”是不是都是热证呢？这也要进行分别，不管“里急”也好，“后重”也好，都有虚、实之别。实证的“里急”多属热，火热有余是其基本病机；虚证的“里急”，营阴不足是其基本病机。实证的“后重”多属热，实热邪气下注是其基本病机，比如痢疾就是湿热下注；虚证的“后重”，中气下陷不能升举是其基本病机。凡是“里急”，想解而又便不出者，多为火郁于肠，重者用“承气汤”来通泄郁热，轻者用“芍药汤”来泻火开郁，芍药汤证、承气汤证，是轻重不同的火郁证，这都属于实证“里急”的范围。凡是实证“后重”，肛门有明显的下坠感，邪热下迫于大肠，以致大肠无力升举而外脱，可以考虑用香连丸（出自《太平惠民和剂局方》），木香、槟榔是常用药。承气汤证、芍药汤证、香连丸证，这些都属于“热”；补中益气汤证，中气下陷不能升举而大肠外脱，就不属于“热”了。

以上病机十九条共三十个病症，归纳其中的要点如下。

第一，认为上述“病机十九条”是中医辨证的基本认识，我不同意这个看法，这“十九条”从系统性、概括性来看都不够全面，我认为这“十九条”无非是举例而已。刘河间也看到这个问题，他认为病机属热者这么多，属寒、属湿又这么少，而且没有一条是属燥的，于是他补充说：“诸涩枯涸，干劲皴揭，皆属于燥。”其实补不补关系都不大，补一条也仍然是不完整。此篇“大论”主要是讲运气学说，如何结合自然之六气来进行辨证，是作者的用意所在。

第二，“十九条”涉及两种辨证方法，一是脏腑辨证，一是病因辨证。属于热、属于火、属于风、属于寒、属于湿等都是病因辨证法，属于肝、属于肾、属于肺、属于脾、属于心等是脏腑辨证法，其中“属于上”“属于下”之说，也是指上下的脏腑而言。刘河间、张元素认为，风、寒、湿、火、热等，属于“六气”范畴，肝、肾、肺、脾胃、心等，属于“五运”范畴，他们用“运气说”来进行归纳，但总不如用“六淫”“脏腑”来归纳要明确得多。

第三，“十九条”中包括三十个病症，作者用举例的方法，表达了临证辨证的要点还是要从阴、阳、表、里、寒、热、虚、实来做具体的分析。

第四，“十九条”对病因的分析尽管不全面，但还是表达出抓住病因特性是关键这样一个概念，如“风善行数变”是其特性，清风是柔和的，亢风就变得刚强劲急了，所以把抽搐、振颤、强直、眩晕等临床表现与“风”联系起来，这就是抓住了病因的特点。

第五，“十九条”讨论的热、火病机最多，在中医丰富的文献中，讨论病机时，有的归于“热”，有的归于“火”，“火”与“热”在概念上究竟有没有区别呢？我查阅了若干的文献，基本上看不出有什么区别。两者究竟有没有区别，又如何分辨，在座的同学们可以考虑一下这个问题，搞中医研究，首先要把中医的一些概念搞清楚。我认为，“火”与“热”还是有同、有异的。从病变来讲，“热”与“火”区别不大，如果说有点区别的话，“热”往往都是从外因来讲的，“火”往往是从内伤来讲的，当然不是绝对的。从六淫邪气来讲，风热、暑热、湿热都有“热”，从内伤来看，有心火、肝火、肾火、肺火、虚火、实火之说，这其中的分别也不是绝对的，内伤谈“热”的也有，如虚热、实热等。因此从病变来看，“火”与“热”分别不大。如果从人体正气来讲，即从人的生理来讲，“火”是人体中的正气之一，如心的火、肾的火、胆的火、肝的火、三焦的火等，这都被称作“火”，而绝不能说成心的热、肾的热、胆的热、肝的热、三焦的热，如“君火”不能称作“君热”，“相火”不能称作“相热”，“命门火”不能说是“命门热”。为什么？因为五脏“火”的概念，是指藏于五脏之内的“阳气”，是人体的元阳，正常情况下阳气是涵于阴精之内的，只有当阴阳失去了平衡，阳气亢逆于外了，其性质才发生了本质性的改变而成为病邪，如“阴虚阳亢”，阳气亢盛后成为病邪，有称之为“火”的，也有称之为“热”的。因此可以这样说，从生理的角度来认识，只有“火”的概念而没有“热”的概念，即“热”与“火”从生理来讲有不同的含义，但从病变的角度来认识，两者实难区分，若要强分也就是个外感、内伤的区别而已。

第六，关于“十九条”语言表达的方式。“十九条”文献都是用一种程式来表达的，即“诸……皆属于……”如何理解这样一个程式呢？我的体会是，作者主要是企图把一类病机用概括性的方式表达出来，想从不同的病症中寻找出它们内在的共性联系，即找出它们相同的病因、病机。比如“诸风掉眩，皆属于肝”，“振掉”和“眩晕”是不同的两个病症，但是这两类症状表现都有属于“肝风”病变的共性，即都有由肝风引发的可能性，那么通过治“肝”，既可以治愈“振掉”，也可治愈“眩晕”，也就是说振掉、眩晕是两个不同的症，然而它们的病机相同，所以治法也就相同。“十九条”中这个“诸”不能解释为“一切”，“诸”表示不定量的多数，“诸”者“众”也；同样，“皆”只是“同样”的含义；“属”是“有关”或“接近”的意思，不能理解为“隶属”的意思。那么如“诸风掉眩，皆属于肝”应该诠释为：临床所见属风的病变表现，如振掉、眩晕等，大多与肝相关。言外之意还有其他，否则就失去了“辨证”的真谛。“辨证论治”是中医学的特点，病机“十九条”谨守了这一特点，病机十九条有没有价值，就看能不能用辨证论治的精神来理解它。从认识论的角度来看，病机“十九条”中具备有一定的辩证法因素，因此要用辩证的方法来看待这“十九条”，不能把这十九条简单化、绝对化，甚至是孤立地、机械地来理解这些条文。

文献的结束语说：“故大要曰，谨守病机，各司其属，有者求之，无者求之，盛者责之，虚者责之，必先五胜，疏其血气，令其调达，而致和平。此之谓也。”这就是辨证论治的大原则，尤其是“有者求之，无者求之，盛者责之，虚者责之，必先五胜，疏其血气，令其调达，而致和平”，这句话应该贯通在每一条之中，所谓“有者求之，无者求之”正是辨证的关键所在。“有”什么？有风，有寒，有热，有燥，有湿，有火，这就是“有”，即有邪气存在；“无”什么？无气，无血，无精，“无”是“虚”之意；“求之”就是去分析，去辨别，分辨其是虚、是实，所以“求”有、无是辨证，“责”虚、实是论治。如肝风火动而眩晕，求责肝之“有”，即有风火之邪，于是“盛者责之”，那就要清火息风；如是肝虚风动的眩晕，求责肝之“无”，即肝虚风动，于是“虚者责之”，那就要补肝息风。所以不管病机有多少，最紧要的就是“有者求之，无者求之，盛者责之，虚者责之”。

怎样“求”呢？“谨守病机，各司其属”就是答案，即要掌握各个脏腑的生理特点，以及六淫邪气的致病特点，风寒暑湿燥火致病的病机和五脏六腑的病机变化规律。怎样“责”呢？“必先五胜，疏其血气，令其调达，而致和平”就是答案，所谓“五胜”是指五行之间相胜的关系，风寒暑湿燥火有五行关系，肝心脾肺肾也有五行关系，找出相互间相胜制的关系，由疏通气血入手，令其通畅无阻而致“和平”。

这个总结做得很好，尽管病机“十九条”的内容说不上系统，也谈不上全面，但提炼出的辨证论治原则、精神却非常到位。

第二节　内外调治的法则

中医治疗的法则在《内经》时代就已经有了，在这些治则中提出了“五味阴阳”的概念。为什么可以用“五味”来调治疾病呢？前面已有伏笔，“必先五胜”嘛。风寒暑湿燥火六气是用五行理论来认识的，脏腑的肝心脾肺肾也还是用五行理论来归纳的，用五味之气味来调治疾病仍然是用五行理论来指导的。并提出五味有毒、无毒的概念，这个“毒”与现在的“中毒”概念不是一回事。这里的“毒”是指药的性能而言。有毒性者药之性能强烈，无毒性者药之性能和平。《周礼》上讲医师“聚药毒以共医事”，所谓“药毒”就是指“药性”，医生是做什么的？医生就是掌握了大量的药物之性能并在医疗上运用的人。这里还提出大毒、小毒之不同，药性强烈程度是有区别的，大毒者暴烈，小毒者次之，如大黄、芒硝，会令人泄泻属“大毒”范畴，如干姜、附子的药性也比较强，属“小毒”范畴，如甘草、茯苓、白术等药性缓和属“无毒”范畴，这些知识都是制方所必备的。

问曰：“五味阴阳之用何如？”“五味”是如何用阴阳理论来认识和区分的呢？在五味中，辛、甘之味均主发散，从阴阳属性的特征来讲，辛、甘之味是具有阳性特征的药味，故曰“辛甘发散为阳”。酸、苦都有涌泄作用，味比较厚，故曰“酸苦涌泄为阴”。咸味往下走，也是具有阴性特征的药味，故曰“咸味涌泄为阴”。淡味具有外散的作用，是具有阳性特征的药味，故曰“淡味渗泄为阳”。

“六者”是指辛甘发散、酸苦涌泄、咸味涌泄、淡味渗泄而言，它们发挥着收散、缓急、润燥、软坚等不同的作用，故曰“六者或收，或散，或缓，或急，或燥，或润，或耎，或坚”。应用时，应发散者就用辛、甘之味，应涌泄者就用酸、苦之味，据药之性能来应用，这就是“以所利而行之”的意思。通过五味的调制，使病人机体恢复正常，即达到“调其气，使其平也”的目的，这是五味调气的方法。

问曰：“非调气而得者，治之奈何？有毒无毒，何先何后？愿闻其道。”如果不按照五味之气的特性来调治，还有别的方法吗？如按照有毒、无毒的方法来调治，应如何掌握其先后呢？岐伯回答说，问题的关键是要掌握其恰到好处的分寸，“有毒”的药可以用，“无毒”的药也可以用，以所要达到的效果为准。如用“辛甘”的目的是发散，用“酸苦”的目的是涌泄，达到目的才是主要的，即所谓“有毒无毒，所治为主”。同时还要掌握药的剂量，即“适大小为制”，有的药可以用大一点的剂量，有的药可以用小一点的剂量，所谓“大小”就是处方用药轻重多寡，既掌握了药之五味的功用，又掌握了其有毒、无毒特性的大小，何多用？何少用？何轻用？何重用？就有了尺度，所谓“为制”就是制定标准，用的量太大不行，有的量太小也不行，太过、不及都是“不为制”，所以要“适大小为制。”

问曰：“请言其制”，具体用药的标准或曰尺度是怎样的呢？这里提出了小、中、大是指三种不同的用药标准，这里显然是从药味的多寡来讲的。“君一臣二”只用两三味药，属“制之小也”，即小制之方；“君一臣三佐五”，用七八味药，属“制之中也”，即中制之方；“君一臣三佐九”，用了十味以上的药，属“制之大也”，即大制之方。这些都是相对而言的，不要绝对化。不管大方、中方、小方，要达到治疗的目的前提是要符合治疗的原则。如治疗寒证就要用温热，即“寒者热之”；如治疗热证就要用寒凉，即“热者寒之”；一般的病就用逆治法，即“微者逆之”，逆其病势而治；对出现假象之“甚者”，往往要从其标象而治，即“甚者从之”，如治疗内真寒而外假热者就要用热药，从其表象而治。

以下“坚者削之，客者除之，劳者温之，结者散之，留者攻之，燥者濡之，急者缓之，散者收之，损者温之，逸者行之，惊者平之，上之下之，摩之浴之，薄之劫之，开之发之，适事为故”就不用解释了，大家都能读得懂。

第三节　正治反治之要义

问曰：“何谓逆从？”什么是“逆治”？什么是“从治”？“逆治”是正治法，“从法”是反治法。如寒者热之、热者寒之，这是逆其病机而治，即热病用寒药、寒病用热药、虚者补之、实者泻之，这是正治法，临床常用的都属正治法范畴。如有热象反而用热性药，有寒象反而用寒性药，这是反治法，这个“反”相对“正”来讲的，是从其表象而治。所谓“从治法”是需要依据表、里、真、假的具体情况来把握其分寸的，或是表寒而里热，或是表热而里寒，或是真热而假寒，或是真寒而假热，因为“从治”法面对的现象和本质是不一致的，情况往往非常复杂，如二分假八分真，那么针对这“二分”用反治法，那“八分”还是要用正治法，所以说“从少从多，观其事也。”

问曰：“反治何谓？”具体的反治法是怎样的呢？“热因寒用，寒因热用，塞因塞用，通因通用，必伏其所主，而先其所因，其始则同，其终则异，可使破积，可使溃坚，可使气和，可使必已”，这是具体的一些反治方法。

对“热因寒用，寒因热用”的理解有两种意见：一种意见认为应该改为“热因热用，寒因寒用”，在日本，有的版本已经这样修改了；另一种意见认为这个问题可改可不改。我同意后者的意见。若改作“热因热用，寒因寒用”是有道理的，“从治”法嘛，有热象反而用热药，有寒象反而用寒药，这是可改的理由。但在临床上确有寒因热用、热因寒用的治疗办法，也属于从治法，比如《素问·五常政大论》中讲：“治热以寒，温而行之；治寒以热，凉而行之。”就是说，热病应该用寒药来治，但可用“热服”的方法，这是“寒因热用”的意思；相反，寒病应用热药治疗，但可以采用“凉服”的方法，这是“寒因热用”的意思。这种药物的服法，就属于从治法，是针对“服法”的，这是可不改的理由。所以我认为这个问题可改、可不改，关键在正确地理解。在临床上，病寒该用热药，但因热与寒相对抗的缘故，病人拒药，于是采用热药凉服的方法，病机与药不相隔拒了，药可被顺利服下，药的本性还是热性的，如肉桂、附子等，可直接对抗体内的寒邪。这就是"热因寒用，寒因热用"的道理，也是"从治"的方法之一，所谓"从"是从表面现象来讲的，"从治"的本质还是正治法，比如真寒假热证，用热药针对真寒，因此严格地说"从治"还属"正治"。

"塞因塞用，通因通用"，如有些脾胃虚的"腹胀"，因由脾失健运引起，故属虚胀，要用附子理中丸（出自《太平惠民和剂局方》），这就是"塞因塞用"的治疗方法，"胀满"者阻塞也，不用"通泻"反用"温补"，表面上看确为"塞因塞用"，但实质是针对了脾不健运的病机，是虚则补之的正治法。再如有些湿热内积的"腹泻"，因热积旁流、或湿热内积引起，一天中腹泻数次，属湿热下注之实泻，要用刘河间的解毒散，方用黄连、黄芩、栀子、大黄等药，这就是"通因通用"的治疗方法。特别是湿热性的痢疾，非通泻不可，要把湿热之邪清泻出体外，才能缓解里急后重的症状，若见到一天十次、八次频繁的腹泻，就急用收涩之法，反而会留邪于体内，病情会越来越严重。

"必伏其所主，而先其所因"，"主"是指病症而言，如腹胀、腹泻等，"伏"是"降服"之意，"必伏其所主"就是控制临床表现的意思。怎样才能控制或改善症状呢？"而先其所因"，意思是要找到病因，要分析其病机，要从根本上解决问题，不管从治、逆治，求"因"就是求"本"，即是治病求本。

"其始则同"是指塞因塞用、通因通用、寒因寒用、热因热用等这些"从治法"而言，意思是说从表面上看治法与病症一致，但"其终则异"，"终"是指治疗结果，即治疗的结果却相反，如塞因塞用后，"塞"反而"不塞"了，通因通用后，"通"反而"不通"了。

在临床若能掌握上述的法则和方法，就可以收到很好的疗效。如"可使破积"，即有内积者可以破；"可使溃坚"，即有坚块者可以使其溃；"可使气和"，即气不和者可使其和；一句话"可使必已"，即病一定能得到控制。"可使破积，可使溃坚，可使气和，可使必已"就是"必伏其所主"的具体内容，不管病有多严重，只要辨出病因、病机，治病求本，就能解决问题，最反对的是头痛医头、脚痛医脚的做法。

问曰："气调而得者何如？"前面所谓的寒、热、塞、通等，都是气不调和的表现，是五脏六腑之气、阴阳之气不调的缘故，如果没有这些情况，即"气调"者受到寒、热、风等诸邪的侵袭，又会怎样呢？"逆而从之，从而逆之，疏气令调，则其道也"，即使是一时性感受外邪，其治疗的原则也是一样的，或用从治法，或用逆治法，此即“逆之从之”；病情复杂一点的，或者是先逆治而后从治，或先从治而后逆治，故曰“逆而从之，从而逆之。”也就是说，病大病小、病轻病重、或外感、或内伤，只要人体的阴阳之气、脏腑之气能够调和，就达到了治疗的根本目的，中医学的理论精髓在此，故曰“踈气令调，则其道也。”

问曰“病之中外何如？”“中外”是“内外”之意，指病在里、病在表而言，里证怎样治？表证怎样治？“从内之外者，调其内；从外之内者，治其外；从内之外而盛于外者，先调其内而后治其外；从外之内而盛于内者，先治其外而后调其内；中外不相及，则治主病”，这里涉及了病之标、本，以及疾病发展的机势等问题。

“从内之外者，调其内”，“内”病是本，“外”病是标，病从内而生逐渐出现外症者要从“本”来调治，即要治之“内”。如平素体质较差，或中气虚弱，或有五脏内伤的人，出现一些外证表现，便当作一般的外证来治疗，其病就会越演越烈。如慢性支气管炎急性发作的病，多由感冒引起，就不能当作一般的外感去治疗，如果用汗法去发散，于是津气两伤，病情越来越重，还是要先考虑慢性支气管病者一般都会有肺气虚弱的一面，这种体质的人得了外感，要在补肺气的基础上轻解外邪。

“从外之内者，治其外”，病是从“外”而得逐渐出现了“内”证者，即先病于“表”而后演变成为“内”证者，若“表”证还在要以治疗“外”证为主。如果外感表邪没有及时治疗，或治疗不当，外邪从太阳传阳明，或传少阳，此即由“外”传“里”了，只要表邪还在，还是要先解表，不解表这个病始终解决不了，整个《伤寒论》中都贯穿了这个精神。

“从内之外而盛于外者，先调其内而后治其外”，如果先有内伤而后现表证，而且这个表邪很盛，这种情况与前“从内之外者”虽然有些区别，即表证表现得很重、很突出，还是要先调其“内”后治其“外”。

“从外之内而盛于内者，先治其外而后调其内”，先有表证，逐渐地外邪入里出现里证，而且里证表现得很突出，那仍然要先治其“外”而后调其“内”。

这里讲的是先病、后病的标、本问题，先病是主要的，为病之“本”，后病是次要的，为病之“标”，“治病求本”是临床上始终不能放弃的治疗原则，即使是“盛于外”“盛于内”的情况也是这样。如素有气管炎、心脏病等慢性疾病的人，感冒发烧了，该如何处理？是不是只用桂枝汤、麻黄汤来治疗？不能这样简单处理，那就要视情况使用补气发汗法，或用养阴发汗法，等等，补气、养阴等是可以与“发汗”同时使用的，不要拘泥先后。

“中外不相及，则治主病”，既不是“从内而之外”也不是“从外而之内”，这就是“中外不相及”，即病没有内、外的联系，“则治主病”，即病在经治经，病在脏治脏，病在腑治腑。

第四节　内伤寒热的治疗

问曰：“火热复，恶寒发热，有如疟状，或一日发，或间数日发，其故何也？”发热、恶寒“有如疟状”者，不同于一般外感病的恶寒、发热，而是由体内的火热之邪引发的病症。“火热复”的“复”是指“复气”，是脏腑之间的复气。脏腑火热邪盛而出现恶寒、发热的症状，叫“火热复”，这个“火热”是内生的，不是外感六淫邪气引发的。恶寒、发热多见于外感病，但也可见于内伤病，由于体内火热强盛，而出现恶寒、发热的表现，就像“疟疾”一样，往来寒热而且还反复发作，有的一天一发，有的几天一发，这是什么原因呢？

胜气也好，复气也好，都为“太过”之气，是火热强盛之气，根据阴阳理论，阳有余则阴不足，阴阳的平衡被破坏了，阴与阳之多、少出现较大的差别，具体地说“阴气多而阳气少，则其发日远；阳气多而阴气少，则其发日近。”由于阴与阳性质不同，从运动方式讲，阳快，阴缓，若阴盛阳衰，那么寒热的症状几天才发作一次，若阳盛阴衰，那么寒热的症状会一天一发。疟疾病寒热的病机，与胜复之气的盛衰规律是一样的，故曰“此胜复相薄，盛衰之节，疟亦同法”。尤其是南方的医生治疟疾会有这些体会，天天发寒热的疟疾比几日一发的疟疾要好治得多。

问曰：寒者用热药、热者用寒药，这是逆向的正治法，但有的病热者用寒凉药结果是越清越热，有的病寒者用温热药结果是越温越寒，于是热病照热、寒病照寒，不仅“二者皆在”，更多的病变表现都出来了，这又是什么问题？应该怎样治疗呢？若热证用寒凉药去清而其热不退者，这是阴虚发热，是阴虚阳亢的表现，不能一味地去清热，还要去养阴，故曰“寒之而热者取之阴”。若寒证用辛温药祛寒而寒不去者，这不是一般的寒证，不是外感之寒，而是阳衰之内寒，就要去补阳，故曰“热之而寒者取之阳”。前者属阴虚，后者属阳虚，“所谓求其属也”，即要分析病变根源的性质，“求其属”与前面讲的“先其所因”是同义。

问曰：“服寒而反热，服热而反寒，其故何也？”服凉药反而热，服热药反而寒，这是为什么呢？答曰：“治其王气，是以反也。”“王气”是指病变的表象，看到“王气”之寒热，就去治热、治寒，而没有搞清楚这个寒、热是什么原因造成的，如内“真寒”而外“假热”，把“假热”当作“真热”用以寒凉，或内“真热”外“假寒”，把“假寒”当作“真寒”用以温热，没有通过表象辨出病的实质，故曰“是以反也”，所以寒药越吃越热，热药越吃越寒，得到的是相反的结果。

问曰：“不治王而然者，何也？”假使不是治“王”气这种情况，临床还是有“服寒而反热”“服热而反寒”的现象，又如何理解呢？这个问题问得好，问得深入，问得透彻。这是因为对药性的五味知识及其配伍使用的方法没有透彻掌握的缘故，即所谓“不治五味属也”。“夫五味入胃，各归所喜功”，五味进入到胃，便分道扬镳各归各的路了，意思是说五味各有各的归属，如酸入肝，苦入心，甘入脾，辛入肺，咸入肾等。但《灵枢·九针论》中说“病在筋，无食酸；病在气，无食辛；病在骨，无食咸；病在血，无食苦；病在肉，无食甘”，此说法与之刚刚相反，又怎样理解呢？“酸”有酸收、酸泻两种性能，若肝气太盛，就要用酸泻，如肝气不足就要用酸收，还是要辨证用药。“苦”有苦温、苦寒两种情况，若属寒证就要用苦温，若属热证就要用苦寒。“辛”有辛润、辛散两种性能，若是肺有实邪，就该用辛散，若属肺虚，就该用辛润。五味都有两个方面，同样的“味”可以泻、可以补，所以五味入五脏不能简单化，还是要分辨虚实寒热来用药，全面掌握这些理论知识，这叫“治五味属也”。

“久而增气，物化之常也。气增而久，夭之由也”，是说凡是一种药，片面地久用，也是要出问题的。如就补药而言，补气、补血之药吃的时间长了，温热之气就会太过，这就是“久而增气”，此“物化之常也”，这是事物变化的一般规律。临床上可以见到，养阴药、滋补药吃多了，会把胃口吃坏，出现消化不良表现。“气增而久”，比如阳虚用补阳药太过，会导致阳气偏盛，阳盛反过来消耗阴精，于是“夭之由也”，“夭”是指病变。《素问·生气通天论》中说“味过于酸，肝气以津，脾气乃绝”，这句话可以解释“气增而久，夭之由也”，即酸味入肝，但过于酸，肝气满溢，横逆伤脾，于是“夭之由也”。《素问·生气通天论》中又说“味过于咸，大骨气劳，短肌，心气抑”，肾虚，多用咸味补肾，但过于咸，反而会伤肾，阴寒之气徒增，出现畏寒，反而会抑制心气，于是“夭之由也”。所以用药要有度，不要“不及”也不能“太过”。

以上是第四节的内容，寒者热之、热者寒之是一般的正常治法，但是寒热是要辨虚实的，不辨虚实就不能正确地使用五味药物。另外，五味对五脏“各归所喜功”，这个“功”是“治疗”的意思，不全面的掌握五味的理论知识，疗效也不会好。最后提出用药要有度，不能太过，如血虚就去一味地补血，阴虚就一味地滋阴，这样做不能适应临床的复杂情况。

第五节　方剂配伍与治则

问曰：“方制君臣何谓也？”制方讲“君臣佐使”，什么是“君臣佐使”呢？“主病之谓君”，“主病”即针对病的主要方面，什么是病的主要方面呢？

即前面讲的“病机”，针对病的主要病机而用药者为“君”，如心气衰用桂枝来温扶心阳，那么桂枝就是君药。有的强调药物使用的“剂量”来解释君药，但君药不一定是剂量最大的药，如“炙甘草汤”，炙甘草只有四两，而地黄用的是半斤，地黄比炙甘草的剂量大得多，但炙甘草大养心气是君药。又如“桂枝汤”的君药是桂枝，但桂枝、白芍、生姜都是三两，剂量一样大，不能说这三个药都是君药。因此说，君药的关键在“主病”，在其归经、气、味等综合因素，这是绝对重要的，然后才是剂量，而剂量的多寡往往要受到药性的限制。“佐君之谓臣”，配合君药而发挥作用的是“臣药”。“应臣之谓使”，配合君、臣而发挥作用的是“佐使药”。因此配制方剂基本要有三个要素，一是君药、二是臣药、三是佐使药，有了这样的配伍结构才称得上是“方剂”。而药之君臣佐使“非上下三品之谓也”，“上下三品”是指《神农本草经》对药物的分类方法，即上品药、中品药、下品药，意思是说方剂的君臣佐使不能用上中下三品来配伍。

问曰：“三品何谓？”《神农本草经》的“三品”是怎样归纳的呢？《神农本草经》中的“上品”药是指没有毒性的药，多以补益药为主，被称作“善”；“中品”药中，有的有毒性、有的没有毒性，一般多为调理用药；“下品”药是毒性很大的药，如发汗、攻邪、泻下等用药都属此类。“所以明善恶之殊贯也”，所谓“善恶”是指药物的特性而言，“上品”药平和，“中品”药有个性，“下品”药的药性强烈，《神农本草经》是依据药性来归纳分类的，和君臣佐使的概念完全不同，所以称“殊贯”。

问曰：“病之中外何如？”前面讲的“从内之外者调其内，从外之内者治其外”的内容，基本属于“标本先后”的问题，这里的“中外”主要是指内证、外证而言，外证属阳，内证属阴。问对内外之病证其要点怎样把握呢？答曰：“调气之方，必别阴阳”，这个“方”不是指方药，是就治疗方法而言的，即治疗疾病方法的制定必以分辨阴阳为前提。“定其中外，各守其乡”，“定”是定位之意，即辨病之所在，“乡”是指病位，在“中”者是里病，在“外”者是表病，在“中”者要辨在上焦、中焦、下焦，辨在五脏、六腑，在“外”者要辨是风、是寒、是暑、是湿、是燥、是火，辨在阴经、在阳经。“内者内治，外者外治”，这个意思很明确，大家一看就明白。“微者调之，其次平之，盛者夺之，汗之下之”，“微者”是指一般性质的阴阳失调，是指病情轻微者，如一般的寒证用点温药调理，一般的热证用点凉药调理；“其次”是指病情较重者，如大寒、大热，大热者要用寒药来“平之”，大寒者要用热药来“平之”；“盛者”是指邪气强盛的病，这就不是“平”能解决问题的了，而要“夺之”；什么是“夺”呢？“汗之、下之”，若邪气盛于表就“汗之”，如用“麻黄汤”等，若邪气盛于里就“下之”，如“承气汤”类。即调之、平之、夺之是临床上最基础的三种治疗方法。

“寒热温凉，衰之以属，随其攸利”，不管用药是寒、是热、是温、是凉，总以“衰之”为治疗目的，“衰之”是指衰其病势，微者调之、其次平之、盛者夺之，都是“衰之”的具体方法。“以属”是强调治疗方法要随证而定，随微者、次者、盛者而定，这是“属”的意思。如见“热”，要分析“热”的程度，再决定是用“甘寒”还是用“苦寒”，是用“大寒”药还是用“小寒”药，不掌握这个尺度，治疗效果就不会好。“随其攸利”就是“随其所利”，“随”是随病势之意，即在掌握了药性的基础上怎样合适就怎样用。如证为小热却用大寒药治疗，这就是不“利”，证为大寒却用微温药治疗，这也是不“利”，总之要随其病势的轻重大小，恰当地运用寒热温凉之药性。

“谨道如法，万举万全，气血正平，长有天命”，“道”是指辨证论治的理论知识，“如法”是“得法”之意，“万举万全”是说疗效显著，“气血正平，长有天命”，是说血气平和，方能人尽天命。

《素问·至真要大论》这篇文献的主要精神，是以“六气”为纲，贯通辨证论治的要义在其中，包括病因、病机、病证、五味、治法、治则、制方等重要内容，有重要的临床价值，因此历来为医家所重视。

著至教论篇第七十五

【篇解】“著”是“明”之意，“至教”是“至善”之意，阐明医学至善之理，是名“著至教”。“著至教”这个题目比较抽象，但从这篇文献的内容来看主要讲的是“三阳并至”的病机。“三阳并至”常呈迅猛发作之势，邪气很快由阳入阴而伤及五脏，特别是阳热伤阴，终使肾气败绝而难以救治。即阳热伤津的病机是全篇之要旨。全篇可分作二节。

第一节“黄帝坐明堂，召雷公而问之曰”至“请受道，讽诵用解”。泛论医学之至理，即在于阴阳表里上下雌雄相输应也。

第二节“帝曰：子不闻《阴阳》传乎”至篇末“从容不出，人事不殷”。阐发“三阳并至”的病机。

【讲解】

第二节　三阳并至之病机

“三阳”包括手三阳、足三阳，阳气在人体，好比阳气在天，知道了天之阳气的特性就能了解人体三阳的特性。“天为业”实际是“业为天”，意思是说三阳在人体的功能就像天之阳气业事一样。“上下无常”，本来三阳在上、主表、卫外应该是有一定规律的，若是“无常”就会使人得病，如应在“上”者却出现在“下”，或者时“上”时“下”，这些都是“无常”的表现。于是“合而病至，偏害阴阳”，邪气会因阳气之无常“合而病至”，“偏害阴阳”就是“遍害阴阳”，意思是三阳受邪以后就会导致三阳三阴俱受邪。

问曰：“三阳莫当，请闻其解。”“三阳”不能卫于外是什么原因呢？“三阳独至”，这里是指“太阳”独至。初病，病在太阳，若太阳不能抵御外邪，于是手三阳、足三阳都会生病，而且发病迅速，故曰：“三阳并至，并至如风雨。”则“上为巅疾”，这是邪犯经络的病变，“下为漏病”，这是邪犯脏腑的病变。这种情况和一般病传的规律不一样，以至于“外无期，内无正，不中经纪，诊无上下，以书别”。

示从容论篇第七十六

【篇解】《从容》乃古医籍之名，黄帝就《从容》之所论以示雷公，因以“示从容论”名篇。篇中反复从脉证以探索病机，即示人以辨证之法。特别提出病有所难知者必须用“援物比类”之法以明之，终须求得“病在一藏”，也就是推求病气发源之脏，才能抓住主要矛盾以为施治之的。具有辩证法思想，亦最有现实意义。全篇可分作二节。

第一节“黄帝燕坐，召雷公而问之曰”至“此童子之所知，问之何也”。阐明辨证必须“别异比类”之理。

第二节“雷公曰：于此有人”至篇末“是以名曰诊轻，是谓至道也”。分别从肾病、脾病、肺病之疑似，阐明比类辨证之法。

疏五过论篇第七十七

【篇解】疏，陈也。《楚辞·九歌》：“疏石蓝兮兮为芳。”注：“疏，布陈也”，正与此义同。篇中疏陈诊治之过失有五：未诊不问，诊而不知，过失之一；不明补泻病情，过失之二；不论比类奇恒，过失之三；不通三常之诊，过失之四；不知终始，不问所发，过失之五。故名“疏五过论”。全篇可分作三节。

第一节“黄帝曰：呜呼远哉”至“虚引其经，心无所对”。提倡远“五过”近“四德”为医之副。

第二节“帝曰：凡未诊病者”至“此治之五过也”。分叙五过之失。

第三节“凡此五者，皆受术不通”至篇末“凡此五者，皆受术不通”。阐发避免“五过”在于讲求“四德”。

【讲解】

第一节　分述五过之失

从这里可以看出，古人对于“问诊”是很下功夫的，不仅是问病，还要问病人的生活环境等相关的问题。

第三节　讲求四德之道。

为什么会犯“五过”呢？是由于“皆受术不通，人事不明也”，不但医学技术不好，社会的经验也不足。什么是“四德”呢？第一德，“圣人之治病也，必知天地阴阳，四时经纪”；第二德，“五藏六府，雌雄表里，刺灸砭石、毒药所主”；第三德，“从容人事，以明经道，贵贱贫富，各异品理，问年少长，勇怯之理”；第四德，“审于分部，知病本始，八正九候，诊必副矣”。这四德中，第一是关于“天道”的问题，第二是医学本身的问题，第三是环境与人事问题，第四是舌、脉的问题。掌握了这几点，“诊必副矣”。

徵四失论篇第七十八

【篇解】所谓“四失”者，不知阴阳逆从之理，其失矣一；妄作杂术，谬言为道，其失矣二；不知此类，足以自乱，其失矣三；不问其始，妄言作名，其失矣四。医者当以此失而如惩戒，故名曰“徵四失”，“徵”即“惩”也。全篇可不分节段。

阴阳类论篇第七十九

【篇解】高士宗在《黄帝素问直解》中云：“阴阳类者，阴阳类聚而交合也。三阳、二阳、一阳，三阴、二阴、一阴，其中交属相并，缪通五藏，阳与阴合，阴与阳合，首论五藏阴阳之至贵，末论四时阴阳之短期，中论三阳三阴之交合，皆为阴阳类也。”“类”即“次序”之意，阴阳各有其一二三之序，阴阳各有上下表里之次，皆为类也。学习阴阳理论，关键是要抓住阴阳的关系。全篇可分作三节。

第一节“孟春始至，黄帝燕坐”至“先至为主，后至为客”。叙明三阴三阳之类次，及其病脉的表现。

第二节“雷公曰：臣悉尽意”至“诊决死生之期，遂合岁首”。言三阴三阳合病，它们之间仍然遵循五行胜制的关系。

第三节“雷公曰：请问短期”至篇末“二阴独至，期在盛水”。言三阴三阳病各有死期，是由其阴阳的盛衰来预测的。

【讲解】

第一节　三阴三阳类次及病脉。

“孟春始至”是指“立春”节气，“黄帝燕坐，临观八极，正八风之气”，是说黄帝在立春那天，仔细地观察这天的天气，因为这天的天气可以分析出一年气候变化的概况。“而问雷公曰：阴阳之类，经脉之道，五中所主，何藏最贵？”雷公回答说，按照一年的次序，甲乙主春木，共有七十二天，由肝主事，所以以“肝”为贵。黄帝不同意雷公的看法，根据《上经》《下经》《阴阳》《从容》这些文献来看，“肝”不仅不是最主要的，并且是最不重要的。“雷公致斋七日，旦复侍坐。帝曰：三阳为经，二阳为维，一阳为游部，此知五藏终始。”“三阳”是指足太阳经，足太阳经是人体的大经，主管人体之表，统管诸经。“二阳”即足阳明经，维系人体之腹面，“一阳”即少阳经，少阳经居于身侧，出入于太阳、阳明表里之间，为“游部”。这个说法与《伤寒论》的认识是一致的。下面再谈三阴。“三阳为表”应该是“三阴为表”，“三阴”即太阴，太阴为阴之始，是为表；“二阴”是少阴，少阴为里；“一阴”是厥阴，厥阴为两阴交尽，每月初的一天是“朔”，最末一天是“晦”，“朔晦”即两阴交尽，故曰“一阴至绝作朔晦”。三阴三阳相互配合，三阳主外，三阴主内，这就是正常的三阴三阳的规律。后面的内容具体解释了三阳为经、二阳为维、一阳为游部、三阴为表、二阴为里、一阴至绝作朔晦的原理。

方盛衰论篇第八十

【篇解】方，度也、诊也，即“诊断”之意。论中言“诊有十度”“诊有大方”，均足以作证。凡阴阳多少，气血强弱，何者为盛，何者为衰，皆为方诊最切要之事，故名“方盛衰论”也。全篇可分作三节。

第一节“雷公请问：气之多少”至“调之阴阳，以在经脉”。言阴阳气厥逆之诊。

第二节“诊有十度，度人脉度”至“脉气有余，形气不足，生”。诊有十度，以明阴阳之盛衰。

第三节“是以诊有大方，坐起有常”至篇末“亡言妄期，此谓失道”。“诊可十全、不失人情”是为医家之大法，即诊断时应该做到的基本要求。

【讲解】

第二节　诊阴阳气之盛衰

所谓“十度”，即脉度、藏度、肉度、筋度、腧度等。“脉度”，如《灵枢·脉度》所讲内容；“藏度”，如《素问·五藏生成》《素问·五藏别论》《素问·平人气象论》等所讲内容；“肉度”，如《灵枢·营卫生会》所讲的内容；“筋度”，如《灵枢·经筋》所讲的内容；“腧度”，如《素问·气府论》《素问·水热穴论》所讲的内容。

“度”即“数”之意，当然这里不单纯是“数”的问题，五脏六腑、三阴三阳经脉、皮肉筋骨等都有其功能作用，这些都是“度”，意思就是要从脉、藏、肉、筋、腧等诸方面全面地进行分析。总归“阴阳气尽，人病自具”，脉度、藏度、肉度、筋度、腧度，任意一个方面的阴阳发生变化，都会引发人的病变。

解精微论篇第八十一

【篇解】本篇阐发了因神志感伤涕泪随之而出的道理，其事虽微，其理却甚精，故名“解精微论”。全篇可分作四节。

第一节“黄帝在明堂，雷公请曰”至“工之所知，道之所生也”。提出涕泪之问。

第二节“夫心者，五藏之专精也”至“而志独悲，故泣出也”。解泣出之理。

第三节“泣涕者脑也，脑者阴也”至“所属之类也”。解涕出之理。

第四节“雷公曰：大矣”至篇末“夫火疾风生乃能雨，此之类也”。综论涕泣之所从出。

学习答疑

大部分的问题都随各篇解答了，还有一些问题在这里解答一下。

一、《内经》中为什么脉象不讲寸关尺?

在《内经》讨论的脉象内容中，的确没有寸、关、尺的内容，有时讲寸、尺，讲人迎、寸口，没有提及“关脉”。那么古人是怎样通过脉象候脏腑的呢？要回答这个问题先需要复习两段文献。

《素问·三部九候论》中云：“帝曰：何谓三部？岐伯曰：有下部，有中部，有上部，部各有三候，三候者，有天有地有人也，必指而导之，乃以为真。上部天，两额之动脉；上部地，两颊之动脉；上部人，耳前之动脉。中部天，手太阴也；中部地，手阳明也；中部人，手少阴也。下部天，足厥阴也；下部地，足少阴也；下部人，足太阴也。故下部之天以候肝，地以候肾，人以候脾胃之气。帝曰：中部之候奈何？岐伯曰：亦有天，亦有地，亦有人。天以候肺，地以候胸中之气，人以候心。帝曰：上部以何候之？岐伯曰：亦有天，亦有地，亦有人。天以候头角之气，地以候口齿之气，人以候耳目之气。三部者，各有天，各有地，各有人。三而成天，三而成地，三而成人。三而三之，合则为九，九分为九野，九野为九藏。故神藏五，形藏四，合为九藏。五藏已败，其色必夭，夭必死矣。”

这段文献说得很清楚，脉分三部，即下部、中部、上部，每部各有三候，即天、地、人，这就是《内经》有关切脉部位的叙述。“上部”是指头部，头部“天”之动脉在“颔厌”穴这个部位，头部“地”之动脉在地仓、大迎两穴处，头部“人”之动脉在“禾髎”穴这个部位，这是头部的三候脉。“中部”是指手部，手部“天”之动脉，属手太阴脉，在寸口部的“经渠”穴这个部位；手部“地”之动脉，属手阳明脉，在“合谷”穴这个部位；手部“人”之动脉，属少阴脉，在“神门”穴这个部位。这是手部的三候脉。“下部”是指下肢部，下部“天”之动脉，属厥阴脉，原在“足五里”穴这个部位，即“气冲”穴下三寸，古人认为女子“足五里”这个地方不方便诊察，于是用“太冲”代“五里”；下部“地”之动脉，属足少阴脉，是在“太溪”这个部位；下部“人”之动脉，属足太阴脉，在大腿内侧的“箕门”穴这个部位。这就是所谓的“三部九候”。

怎样通过脉象候脏腑呢？下部之候，“五里”（太冲）属足厥阴可候肝，“太溪”属足少阴可候肾，“箕门”属足太阴可候脾胃。中部之候，“经渠”属手太阴可候肺，“合谷”属手阳明可候胸中之气，“神门”属手少阴可候心。上部之候，“颔厌”可候头角之气，地仓、大迎可候口齿之气，“禾髎”可候耳目之气。可见古人候脏腑基本是以“五脏”为主，依据脏腑的表里关系以候“六腑”。这是全身的脉诊方法，与现在的“寸口”诊法不同。这种诊法看起来是很全面，涉及头部动脉、上肢动脉、下肢动脉，但操作起来很不方便，因而现在不用了。

《素问·六节藏象论》中云：“人迎一盛病在少阳，二盛病在太阳，三盛病在阳明，四盛已上为格阳。寸口一盛病在厥阴，二盛病在少阴，三盛病在太阴，四盛以上为关阴。人迎与寸口俱盛四倍以上为关格，关格之脉羸，不能极于天地之精气，则死矣。”

这段文献所述，又比头、手、足之全身诊要方便许多。在“人迎”颈动脉这个部位可以候三阳经脉之病，“太阳”包括膀胱、小肠，“阳明”包括胃、大肠，“少阳”包括三焦、胆。《灵枢·禁服》中说：“寸口主中，人迎主外。”所以“人迎”可候三阳的病，即可候六腑的病。“寸口”主内、主里，可候三阴经脉之病，“厥阴”指心包络，“少阴”包括心、肾，“太阴”包括脾、肺。“人迎”属阳明脉，主外候六腑，“寸口”属太阴脉，主内候五脏，这就是古人候脏腑的方法。

由此看来，脉诊的方法随着医学的发展而趋于简化。至于说“左为人迎，右为寸口”的提出，那是王叔和以后的事，《内经》中也没有这个概念。从《难经》提出“关脉”以后，一直到王叔和这个时代，脉诊发展到一般只诊手动脉了，使脉诊有了更好的可操作性。张仲景在《伤寒论》中记载有“握手不及足，人迎、趺阳，三部不参，动数发息，不满五十”的做法，可见在仲景时代基本还是采用《内经》人迎、寸口、趺阳等全身脉诊法，诊法简化是王叔和以后的事，这与中国封建社会文化的影响有关。

二、膻中、心包络、心、上气海之间的关系是怎样的?

“膻中”是人体一个部位的名称，不是一个脏器；“心包络”是个脏器，有“手厥阴心包经”与之相连；“心”也是一个脏器，有“手少阴心经”与之相连。

心包络、心均位于膻中，它们之间仅限于位置上的关系，其功能是不相同的，膻中被称作“上气海”，即指其功能而言。

心与心包络有内外关系，所属经脉虽不同，但两者的性质大致相同，其差别仅在于所主之“火”，心所主之火为“君火”，心包络所主之火为“相火”。人体中含有相火的器官有心包络、三焦、膀胱、胆、肝、肾等。《素问·五常政大论》中说："君火以明，相火以位。"人体生命之"火"有上下之分，上者是"君火"，下者是"相火"。

归纳起来四者之间的关系要点为：一主气，一主血；一是脏器，一是部位。

三、怎样体会脉象中的胃气？

究竟什么样的脉象是"有胃气"的呢？向大家介绍《内经》中的相关资料。

《素问·玉机真藏论》中云："弱以滑是有胃气。"是说要在"弱"与"滑"这两种脉象中去体会"有胃气"。"弱"是主虚的脉象，"滑"是主实的脉象，既不是"弱"又不是"滑"，而鉴于弱、滑之间带有和缓之象的脉就是"有胃气"的脉象。具体到临床，虚弱的脉中若微微地带一点"滑"象，或滑实的脉中若带有"弱"意，这都是"有胃气"的脉象。

《灵枢·终始》中云："邪气来也紧而疾，谷气来也徐而和。"是说要在"徐"与"和"当中去体会"有胃气"。"谷气"是指"胃气"，即有胃气的脉象是"徐而和"的，"徐"是"缓"之意，但不是过慢之脉，是"徐"中带一点和缓之象的脉，这是有胃气的脉象。

《素问·平人气象论》中"春胃微弦曰平""夏胃微钩曰平""长夏胃微耎弱曰平""秋胃微毛曰平""冬胃微石曰平"等记载，是说有胃气之脉象会随季节的变化而有所变化。春天的脉象"微弦"，夏天的脉象"微钩"，长夏的脉象"微耎弱"，秋天的脉象"微毛"，冬天的脉象"微石"。这个"微"字是关键，即指无论哪种变化都不太过，而有和缓的气象。

总而言之，有胃气的脉象，既不是"太过"又不是"不及"，带有雍容和缓的气象，与之密切相关的就是有根、无根脉象的讨论。若浮取脉象感觉很清楚，但稍一重按脉搏就消失了，这就是"无根"的脉象，也就是无胃气的脉象。尤其是浮取、中取脉很有力，重按脉搏消失的脉象预后都较差，这种脉象不管出现在病的任何阶段，都要提高警惕。所谓"根"就是指胃气，有人说脉"有力"就是有胃气，"有力"不能代表有胃气。

《素问·玉机真藏论》与《素问·脉要精微》中谈及"真藏脉"，"真藏脉"是无胃气的脉象。所谓"真藏脉"，就像病人膏肓时回光返照的现象，是一种极其危重的信号。"真"是指脏之真精，有胃气时脏之真精是内藏不露的，所以真藏脉与无胃气之脉本质上是没有什么区别的。古人总结出"真藏脉"有七种，称作"怪脉"，而"无胃气"是其共性特点。

四、临床上有没有肝阳虚证？

从临床实践来看，是有"肝阳虚证"的。有种观点认为"肝无虚证"，这个说法是不全面的。“肝阳虚”是指肝的升发之气不足，而出现的“肝寒证”，这在临床是常见的。如疝病，多为肝阳虚而寒气重，肝之生发之气虚了，阴寒随之而重，阳虚才阴盛嘛，因此“疝病”多称为“寒疝”。

再如慢性肝炎，其属肝寒者在临床也多见。对这种患者多用“桂枝汤”来治疗肝区疼痛，几付“桂枝汤”就能使胁痛消失，吃其他任何控制肝区疼痛的方子都不灵，这是为什么？就是肝的升发之气不够了，肝气不足，这属肝的虚寒证，是肝的阳气不足。

《金匮要略·脏腑经络先后病脉证第一》中说：“此治肝补脾之要妙也。肝虚则用此法，实则不在用之。”所以说肝有虚证，阴虚、阳虚都有，肝之虚寒证为临床常见。

五、临床上肾有没有实证?

“肾无实证”这个话导源于钱乙，因为钱乙是小儿科的大夫，他很重视保护小儿的先天之气，先天之气就是“肾气”，最常用的方子是“六味地黄丸”，因此他认为“肾无实证”。

“实证”的概念我们已经都清楚了，邪气有余即为“实”，难道肾就没有“邪气”问题吗？实际上，“肾实证”在临床也是常见的，如腹水、水肿病中，就有肾实问题，且有热、有寒，都属实邪。肾实证中以“肾寒”多见，如水湿邪盛者。肾是水火之脏，因此热邪盛者也不少见。据此，钱乙的话是局限于新生儿疾病的范畴而谈的。

六、脾、肾均称为“至阴”，两者有什么分别？有什么联系？“至”字何意?

“至”是“往复”的意思，如冬至、夏至。“冬至”到了，阳气开始回复，“夏至”到了，阴气开始回复，这个“至”是“往复”的意思。“脾”之所以称为“至阴”，是因为脾主“运”，起到了“中枢”的作用。运气学说中讲，“天”之气要下降，中焦脾胃之气也要先降，“地”之气要上升，中焦脾胃之气也要先升，这就是中焦脾胃之气主“运”的含义，这个“运”是往复不断的，所以称脾为“至”。“脾”虽属阴脏，但其以气为主，没有“气”怎样“运”呢？怎样把津液行于三阴三阳呢？脾是太阴之脏，但是它有土气，这个“气”能够往复健运于周身、于五脏六腑，这是“脾主至阴”的意思。不能把“至”理解为“极”，不能理解为“极致”之阴脏，“脾”不是纯阴无阳的器官，没有“阳气”怎样执行运输的任务呢？在临床上，脾气虚、脾阳虚是很常见的，“健脾”就是扶阳、扶脾气嘛，绝不是在补阴。

“至”既是“往复”的意思，肾为“至阴”就可以理解了。“肾”属水，是少阴，但是它有阳、有火，是水火之脏，所以有称肾为“水火之宅”。肾水之所以能变化为“精”，全是肾阳的作用。中医学还认为，人体之卫气出于下焦，就是指“肾”而言，为肾中之阳所化生，与太阳膀胱之水通过下焦肾中之阳的蒸发密切相关，这里也有个阴极阳升之往复的意思。不能把“肾”理解为极阴之脏，有阴无阳之器，这不符合临床的实际，只有用“往复”之功能来理解“至阴”，才具有临床意义，也符合临床实际。

总之，脾属阴，但以“气”为用；肾属阴，但以“火”为主；两者都是阴中有阳之脏，而阴阳俱有相互依存、相互转化之往复变化无穷的规律。所以作为先后天的两者，均有“至阴”之称，这是具有临床意义的。